U0257854

國家古籍整理出版專項經費資助項目

本草經集注

（輯復本）

（梁）陶弘景 —— 著

王家葵 —— 輯校

鳳凰出版社

圖書在版編目（ＣＩＰ）數據

本草經集注 ： 輯復本 ／（梁）陶弘景著 ； 王家葵輯
校. -- 南京 ： 鳳凰出版社，2023.6（2025.3月重印）
ISBN 978-7-5506-3936-2

Ⅰ. ①本… Ⅱ. ①陶… ②王… Ⅲ. ①本草－中國－
清代②《本草經》－注釋 Ⅳ. ①R281.3

中國國家版本館CIP數據核字(2023)第068521號

書　　　名	本草經集注(輯復本)
著　　　者	(梁)陶弘景 著　王家葵 輯校
責 任 編 輯	王　劍
裝 幀 設 計	姜　嵩
責 任 監 製	程明嬌
出 版 發 行	鳳凰出版社(原江蘇古籍出版社)
	發行部電話 025-83223462
出 版 社 地 址	江蘇省南京市中央路165號,郵編:210009
照　　　排	南京凱建文化發展有限公司
印　　　刷	徐州緒權印刷有限公司
	江蘇省徐州市高新技術産業開發區第三工業園經緯路16號
開　　　本	880毫米×1230毫米　1/32
印　　　張	24
字　　　數	519千字
版　　　次	2023年6月第1版
印　　　次	2025年3月第4次印刷
標 準 書 號	ISBN 978-7-5506-3936-2
定　　　價	128.00圓

(本書凡印裝錯誤可向承印廠調換,電話:0516-83897699)

蓋彰文王孔子芳為軌群幽贊人天
右稷伊尹播厥百穀惠被生民岐皇
彭扁振揚輔導恩流含氣並歲踰三
千到于令賴之但軒轅以前文字未傳
如六爻指畫書象稼穡即事成迹至
於藥性所主當以識∶相日不尒何由得
闇至子桐雷乃著在篇簡此書應与
素問同類但後人多更循飭之耳秦
皇所焚醫方卜術不預故猶得全錄而
遭漢蘊遷他晉懷奔進文籍莫廉
千不遺一今之所存有此四卷是其本
經生出郡縣乃後漢時制苡仲景元

敦煌出土《本草經集注序錄》（局部一）（日本龍谷大學藏）

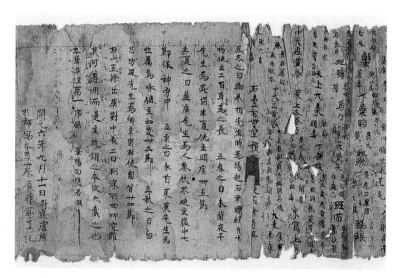

敦煌出土《本草經集注序錄》（局部二）（日本龍谷大學藏）

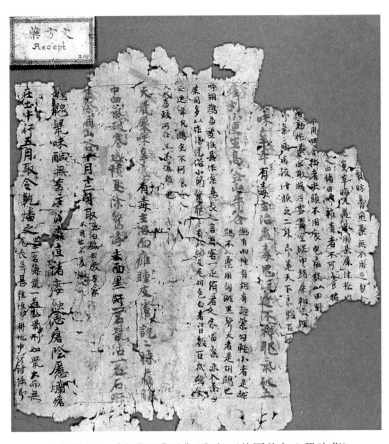

吐魯番出土《本草經集注》殘片 （德國普魯士學院藏）

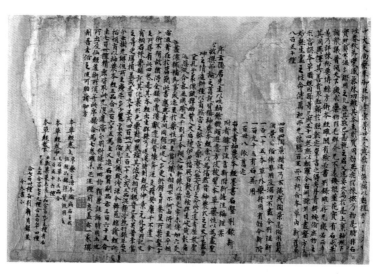

《新修本草》序寫本

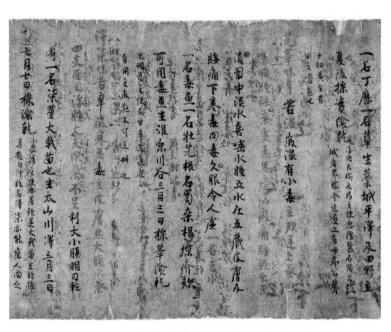

敦煌出土《新修本草》卷十寫本（局部一）

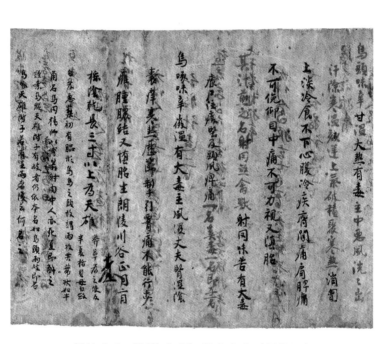

敦煌出土《新修本草》卷十寫本（局部二）

目　錄

本草經集注研究三題(代前言)

　　本草作爲古代藥物學著作的專名,最早見於漢書游俠傳,謂樓護"誦醫經、本草、方術數十萬言"。但檢漢書藝文志,方技略凡四門,醫經、經方、房中、神仙,並没有本草書之痕迹,只是經方類解題提到:"本草石之寒温,量疾病之淺深,假藥味之滋,因氣感之宜,辯五苦六辛,致水火之齊,以通閉解結,反之於平。"漢書藝文志言用草石藥物組成方劑治療疾病,此類凡十一家,如五藏六府痹十二病方、泰始黄帝扁鵲俞拊方、湯液經法等,書雖不傳,從書名可知,皆屬於處方集,而非藥物專書。最末一種爲神農黄帝食禁七卷,據周禮天官醫師賈公彦疏引作神農黄帝食藥七卷,應該是談論食物禁忌者,亦非專門記載藥物功效配伍之作①。

　　漢書藝文志没有著録本草之書,但經方類解題中提到的寒温、藥味、五苦六辛等,已經隱含藥學理論,且與後世本草所奉行者基本一致,如此而言,樓護所習誦之"本草",雖未必是神農本草經,但其書之性質與學術水平應該大致相當,或者目

---

　　① 或根據賈公彦疏,乃謂"食禁乃食藥之訛",遂認爲此書是本草經的早期傳本。其説不妥,神農黄帝食禁當是飲食宜忌一類文獻,參李科:漢書藝文志著録神農黄帝食禁考,北京大學中國古文獻研究中心集刊第十四輯,北京大學出版社,2015年,第136頁。

爲神農本草經早期傳本也無不可。樓護活動時代與劉向、劉歆相先後，藝文志不載本草之書，正可能此類著作興起未久，內府尚無典藏，故目錄付闕，不必責備侍醫李柱國工作疏漏，乃至"書有缺遺，類例不盡"①也。

　　本草學術興起於兩漢之際，魏晉時代著作更加多樣，見於梁七錄的本草著作，除神農本草、神農本草屬物外，還有以作者題名的本草如蔡邕本草、吳普本草、陶隱居本草、隨費本草、秦承祖本草、王季璞本草經、李譡之本草經、談道術本草經鈔、陶弘景本草經集注、趙贊本草經等，臨牀專科本草如宋大將軍參軍徐叔嚮本草病源合藥要鈔、徐叔嚮等四家體療雜病本草要鈔、王末鈔小兒用藥本草、甘濬之瘫疽耳眼本草要鈔等②。

　　唐以前本草書衆多，陶弘景所撰本草經集注則是集大成之作，顯慶二年（六五七）官修本草，乃以此書爲底本加以"删補"而成③。由於政府提倡，本草甚至挺然醫經方書之外，成爲"顯學"，後來李時珍本草綱目能邀"中國古代百科全書"之譽，陶弘景於此有開創之功。年代久遠，本草經、本草經集注、新修本草皆散佚無完本，但其主體部分通過證類本草保存下來，推根溯源，亦得益於陶弘景開創的文獻著錄方式。

　　本篇圍繞本草經集注討論三個問題：本書之撰著、本書之輯佚、本書之文獻特徵。

------

　　①　章學誠校讎通義云："李柱國專官典校，而書有缺遺，類例不盡，著錄家法，豈易言哉？"

　　②　見隋書經籍志醫方類神農本草八卷後所注"梁有。"

　　③　唐會要卷八二云："右監門府長史蘇敬上言，陶弘景所撰本草，事多舛謬，請加删補。"

1. 陶弘景與本草經集注

陶弘景於學無所不窺,蕭綸隱居貞白先生陶君碑稱其:
"恞惜光景,愛好墳籍,篤志厲節,白首彌至。若乃淮南鴻寶之
訣,隴西地動之儀,太一遁甲之書,九章曆象之術,幼安銀鉤之
敏,允南風角之妙,太倉素問之方,中散琴操之法,咸悉搜求,
莫不精詣。爰及羿射荀棋,蘇卜管筮,一見便曉,皆不用心。
張華之博物,馬鈞之巧思,劉向之知微,葛洪之養性,兼此數
賢,一人而已。"洵非誇飾之辭。這的確不是一般諛墓之辭,實
乃寫實之論。王明作論陶弘景,依次以"好學習慣和在醫學、
藥物學上的貢獻""天文曆算和地理學方面的貢獻""鑄刀劍和
煉丹的實驗""文學、藝術方面的造詣""對於兵學的研究""經
學著作的特點"爲標題,表彰其學術成就①。

作爲上清派大宗師,陶弘景整理楊、許遺篇,編輯真誥、登
真隱訣,在道教方面的貢獻自不待言;除此而外,他在醫藥學
領域也有極大的成就,本草著作見於記載的有本草經集注、陶
隱居本草、別行本草、名醫別錄、藥總訣,醫方有補闕葛洪的肘
後百一方、效驗施用藥方、輔行訣臟腑用藥法要,養生類則有
養性延命錄、服餌方、太清草木集要、太清諸石變化神仙方集
要等②。

---

① 見王明著:道家和道教思想研究,中國社會科學出版社,1984 年,第
80—98 頁。

② 諸書提要可參王家葵著:陶弘景叢考(齊魯書社,2003 年)中陶弘景著
作叢考相關部分。

1.1　陶弘景留心醫藥學術的原因

陶弘景兼具道士、儒生①、醫者的三重身份,儒家崇尚孝道,侍疾嘗藥、養老奉親是爲人子的本職,此即顏氏家訓 雜藝所言:"微解藥性,小小和合,居家得以救急,亦爲勝事。"陶弘景自己也説,若能詳知醫事,則可"内護家門,旁及親族"②。不僅如此,儒家經典多涉草木蟲魚之名,其名實真贋,本草載之最詳,對"一事不知,以爲深耻"的陶弘景來説也具有極大的吸引力③。然而,這些都非主要,作爲上清派大宗師的陶弘景之潛心醫藥,更有宗教層面的原因。

丹陽 陶姓爲道教世家,陳寅恪作"天師道與濱海地域之關係",語涉丹陽 陶氏,然僅引華陽隱居先生本起錄敍陶氏世系,而未能舉出切實證據④。今據陶弘景所作真誥 真冑世譜,則知上清派創始人之一許謐的祖父許尚娶陶弘景七世祖陶濬之女,而許謐之妻則爲陶濬從子陶威之女陶科斗,由此可以概見陶弘景家庭道教背景之深厚。在這樣的環境熏陶下,陶弘景"年十歲,得葛洪 神仙傳,晝夜研尋,便有養生之志"⑤,在醫學

---

①　陶弘景於道釋信仰外,仍不失儒生本色,蕭綸 隱居貞白先生陶君碑有云:"七歲讀孝經、毛詩、論語數萬言。"其經學著作有論語集注、孝經集注、三禮序、注尚書毛詩序等數種,皆見華陽隱居先生本起錄。

②　見本草經集注序錄。

③　儒家之重視本草,如清儒王闓運輯神農本草敍有云:"余讀爾雅 釋草,名類十不識八,因以爲此草亦皆藥品,欲求本草正之。"正可以作爲典型代表。

④　見陳寅恪著:金明館叢稿初編,生活・讀書・新知 三聯書店,2001年,第35—36頁。檢陳氏所引華陽隱居先生本起錄,述十三世祖超至父貞寶事迹皆極簡略,無一語涉及道教。

⑤　見梁書 陶弘景傳。

方面,自陶氏"祖世以來,務敦方藥,本有范汪方一部,斟酌詳用,多獲其效,内護家門,旁及親族。其有虚心告請者,不限貴賤,皆摩踵救之。凡所救活,數百千人"①。據華陽隱居先生本起録所記,其祖父陶隆"兼解藥性,常行拯救爲務",父陶貞寶亦"深解藥術"。

　　陶氏家族的道醫背景並非偶然,魏晉以來興起的神仙道教對信徒的道德素質有較高的要求,抱朴子内篇對俗云:

　　　　或問曰:爲道者當先立功德,審然否? 抱朴子答曰:有之。按玉鈴經中篇云,立功爲上,除過次之。爲道者以救人危使免禍,護人疾病,令不枉死爲上功也。

　　可見熟諳醫術,救死扶傷,正可用爲道士建功立德。由此亦知陶弘景祖、父輩行醫濟世,實出於信仰的需要。陶弘景本人更是如此,三洞珠囊引道學傳稱其"好行陰德,拯極困窮,恒合諸驗藥給施疾者"。至於陶弘景撰著醫藥書的宗旨,本草經集注序録言之甚明:"蓋欲承嗣善業,令諸子侄弗敢失墜,可以輔身濟物者,孰復是先?"由此可以確認,行善立功是陶弘景重視醫藥的第一動因。

　　養生祛疾應該是原因之二。全真教興起之前,道教一直以肉體的長生久視爲終極目標,身體健康則是長生的初階。儘管在道教徒們看來,藥石灸艾與行氣房中金丹之術相比,屬微末小技,但"百病不愈,安得長生",故葛洪專門指出:"古之

————————————

　　①　見本草經集注序録。

初爲道者，莫不兼修醫術，以救近禍焉。"①深諳醫藥之術的<u>陶弘景</u>自然懂得其中的道理，在<u>養性延命錄序</u>中提到："兼餌良藥，則百年耆壽是常分也。"題名<u>陶弘景</u>撰的<u>輔行訣臟腑用藥法要序</u>説得更加清楚：

> <u>隱居</u>曰：凡學道輩，欲求永年，先須祛疾。或有夙痾，或患時恙，一依五藏補瀉法例，服藥數劑，必使藏氣平和，乃可進修內視之道。不爾，五精不續，真一難守，不入真景也。服藥祛疾，雖係微事，亦初學之要領也。

煉餌服食的需要，則是原因之三。道教服食、餌丹，皆不離藥物。主服食的道士，對藥物品質要求尤高，<u>隋書經籍志</u>提到，<u>陶弘景</u>爲<u>梁武帝</u>試合神丹不成，乃言"中原隔絶，藥物不精故也"。其撰著<u>本草經集注</u>的目的，也不單爲醫藥之用，<u>序錄</u>云：

> 道經仙方、服食斷穀、延年卻老，乃至飛丹轉石之奇，雲騰羽化之妙，莫不以藥道爲先。用藥之理又壹同本草，但制御之途，小異世法。猶如粱肉，主於濟命，華夷禽鳥，皆共仰資。其爲生理則同，其爲性靈則異耳。大略所用不多，遠至廿餘物，或單行數種，便致大益，是其深練歲積，即本草所云"久服"之效，不如世人微覺便止，故能臻其所極，以致遐齡，豈但充體愈疾而已哉？

---

① 見<u>抱朴子內篇雜應</u>。

在本草經集注中陶弘景大量徵引仙經、仙方、道書,多處提到"此醫方不復用,市人亦無賣者,唯仙經三十六水方中時有須處","仙經有用此處,俗方甚少","仙經亦用白石脂以塗丹釜"等,凡此種種,其意義皆在於此。

1.2 本草經集注之撰著成書

神農本草經流傳至梁代,版本繁多,内容蕪雜,具體情況如本草經集注序錄所説:

> 魏晉以來,吳普、李當之等,更復損益。或五百九十五,或四百卅一,或三百一十九;或三品混糅,冷熱舛錯,草石不分,蟲獸無辨;且所主治,互有多少。①

針對以上情況,陶弘景乃"苞綜諸經,研括煩省,以神農本經三品,合三百六十五爲主,又進名醫附品,亦三百六十五,合七百卅種。精麤皆取,無復遺落,分别科條,區畛物類,兼注諸世用土地,及仙經道術所須",撰成本草經集注。關於本書之撰著,可研究者有三:書名、成書年代及卷帙,分别討論如下。

1.2.1 書名解題

本書在華陽隱居先生本起錄、華陽陶隱居内傳中被稱作本草經注,梁七錄名本草經集注,南史作本草集注,舊唐書經籍志作本草集經,新唐書藝文志作集注神農本草。另據敦煌

① 陶弘景在另一部本草著作藥總訣的序言中也描述了本草經流傳中的混亂情況:"本草之書,歷代久遠,既靡師授,又無注訓,傳寫之人,遺誤相繼,字義殘闕,莫之是正。"

出土開元六年尉遲盧麟寫本題記："本草集注第一序錄，華陽
陶隱居撰"，則與南史同，稱爲本草集注。

　　除了舊唐書經籍志所稱"本草集經"可能存在訛誤外①，
其餘書名皆由兩個關鍵詞"本草"與"注釋"構成。第一個詞不
論作"本草""本草經"或"神農本草"，都指神農本草經；第二個
詞"注"與"集注"意思小有不同。出於一人之手可以稱爲
"注"，若將諸家注解彙爲一編則曰"集注"，如顏師古漢書注序
例云："漢書舊無注解，唯服虔、應劭等各爲音義，自別施行。
至典午中朝，爰有晉灼，集爲一部，凡十四卷，又頗以意增益，
時辯前人當否，號曰漢書集注。"

　　但通觀本書，注釋部分儘管徵引諸家言論，卻始終保持第
一人稱，純粹是作者個人觀點之表達②，非如晉灼漢書集注將
他人意見"集爲一部"者③，所以本書如果只是陶弘景一家注
釋，似不能與"集注"體例吻合。而據陶弘景自説，此書乃是
"苞綜諸經"而成，即將魏晉以來名醫後學關於本草經的意見
囊括其中，因此，本書之"集注"只能在正文部分尋覓。新唐書
于志寧傳有一段唐高宗與于志寧的對話，涉及本書撰著體例，
其略云：

　　　　志寧與司空李勣修定本草并圖，合五十四篇。帝曰：
　　"本草尚矣，今復修之，何所異邪?"對曰："昔陶弘景以神
　　農經合雜家別錄注詺之，江南偏方，不周曉藥石，往往紕

①　從常理猜度，本草集經恐是"本草集注"之訛。
②　如雄黃條注釋："余最先見於使人陳典簽處，撿獲見十餘片。"
③　在現存本草著作中，唯有吳普本草才是將諸家注解"集爲一部"的標
準集注體例。

繆,四百餘物,今考正之,又增後世所用百餘物,此以爲異。"帝曰:"本草、別錄何爲而二?"對曰:"班固唯記黃帝内外經,不載本草,至齊七錄乃稱之。世謂神農氏嘗藥以拯含氣,而黃帝以前文字不傳,以識相付,至桐、雷乃載篇册,然所載郡縣,多在漢時,疑張仲景、華佗竄記其語。別錄者,魏晉以來吳普、李當之所記,其言華葉形色,佐使相須,附經爲説,故弘景合而錄之。"帝曰:"善。"其書遂大行。

　　以上應該是于志寧根據所見本草經集注文本狀態獲得的印象,所謂"附經爲説",即在經書本文上直接添附意見,又説陶弘景"以神農經合雜家別錄注諸之",則近似於陳寅恪所言之"合本子注"。按,合本子注乃是早期佛經漢譯過程中形成的特殊文體,"合本"是將同本異譯的幾部經書合編爲一本,"子注"則是以小字夾注方式對母本的注釋説明①。按照陳寅恪的意見,南北朝時期幾部重要文獻,如裴松之注三國志、劉孝標注世説新語、酈道元注水經、楊衒之著洛陽伽藍記等,都深受合本子注的影響②。本草經集注亦是"合本子注"體例之俗用和變格,而且相對於三國志注諸書,本書"合本"特徵更加鮮明。

　　先説"合本"。隋書經籍志著錄有神農本草八卷、神農本

---

　　①　陳寅恪支愍度學説考説:"中土佛典譯出既多,往往同本而意異譯,於是有編纂合本,以資對比者焉。"又説:"子注之得名,由於以子從母,即以子注母。"
　　②　陳寅恪論語疏證序云:"寅恪嘗謂裴松之三國志注、劉孝標世説新語注、酈道元水經注、楊衒之洛陽伽藍記等,頗似當日佛典中之合本子注。"

草經三卷，又有雷公集注之神農本草四卷，這與前引本草經集注序錄謂當時流傳的本草經收載藥物"或五百九十五，或四百卅一，或三百一十九"一樣，是本草經版本複雜情況的真實寫照。陶弘景所做的工作，如其自説，"乃以神農本經三品，合三百六十五爲主，又進名醫附品，亦三百六十五，合七百卅種"。陶弘景的工作原則是"苞綜諸經，研括煩省"，從本草經集注的文本狀態來看，他可能是選擇了一種最接近本草經原貌者作爲底本，然後參酌其他傳本，增删去取。這一假設可以通過書中各種綫索得到證明。

　　作爲底本的這部本草經爲了符合載藥三百六十五之數，對藥物條目做了一些特別的拆分與合併。比如海蛤與文蛤是兩個藥物，陶弘景在文蛤下注釋説："此既異類而同條，若別之，則數多，今以爲附見，而在副品限也。"意思是爲了不影響本草經藥物總數，將文蛤作爲海蛤的副品，不予單獨計數。本草經集注中有數條如此，特別可以玩味的是粉錫與錫銅鏡鼻合併爲一條，錫銅鏡鼻下陶弘景注釋説："此物與胡粉異類，而今共條，當以其非正成具一藥，故以附見錫品中也。"又，六畜毛蹄甲與鼺鼠合併爲一條，鼺鼠下陶弘景注釋説："此鼺鼠別類而同一條中，當以其是皮毛之物也，今亦在副品限也。"兩處都用"當"云云，表示推測，可見這種合併乃是底本如此，而非陶弘景自作主張。

　　不僅如此，本草經對藥物三品歸屬有嚴格定義，而本草經集注中少數本草經藥的品秩卻與之違背。如飛廉，據本草經集注序錄畏惡七情表記錄爲"草下"，但此爲無毒之品，本草經謂其"久服令人身輕"，名醫別錄補充"益氣，明目，不老"，顯然應該屬於"無毒，多服、久服不傷人"，能"輕身益氣，不老延年"

之上品①。尤可注意的是，陶弘景自己也意識到某些本草經藥物品秩之不合理，如水靳在菜部下品，陶弘景注釋説："論靳主治，乃應是上品，未解何意乃在下。"由此提示，這類品秩安排乃是陶弘景所據底本如此，陶弘景雖以其爲非，亦未調整改動。

　　本草經集注還收載有一些陶弘景不識且不知用途的本草經藥物，比如翹根、屈草、淮木等，陶弘景均表示："方藥不復用，俗無識者。"他甚至懷疑石下長卿爲重出，注釋説："此又名徐長卿，恐是誤爾。方家無用，此處俗中皆不復識也。"如果陶弘景手中沒有一個載藥三百六十五種的底本，完全自主斟酌去取，他至少有兩種方案可以採取：或者放棄海蛤與文蛤，粉錫與錫銅鏡鼻，葱與薤等條的合併，或者從藥數爲五百九十五，或四百四十一的本草經中摭取數種，替代翹根、屈草等已經失傳的本草經藥。

　　陶弘景手中至少有四種本草經版本，不僅載藥數多寡不一，内容也有出入②。陶弘景以載藥三百六十五種者爲底本，將其他版本重要相異字句，補充到經文中，爲了與底本區别，

────────────

　　①　類似的例子還有秦椒，畏惡七情表"草上"，正文注明"有毒"，與"上藥無毒"的定義違背，更像是"無毒有毒斟酌其宜"的中品藥物。

　　②　陶弘景時代的本草經，除了今天通過本草經集注保存下來的版本外，其餘皆失傳，類書中偶然還存有零星綫索。如太平御覽卷一〇〇〇地榆條引本草經曰："地榆，止汗氣，消酒明目。"同條又引神農本草經曰："地榆苦寒，主消酒，生冤句。"這是同時存在兩個版本本草經，且文字互有長短的證據。

他創造性地利用朱墨分書的辦法保留底本原貌①。其具體形式可用本草經集注天門冬條爲例加以説明,黑體(即原來的朱書)是作爲底本的本草經原文,楷體(即原來的墨書)是陶弘景化裁本草經别傳本内容②所添附:

> 天門冬　味苦、甘,平、大寒,無毒。主治諸暴風濕偏痹,強骨髓,殺三蟲,去伏尸,保定肺氣,去寒熱,養肌膚,益氣力,利小便,冷而能補。久服輕身,益氣延年,不飢。一名顛勒。生奉高山谷。二月、三月、七月、八月採根,暴乾。

本草經記載天門冬味苦,魏晉名醫認爲味甘,於是在"苦"字後添一"甘"字;又有認爲性大寒者,於是在本草經"平"字後添"大寒";又增補功效"保定肺氣,去寒熱,養肌膚,益氣力,利小便,冷而能補";本草經説"久服輕身,益氣延年",名醫添加"不飢"二字;與採收加工有關的文字"二月、三月、七月、八月採根,暴乾"亦名醫所添。此外,藥物産地"生奉高山谷",因爲是秦漢以來的地名,與陶弘景認爲本草經屬於神農所作之書矛盾,他在本草經集注序錄中專門指出:"生出郡縣,乃後漢時制,疑仲景、元化等所記。"但本草經集注並未

---

①　如嘉祐本草总敘云:"凡字朱、墨之别,所謂神農本經者以朱字,名醫因神農舊條而有增補者,以墨字間於朱字,餘所增者,皆别立條,並以墨字。"本文後引本草經集注皆以黑體表示本草經文,楷體表示陶弘景認定爲名醫添附的内容。

②　陶弘景認爲這部分内容是魏晉名醫添附,將之稱爲"别錄",以與"本經",即經書之本文對應。

將郡縣地名改爲墨書①，説明他手中的底本就是如此。特別可注意的是，名醫增補的文字完全依附於本草經框架結構，並不能單獨成文，于志寧將此歸納爲"附經爲説"，確實準確。

"附經爲説"可以不是經書的注釋發揮，有時甚至與經文相反。比如天門冬味"苦、甘"，尚可理解爲天門冬兼具苦味與甘味，而藥性之寒溫則具有唯一性，名醫説"大寒"，其實是對本草經"平"的否定。具體功效也有這樣的情況，比如本草經礜石功效有"堅骨齒"一項，而名醫添"歧伯云久服傷人骨"數字，陶弘景也意識到矛盾，注釋説："以療齒痛，多即壞齒，是傷骨之證，而云堅骨齒，誠爲疑也。"

仔細分析，更可看出參與修訂本草經的名醫非止一人，比如礜石條有"歧伯云久服傷人骨"，澤瀉條有"扁鵲云多服病人眼"，這可能是前面提到的歧伯本草、扁鵲本草之類以"名醫"身份立説，而被陶弘景"合本"的例子。又如本草經蔓荆實藥性"微寒"，名醫則添"平、溫"；本草經稿本藥性"溫"，名醫則添"微溫、微寒"。因爲藥性具有排他性，則意味著至少有兩位以上的名醫對該藥藥性發表意見，也被陶弘景以"合本"的方式整合入本草經集注中。

這些不同的"名醫"，其實就是當時流傳的各種本草經別本，腐婢條的情況可以看出陶弘景"合本"的具體操作。本草經集注腐婢條云：

腐婢 味辛，平，無毒。主治痎瘧寒熱，邪氣，泄利，

---

① 本草經集注如"生奉高山谷"這類地名爲朱書本草經文，吐魯番所出本書卷六朱墨分書殘片可爲證明，至新修本草始將之修改爲墨書。

陰不起，止消渴，**病酒頭痛。生漢中**。小豆華也。七月採，陰乾。

其中的黑體爲陶弘景用作底本的本草經，楷體是合本的内容。其中"小豆華也"一句，據太平御覽卷九九三引本草經曰："腐婢，小豆花也。"據此條陶弘景注釋説："本經不云是小豆花，後醫顯之爾。"可見陶弘景作底本的本草經没有此句，别本(即太平御覽引錄本)則有之，陶弘景將此内容以墨書附經。

通過以上討論可以明確，陶弘景面對藥數不一，且"三品混糅，冷熱舛錯，草石不分，蟲獸無辨；且所主治，互有多少"的本草經多種傳本，以其中一種爲底本，從别傳本中摭取有價值的信息拼綴入底本中，爲了不與底本混淆，採用朱墨分書，這應該是標準的"合本"操作①。按照陶弘景理解，所合本的内容來自於魏晉以來名醫對本草經的添附和注釋，將之彙爲一編，故用"集注"爲書名。

再説"子注"。陳寅恪支愍度學説考云：

> 其大字正文，母也；其夾注小字，子也。蓋取别本之義同文異者，列入小注中，與大字正文互相配擬。即所謂"以子從母"，"事類相對"者也。六朝詁經之著作，有"子注"之名，當與此有關。

就本草經集注而言，情況並不如此，陶弘景在本草經集注

---

① 陶弘景本草經集注合本的具體操作還有許多細節可以討論，與本題關係不大，另文討論，此處不再枝蔓。

序錄提到本書"藥合七百卅種,各别有目録,並朱墨雜書并子注",這裏的"子注"就是指自己的注釋。全書只有一處子注與異文有關,本草經集注麋脂條云:

> **麋脂 味辛,溫,無毒。主治癰腫,惡瘡,死肌,寒風濕痹,四支拘緩不收,風頭腫氣,通腠理,柔皮膚。不可近陰,令痿。一名官脂。**

麋鹿傳説爲淫獸,如漢書五行志劉向解春秋"嚴公十七年冬多麋"云:"麋色青,近青祥也。麋之爲言迷也,蓋牝獸之淫者也。"故陶弘景對黑字"不可近陰,令痿"表示疑惑,認爲"尋麋性乃爾淫快,不應痿人陰",於是説:"一方言'不可近陰,令陰不痿',此乃有理。"所言"一方",當是另一傳本的意思,勉强符合"以子從母"之旨,但通觀全書,本草經集注之子注仍然是本經之注疏,而非"校勘記長編"。

綜上討論,本書是"集注"體例之變格,其最初的書名或者如陶弘景侄子陶翊華陽隱居先生本起録所記爲"本草經注",或因"集注"更能達意,故流行定本的書名爲"本草經集注",此即梁七録所著録者;包括敦煌卷子所題"本草集注"在内,都是此書名的省稱或誤稱。

1.2.2 年代考論

本草經集注在華陽陶隱居内傳中屬於"先生在山所著書"一類,即永明十年(四九二)隱居茅山以後所著者,此書與補闕葛洪肘後百一方大致同時,但孰先孰後,陶弘景所作的兩書序言頗有抵牾,本草經集注序録云:

自余投纓宅嶺,猶不忘此,日夜翫味,恒覺欣欣。今撰此卷三卷,并效驗方五卷,又補闕葛氏肘後方三卷。

此序雖未記本書著作年代,然由上引文知其必作于補闕葛氏肘後之後,復檢陶弘景肘後百一方序云:

太歲庚辰,隱居曰:余宅身幽嶺,迨將十載,雖每植德施功,多止一時之設,可以傳方遠裔者,莫過於撰述,見葛氏肘後救卒,殊足申一隅之思。

"太歲庚辰",即齊東昏侯永元二年(五〇〇),這無疑是肘後百一方的著作年代,既然本草經集注完成於肘後百一方之後,其成書年代就該在梁天監之初了。

又據本草經集注人參條陶弘景注"百濟今臣屬高麗",據南史百濟傳云:"梁天監元年(五〇二),進(百濟王牟)大號征東將軍,尋爲高句麗所破。"梁書記載相同,乃知"百濟臣屬高麗"一事發生在梁天監元年後不久,這也是本草經集注成書時間的上限。

本書淡竹葉條陶弘景注釋中的一處細節也證明這一點,陶云:"凡取竹瀝,唯用淡竹耳。竹實出藍田,江東乃有花而無實,故鳳鳥不至;而頃來斑斑有實,狀如小麥,堪可爲飯。"因爲傳說鳳凰非梧桐不栖,非竹實不食,所以"竹實滿"也是祥瑞之一①。陶弘景此注實隱含有政治傾向。按,陶弘景對齊、梁王

① 如唐六典禮部職司"凡祥瑞應見,皆辨其物名",其中竹實滿屬於下瑞。

朝的態度如涇渭有別,齊東昏侯即位,陶弘景在茅山築三層樓,登樓不復下,"與物遂絶";不久蕭衍起兵,陶弘景"聞義師西下,日夕以覘,及届于新林,便指麾贊獎"①。此條注釋謂近來江東之竹"斑斑有實",實際是表達對新王朝的支持,由此可見其著作時間距蕭梁建國也不會太遠。

但在肘後百一方序的最後,陶弘景又説:

> 凡如上諸法,皆已具載余所撰本草上卷中,今之人有此肘後百一者,未必得見本草,是以復疏方中所用者載之。

序中的"本草"指本草經集注應無問題②,則本草經集注似乎又先於肘後百一方成書,故論者謂其作於齊末,也不爲無因。折衷而言,兩書撰著工作都開始於齊末,至梁初最後定稿。

1.2.3　卷帙解紛

本草經集注序錄提到本书卷帙安排云:

> **本草經卷上**序藥性之本源,論病名之形診,題記品錄,詳覽施用之。
> **本草經卷中**玉石、草木三品合三百五十六種。
> **本草經卷下**蟲獸、菓、菜、米食三品合一百九十五種,有名無實三條合一百七十九種,合三百七十四種。

---

① 參陶弘景叢考陶弘景年譜相關段落。
② 本草經集注有三卷、七卷兩種分卷,若是三卷本,卷上正爲序例,如肘後百一方所言,詳細記載藥物修治之法。

　　右三卷，其中下二卷，藥合七百卅種，各別有目錄，並朱墨雜書并子注。大書分爲七卷。

　　証類本草删去具體藥數，而本草經集注序錄殘卷、新修本草殘卷，均保留這些數字，從"藥合七百卅種"云云可知，此處所言"本草經"，其指代的一定是本草經集注。三卷的説法還見於序錄後文：

　　　　今撰此三卷，并效驗方五卷，又補闕葛氏肘後方三卷。蓋欲承嗣善業，令諸子侄弗敢失墜，可以輔身濟物者也，孰復是先？

　　但如果本草經集注確實按上説之卷上、卷中、卷下分爲三卷，每卷篇幅差異極大。取小嶋尚真、森立之重輯之七卷本本草經集注按三卷來統計篇幅①，則卷上爲輯本卷一，共計三十三葉②，卷中即輯本之卷二、三、四、五，共計一百三十六葉，卷下即輯本之卷六、七，共計八十六葉，輕重失措③。

　　這樣長短相差極大的分卷方式是否成立呢？不妨參考陶弘景所編真誥的情況。據華陽隱居先生本起錄説："真誥一秩

---

　　①　此本爲手寫本影印，行格基本固定，較尚志鈞輯本更便於統計每卷篇幅。

　　②　綫裝書正背面合算一葉。

　　③　利用尚志鈞所輯本草經集注白文本統計，Word 顯示字數合計約十一萬八千字（含標點，下同），其中卷上序錄約一萬五千四百字，卷中玉石草木三品六萬一千五百字，卷下蟲獸果菜米食三品及有名無實四萬一千字。三卷字數同樣不成比例。

七卷。"類似於本草經集注序録，陶弘景在真誥序録中也對卷
帙有特别之説明：

真誥運題象第一此卷並立辭表意，發詠暢旨，論冥數感對，自
相儔會。分爲上下二卷。

真誥甄命授第二此卷並詮導行學，誠厲怠怠，兼曉諭分挻，炳
發禍福。分爲上下二卷。

真誥協昌期第三此卷並修行條領，服御節度，以會用爲宜，隨
事顯法。

真誥稽神樞第四此卷並區貫山水，宣敘洞宅，測真仙位業，領
理所闕。分爲上下二卷。

真誥闡幽微第五此卷並鬼神宫府，官司氏族，明形識不滅，善
惡無遺。

真誥握真輔第六此卷是三君在世自所記録，及書疏往來，非
真誥之例。

真誥翼真檢第七此卷是標明真緒，證質玄原，悉隱居所述，非
真誥之例。

右真誥一藴凡七卷①。

真誥雖是七卷，因爲七部分篇幅長短不統一，所以實際流
傳者是十卷，可能在收入正統道藏時又被拆分成二十卷。此
即華陽隱居先生本起録所言："先生凡所撰集，皆卷多細書大
卷，貪易提録，若大書皆得數四。"由此理解陶弘景自己既説本
草經集注爲三卷，又復言"今大書分爲七卷"的含義，乃是此書
在"學術上"應該分爲上中下三卷，正式抄録出來則釐爲七卷

---

① 此據十卷本真誥，見金陵全書丁編文獻類，南京出版社，2021 年影印。

的意思。因此,小嶋尚真與尚志鈞輯本,以及新輯本皆作七卷,符合陶弘景本意,是本書真實文獻狀態。

中國科學技術史 醫學卷則將"大書分爲七卷"與前面"其中下二卷"云云連讀,於是認爲"原書必是三卷,而非七卷",又說"分爲七卷,是指陶氏 本草經集注的中下二卷"①。其說恐不妥當,因爲敦煌所出本書序錄尾題作"本草集注第一序錄",意即七卷本之第一卷;若中下二卷分爲七卷,此序錄則應題作"卷上"而非"第一"。

與真誥、登真隱訣分爲七卷(七部分)一樣,陶弘景將本草經集注分作上中下三卷應該也有其"内在邏輯"。爲了凸顯總論—各論的篇章結構,序錄單獨一卷;各論篇幅較大,所以佔用兩卷,從所記藥數來看,卷中三百五十六種,卷下合計三百七十四種,接近對半。這是一種理想化的分卷格局,但陶氏没有預料到序錄部分即便有諸病通用藥、七情畏惡表等,字數總計仍不足全書的七分之一;不僅如此,草木部的藥數雖僅三百五十六種,尚未及七百三十種之半,但文字遠較蟲獸果菜米食及有名無實爲多,於是中下兩卷的篇幅也輕重不一。

考慮本書從動筆到成書需要一段時間,"上中下三卷"可能是在完成序錄,基本排定七百三十種藥物以後的工作計劃,時間在齊末,所以當時所作肘後百一方序謂藥物調劑之法"皆已具載余所撰本草上卷中";待梁初本草經集注各論完成,篇幅遠遠超過預料,於是改爲七卷,序錄一卷、各論六卷。

還值得一提者,本草經集注各論陶弘景注釋中三次提到

①　見廖育群、傅芳、鄭金生著:中國科學技術史 醫學卷,科學出版社,1998年,第230頁。

"上卷"一詞,椶條説:"枇杷葉已出上卷。"苦菜條説:"上卷上品白莫下已注之。"蓼實條説:"最大者名籠鼓,即是葒草,已在上卷中品。"這些"上卷"肯定與肘後百一方序説"余所撰本草上卷"不是同一概念,而是前卷、前篇的意思。陶弘景在本草經集注中這樣使用"上卷"一詞,一定程度上説明,他在最後定稿時已經廢棄了原來的上中下三卷計劃。

1.3　本草經集注的學術貢獻

在本草發展史上,本草經集注居於承先啓後的地位,其上直承本草經,其下則影響新修本草乃至證類本草。本草經集注開創的本草體例,遞次被新修本草、開寶本草、嘉祐本草、證類本草、紹興本草等大型綜合性本草所採納,直到明代本草品匯精要始初步打破本草經集注的編纂格局,至本草綱目方在學術上有較大的突破。可以毫不誇張地説,正是因爲陶弘景的特出貢獻,才有後世本草學術之繁榮。本草經集注的價值,舉其大者約有四端。

1.3.1　爲本草成爲"官學"埋下伏筆

東漢以來流傳的本草著作衆多,許多都帶有濃厚的神仙家色彩,比如抱朴子内篇仙藥引神農四經曰:"上藥令人身安命延,昇爲天神,遨遊上下,使役萬靈,體生毛羽,行廚立至。"又如太平御覽卷七八引神農本草云:"神農稽首再拜問於太乙小子曰:曾聞古之時壽過百歲而徂落之,咎獨何氣使然耶?太乙小子曰:天有九門,中道最良。神農乃從其嘗藥,以拯救人命。"而陶弘景所選爲底本的本草經,儘管有巫術的孑遺,也存在陰陽、五行、讖緯家的影子,但立足於儒家思想,符合當時的主流文化價值①。

漢代哲學，從立國至文景之世崇尚無爲，以黃老爲指歸，到漢武帝時，董仲舒上"天人對策"，主張"罷黜百家，獨尊儒術"，從此儒家哲學成爲漢代的官方哲學。本草爲方技之一端，其實無關政治，但本草經隱約存在一條貫穿全篇的儒家思想主綫。

君臣佐使的配伍原則見於黃帝内經素問，至真要大論云："主病之謂君，佐君之謂臣，應臣之謂使。"所謂主病爲君，即根據病情病性，靈活確定方劑中的主藥。這種配伍原則符合用藥規律，在戰國時期即爲醫生所接受，並用於指導醫療實踐。如莊子徐無鬼云："藥也，其實堇也，桔梗也，雞癕也，豕零也，是時爲帝者也。"據駱耕道注："藥無貴賤，愈病爲良。且如治風，則以堇爲君，堇，烏頭也。去水則以豕苓爲君，豕苓，木豬苓也。他皆類此。"與素問不同，本草經則強調"上藥爲君"，乃云："上藥一百二十種爲君，主養命以應天；中藥一百二十種爲臣，主養性以應人；下藥一百二十五種爲佐使，主治病以應地。"本草經這種機械劃分藥物君臣地位的方法，有悖臨牀用藥規律，早爲臨牀醫家所詬病。如皇甫嵩本草發明云："苟善用之，雖烏、附下品可收回天之功；用之弗當，則上品如參、芪亦能傷人。丹砂、玉屑品極貴也，服之者多遇毒，又何必拘此三品爲君、爲臣、爲佐使之別哉？"這種"上藥爲君"的觀點，已完全脱離先秦"主病爲君"的樸素唯物思想，是一種認識論上的倒退，是君權被神格化以後的產物。

---

① 詳細論述可參王家葵、張瑞賢著：神農本草經研究第二章，北京科學技術出版社，2001年，第42頁。

　　本草經上藥爲君的主張,是漢代儒家尊君思想的折射,是本草經作者將儒家君臣體系在方藥配伍中的理想化。上藥應天,只有上藥才具有爲君的資格,此即春秋繁露 郊義所言:"天者,百神之君也,王者之所最尊也。"按儒家確立的君臣倫常關係:"天子受命于天,諸侯受命于天子,子受命于父,臣妾受命於君,妻受命于夫。"只有上藥爲君,方符合儒家對君王的定義與要求,即白虎通 號所谓之"德合天地者稱帝"。上藥順受天命,即如"受命之君,天意之所予",在方劑中的地位只能居於最貴,故爲君。同樣的道理,中藥應人爲賤,下藥應地更賤,故只能居於臣屬佐使的地位。

　　本草經還規定了方劑中的君臣比例,強調方劑中君藥的唯一性,臣多於君,佐多於臣,使多於佐:"藥有君臣佐使,以相宣攝,合和宜用一君二臣三佐五使,又可一君三臣九佐使也。"恰如賈誼所説:"等級分明,而天子加焉,故其尊不可及也。"①這正是儒家政典模式的縮影。可以想象,若方劑中多君少臣,多臣少佐,必背儒家社會君臣上下之禮。但事實上,這種理想化的君臣格局,對臨牀用藥指導意義不大。如陶弘景在本草經集注中説:"檢世、道諸方,不必皆爾。養命之藥則多君,養性之藥則多臣,療病之藥則多佐。"

　　本草經以"三品合三百六十五種,法三百六十五度,一度應一日,以成一歲",分上中下三品,以與天人地相成。本草經三百六十五種藥數的得出,實本於儒家天人感應學説。據陶弘景解釋:"天道仁育,故云'應天',獨用百廿種者,當謂寅、卯、辰、巳之月,法萬物生榮時也。……人懷性情,故云'應

_____

① 見漢書賈誼傳。

人’，百廿種者，當謂午、末、申、酉之月，法萬物熟成時也；……
地體收煞，故云‘應地’，獨用一百廿五種者，當謂戌、亥、子、丑
之月，兼以閏之，盈數加之，法萬物枯藏時也。”這正是董仲舒
“人副天數”學說在藥物學上的翻版。

綜上數點可以看出，本草經的學術思想與漢代主流文化
同調，經過陶弘景本草經集注的整理注釋，終於在唐代進入官
方視野，顯慶二年（六五六）政府出面官修，使本草成爲“官學”
的一部分①。

1.3.2　藥學獨立於臨牀醫學的標誌

本草經將藥物分爲上中下三品，論云“上藥一百二十種爲
君，主養命以應天”，“中藥一百二十種爲臣，主養性以應人”，
“下藥一百二十五種爲佐使，主治病以應地”。三品分類的依
據主要是毒性有無，故言上藥“無毒，多服久服不傷人”，中藥
“無毒有毒，斟酌其宜”，下藥“多毒，不可久服”。分類目的在
於使用方便，即所謂“欲輕身益氣，不老延年者，本上經”，“欲
遏病補虛羸者，本中經”，“欲除寒熱邪氣、破積聚、愈疾者本
下經”。

陶弘景將三品分類改爲按藥物自然屬性分類，這種改變
看似淺易，本質上則是藥學學科從臨牀醫學體系中獨立出來
的標誌。本草經以藥物三品爲一級分類，其出發點固然與神
仙方士服食有關，但從三品名例來看，其歸類目的仍然是爲醫
療或養生實踐活動服務的。儘管本草經集注還保留每一味藥
物的三品屬性，而玉石、草木、鳥獸、蟲魚、米穀、果菜的分類，

---

① 　宋代以前，由政府出面組織修訂傳世文獻，幾乎都與政教相關，官修
本草可算是唯一的例外。

顯然方便藥學家檢讀,對希望迅速從書中獲得疾病治療信息的臨牀醫生則不友好。陶弘景在序錄中新設"諸病通用藥"一節,即是針對這一缺陷的補救措施。所以諸病通用藥小引説:"又按,諸藥一種雖主數病,而性理亦有偏著,立方之日,或致疑混;復恐單行經用,赴急抄撮,不必皆得研究。今宜指抄病源所主藥名,仍可於此處治,欲之尋,亦兼易(解)。"本草綱目將諸病通用藥擴展爲兩卷篇幅的"百病主治藥",也是出於同樣的考慮。

不僅自然屬性分類體現了藥學特色,陶弘景還將本草經總論—各論的著述模式以及各論條文的程式化書寫固定下來,既增加信息荷載量,也便於查詢檢索。事實上,現代藥物著作幾乎都採用這種總論—各論結構,總論提綱挈領地概述學科核心問題,各論根據學科性質分配章節,其下則以藥物爲條目展開敍述,具體條文也基本程式化甚至欄目化。此並不意味著現代藥物學的撰寫方式模擬本草經、本草經集注而來,真實原因是本草經尤其是本草經集注從一開始就找到了符合本學科的最佳著作方式,此即荀子解蔽所言:"好書者衆矣,而倉頡獨傳者,壹也。"

1.3.3 貫通經史的博物之學

本草是古代藥物學,除醫藥本身,其知識體系中也包含有礦物學、植物學、動物學内容;不僅如此,因爲煉丹術與本草的特別淵源,化學也是本草學術的重要方面。陶弘景作本草經集注,更將經史中的博物問題引入本草,兹以蠮螉條對詩經"螟蛉有子,蜾蠃負之"舊注的辯正爲例略加説明。蠮螉是本草經藥,陶弘景注釋説:

此類甚多，雖名土蜂，不就土中爲窟，謂捷土作房爾。今一種黑色，腰甚細，銜泥於人室及器物邊作房，如並竹管者是也。其生子如粟米大，置中，乃捕取草上青蜘蛛十餘枚滿中，仍塞口，以擬其子大爲糧也。其一種入蘆竹管中者，亦取草上青蟲，一名蜾蠃。詩人云“螟蛉有子，蜾蠃負之”，言細腰物無雌，皆取青蟲，教祝便變成己子，斯爲謬矣。造詩者乃可不詳，未審夫子何爲因其僻邪。聖人有闕，多皆類此。

按，詩經小雅“螟蛉有子，蜾蠃負之”，毛傳曰：“螟蛉，桑蟲也。蜾蠃，蒲盧也。負，持也。”鄭箋云：“蒲盧取桑蟲之子負持而去，煦嫗養之，以成其子；喻有萬民不能治，則能治者將得之。”爾雅釋蟲“果蠃，蒲盧”，郭璞注：“即細腰蜂也，俗呼爲蠮螉。”説文云：“蜾，蜾蠃，蒲盧，細要土蜂也。天地之性，細要純雄無子。”既然蜾蠃純雄無子，遂傳説其以螟蛉之子爲子，“螟蛉子”一詞即由此而來。相關文獻甚多，如法言學行云：“螟蛉之子殪，而逢蜾蠃，祝之曰：類我，類我。久則肖之矣。”陸璣詩疏也説：“（蜾蠃）取桑蟲負之於木空中，或書簡筆筒中，七日而化爲其子。”

陶弘景獨不以此爲然，故注釋云云，這是觀察所得的意見，本草衍義對此也加以肯定云：“蠮螉，諸家所論備矣，然終不敢捨詩之意。嘗析窠而視之，果有子，如半粟米大，其色白而微黃，所負蟲亦在其中，乃青菜蟲，卻在子下，不與蟲相着。又非葉蟲及草上青蟲，應是諸蟲皆可也。陶隱居所説近之矣。”

陶弘景的這一發現被載入自然科學發展大事記生物卷，

有評價云：

> 詩經中有"螟蛉有子，蜾蠃負之"的詞句。螟蛉是鱗
> 翅目昆蟲，蜾蠃就是細腰蜂。螟蛉的幼蟲被細腰蜂捕走
> 這種自然現象，很久以來，人們並不瞭解。漢代揚雄在法
> 言中就誤認爲蜾蠃擄走螟蛉幼蟲，是爲了將它咒成爲蜾
> 蠃。晉代(當爲梁代，引者按)陶弘景通過觀察發現細腰
> 蜂有許多種類。其中有一種色黑，腰很細，含泥做巢，並
> 產下如粟米大的卵。它捕取青蜘蛛放在巢内，作爲子代
> 成長時的食糧。另外還有一種，是在蘆竹内作巢，它捕取
> 青蟲作爲子代食糧。根據這些發現，他正確的指出，所謂
> "取青蟲教祝使變成子"的説法是錯誤的。陶弘景的發
> 現，對研究昆蟲生物生活史有重要啓發。①

陶弘景開本草家重視經史材料之先河，蘇敬、蘇頌、唐慎
微、寇宗奭等踵武其後，本草書遂不局限於醫藥學知識的總結
記錄，人文與自然信息皆囊括其中，初步形成"百科全書"的格
局，至明代李時珍"漁獵群書，搜羅百氏，凡子史經傳，聲韻農
圃，醫卜星相，樂府諸家，稍有得處，輒著數言"②，乃撰成集古
代博物學大成之本草綱目。

1.3.4 開創性的文獻保存方式

經書注解，古已有之。除春秋三傳及一些緯書與正經相

---

① 見盧嘉錫總主編，汪子春主編：自然科學發展大事記生物卷，遼寧教
育出版社，1994年，第8頁。
② 見王世貞本草綱目序。

對獨立外，多數書籍的注解漸漸都採用"附經爲説"的方式，即在經書本文中穿插訓釋性文字。注疏日多，又有"集注"體例。但古書多出手寫，難免有注解竄入本經的情況發生。朱墨分書無疑是解決問題的好辦法。以朱書本經墨書注訓的方法，雖未必是陶弘景創制，但將此體例應用於本草，陶氏無愧爲第一人。

陶弘景在藥學理論、自然屬性分類法的貢獻，固然值得推崇，站在文獻學立場，本草著作朱墨分書體例的制定，應該是其貢獻之特出者。今天能重窺本草經原貌，正得益於本草經集注開創之朱墨分書。陶弘景影響所及，不僅新修本草沿用此體例，宋代開寶本草採用雕版，乃改朱書爲陰刻大字，墨書爲陽刻大字，白字黑字亦無錯亂。尤其是唐慎微編輯證類本草，將嘉祐本草、本草圖經合併爲一，其實是本草經集注之後的又一次"合本"①。證類本草幸存至今，因爲文獻來源標注分明，前代亡佚本草，包括本草經集注在內，都能够從中鈎沉出來，恢復舊觀。

2. 本草經集注新輯本擬目

如前篇所論，陶弘景開創性地將"合本子注"的撰著方式用於本草文獻，把本草經包裹在本草經集注中；同樣方式編成的新修本草又包裹了本草經集注；而新修本草又被開寶本草包裹；開寶本草又被嘉祐本草包裹。儘管從本草經到嘉祐本

---

① 後來政和本草又將本草衍義合本進來，也可以看作是"合本"操作。

草均未能流傳至今,但都近乎完整地保留在證類本草中①。此即鄭樵在通志校讎略"書有名亡實不亡論"中所言:"名醫別錄雖亡,陶隱居已收入本草,李氏本草雖亡,唐慎微已收入證類。"所以,可以利用現存各種文獻大致恢復本草經集注的原貌。

從體例來看,本草經集注由序錄和各論兩部分組成,序錄尚有敦煌寫本。所言"輯復",乃是將已經散在於新修本草殘本和證類本草中的藥物各論條文搜檢出來,重新組成篇章。因爲陶弘景開創了朱墨分書的文獻編輯體例,雖經層疊累加,本草經集注藥物信息仍基本完整,故勾稽原文相對簡單;而本草經集注體例嚴謹,欲還原結構框架並恢復藥物順序,則是一大難題。

本草經集注序錄提到本書藥物構成情況云:"輒苞綜諸經,研括煩省,以神農本經三品,合三百六十五爲主,又進名醫副品,亦三百六十五,合七百卅種。"該書收載藥物總數爲七百三十種,其中三百六十五種本草經藥物又分爲上品一百二十種,中品一百二十種,下品一百二十五種。若按照自然屬性歸類,則"玉石、草木三品合三百五十六種","蟲獸、菓、菜、米食三品合一百九十五種",另有"有名無實三條合一百七十九種",合計仍然是七百三十種。

儘管本草經集注的主體部分保存在證類本草中,但考察證類本草中與本草經集注有關的藥物總數及分類構成,卻與上述記載出入甚大。政和本草卷三至卷三十爲藥物各論,經

①　這種撰著方式可以比喻爲"俄羅斯套娃",或稱"滾雪球"。見王家葵著:本草文獻十八講,中華書局,2020年,第80頁。

統計,該書共有本草經藥物三百六十七種,名醫別錄藥物三百七十二種,合計七百三十九種,較本草經集注原書多出九種,其中本草經多出兩種,名醫別錄多出七種。不僅如此,各細項統計與本草經集注記載更不吻合。所載本草經藥物,上品一百四十二種、中品一百一十三種、下品一百零五種;另有新修本草所退六種,開寶本草所退一種,品秩不明,合計三百六十七種。若按照自然屬性歸類,玉石、草木三品合三百三十六種,蟲獸、菓、菜、米食三品合一百九十九種,有名未用①一百七十三種,外加唐宋本草新退入者二十一種。

　證類本草以前與本草經集注有關的本草,唯有新修本草尚存殘卷,目錄也基本完整,是恢復本草經集注目錄結構的重要參考。

2.1　關於新修本草實載藥數

據唐會要卷八二云:

　　顯慶二年(六五六),右監門府長史蘇敬上言,陶弘景所撰本草,事多舛謬,請加刪補。詔令檢校中書令許敬宗、太常寺丞呂才、太史令李淳風、禮部郎中孔志約、尚藥奉御許孝崇,並諸名醫等二十人,增損舊本,徵天下郡縣所出藥物,並書圖之。仍令司空李勣總監定之。並圖合成五十五卷。至四年正月十七日撰成。

---

　　①　陶弘景在編輯本草經集注時,有百餘種名醫別錄當時已經失去使用價值,但爲了滿足"進名醫副品亦三百六十五"的要求,仍收載入書,稱爲"有名無實"。新修本草將之改稱爲"有名無用",證類本草稱作"有名未用"。

撰成的新修本草凡五十四卷,其中本草正文二十卷,目錄一卷;藥圖二十五卷,目錄一卷;圖經七卷。該書本草正文部分乃以本草經集注爲藍本,鑒於"陶弘景偏居江南,不周曉藥石,往往紕繆",乃逐一考證增損之,由此成書。

新修本草載藥數有不同的説法。在本草經集注序錄"藥合七百三十種,各別有目錄,並朱墨雜書并子注,今大書分爲七卷"句後,新修本草有按語説:

> 漢書藝文志有黃帝內外經。班固論云:"經方者,本草石之寒温,原疾病之深淺。"乃班固論經方之語,而無本草之名,惟梁七錄有神農本草三卷,陶據此以別錄加之爲七卷。序云"三品混糅,冷熱舛錯,草石不分,蟲獸無辨",豈使草木同品,蟲獸共條? 披覽既難,圖繪非易。今以序爲一卷,例爲一卷,玉石三品爲三卷,草三品爲六卷,木三品爲三卷,禽獸爲一卷,蟲魚爲一卷,果爲一卷,菜爲一卷,米穀爲一卷,有名未用爲一卷,合二十卷。其十八卷中,藥合八百五十種:三百六十一種"本經",一百八十一種"別錄",一百一十五種"新附",一百九十三種"有名未用"。

按此計算,新修本草藥物爲總數八百五十種,其中新增藥物一百一十五種,來源於本草經集注者七百三十五種。此外,據敦煌出土新修本草卷一序例殘卷,在孔志約序後陶弘景序錄前,有一段文字也涉及藥物總數和新增藥物數。這段文字不見於證類本草,不知是被開寶本草還是嘉祐本草删除了。其略云:

合本草内新舊藥八百五十種。四百四陶景錯注，乃不識；或陶景是俗用非，或陶景非俗依非用，及漏功不盡，今別注解。一百一十五本草外藥，行用有效，今新附。一百九十三有名無用。一百卅八依舊定。右朱書神農本經，墨書名醫別錄，新附者條下注言“新附”，新條注稱“謹按”。①

細類統計方法雖與前説不同，藥物總數依然是八百五十種，並再次肯定新增爲藥物一百一十五種②。而唐六典卷十四太常寺太醫署條注的説法略有不同：

凡藥八百五十種：三百六十種神農本經；一百八十二名醫別錄；一百一十四新修本草新附；一百九十四有名無用。

唐六典所記藥物總數八百五十與上説一致，新增藥物減爲一百一十四種，本草經集注藥物增加爲七百三十六種，具體本草經、名醫別錄藥以及有名無用藥數亦有變動。宋人的説法基本與唐六典注相同。如嘉祐本草序説：

---

① 此件原爲李盛鐸收藏，後一分爲二，主體部分藏日本杏雨書屋，編號羽040R，小殘片藏中國國家圖書館，編號BD12242。釋文參考敦煌吐魯番醫藥文獻新輯校，第597頁。

② 這段記録的意思是説，在七百三十五種本草經集注藥物中，有四百零四條用“謹按”的方式對陶弘景的注釋意見有所駁議，一百三十八種認可陶弘景的説法，一百九十三種退置有名無用。

　　舊經才三卷，藥止三百六十五種，至梁陶隱居又進名
醫別錄，亦三百六十五種，因而注釋，分爲七卷。唐顯慶
中，監門衛長史蘇恭又摭其差謬，表請刊定。乃命司空英
國公李世績等，與恭參考得失，又增一百一十四種，分門
部類，廣爲二十卷，世謂之"唐本草"。①

序言末嘉祐本草藥物數字統計也説：

　　新舊藥合一千八十二種：三百六十種神農本經，一百
八十二種名醫別錄，一百一十四種唐本先附，一百三十三
種今附，一百九十四種有名未用，八十二種新補，一十七
種新定。

不僅嘉祐本草如此説，宋史方技列傳記宋初劉翰與馬志等參
與撰修開寶本草，亦提到新修本草載藥數，其略云：

　　嘗被詔詳定唐本草，翰與道士馬志、醫官翟煦、張素、
吳復珪、王光祐、陳昭遇同議，凡神農本經三百六十種，名
醫錄一百八十二種，唐本先附一百一十四種，有名無用一
百九十四種。

　　各種文獻都説新修本草載藥物總數爲八百五十，新增藥
物則有兩説。如果新增藥物按一百一十五種計，新修本草中

――――――――――
　　①　此文也載入蘇魏公文集卷六五，涉及新修本草部分與證類本草説法
一致。

的本草經集注藥物爲七百三十五種；按一百一十四計，則爲七百三十六種。

新修本草雖無完帙，但目錄尚見於醫心方卷一之諸藥和名第十，此外千金翼方也有目錄，且其卷二本草上、卷三本草中、卷四本草下的内容摘錄自新修本草，按序整理，也可以視爲新修本草目錄。醫心方諸藥和名項本草名單之前謂"本草内藥八百五十種"，但依藥名點數，則爲八百五十一種①，千金翼方本草項藥物按每部類前注明藥數統計爲八百五十三種②，都不符八百五十之數。

新修本草收錄本草經集注藥物的具體數目暫放一邊，重點討論新增藥物由一百一十五種減爲一百一十四種的原因。不僅證類本草中標注爲"唐本先附"的藥物統計爲一百一十四種，岡西爲人與尚志鈞各自所輯新修本草中的新附藥物也是一百一十四種。對此問題，岡西爲人解釋爲傳寫之訛，輯本論新修本草之構成有云：

　　　即使唐本注並無誤載，但於傳抄之間亦可能將唐附品誤爲別錄品，實際此種錯誤確易於發生。于新修本草

---

①　醫心方諸藥和名名單按新修本草卷帙排列，每卷前有該卷藥物總數，如"第三卷玉石上廿二種"，然後是具體藥名；只有第二十卷記爲"第廿卷有名無用藥百九十三種裏無和名"，無具體藥名。依藥名點數，加上有名無用一百九十三，總數爲八百五十一。可注意的是，"第六卷草上之上四十一種"，其下藥名只有四十種，故若用每項小標題累加藥數，乃是八百五十二種。

②　與醫心方目錄相較，蟲魚部少彼子，菜部醫心方 38 種，千金翼方注爲 37 種，可能是將冬葵子與葵根合併計數所致，以上合計較醫心方減少 2 種；木部中品箽竹葉、淡竹葉爲兩條，醫心方合併爲竹葉，有名未用 196 種較醫心方多 3 種，以上合計較醫心方增加 4 種。

中對別錄品與唐附品之區別,于唐附品之條末則注以"新附"二字,而於別錄品加新注時必冠以"謹按"二字。因此一旦"有別錄品而無唐注",則其與"唐附品"之區別即僅存"新附"二字之有無,萬一一不留神將此二字遺漏,則唐附品立即成爲別錄品之形式。如此無唐注之別錄品計有五十六種,但其中究係何者有唐附品,時至今日仍難以識別。①

岡西爲人的意思是,新修本草在傳寫過程中有一味新增藥物脱漏"新附"標記,混在名醫別錄藥中不能甄别。按,脱漏標識的可能性其實不大。新修本草各論部分共十八卷,現存日本寫本十卷,敦煌寫本半卷,數量已經超過全書之半,取與證類本草對勘,所有新修本草新增藥物的標識無參差;日本寫本的抄寫年代爲天平三年(七三一),距新修本草成書僅七十餘年,與宋人修撰本草所用新修本草未必出於同一抄本系列,共同脱漏某一藥物"新附"標記的概率甚低。不僅如此,新修本草的撰著者對藥物出處有特別之重視,每卷前不僅有藥物細目,還有關於本卷藥物出處的分類統計。如卷四玉石部中品,目錄末云:"右玉石類合卅種:十六種神農本經,六種名醫別錄,八種新附。"若有脱漏,很容易發現。還必須注意一個事實,新修本草是奉敕之作,李林甫等注釋唐六典也代表官方意見,所言"一百一十四新修本草新附",乃是内府藏本的準確資料,不應該有抄寫脱漏的情況發生。

---

①　見岡西爲人重輯:重輯新修本草,"國立中國醫藥研究所"出版,1982年再版,第29頁。

尚志鈞則另有解釋,在輯本初版輯校凡例中提到新修本草卷三到卷二十載藥八百五十種,而"本書實錄八百五十三種"下有一注腳云:

本書實錄序號是 853 種而不是 850 種,其原因是"496 石蜜"與"583 石蜜"是同名異物,前者是蜂蜜,後者是牛乳加蔗糖熬成,故增加一序碼;在有名無用類中"736 北荇華"和"795 領灰"原非卷子本唐本草所有,是從千金翼方補入,又增加頁碼。①

按此説法,輯本多出的三味藥物是北荇草②、領灰,以及同名異物的石蜜。尚志鈞認爲兩個石蜜"多"佔用了一個序號,乃是爲了解釋輯本實載藥數,即使扣除有名無用之北荇草與領灰後仍爲八百五十一種的原因,似乎同時也爲新修本草新增藥物一百一十五種或一百一十四種之異説彌縫。但兩石蜜一在蟲魚部卷十六屬本草經藥,一在果部卷十七屬新修本草新附,同名而異物,且新修本草卷十七寫本石蜜條新附標記清楚無訛,不存在多占序號的情況,故其説不能成立。齊雲有新修本草載藥數考專門討論此問題③。尚志鈞接受這一批評意見,故輯復本第二版删掉此注釋,在所附新修本草研究資料中

①　見尚志鈞輯:唐新修本草(輯復本),第一版,安徽科學技術出版社,1981 年,第 15 頁。

②　據千金翼方作"北荇草",尚志鈞皆作"北荇華"。關於此兩種的問題詳後文討論。

③　見齊雲:新修本草載藥數考,中華醫史雜志,1990 年,第 3 期,第 187 頁。

有注釋表示："究竟是新增一百一十四種還是一百一十五種，待考。"①

　　其實還存在一種可能，對比新修本草自己的説法與唐六典的記載，總數八百五十不變，新增藥物由一百一十五減爲一百一十四，有名未用由一百九十三增爲一百九十四，如此更像是新修本草在定稿時將一種新增藥物移動到有名無用中了②。我們注意到，醫心方諸藥和名項開列本草名單中有"卷六草之上四十一種"，而具體藥物卻只有四十種，對照千金翼方該卷藥物也只有四十種，兩種新修本草輯本此卷也是四十種藥物，細目説："右草部上品之上，合四十種：卅九種神農本草，一種名醫別錄。"③或許被新修本草定稿時删除的新增藥物即出自此卷，醫心方已無其名，但藥數統計尚維持四十一種。

　　如果這一推斷成立，還需要解釋一個問題，即醫心方提到有名無用藥爲一百九十三種，今存新修本草卷二十寫本中實載有名無用藥也是一百九十三種，且宋代本草雖然説有名未用一百九十四種，其實是新修本草之有名無用一百九十三種加上開寶本草新退一種的合計，實數仍然是一百九十三種，與

────────────

　　①　見尚志鈞輯：新修本草，第二版，安徽科學技術出版社，2005 年，第787 頁。

　　②　至於新修本草説"三百六十一種本經，一百八十一種別錄"，而唐六典注説"三百六十種神農本草；一百八十二名醫別錄"，則是計數方法不同所致，不影響藥物總數，詳下一注釋。

　　③　尚志鈞輯本如此，岡西爲人輯本則作"右草部上品之上，合四十種：三十八種神農本草，二種名醫別錄"。兩輯本藥物完全一致，差別在尚志鈞輯本將升麻算爲本草經藥，岡西爲人輯本將升麻算爲名醫別錄藥。這可能正是唐六典所記本草經藥較新修本草自己所記少一種，而名醫別錄藥多出一種的原因所在。

唐六典説一百九十四種不合。

　　再看新修本草對有名無用的解釋，這些藥物屬於"陶弘景不識，今醫博識人亦不識者"，顯然都應出自本草經集注，將新修本草自己新增的藥物安排在其中實不合理，或許出於這樣的理由，稍晚的傳寫本就將這味藥物删掉了，實際收載藥物減爲八百四十九種，其中新增者一百一十四種。與醫心方"卷六草之上四十一種"而實數四十種的情況類似，千金翼方本草謂"有名未用一百九十六味"，而實數則是一百九十五種①，也虛出一種。可能正是這味退到有名無用中的新修本草新增藥物最終被删去而留下的痕迹。

　　如果此假説成立，則一段時間内流傳的新修本草實際載藥只有八百四十九種，與該書自己標注的八百五十種不符。在後續的傳抄過程中，書寫者或者文獻的保存者便開始自作聰明地去恢復載藥八百五十種的"原貌"。

　　達到這一目的有兩種方法，一是將本草經集注藥物加以拆分，比如新修本草卷十三木部中品寫本，目錄末云："右木部中品廿八種：十七種神農本經，二種名醫別錄，九種新附。"具體藥物名單則是二十九種，將竹葉與竹筍分爲兩條計數。千金翼方木部中品直接標注爲二十九種，將箽竹葉、淡竹葉算爲兩條。除此之外，新修本草卷十八菜部葵根與冬葵子，日本寫本與醫心方均作兩條計數，而千金翼方與證類本草都將葵根作爲冬葵子的附藥。不同傳本系列拆分方式不一，於是出現總數超出八百五十種的情況。

---

　　①　千金翼方所記一百九十五種有名未用，乃是新修本草一百九十三種有名未用，加上前面提到的北荇草與領灰。

　　還有一種辦法是在有名無用中增加藥物。如前所述，被陶弘景安排在有名無實類的藥物一百七十九種，新修本草只保留了其中一百七十三種，加上新退的二十種，合計有名無用一百九十三種。也就是説，新修本草其實丢掉了六味有名無實藥物，稍晚的寫本又將其中部分補入其中，這就是千金翼方有名無用實數一百九十五種中北荇草與領灰的來歷。

　　最後，可以對新修本草藥物構成情況做一總結：顯慶四年（六五九）頒行的新修本草載藥八百五十種，其中新增藥物一百一十五種，其餘七百三十五種皆來源於本草經集注，此諸家無異辭；爭論的焦點在於，從唐六典開始新增藥物降爲一百一十四種，丢掉的一種究竟如岡西爲人説混入本草經集注藥中，還是如本論所言直接佚失？以岡西爲人所輯載藥八百五十種的重輯新修本草爲例，按照岡西爲人的觀點，去掉新增一百一十四種藥物後，七百三十六種中有七百三十五種屬於本草經集注，還有一種是新修本草新增，只是無法甄别。本論則認爲，去掉新增一百一十四種藥物後，七百三十六種都出自本草經集注，多出的一種是傳寫過程中拆分所致；若用尚志鈞所輯載藥八百五十一種的新修本草（第二版），其中七百三十七種都出自本草經集注①。

2.2　新修本草中的本草經與名醫别録藥

　　用尚志鈞所輯載藥八百五十一種的新修本草（第二版）爲工作本，該輯本新增藥物一百一十四種，剩餘七百三十七種與

---

　　①　尚志鈞輯本冬葵子與葵根算爲兩條，故總數爲八百五十一種。

本草經集注相關,實際對應的本草經集注藥物爲七百二十四種①。尚輯本這七百三十七種與本草經集注相關藥物中,屬於本草經者三百六十八種,屬於名醫別錄者三百六十九種,由此看出,新修本草在編撰過程中對本草經集注中的本草經和名醫別錄藥作了若干分條、合併處理,具體有如下情況。

2.2.1　分條

所謂分條,即將本草經集注中原作一條的本草經或名醫別錄藥物,拆分爲兩條或多條計數。

（1）卷四玉石部中品鐵落、鐵、生鐵、鋼鐵、鐵精共五條

新修本草卷四寫本此爲五條,其中鐵落、鐵、鐵精爲本草經藥,生鐵、鋼鐵爲名醫別錄藥。這五條相連續,而陶弘景注釋僅出現在鐵精條下,產地“生牧羊平澤及枋城或析城”僅出現在鐵落條下,鐵條無性味毒性,僅“主堅肌耐痛”一句,皆提示本草經集注原屬一條,新修本草將之分割爲五。

（2）卷五玉石部下品粉錫與錫銅鏡鼻

新修本草作爲兩條本草經藥,考錫銅鏡鼻下陶弘景注:“此物與胡粉②異類,而今共條,當以其非正成具一藥,故以附見錫品中也。”因知本草經集注中粉錫與錫銅鏡鼻實作一條計數,新修本草分爲兩條。

（3）卷十四木部下品郁核與鼠李

新修本草作爲兩條本草經藥,考鼠李下陶弘景注:“此條又附見,今亦在副品限也。”因知本草經集注中郁核與鼠李實

---

①　本草經集注載藥七百三十種,其中一百七十九種名醫別錄藥被陶弘景安排在有名無實中,新修本草只保留一百七十三種,缺六種,故云“實際對應的本草經集注藥物七百二十四種”。

②　胡粉即粉錫,亦稱鉛粉。

作一條計數,新修本草分爲兩條。

(4) 卷十五獸部六畜毛蹄甲與鼺鼠

新修本草作爲兩條本草經藥,考鼺鼠下陶弘景注:"此鼺鼠別類而同一條中,當以其是皮毛之物也,今亦在副品限也。"因知本草經集注中六畜毛蹄甲與鼺鼠實作一條計數,新修本草分爲兩條。

(5) 卷十六蟲魚部海蛤與文蛤

新修本草作爲兩條本草經藥,考文蛤下陶弘景注:"此既異類而同條,若別之,則數多,今以爲附見,而在副品限也。"蘇敬注則云:"夫天地間物,無非天地間用,豈限其數爲正副耶?"顯然,本草經集注中以文蛤附於海蛤,作一條計數,至新修本草始將文蛤分出,單獨記數。

(6) 卷十八菜部葱實與薤

新修本草作爲兩條本草經藥,考薤下陶弘景注:"葱薤異物,而今共條。"因知本草經集注中葱實與薤實作一條計數,新修本草分爲兩條。

(7) 卷十九米部大豆黃卷與赤小豆

新修本草作爲兩條本草經藥,考赤小豆下陶弘景注:"大、小豆共條,猶如葱、薤義也。"因知本草經集注中大豆黃卷與赤小豆作一條計數,新修本草分爲兩條。

(8) 卷六草部上品之上蓍實與卷十二木部上品楮實

新修本草以蓍實爲本草經藥,楮實爲名醫別錄藥。蓍實條蘇敬按語説:"此草所在有之,以其莖爲筮。陶誤用楮實爲之。本經云味苦,楮實味甘,其楮實移在木部也。"因知新修本草的楮實其實是把本草經集注蓍實條的黑字名醫別錄文抽出,在木部單獨立條者。

（9）卷七草部上品之下決明子與卷十六蟲魚部石決明

新修本草以決明子爲本草經藥，石決明爲名醫別錄藥。本草經集注石決明後有注釋説："此一種本亦附見在決明條，甲既是異類，今爲副品也。"新修本草決明子條蘇敬説："石決明是蚌蛤類，形似紫貝，附見別出在魚獸條中。"因知石決明在本草經集注中是決明子的附藥，新修本草將之獨立成條。

（10）卷十八菜部白瓜子與白冬瓜

新修本草作爲兩條，白瓜子作本草經藥計數，白冬瓜作名醫別錄藥單獨計數。考白瓜子下蘇敬注："且朱書論甘瓜之效，墨書説冬瓜之功，功異條同，陶爲誤深矣。"因知白冬瓜在本草經集注中是作爲白瓜子的附藥，新修本草分爲兩條。

（11）卷十八菜部冬葵子與葵根

新修本草作爲兩條，冬葵子作本草經藥計數，葵根作名醫別錄藥單獨計數。考千金翼方卷一"藥名第二"，將葵根附於冬葵子條，證類本草亦以葵根附於冬葵子，且本草經集注葵根下陶弘景注釋，依冬葵子立言而兼論葵根、葵葉。因知葵根在本草經集注中是作爲冬葵子的附藥，新修本草分爲兩條。

除此十一條外，尚志鈞根據新修本草孔志約序批評本草經集注"合由跋於鳶尾"，遂認爲新修本草草部下品之上的本草經藥鳶尾，與同卷名醫別錄藥由跋，在本草經集注中本是一條，蘇敬將由跋從鳶尾條獨立出來①。按，孔志約此句乃是對陶弘景由跋條注釋的批評，非謂本草經集注將鳶尾、由跋合併成一條。具體情況是這樣的，大約從唐代開始，幾種來源於天南星科的藥物，半夏、虎掌、由跋、天南星之間的關係變得含混

不清,這爲後世半夏的品種混亂埋下了伏筆。新修本草對陶弘景此四者的注釋非常不滿意,蘇敬在半夏條批評陶弘景説:"半夏所在皆有,生平澤中者名羊眼半夏,圓白爲勝,然江南者大乃徑寸,南人特重之。頃來互用,功狀殊異。問南人,説苗乃是由跋,陶注云虎掌極似半夏,注由跋乃説鳶尾,於此注中似説由跋。三事混淆,陶終不識。"虎掌條説:"陶云虎掌似半夏,即由來以由跋爲半夏;釋由跋苗,全説鳶尾,南人至今猶用由跋爲半夏也。"由跋條下的意見更認爲陶所言由跋實際上是鳶尾根,於是批評説:"由跋根,尋陶所注,乃是鳶尾根,即鳶頭也。由跋,今南人以爲半夏,頓爾乖越,非惟不識半夏,亦不知由跋與鳶尾也。"孔志約新修本草序説陶弘景"合由跋於鳶尾",即根據蘇敬説陶弘景"非惟不識半夏,亦不知由跋與鳶尾也"發揮。因爲此序爲駢文,上一句"異繁蔞於雞腸",用"異"字表示"相異""區別",此句則用"合"表示"相同""認可",並不一定是指合併爲一條。

2.2.2　合併

所謂合併,即將本草經集注中原作兩條者,合併爲一條記數。新修本草對本草經集注藥物合併只有一處,即麻子與麻蕡。

卷十九米部本草經藥物麻蕡,考蘇敬注:"陶以一名麻勃,謂勃勃然如花者,即以爲花,重出子條,誤矣。"這説明在本草經集注中麻子、麻蕡原作兩條本草經藥記數,至新修本草始合二爲一。

除此條外,尚志鈞認爲新修本草卷三玉石上品五色石脂條是將本草經集注五種石脂合併爲一條者,有云:

　　五石脂在集注中分立爲五條。證類本草卷三玉石上黑石脂末有陶隱居注云："此五石脂如本經療體亦相似，別錄各條，所以具載。"文中"別錄各條，所以具載"，這句話提示陶作集注將五種石脂分立爲五條。[①]

　　按，從證類本草保存下來的本草經集注文字來看，此條本草經文並不是以"五色石脂"作爲條目標題，而是以"青石赤石黃石白石黑石脂等"爲題，内容涵蓋青石脂、赤石脂、黃石脂、白石脂、黑石脂，然後才是名醫別錄青石脂、赤石脂、黃石脂、白石脂、黑石脂條文。如果依尚志鈞的説法，本草經集注石脂則有六條，即本草經"青石赤石黃石白石黑石脂等"一條，加上名醫別錄青石脂、赤石脂、黃石脂、白石脂、黑石脂的五條。二者由包含關係變成並列關係，邏輯上説不通。陶弘景言"具載"，乃是詳細開載的意思，未必是各自單獨計算條目[②]。

2.2.3　調整

　　所謂調整，即改動本草經集注關於本草經或名醫別錄的標注。新修本草對本草經集注藥物合併只有一處，即牛黃與牛角䚡。

　　卷十五獸部牛黃與牛角䚡，兩物均作本草經藥記數。考牛角䚡下陶弘景注："此朱書牛角䚡、髓，其膽，本經附出牛黃條中，此以類相從耳，非上品之藥，今拔出隨例在此，不關件數，猶墨書別品之限耳。"按照陶弘景的意思，牛角䚡在本草經

---

① 見尚志鈞輯：新修本草，第二版，2005 年，第 804 頁。

② 尚志鈞所輯本草經集注即以五色石脂與青石脂、赤石脂、黃石脂、白石脂、黑石脂爲六條，岡西爲人訂補之本草經集注則將整個"五色石脂"算作一條。後説較妥。

中是牛黃條的副品,不計數,但作爲名醫別錄藥則是單獨記數的。新修本草將其作爲本草經藥記數,與牛黃條相重。

綜上,新修本草七百三十七種本草經集注藥物,因爲分條的原因,實際應該減除十四種,其中削減本草經藥八種,名醫別錄藥六種;因爲合併的原因,應該增加一種本草經藥;調整不影響載藥總數,但分類項本草經藥應該減去一種,名醫別錄藥增加一種。由此合計,新修本草實際載本草經集注藥物七百二十四種,其中本草經藥三百六十種,名醫別錄藥三百六十四種。

2.3　本草經集注缺佚藥物輯補

如上一標題所論,新修本草中的本草經集注藥物不符七百三十種之數,其中本草經與名醫別錄藥物也不符各自三百六十五種的安排。現存材料尚不足以完全恢復舊觀,但仍存在輯補的可能。

2.3.1　有名無實類的缺佚藥

本草經集注有名無實類共有一百七十九種藥物,新修本草僅將其中一百七十三種收入有名無用類,另加新退的二十種,合計一百九十三種,丢失六種,尚存在輯補的可能。

證類本草卷九草部中品之下有鳧葵,爲新修本草新附藥物,蘇敬注釋説:"南人名豬蓴,堪食。有名未用條中載也。"掌禹錫編定嘉祐本草時注意到,有名未用類中並無鳧葵或豬蓴,因加按語説:"今據唐本注云'有名未用條中載也',而尋有名未用條中,即無鳧葵、豬蓴,蓋經開寶詳定已删去也。"因爲新修本草卷二十尚存寫本,有名無用中並無此藥,則應該是新修本草所删。按,本草經集注之有名無實與新修本草之有名無用，都是"陶弘景不識，今醫博識人亦不識"之藥，性質相當於本草附錄，既然新修本草識此，乃將其由附錄移到正文，也在情理之中。所以本條新修本草文："鳬葵，味甘，冷，無毒。主消渴，去熱淋，利小便。生水中，即荇菜也。一名接餘。"可能就是本草經集注有名無實中的原文，可以還原回去。

證類本草同卷有女菀爲本草經藥，有別名"白菀"，陶弘景注釋説："別復有白菀似紫菀，非此之別名也。"新修本草不同意此意見，蘇敬説："白菀即女菀，更無別者，有名未用中浪出一條。無紫菀時亦用之，功效相似也。"掌禹錫編定嘉祐本草時注意到，有名未用類中並無女菀，因加按語説："今據有名未用中無白菀者，蓋唐修本草時刪去爾。"此判斷爲正確。

又根據紫菀條陶弘景注釋："有白者名白菀，不復用。"新修本草批評説："白菀即女菀也。療體與紫菀同。無紫菀時亦用白菀。陶云不復用，或是未悉。"本草衍義紫菀條亦説："唐本注言無紫菀時亦用白菀。白菀即女菀也，今本草無白菀之名，蓋唐修本草時已刪去。"觀察女菀條功效，本草經謂"主治風寒洗洗，霍亂，泄痢，腸鳴上下無常處，驚癇，寒熱百疾"，名醫別錄謂"治肺傷咳逆，出汗，久寒在膀胱，支滿，飲酒夜食發病"，前者治療霍亂腹瀉，後者治療肺疾咳嗽，與新修本草説白菀"療體與紫菀同"相符，可能就是有名無實白菀條文，被新修本草補入女菀條者。故新輯本擬取"白菀，味辛，溫，治療肺傷咳逆出汗"，作白菀條①。

新修本草卷十草部下品之上敦煌寫本鉤吻條，正文以後

---

①　尚志鈞輯本草經集注剪取女菀條的名醫別錄文："一名織女菀，一名茹。生漢中川谷或山陽，正月、二月采，陰乾。"組成女菀條文。

多出秦鉤吻條文云："秦鉤吻，味辛。療喉痺，咽中塞，聲變，咳逆氣，溫中。一名除辛，一名毒根。生寒石山。二月、八月採。"蘇敬鉤吻條按語有一句針對秦鉤吻云："秦中遍訪元無物，乃文外浪説耳。"①按，鉤吻條陶弘景注釋無一語涉及秦鉤吻，或許考慮秦鉤吻也是本草經集注有名無實中的藥物，新修本草覺得與鉤吻有關，移在鉤吻條之後，但蘇敬又不能確定，乃言"文外浪説"。新輯本將秦鉤吻恢復在有名無實中。

千金翼方所載有名未用藥物較新修本草多出北荇草與領灰兩條，可據該書卷四補："北荇草，味苦，無毒。主氣脈溢。一云芹華。""領灰，甘，有毒。主心腹痛，煉中不足。葉如芒草，冬生，燒作灰。"

以上五條爲比較確切者，還缺一種，或許可以考慮根據鉤吻條陶弘景注："又有一物名陰命，赤色，著木懸其子，生山海中，最有大毒，入口即殺人。"博物志卷四引神農經"藥物有大毒不可入口鼻耳目者"之第三爲陰命，亦云："赤色，著木懸其子，生海中。"將陰命補入。

2.3.2 調整本草經、名醫别録藥物數

仍以尚志鈞所輯載藥八百五十一種的新修本草（第二版）爲工作本，在恢復有名無實六種以後，共得本草經藥物三百六十種，名醫别録藥物三百七十種。考慮到本草經集注在流傳過程中"朱字墨字，無本得同"的實際情況，可以認爲，由於傳寫錯誤，有五種本草經藥被誤作墨書，混淆在名醫别録藥中

① 證類本草無秦鉤吻條文，亦無蘇敬按語，"秦中遍訪元無物，乃文外浪説耳"。但嘉祐本草引蜀本草秦鉤吻云云，則與本條一致，故判斷此段是開寶本草删去。

了。若能加以甄別,則基本恢復本草經集注之"以神農本經三品合三百六十五爲主,又進名醫副品亦三百六十五,合七百卅種"的原貌。

這種混淆應該主要發生在新修本草之前,故恢復難度極大,孫星衍以來的本草經輯復者嘗試採用各種方法找尋屬於本草經的全部三百六十五種藥物。諸家所用手段不同,得到的結果也不一致,在神農本草經研究中,我們特別提出以利用太平御覽中的引文來甄別本草經藥物的辦法最爲可取①。

太平御覽引本草經藥物凡百餘條,其中多數與今本本草經吻合,不見於今本本草經的藥物可以分兩種情況:一種如萱草、陵若、龍腦、木蜜、玳瑁等數條,在證類本草中既非本草經藥,亦非名醫別錄藥,這些藥要麽是太平御覽誤引,要麽出自本草經的別傳本,與輯復工作關係不大。還有一種情況是太平御覽引作本草經,但在證類本草中卻著錄爲名醫別錄藥,共涉及十四種藥物,即石流青、石流赤、石肺、石脾、升麻、忍冬、綸布、鸛骨、柰、神護草、占斯、芋、鳩、鳶。其中升麻在新修本草卷六草部上品之上,此卷無原件存世,而所有版本證類本草中的升麻都是黑字名醫別錄文。孫星衍輯本首先根據吳普本草升麻條載有"神農味甘"云云,故疑爲本草經藥,於是利用太平御覽引文剪裁出本草經原文。後來森立之輯本也認可此説,在本草經考異中進一步補充證據説:"此條原黑字,按御覽引本草經有升麻條,其文載證類之半,及一名,是全白字原文,故今據御覽自證類中分析拔出,以復舊觀。"

---

① 見王家葵、張瑞賢著:神農本草經研究,北京科學技術出版社,2001年,第 255 頁。

　　升麻在尚志鈞輯新修本草中已經恢復爲本草經藥，除此之外還需要在太平御覽所引十四種藥物中甄別出五種，恢復爲本草經藥。其中石流青、石流赤、石肺、石脾、神護草、鳩皆在有名無實中，占斯爲新修本草所退，可以不予考慮，鳶在本草經集注中正名爲鴟頭，所記功效"主頭風眩顛倒，癇疾"，與太平御覽言"鳶，辟不祥，生淮南"，無一字相同，也應該排除，剩下忍冬、綸布①、鸛骨、梫、芌五條在本草經集注新輯本中恢復爲本草經藥物身份②。

2.4　本草經集注藥物順序與分卷

　　包含在本草經集注中的本草經三百六十五種藥物又分爲上中下三品，在排定目錄之前還需要推考三品數目，使之符合上品一百二十種，中品一百二十種，下品一百二十五種之規定，然後才能排定具體藥物順序。

2.4.1　恢復本草經三品藥數

　　仍以尚志鈞所輯載藥八百五十一種的新修本草（第二版）爲工作本，該書載本草經藥三百六十八種，扣除分條、調整因素，實載本草經藥物三百六十種，其中上品藥物一百四十三種，中品一百零八種，下品一百零三種，另有六種退入有名無用中，品秩不詳。可見編撰新修本草時，蘇敬等對本草經集注中本草經藥物的三品位置作了較大調整，故不能完全依據新修本草目錄來排定本草經集注藥物順序。

---

　　①　綸布，證類本草寫作"昆布"，新輯本藥名亦用昆布。
　　②　神農本草經研究有專篇討論從名醫別錄中甄別本草經缺佚藥，因當時將鐵、鐵精、鐵落算作三條，故僅補升麻、忍冬、昆布、鸛骨四條。當以本篇增補情況爲定論。

　　恢復本草經三品藥數的工作分三個步驟。現有資料中，能準確反映本草經集注藥物三品位置者唯有本草經集注序錄寫本中畏惡七情表上面標定的品秩，即以此爲據。畏惡七情表涉及藥物二百零一種，以本草經藥爲主，如此能解決大約半數的本草經藥物品秩。

　　剩下的藥物再根據本草經三品定義進行甄別。上藥“一百廿種爲君，主養命以應天。無毒，多服、久服不傷人。欲輕身益氣，不老延年者，本上經”。按此原則，上品藥應具備的條件有：肯定無毒；本草經文中有久服字樣，部分藥物本草經未注久服而在名醫別錄言久服，則不在此例；本草經所記久服功效應爲“輕身益氣，不老延年”一類。中藥“一百廿種爲臣，主養性以應人。無毒、有毒，斟酌其宜。欲遏病補虛羸者，本中經”。按此原則，中品藥具備的條件：無毒或有毒，但以無毒爲主；功效中具“補虛羸”作用。下藥“一百廿五種爲佐使，主治病以應地。多毒，不可久服。欲除寒熱邪氣、破積聚、愈疾者，本下經”。按此原則，下品藥具備的條件有：多數有毒；雖然無毒，但無補虛作用，功效以“除寒熱邪氣、破積聚”爲主。

　　這樣處理以後，三品藥數還略有參差，則參考新修本草目錄作細微調整。

2.4.2　部類與藥物排列順序

　　從本草經集注開始，本草書由三品分類改爲按藥物自然屬性分類，從畏惡七情表提示的分類信息來看，當時僅分玉石部、草部、蟲部、果部、菜部、米部，以及有名無實七類，新修本草則將草部析分爲草部與木部，蟲部析分爲獸部、禽部、蟲魚部。

　　因爲部類拆分，藥物順序變動極大。如吐魯番出土本草經集注正文殘片，雖然只有豚卵、燕屎、天鼠屎、鼴鼠四條，七情表記有天鼠矢的品秩，故知爲蟲部下品的一段；而檢新修本草目錄，豚卵在卷十五獸部下品，燕屎在同卷禽部下品，天鼠屎在卷十六蟲魚部中品，鼴鼠在卷十五獸部下品。依目前材料，欲準確還原本草經集注藥物順序，幾乎不可能，仍只有以七情表爲基本框架，參考新修本草目錄，將草部、木部合併，獸部、禽部、蟲魚部合併，相應藥物插入框架中。

2.4.3 分卷

本草經集注有三卷、七卷兩説，敦煌出土本草經集注序錄寫本題作"第一"，而非"卷上"，應該是七卷本之第一，第二至第七當爲藥物各論，按照每卷篇幅大致相當的原則來推測，第二爲玉石部三品，第三爲草木部上品，第四爲草木部中品，第五爲草木部下品，第六爲蟲獸部三品，第七爲果部、菜部、米食部及有名無實。小嶋尚真、尚志鈞輯本都按此分卷，應該是合理的。

2.5 新輯本草經集注擬目

通過分析，基本弄清新修本草對本草經集注藥物的分條、合併、調整，補足原書七百三十種藥物，並恢復本草經之三百六十五種，且使上中下三品藥物數符合要求。客觀言之，新輯本在有名無實類中補陰命，將名醫別錄藥忍冬、昆布、鸛骨、椶、芋調整爲本草經藥，證據尚不够充足，聊勝於無者。但有名無實類中補北荇草、領灰、䖵葵、白菀、秦鈎吻五條，將名醫別錄藥升麻恢復爲本草經藥，應該没有大問題。

以上問題處理完畢，則進行目錄排定。仍以尚志鈞輯新修本草（第二版）爲工作本，保持部類不變，只是將新修本草草部與木部合併爲草木部，獸部、禽部、蟲魚部合併爲蟲獸部，完成七百三十種藥物的編目。

如此得到的目錄自然符合前述各種要求，但玉石部與草木部合計藥數爲三百六十二種，蟲獸果菜米食爲一百八十九種，有名無實一百七十九種，較陶弘景所言“玉石、草木三品合三百五十六種”，“蟲獸、菓、菜、米食三品合一百九十五種”，差錯六種①。這可能是新修本草修撰時調整部類所致，新輯本目錄乃將龍眼、檳榔、椑子從木部調到果部，甘蔗根從草部調到果部；菰根從草部調到菜部；舂杵頭細糠從草部調到米食部。另外，新修本草菜部的假蘇，據蘇敬説：“此藥即菜中荆芥是也，薑、荆聲訛耳。先居草部中，今人食之，録在菜部也。”應該恢復爲草木部。而新修本草木部的橘柚，雖然是開寶本草調整到果部，然據該條陶弘景注釋：“今此雖用皮，既是果類，所以猶宜相從。”則在本草經集注中橘柚應該在果部。如此則關於本草經集注的各種已知條件基本滿足，雖未敢言徹底恢復舊觀，但去原書面貌應該不遠。具體目錄如下：

卷二玉石部三品

【上品】

玉屑　玉泉　丹沙　水銀　空青　綠青　曾青　白青

扁青　石膽　雲母　朴消　消石　樊石　芒消　滑石　紫石

①　此數據亦在一定程度上證明，如果五色石脂條按尚志鈞意見作本草經一條名醫別録五條合計六條，鐵落條作本草經三條名醫別録兩條合計五條計數，則玉石部與草木部藥物總數還要多出九種，與陶弘景説“玉石、草木三品合三百五十六種”相差更大，故其意見爲不合理。

英　五色石脂　五色符　白石英　太一禹餘糧　禹餘糧

　　　　　　　　　　　　(本草經十八種,名醫別錄四種)

【中品】

　金屑　銀屑　雄黃　雌黃　鍾乳　殷孽　孔公孽　石腦
石流黃　慈石　凝水石　石膏　陽起石　玄石　理石　長石
　鐵落　鉛丹

　　　　　　　　　　　　(本草經十四種,名醫別錄四種)

【下品】

　青琅玕　礜石　方解石　蒼石　土陰孽　代赭　膚青
鹵鹹　大鹽　戎鹽　白堊　粉錫　特生礜石　銅弩牙　金牙
石灰　冬灰　鍛竈灰　伏龍肝　東壁土

　　　　　　　　　　　　(本草經十一種,名醫別錄九種)

　卷三草木部上品

　青芝　赤芝　黃芝　白芝　黑芝　紫芝　赤箭　伏苓
豬苓　虎魄　松脂　柏子　箘桂　牡桂　桂　天門冬　麥門
冬　朮　女萎　黃精　青蘘　乾地黃　昌蒲　遠志　澤寫
署預　菊花　甘草　人參　石斛　石龍芮　石龍蒭　絡石
千歲虆汁　龍膽　牛膝　杜仲　乾漆　卷柏　細辛　獨活
茈胡　防葵　蓍实　酸棗　槐子　枸杞　菴藺子　薏苡人
車前子　蛇牀子　菟絲子　析冥子　菪蔚子　木香　地膚子
蒺梨子　白莫　白蒿　茵陈蒿　漏蘆　茜根　肉從容　忍冬
王不留行　藍實　天名精　蒲黃　香蒲　蘭草　雲實　徐長
卿　升麻　旋花　蠡實　水萍　姑活　翹根　屈草　牡荆實
秦椒　蔓荆實　女貞實　蕤核　辛夷　蘇合　榆皮

　　　　　　　　　　　　(本草經八十一種,名醫別錄六種)

卷四草木部中品

當歸　防風　秦朻　黃耆　吳茱萸　黃芩　黃連　五味
決明子　營實　白兔藋　勺藥　桔梗　穹窮　蘪蕪　槀本
麻黃　葛根　前胡　知母　大青　貝母　栝樓　丹參　景天
厚朴　玄參　沙參　苦參　續斷　竹葉　枳實　山茱萸　桑
根　白皮　松蘿　白棘　棘刺花　狗脊　萆解　菝葜　石韋
通草　瞿麥　敗醬　木蘭　秦皮　假蘇　白芷　杜若　杜衡
桑上寄生　黃藥　白微　支子　合歡　衛矛　沉香　紫葳
蕪荑　紫草　紫菀　白鮮　薇銜　枲耳　實茅根　百合　酸
漿　王孫　爵牀　白前　百部根　薺苨　高良薑　惡實　莎
草根　大小薊根　薰草　蘘草　船虹　王瓜　馬先蒿　牡蒿
葳蕮子　艾葉　井中苔及萍　垣衣　海藻　昆布　荭草　陟
釐　乾薑　嬰桃

<u>（本草經六十九種，名醫別錄二十三種）</u>

卷五草木部下品

大黃　蜀椒　蔓椒　巴豆　莽草　郁核　甘遂　亭歷
大戟　澤漆　芫華　蕘華　旋復華　鉤吻　狼毒　鬼臼　萹
蓄　商陸　女青　白附子　天雄　烏頭　附子　側子　藥實
根　皂莢　蜀漆　半夏　款冬　牡丹　防己　黃環　巴戟天
石南草　女苑　地榆　五茄　澤蘭　紫參　蜀羊泉　積雪草
藋菌　羊躑躅　茵芋　射干　鳶尾　由跋根　雷丸　貫衆
青葙子　狼牙　梨蘆　赭魁　及己　連翹　白頭翁　薗茹
苦芙　羊桃　羊蹄　白斂　白及　蛇全　草蒿　石下長卿
赤赭　占斯　飛廉　淫羊藿　虎掌　欒花　杉材　楠材　蘆
根　蕈草　鼠姑　鹿藿　牛扁　陸英　蓋草　恒山　夏枯草

烏韭 **蚤休** 虎杖根 **石長生** 鼠尾草 馬鞭草 馬勃 雞腸草 蛇莓汁 苧根 狼跋子 蒴藋 弓弩弦 敗蒲席 敗船茹 敗鼓皮 敗天公 半天河 地漿 屋遊 牽牛子 麢舌 練石草 弋共 釣樟根皮 **溲疏** **別羇** **淮木** 舉樹皮 **楝實** **柳華** **桐葉** **梓白皮** 釣藤 紫真檀木

（本草經七十九種，名醫別錄三十八種）

卷六蟲獸部三品

【上品】

龍骨 **牛黃** 人乳汁 馬乳 牛乳 羊乳 酪酥 **石蜜** 蠟 **蜜蜂子** **熊脂** **白膠** **阿膠** **鴈肪** 鶩肪 **牡厲** 秦龜 魁蛤 鮑魚 鮧魚 鱓魚

（本草經十種，名醫別錄十一種）

【中品】

麝香 **髮髲** 亂髮 頭垢 人屎 牛角䚡 **羚羊角** **羖羊角** **犀角** **鹿茸** 麞骨 虎骨 豹肉 狸骨 兔頭骨 **丹雄雞** 白鵝膏 鷹屎白 雉肉 雀卵 **鸛骨** 雄鵲 **伏翼** **蝟皮** **石龍子** **露蜂房** **蚱蟬** **白殭蠶** **桑螵蛸** **䗪蟲** **蠐螬** **蛞蝓** **海蛤** **龜甲** **鱉甲** **鱓甲** **烏賊魚骨** **蟹** 原蠶蛾 **鯉魚膽** **蠡魚** 鰻鱺魚 **白馬莖** **牡狗陰莖**

（本草經二十八種，名醫別錄十六種）

【下品】

六畜毛蹄甲 **麋脂** **虵蛻** **蜈蚣** **馬陸** **蠮螉** **雀甕** **彼子** **鼠婦** **螢火** **衣魚** **白頸蚯蚓** **螻蛄** **蜣蜋** **地膽** **馬刀** **貝子** 田中螺汁 蝸牛 **豚卵** **鷰屎** **天鼠屎** 鼺鼠 獺肝 狐陰莖 孔雀屎 鸕鷀屎 鴟頭 鴆鳥毛 **樗雞**

木蝱　蜚蝱　蜚蠊　水蛭　蝦蟆　龜牡　鼠婦　蛇膽　蝮蛇
膽　鮫鯉甲　蜘蛛　蜻蛉　石蠶　斑苗　芫青　葛上亭長

　　　　　　　　（本草經二十八種，名醫別錄十八種）

卷七果菜米食三品有名無實三類
果部
【上品】
豆蔻　蒲陶　蓬蔂　覆盆　大棗　藕實莖　雞頭實　芰
實　栗　櫻桃

　　　　　　　（本草經五種，名醫別錄五種）

【中品】
梅實　龍眼　檳榔　橘柚　枇杷葉　柿　木瓜實　甘蔗
芋　烏芋

　　　　　　　（本草經四種，名醫別錄六種）

【下品】
杏核　桃核　李核　梨　梬　安石榴　椎實　甘蔗根
　　　　　　　（本草經三種，名醫別錄五種）
菜部
【上品】
白瓜子　冬葵子　莧實　苦菜　薺　蕪菁　菘　芥
苜蓿

　　　　　　　（本草經四種，名醫別錄五種）

【中品】
蓼實　葱實　韭　白蘘荷　蒸菜　蘇　荏子　水蘇
香薷

　　　　　　　（本草經三種，名醫別錄六種）

【下品】

瓜蒂 **苦瓠** **水靳** 蓴 落葵 蘩蔞 蕺 葫 蒜
菰根

（本草經三種，名醫別錄七種）

米食部

【上品】

胡麻 **麻蕡** 飴糖

（本草經二種，名醫別錄一種）

【中品】

麻子 **大豆黃卷** 大麥 豉 穬麥 小麥 青粱米 黃
粱米 白粱米 粟米 丹黍米 糵米 秫米 陳廩米 酒

（本草經二種，名醫別錄十三種）

【下品】

腐婢 藊豆 黍米 粳米 稻米 稷米 春杵頭細糠
酢 醬 鹽

（本草經一種，名醫別錄九種）

有名無實三類

【玉石類】

青玉 白玉髓 玉英 璧玉 合玉石 紫石華 白石華
黑石華 黃石華 厲石華 石肺 石肝 石脾 石腎 封石
陵石 碧石青 遂石 白肌石 龍石膏 五羽石 石流青
石流赤 石耆 紫加石 終石

（名醫別錄二十六種）

【草木類】

玉伯 文石 曼諸石 山慈石 石濡 石芸 石劇 路
石 曠石 敗石 越砥 金莖 夏臺 柴紫 鬼目 鬼蓋

馬顛　馬唐　馬逢　牛舌實　羊乳　羊實　犀洛　鹿良　兔
棗　雀梅　雀翹　雞涅　相烏　鼠耳　蛇舌　龍常草　離樓
草　神護草　黃護草　吳唐草　天雄草　雀醫草　木甘草
益決草　九熟草　兌草　酸草　異草　瘫草　茈草　莘草
勒草　英草華　吳葵華　封華　北荇草　陳華　排華　節華
徐李　新雉木　合新木　俳蒲木　遂陽木　學木核　木核
枸核　荻皮　桑莖實　滿陰實　可聚實　讓實　蕙實　青雌
白背　白女腸　白扇根　白給　白並　白辛　白昌　赤舉
赤涅　黃秫　徐黃　黃白支　紫藍　紫給　天蓼　地朕　地
芩　地筋　地耳　土齒　燕齒　酸惡　酸赭　巴棘　巴朱
蜀格　纍根　苗根　參果根　黃辨　良達　對盧　糞藍　委
蛇　麻伯　王明　類鼻　師系　逐折　並苦　領灰　父陛根
索干　荊莖　鬼麗　竹付　秘惡　唐夷　知杖　葵松　河煎
區余　三葉　五母麻　疥柏　常更之生　救煞人者　丁公寄
城裏赤柱　城東腐木　芥　載　慶　脿　鳧葵　白菀　陰命
秦鉤吻

（名醫別錄一百三十八種）

【蟲類】

　雄黃蟲　天社蟲　桑蠹蟲　石蠹蟲　行夜　蝸籬　麋魚
丹戩　扁前　蚖類　蜚厲　梗雞　益符　地防　黃蟲

（名醫別錄十五種）

3. 兩件本草經集注殘卷的文獻學價值

　　得益於陶弘景朱墨分書的創意，本草經集注的主體部分
經新修本草、開寶本草、嘉祐本草的傳遞，通過證類本草近乎

完整地保存下來。輯復本草經集注可用文獻材料有三大類，一是原書殘件，即吐魯番出土的殘片和敦煌出土的序錄殘卷；二是新修本草殘寫本，有敦煌出土朱墨分書卷十殘卷和日本藏影寫本十卷；三是證類本草。底本選擇原則顯然是先以原書爲底本，所缺者以新修本草爲底本，新修本草缺者以證類本草爲底本；本草經集注序錄、新修本草影寫本皆爲墨書，用證類本草甄別本草經文。

儘管"滾雪球"樣的修訂模式使前代本草通過證類本草保存下來，但在歷次修訂中，仍有一些細節或丟失，或改竄。通過對現存材料的比勘，能大致了解變動情況。比如吐魯番出土本草經集注殘片豚卵條陶弘景注釋"田舍牡者尖頭不用食"以後的文句，不見於新修本草卷十五寫本，也不見於證類本草，應該是蘇敬作新修本草時刪去。又如敦煌出土新修本草卷十寫本鉤吻條後附有秦鉤吻，不見於證類本草，大約是開寶本草刪去。

證類本草無疑是輯復本草經集注的主要底本，幸存的本草經集注、新修本草殘件則有助於我們了解唐宋本草對陶弘景原著的修訂情況，尤其是二十世紀出土的兩件本草經集注殘卷意義重大。

3.1 從吐魯番出土本草經集注卷六殘片論本書體例

此件一九三五年在吐魯番吐峪溝出土，紙本 28.5cm × 27.6cm，今藏德國普魯士學士院，編號 Ch1036R，兩面書寫，首尾皆不完，上下亦殘缺。一面即本件，另面抄寫藥方文。本件爲本草經集注之片段，僅存豚卵條小字，燕屎、天鼠屎全條及鼫鼩鼠殘條，朱墨分書。書法符合初唐風格，全篇不避唐太宗“世”、唐高宗“治”字諱，書寫時間約在唐太宗時代或稍前。
據實物圖片錄文如下①：

　　　　/裂肪膏煎藥無不用之勿令/

　　　　/之負革脂入道家用其屎汁極治/

　　　　/又白豬白蹄雜青者不可食豬/

　　　　/用田舍牡者尖頭不用食宅店豬以田野/

　　　　/有效作藥法取臘月雪置空缸中豬屎和之埋/

　　　　/即氣病者絞汁服之二升即差天下良驗百始/

　　　鼺屎味辛平有毒主治蠱毒鬼注逐不祥邪氣破五

　　　癃利小便生高谷山平谷鼺有兩種有胡有越紫匈輕小者
是越

　　　鼺不入藥用匈斑黑聲大者是胡鼺世

　　　呼胡鼺爲夏候其作窠喜長人言有容一疋絹者人家富窠亦入藥與

　　　屎同多以作湯洗浴小兒驚邪戶有北向及尾羽色白者皆數百歲
鼺食

　　　之延年凡鼺肉不可食令人

　　　入水爲蛟所吞亦不宜殺也

　　　天鼠屎味辛寒有毒主治面癰腫皮膚説説時痛腹

　　　中血氣破寒熱積聚除驚悸去面黑皯一名鼠沽一名
石肝

　　　生令浦山谷十月十二月取惡白斂白微方家不用世不復識
此耳

　　　鼹鼠鼠味鹹無毒主治癰疽諸瘻蝕惡瘡陰䘌爛瘡

　　　在土中行五月取令乾燔之世中一名隱鼠一名鼢鼠形如鼠

---

　　①　底本朱書改用黑體，墨書用楷體，雙行小字改爲單行宋體小字。重要
缺字可補者加□。

大而無

尾黑色長鼻甚強恒身耕地中行討掘即/

3.1.1　合本子注的實物標本

如前所論，本草經集注乃是陶弘景面對不同的本草經傳本，以其中一種爲底本，用"合本"的方式整合在一起者。陶弘景認爲別本材料是魏晉名醫所説，故稱爲"名醫別錄"，其文獻形式表現爲"附經爲説"。這件殘片中的燕屎、天鼠屎兩條是"合本"的實物標本，先看此兩條在證類本草中的情況①：

　　鸛屎　味辛，平，有毒。主蠱毒鬼疰，逐不祥邪氣，破五癃，利小便。生高山平谷。

　　天鼠屎　味辛，寒，無毒。主面癰腫，皮膚洗洗時痛，腹中血氣，破寒熱積聚，除驚悸，去面黑皯。一名鼠法、一名石肝。生合浦山谷。十月、十二月取。惡白斂、白薇。

與本草經集注殘片對比，除了後文將專門討論的産地"生高山平谷"、"生合浦山谷"被改爲黑字外，其餘白字、黑字變動不大②，故認爲雖經新修本草、開寶本草、嘉祐本草的編輯，證類本草仍基本保持本草經集注原貌，也是研究"合本"的重要材料。

天鼠屎條在本草經朱書中增加"去面黑皯"，"十月十二月取"兩句墨書，前一句屬於主治功效，應該是底本無而別本有，

---

① 此處討論"合本"故只錄白字、黑字，陶弘景的子注不錄。

② 天鼠屎條殘片作"有毒"，證類本草作"無毒"，可能出於傳寫訛誤。

陶弘景覺得有必要補充，故添在底本“除驚悸”之後。合本還可以將功效插在底本本草經文之間，比如證類本草伏翼條云：

> **伏翼**　味鹹，平，無毒。**主目瞑**癢痛，療淋，利水道，**明目，夜視有精光。久服令人喜樂，媚好無憂。一名蝙蝠。**生太山川谷及人家屋間。立夏後採，陰乾。

本草經所言“目瞑”，指目昏眩無所見，如黃帝内經靈樞經筋云：“耳中鳴痛，引頷，目瞑，良久乃得視。”陶弘景據別本所補“癢痛，療淋，利水道”，插入在“明目”之前，不僅可能別本如此，更重要的是，“癢痛”一詞如果缺乏動作的發生者，意思會變得含混，所以特別與“目瞑”相連，未必指目瞑而癢痛，但一定是指目癢痛。合本除了補充功效，也可以在本草經所記功效後補充用法，如證類本草槐實條云：

> **槐實**　味苦、酸、鹹，寒，無毒。**主五内邪氣熱，止涎唾，補絶傷，五痔，火瘡，婦人乳瘕。子藏急痛，**以七月七日取之，擣取汁，銅器盛之，日煎令可作丸，大如鼠屎，内竅中，三易乃愈。又墮胎。**久服明目，益氣，頭不白，延年。**

子藏即子宫，本草經説槐實治療子藏急痛，陶弘景據別本補用法云云。因爲有“内竅中”字樣，確保這是治療子藏急痛的用藥方案。

天鼠屎條增加的後一句記録採收加工，陶弘景據某一別本補入。不僅天鼠屎條如此，用作底本的本草經所有條目都無採收加工信息,<u>陶弘景</u>皆據別本補入,如玉泉條"採無時"等,至於如空青條"三月中旬採,亦無時"的情況①,可能是兩件別本説法不同,<u>陶弘景</u>都予補入。這與前面提到藥性寒溫本來具有唯一性,如<u>本草經</u>蔓荆實藥性"微寒",<u>陶弘景</u>將別本之"平、溫"合入,屬於同樣操作。

3.1.2 殘片提示本草經集注條文的基本結構

<u>陶弘景</u>在<u>本草經集注</u>序錄説本書各論部分"藥合七百卅種,各別有目錄,並朱墨雜書并子注",殘片中天鼠屎條朱書、墨書、子注齊備,最可以作爲標本。

(1) 句式

見於<u>證類本草</u>中的藥物條目有固定格式:藥名、性味、功效、別名、産地、採收爲白字或黑字;其後是畏惡作小字;其後由"陶隱居云"引出小字子注。<u>森立之</u>本草經輯本没有採納<u>證類本草</u>的句式,而是依藥名、別名、性味、生山谷、功效的順序。<u>森立之</u>本草經輯本序説:"每條體例,一依太平御覽,藥名下直列一名,次舉氣味,次記出處,次錄主治。"並認爲"今本以一名置條末者,係蘇敬所改"。以雲母條爲例:

> 雲母　一名雲珠,一名雲華,一名雲英,一名雲液,一名雲沙,一名磷石。味甘,平。生山谷。治身皮死肌,中風寒熱,如在車船上。除邪氣,安五藏,益子精,明目。久服輕身、延年。

殘片證明<u>森立之</u>的判斷有誤,至少<u>本草經集注</u>已經是這

---

① 白石英條亦云:"二月採,亦無時。"

樣的格式,故比照證類本草輯錄本草經集注佚文不需要作結構調整。

（2）畏惡

天鼠屎條殘片正文後有"惡白斂白微"爲墨書小字,這是該藥的畏惡,已見於序錄之畏惡七情表,此爲重出。按,新修本草寫本及證類本草皆如此,證明這種格式見於本草經集注。不僅如此,從新修本草開始,對每藥畏惡情況有所補充,加上傳抄錯訛,與本草經集注序錄畏惡七情表中的内容略有出入,本草經集注輯本各論每藥後的畏惡,應該以畏惡七情表作底本,不必拘泥該條新修本草或證類本草所記的畏惡。

又,前胡是名醫別錄添附藥物,亦標畏惡,據陶弘景注釋:"本經上品有柴胡而無此,晚來醫乃用之,亦有畏惡,明畏惡非盡出本經也。"言下之意,藥物畏惡出自本草經,故針對名醫別錄藥前胡也有畏惡記載,專門拈出説明。但本草經集注序錄説:"神農本經相使,止各一種,兼以藥對參之,乃有兩三,於事亦無嫌。"結合殘片天鼠屎"惡白斂白微"爲墨書小字,證明陶弘景在本草經集注中將全部畏惡信息皆如此處理。

（3）子注

新修本草寫本中陶弘景的子注以雙行小字續接在朱墨書大字之後,如有畏惡則接在畏惡之後,證類本草則以"陶隱居云"引出雙行小字。今據殘片,格式與新修本草相同,輯本應予採納。

（4）主治

殘片所存燕屎等三條,功效項皆由"主治"引起,新修本草及證類本草多數作"主",這是避唐高宗諱的緣故。森立之本草經輯本將"主"回改爲"治",認爲:"治,原作主,是唐人避諱所改，今據御覽、千金、藝文類聚正。"今證以殘片，當以"主治"
爲正。需説明者，"主""治""主治"三詞用法小有不同。如鐵
精條新修本草寫本卷四作"主明目"，因"明目"爲動賓詞組，若
作"主治明目"，文義不通，仍應取"主明目"爲正。

此外，豚卵條殘片僅存陶弘景子注，其中"其屎汁極治"，
新修本草寫本作"其屎汁極療"，也是避諱所改，循此例，本草經
集注輯本凡新修本草、證類本草作"療"字者，皆可回改爲"治"。

3.1.3　殘片提示本草經條文的通例

（1）有毒無毒

本草經在序錄中提到有毒無毒，具體藥物條文有無毒性
的記載則令人迷惑。證類本草除乾漆、白頭翁兩條"無毒"爲
白字外，其他各條的有毒或無毒皆作黑字；而此兩條之作白
字，乃是因爲其後有黑字"有毒"字樣，即本草經記載無毒，名
醫認爲有毒，故如此標記。

這樣説來，本草經各藥條目下理應有具體之有毒或無毒
記載。但奇怪的是，殘片之燕屎和天鼠屎的"有毒"字樣都爲
墨書。特別需要指出的是，燕屎和天鼠屎兩條都是以本草經
文爲主，"有毒"兩字前後皆爲朱書，需要換筆來墨書，故幾乎
不可能出於筆誤，而只能是本草經集注原貌如此。所以接受
森立之在本草經輯本序言中提出的觀點：

　　乾漆及白頭翁條氣味下有無毒二白字，御覽白頭翁
下亦有此二字，因考每條無毒有毒等語元是白字，今此二
條白字無毒，黑字有毒，僅存古色。且御覽及嘉祐往往引
吳氏載"神農無毒"等語，則無毒有毒字，蓋本經既有之，
別錄亦有，陶朱墨雜書時，其相同者皆從墨字例。但此二

條,本經無毒,別錄有毒,故不得不朱墨兩書。開寶重定時,依此亦白黑兩書也,可知御覽撰修時,此二字已朱書也。然御覽無毒有毒等字,或有或無,殆不一定,今不得悉依此以補訂,姑錄俟考。

不妨循陶弘景"合本"的思路來看待此問題。本草經既然在乾漆和白頭翁兩條下標記出"無毒",其他藥物一定也標有毒性,只有當別本觀點與底本不一致時,陶弘景才會添加意見。換言之,證類本草中其他藥物條之黑字"無毒"或"有毒",其實是朱書,只是陶弘景在朱墨分書時,不知出於何種考慮①,將這些文字改爲墨書了。故輯復本草經應該將除乾漆、白頭翁兩條以外的黑字"有毒""無毒"恢復爲本草經文;而輯復本草經集注,則保持爲黑字。

（2）藥物産地

證類本草中全部藥物産地都是黑字名醫別錄文,孫星衍首先提出,證類本草有關藥物産地的黑字,可能是白字本草經文混入。他發現太平御覽引本草經,上云"生山谷""生川澤",下云生某郡縣,以及薛綜注張衡賦引本草經:"太一禹餘糧名石腦,生山谷。"遂考定"生山谷""生川澤"原是本草經文字,其下郡縣名稱出自後代名醫添補,爲名醫別錄文。森立之對此深以爲然,森輯本序云:

　　御覽氣味下每有"生山谷"等語,必是朱書原文;主治末亦有"生太山"等字,必是墨書原文。蘇敬新修時,一變

---

①　從常理分析,有毒無毒作墨書,應該屬於陶弘景處置失當。

此體,直於主治下記"生太山山谷"等語。開寶以後全仿此體,古色不可見。今依御覽補"生山谷"等字,陶氏以前之舊面,蓋如此矣。

按,孫星衍與森立之的意見皆不確切,不僅"生山谷"是本草經佚文,其前之具體産地,如太山、符陵等字樣也是本草經佚文,舉證如下:

證類本草滑石條黑字"生赭陽山谷",陶弘景注:"赭陽縣先屬南陽,漢哀帝置,明本經郡縣必是後漢時也。"明確地提出了"生赭陽山谷"五字爲本草經文。稍晚于陶弘景的北齊顏之推,他所見到的本草經也載有關於産地的郡縣名稱,對此,顏之推在顏氏家訓中還提出懷疑:"本草神農,而有豫章、朱崖、趙國、常山、奉高、真定、臨淄、馮翊等郡縣名,出諸藥物,皆由後人所羼,非本文也。"李善注文選南都賦引本草經云:"石流黃生東海牧陽山谷中","紫石英生太山之谷。"特別重要的證據見於經典釋文爾雅音義,分别引本草經和名醫別錄云:"茶,本草云:苦菜一名茶草,一名選,生益州山谷。名醫別錄云:一名游冬,生山陵道旁,冬不死。"

儘管陶弘景不相信本草經中出現的秦漢郡縣地名是神農原書所有,但他編本草經集注,仍將郡縣地名保留爲朱書本草經文,這由殘片天鼠屎條"生合浦山谷"、燕屎條"生高谷山平谷"均作朱書可爲證明。

郡縣地名的具體處理,尚有需要説明者。本草經集注中的藥物有些存在多個産地,如防風"生沙苑川澤,及邯鄲、琅邪、上蔡",這裏只有"生沙苑川澤"五字爲朱書本草經文,其後的邯鄲等爲陶弘景據別本合入的黑字,理由有三。"生沙苑川澤"與"及邯鄲、琅邪、上蔡",從句法結構分析,應出兩人之手,前者不僅有產地沙苑,還有植物的生長環境川澤,而後者僅有產地如邯鄲等,無生長環境。此外,"及"字表示並列,而事實上"沙苑川澤"與邯鄲等地名並不能對稱,故判斷"生沙苑川澤"五字是作爲底本的本草經文,"及"字以後爲陶弘景據別本所添。又如空青條,證類本草黑字爲"生益州山谷及越嶲山有銅處"。考越嶲山在益州邛都,即今四川西昌,既然越嶲屬益州,若將"益州山谷及越嶲"都視爲本草經文,顯然不妥。故判斷"生益州山谷"爲本草經文,"及"字以後爲黑字。此外,如李善注文選南都賦云:"本草經曰:石流黄生東海牧羊山谷中",而據證類本草黑字:石流黄"生東海牧羊山谷中,及太山、河西山"。可見唐代李善所見的本草經,"生某某山谷"確爲本草經文,"及"字以後則爲合本的墨書。

3.1.4　殘片揭示的其他問題

通過殘片與新修本草、證類本草比勘,還能看出唐宋本草對本草經集注藥物順序的調整,已見"本草經集注新輯本擬目",不勞喋喋。避諱字除已涉及的"治"外,還有"世""恒"兩字,此外如删節、異文等問題,皆屬校勘之常例,合併入下一標題繼續討論。

3.2　唐宋本草對本草經集注序錄之修訂

本卷是第三次大谷探險隊一九一一至一九一二年滯留敦煌時,從王道士手中購得的數百件敦煌藏寶之一,由橘瑞超攜至日本京都,輾轉歸龍谷大學圖書館收藏。卷子兩面書寫,一面是本草集注第一序錄及大智度論,另面是四分律比丘含注戒本。其本草集注部分凡四十五紙,約 17m,每紙高 28cm,寬

40cm,皆有界欄,高 23cm,每紙十八行,卷首被裁去數行,實際七百二十二行,尾題"本草集注第一序錄華陽陶隱居撰",其後是抄寫者題記:"開元六年九月十一日尉遲盧麟於都寫本草一卷,辰時寫了記。"

3.2.1　唐宋本草對本卷的拆分

本草經集注序錄是本書七卷本之第一卷,連續書寫,其間幾乎没有明顯的標題分割,根據内容應該可以劃分爲三部分。從開篇"隱居先生在乎茅山巖嶺之上"至"吾去世之後可貽諸知方"爲第一部分,是作者自序,此後的内容才是真正意義的"序錄"。

序錄乃是本書的總論,陶弘景解釋説:"序藥性之本源,論病名之形診,題記品錄,詳覽施用之。"從結構上又可以拆分爲"序"與"錄"兩部分。

按照陶弘景的意思,"序"乃是"序(敘)藥性之源本,論病名之形診",故緊接其後的本草經條文,從"本草經卷上"至"夫大病之主"等,以及每條之下陶弘景用"右本説如此"引出的詮解部分,直至"可以輔身濟物者也孰復是先",都屬於"序"。"錄"則是"題記品錄,詳覽施用之",包括以下幾部分:(1)從"今諸藥採治之法,既並用見成,非能自掘,不復具論其事,唯合藥須解節度,列之左"開始,涉及藥物地道性、真僞優劣、採收時間,以及調劑過程中的度量衡折算,丸散劑製備中藥味的粉碎、過篩及合藥的方法,湯劑、酒劑和膏藥的製備方法,特殊藥材的處理方法,製劑輔料的製作等,是調劑學、製劑學基本原則,總稱爲"合藥分劑料治法"①。(2)由"又按諸藥一種雖

---

①　該段之末有尾題"右合藥分劑料治法"。

主數病,而性理亦有偏著,立方之日,或致疑混;復恐單行徑用,赴急抄撮,不必皆得研究。今宜指抄病源所主藥名,仍可於此處治,欲的尋,亦兼易"引起,以疾病爲標目,羅列治療藥物,即所謂"諸病通用藥"①。(3)"服藥忌食"標題下羅列服用某些藥物時的飲食禁忌。(4)"藥不宜入湯酒者"標題下羅列不宜入湯劑或酒劑的藥物名單。(5)以"尋萬物之性,皆有離合"引起,按玉石上、中、下品,草木上、中、下品,蟲獸上、中、下品等爲標目,羅列藥物畏惡相反的配伍關係,即所謂"畏惡七情表"②。(6)從藥對中抄出的"立冬之日,鞠、卷柏先生時,爲陽起石、桑螵蛸凡十物使,主二百草爲之長"等五段,陶弘景説:"此五條出藥對中,義旨淵深,非俗所究,雖莫可遵用,而是主統之本,故亦載之。"

　　本草經集注之後,主流本草都按照此總論—各論式的篇章結構撰寫,如新修本草即以此序録爲基礎,增加孔志約所撰序言,修訂增補"諸病通用藥"和"畏惡七情表",裁分爲兩卷。因爲新修本草卷一、卷二亡佚不存,卷帙分配情況不詳,大致有兩種意見。岡西爲人重輯新修本草卷一序例上,以孔志約序冠首,然後是梁陶隱居序,止於"蓋欲承嗣善業,令諸子侄不敢失墜,可以輔身濟物者,孰復是先",即本論認定爲"序"的部分;卷二序例下,爲"録"之全部。尚志鈞新修本草(輯復本)序卷第一,孔志約序冠首,然後是梁陶隱居序,合藥分劑料理法則作爲附録,安排在此卷;例卷第二,從諸病通用藥開始,至藥

―――――――――――――

① 這一部分藥物名單底本無標題,"諸病通用藥"爲尚志鈞輯新修本草時根據渡邊幸三意見所擬。

② 這一部分藥物名單底本亦無標題,"畏惡七情表"爲尚志鈞輯新修本草時所擬。

對五條結束。岡西爲人按照"序"與"錄"來分割卷帙，至少在邏輯上更加合理；但從兩卷篇幅考慮，並結合證類本草分卷情況，尚志鈞的意見也不無可取。

開寶本草的分卷情況不詳，嘉祐本草在梁陶隱居序與合藥分劑料理法則之後添加藥對、千金方、本草拾遺的序例，共同屬於卷一序例上，從諸病通用藥開始至藥對五條作爲卷二序例下。證類本草仍以序例兩卷冠首，分卷情況繼承嘉祐本草，只是新增本草圖經等書的序言。

需要説明的是，掌禹錫作嘉祐本草時本草經集注原本已經亡佚，僅有新修本草可供參考。據證類本草卷一合藥分劑料理法則中，有掌禹錫小字按語云：

　　唐本又云：但古秤皆復，今南秤是也。晉秤始後漢末已來，分一斤爲二斤，一兩爲二兩耳。金銀絲綿，並與藥同，無輕重矣。古方唯有仲景，而已涉今秤，若用古秤，作湯則水爲殊少。故知非複秤，悉用今者耳。

據敦煌本草經集注序錄，這一段是陶弘景原文，恐爲開寶本草刪去，掌禹錫據新修本草補入，因爲無本草經集注參照，故不確定是陶弘景原文或蘇敬新添，乃以唐本云云引起①。

3.2.2　諸病通用藥的修改與調整

如前所言，陶弘景在本草經集注序錄中設立諸病通用藥是爲了方便醫生臨症之時按需檢索。陶弘景認爲，在有關藥性理論中，"甘苦之味可略，有毒無毒易知，唯冷熱須明"，可經

---

① 　同樣的情況亦見於畏惡七情表，如"芍藥，白芷爲使"，掌禹錫按語説："唐本云：惡黃連。"而據敦煌寫本有"惡黃連"字樣。

過合本處理以後的本草經集注條文，某一藥物有可能兼具寒熱平的藥性，比如藁本條藥性的“溫、微溫、微寒”，就失去指導臨牀意義，難於體現“治寒以熱藥，治熱以寒藥”的基本原則。陶弘景顯然意識到這一問題，所以在諸病通用藥前説：“今以朱點爲熱，墨點爲冷，無點者是平。”這樣做的目的並不僅僅是爲了“省於煩注”，而是在藥性寒熱平之間，由陶弘景決斷。比如諸病通用藥之“頭面風”條藁本標朱點，意味着陶弘景認爲此處藁本屬溫性；而“面皯皰”條藁本則無朱墨點，意味着藁本在此爲平性，這當然是陶弘景的一家之言。或許也可以理解爲藁本用於治療面皯皰時，可以不考慮藥物的寒熱屬性。陶弘景對藥性寒熱的量裁本身没有問題，但這種寒熱標注方式在寫本時代太容易發生錯訛。以本卷爲例，一些寒熱傾向明顯的疾病之主療藥物無朱墨點，可能就是抄本脱漏，比如傷寒條麻黄漏點朱點，石膏漏墨點，療大熱諸藥中大黄、芒消未加墨點等。

　　開寶本草改爲刻本，將朱墨點改爲寒熱標注，但編者似未理解陶弘景的原意，根據本草經集注信息重新標注。開寶本草有按語説：“唐本以朱點爲熱、墨點爲冷、無點爲平，多有差互；今於逐藥之下，依本經、别録而注焉。”結果又出現如療頭面風條藁本藥性“溫、微溫、微寒”的荒謬情況。

3.2.3　被後世本草删除的信息

　　取本草經集注序録與證類本草對勘，被後世本草删除的文句有數條。删除原因多端，一類是因爲體例改變，乃將冗餘的文句删除，如“本草經卷中”後卷子本有小字：“玉石、草木三品合三百五十六種。”證類本草作“玉石、草木三品”，删去具體藥數。“本草經卷下”後卷子本有小字：“蟲獸、菓、菜、米食三品合一百九十五種,有名無實三條合一百七十九種,合三百七十四種。"證類本草作"蟲獸、果、菜、米食三品,有名未用三品",不僅刪去具體藥數,還改"有名無實三條"爲"有名未用三品"。

如上文所論,新修本草並未將本草經集注七百三十種藥物全部采入,且經過分條合併處理,故實際藥數不符合以上描述。但檢新修本草序錄殘卷中尚有這些數字,可見係開寶本草刪去。另外卷子謂"有名無實三條",乃是指陶弘景安排在有名無實之玉石類、草木類、蟲類,這些藥物並没有三品類屬,新修本草序錄殘卷已改作"有名無用三品",宋代本草皆襲誤作"三品"。各論條文也存在類似原因的刪削,如五茄條據新修本草卷十二寫本陶弘景注釋有"'茄'字或作'家'字者也"一句,宋代本草因爲改藥名爲"五加皮",此句便成多餘,遂被刪去。

還有一類,可能是後世本草編輯者不明其意,或者認爲與本題無關,遂予以刪除。如本草經論服藥方案"病在胸鬲以上者先食後服藥"云云,陶弘景闡釋説:

> 今方家所云"先食""後食",蓋此義也。先後二字,當作"蘇殿""胡豆"之音,不得云"蘇田""胡苟"音也。此正大反,多致疑或。

證類本草無"先後二字……多致疑或"一句,不知是被新修本草還是宋代本草刪去。此論餐前餐後服藥。所謂"先食",即餐後服藥;"後食"即餐前服藥,方書多寫作"後飯"。陶弘景特別强調"先後"兩字的讀音。謂"先"當讀如"蘇殿",即廣韻“蘇佃切”，用指事情或行爲發生在前；“後”當讀如“胡豆”，即廣韻“胡遘切”，用指事情或行爲發生在後。至於“先”讀如“蘇田”，即廣韻“蘇前切”，“後”讀如“胡茍”，即廣韻“胡口切”，皆爲非。因爲後世“先後”兩字異讀所代表的意思已經沒有明顯區别，故被認爲是冗餘，予以删除。

又“范汪方百餘卷，及葛洪肘後，其中有細碎單行徑用者，所謂出於阿卷是”，其末“所謂出於阿卷是”，不見於證類本草，可能是語義不明被删除。

還有一種情況，則是不同意原著的意見而删削。序録提到湯酒膏丸散中使用半夏，需“以熱湯洗去上滑汁”，其後又説：“丸散止削上皮用之，未必皆洗也。”證類本草删去此句，可能覺得與前説矛盾的緣故。

3.2.4　後世本草修改文句

後世本草修改文句，主要是使文句更加明晰，減少歧義。典型的例子是各論藥物條文中凡新修本草作“令人好色”，這應該是本草經集注原貌，都被宋代本草修訂爲“令人好顏色”。序録文句之修改，主要也是出於此原因。

比如本草經論毒藥使用“毒藥治病先起如黍粟”云云，陶弘景闡釋説：“蓋謂單行一兩種毒物如巴豆、甘遂輩，不可便令至劑耳。”證類本草改作“按今藥中單行一兩種有毒物，只如巴豆、甘遂之輩，不可便令至劑爾”，意思更加明白。又如解毒項之治葛毒，序録作：“若已死口噤者，以大竹筒注兩脅若齊上，冷水内筒中，暖輒易。口須臾開，開即内藥，便活。”證類本草改作：“若已死口噤者，以大竹筒盛冷水，注兩脅及臍上，暖輒易之；口須臾開，開則内藥，藥入口便活矣。”於意爲長。

也有因不同意陶弘景意見而加以改動者。如序録提到天雄、附子、烏頭炮製處理以後，需"直理破作七八片，隨其大小，並割削除冰處者"，證類本草修改爲："直理破作七八片，隨其大小，但削除外黑尖處令盡。"

這類改動甚至會歪曲陶弘景原意。比如談到疾病原因，序錄説："大都鬼神之害人多端，疾病蓋其一種之輕者耳。"這句話的意思清楚明白，謂鬼神害人手段多端，令人生病只算其中之輕者。證類本草修改爲："大都鬼神之害則多端，疾病之源惟一種，蓋有輕重者爾。"語言邏輯混亂，不知所云。

王家葵

二〇二二年十月十四日成都

凡　例

【書名】

本書見於史志有本草集注、本草經集注、本草集經、集注神農本草、本草經集注等，以本草經集注最爲通行，新輯本亦以此爲書名括注“輯復本”。

【版本】

1. 本草經集注

1.1 殘寫本兩種

1.1.1 敦煌出土之開元六年寫本，新輯本省稱爲“敦煌寫本”。影印出版物多種，新輯本據沈澍農主編：敦煌吐魯番醫藥文獻新輯校，高等教育出版社，2016 年，第 526—588 頁。參考郭秀梅主編，真柳誠監修：敦煌卷子本本草集注序錄，學苑出版社，2013 年。

1.1.2 吐魯番出土卷六寫本殘片，新輯本省稱爲“吐魯番殘片”。影印出版物多種，新輯本據沈澍農主編：敦煌吐魯番醫藥文獻新輯校，高等教育出版社，2016 年，第 626—628 頁。

1.2 輯本兩種

1.2.1 小嶋尚真、森立之重輯本。齊 陶弘景校注，小嶋尚真、森立之重輯，岡西爲人訂補解題：本草經集注，南大阪印刷株式會社，1972 年，縮刷影印版。

1.2.2 尚志鈞輯本。梁 陶弘景編,尚志鈞、尚元勝輯校:本草經集注(輯校本),人民衛生出版社,1994 年。

2. 新修本草

2.1 寫本三種

2.1.1 敦煌出土新修本草 序殘卷,其中包含本草經集注序錄開頭部分内容。新輯本據沈澍農主編:敦煌吐魯番醫藥文獻新輯校,高等教育出版社,2016 年,第 591—598 頁。

2.1.2 敦煌出土新修本草卷十殘卷,新輯本據原卷彩色噴墨複製件。

2.1.3 新修本草卷四、五、十二、十三、十四、十五、十七、十八、十九、二十影寫本。新輯本據唐蘇敬等撰:新修本草,上海古籍出版社,1985 年,據上虞 羅氏 後書抄閣舊藏日本 森氏舊藏影寫卷子本縮印。

2.2 輯本兩種

2.2.1 岡西爲人重輯本。岡西爲人重輯:重輯新修本草,"國立中國醫藥研究所",1982 年再版。

2.2.2 尚志鈞輯本。唐蘇敬等撰,尚志鈞輯校,唐新修本草(輯復本),安徽科學技術出版社,1981 年,第一版;2005 年,第二版。

3. 證類本草刻本兩種

3.1 宋唐慎微著:重修政和經史證類備用本草,據金 泰和甲子下己 酉張存惠 晦明軒刻本影印,中醫古籍出版社,2010 年。新輯本省稱爲"政和本草"。

3.2 宋唐慎微著:經史證類備急本草(經史證類大觀本草),據南宋 嘉定四年劉甲刻本影印,國家圖書館出版社,2004 年。新輯本省稱爲"大觀本草"。

【輯校凡例】

本書爲本草經集注輯復本,輯錄材料散見諸書,故每卷乃至每條,儘量選擇現存年代最早之文獻爲底本,稍晚材料爲參校。其中卷一原書尚有敦煌卷子存世,唐、宋本草之增飾删削班班可考,故凡異文皆出校,以備研究者了解文本更替。但從"諸病通用藥"開始的藥物名單,尤其是"畏惡七情表"的三品分類,後世本草調整改易甚多,只注出藥名寫法差異、脱漏情况,排列順序及三品改動,不復詳注。卷二以後爲藥物各論,七百三十種藥物名單及排列順序,代前言部分有詳細考證。條文之具體内容,主要利用唐、宋本草勾稽佚文,稍晚版本之異文,若非特别重要,不復出校。職此之故,本書校勘詳前而略後,非輯校者虎頭蛇尾也,讀者諸君其諒之。

1. 底本與參校本

卷一爲序錄,敦煌寫本是本書原件,即用爲底本,政和本草作參校。前段兼取敦煌出土新修本草序錄殘卷參校;"畏惡七情表"部分,後世本草調整改易甚多,唯醫心方卷一之藥畏惡相反法第九尚存本草經集注舊貌,亦作參校。根據文意分段提行,規範標點。凡異文皆以頁下注方式列出,重要異文同時注出大觀本草情况。

卷二爲玉石部三品,上品主要以政和本草爲底本,參校大觀本草;中品、下品主要以新修本草寫本爲底本,利用政和本草甄别本草經文,並以政和本草爲參校。偶因品秩調整,所用底本有變化,則特别注明。如水銀,新修本草在中品,新輯本居上品,則此條仍以新修本草卷四爲底本。各藥畏惡資料,皆據卷一敦煌寫本迻錄,不復出校勘記。以下各卷皆同此。

卷三爲草木部上品,草部主要以政和本草卷六、卷七爲底本,参校大觀本草；木部主要以新修本草卷十二寫本爲底本，利用政和本草甄別本草經文，並以政和本草爲參校。

卷四爲草木部中品，草部主要以政和本草卷八、卷九爲底本，参校大觀本草；木部以新修本草卷十三寫本爲底本，利用政和本草甄別本草經文，並以政和本草爲參校。

卷五爲草木部下品，草部主要以新修本草卷十敦煌寫本爲底本，缺者以政和本草卷十、卷十一爲底本，参校大觀本草；木部以新修本草卷十四寫本爲底本，利用政和本草甄別本草經文，並以政和本草爲參校。

卷六爲蟲獸部三品，獸禽部以新修本草卷十五寫本爲底本，利用政和本草甄別本草經文，並以政和本草爲參校；蟲魚部以政和本草卷二十、卷二十一、卷二十二爲底本，参校大觀本草；其中豚卵、燕屎、天鼠屎、鼹鼠四條以吐魯番出土本草經集注爲底本，以新修本草和政和本草爲參校。

卷七爲果菜米部三品及有名無實三類，以新修本草卷十六、卷十七、卷十八、卷十九、卷二十寫本爲底本，利用政和本草甄別本草經文，並以政和本草爲參校。

2. 朱墨區別

本草經集注朱墨分書，子注小字墨書。敦煌卷一寫本無本草經文之朱書標記，據政和本草恢復之。至於本卷内“諸病通用藥”之朱點墨點，維持底本現狀，不妄據參校本改動。此後各卷，底本朱墨分書者，如吐魯番殘片，敦煌出新修本草卷十殘卷，皆依據底本；底本未朱墨分書者，仍據政和本草恢復之。依原書體例，本草經文當爲朱書，新輯校改用黑體。

具體藥物條文之朱墨甄別，除主要以證類本草爲據外，尚有通例數條：(1) 本草經藥皆一性一味，取每藥第一藥味、第一藥性爲本草經文，如當歸“味甘、辛，溫、大溫”，取“甘”“溫”爲本草經文，底本多數如此，偶有例外，徑按此原則摭取，不另出注。（2）有毒無毒應該是本草經文，但吐魯番殘片爲墨書，新輯本循例作墨書，唯乾漆、白頭翁兩條遵底本作本草經文。（3）藥物産地遵吐魯番殘片爲朱書本草經文，甄別方法詳代前言第三題中“殘片提示本草經集注條文的基本結構”有關段落。

3. 文字

新輯本乃多種底本彙集，文字一般各據底本，俗字徑改爲正寫，如“柒”直接改爲“漆”之類，至於“煞”與“殺”，“華”與“花”，“痰”與“淡”等，不作統一。

但根據吐魯番殘片和敦煌寫本，可知原書“主治”皆被唐人避諱改爲“主”，單獨的“治”則主要改爲“療”，凡此皆統一回改爲“主治”或“治”。又，“洩”字爲唐人避李世民偏諱所改，統一恢復爲“泄”。此外，“臟腑”字統一爲“藏府”，皆不另注釋。

藥名情況稍有特殊，一般據敦煌寫本並斟酌新修本草寫本情況確定寫法，但一般僅在該條内改動，其他各處仍用後世通行寫法。

4. 校改

凡以本草經集注爲底本者，校注項記録主要參校本之異文；以後世本草爲底本者，校注項僅記録參校本異文之重要者。凡底本能通，一般不用後出參校本更改底本；底本存在明顯缺奪、訛誤、倒乙，則據參校本訂正，並出校記。

本草經集注·第一序錄①

華陽陶隱居撰

　　隱居先生在乎茅山巖嶺之上，以吐納餘暇，頗遊意方技。
覽本草藥性，以爲盡聖人②之心，故撰而論之。

　　舊説皆稱神農本草③經，余以爲信然。昔神農氏之王天下
也，畫易④卦以通鬼神之情，造耕種以省殺害⑤之弊，宣藥療⑥
以拯夭傷之命。此三道者，歷群⑦聖而滋彰。文王、孔子，象象
繇辭，幽贊人天；后稷、伊尹，播厥百穀，惠被生民⑧；岐、黃⑨、
彭、扁，振揚輔導，恩流含氣。並歲踰三千，到⑩于今賴之。但

---

　　① 本草經集注第一序録：底本尾題作“本草集注第一序録”，新輯本用本
草經集注爲書名，因添“經”字。詳代前言中關於書名的説明。此後各卷首題、
尾題皆仿此作“本草經集注·第某”，不復出注。

　　② 聖人：敦煌寫本從“之心”開始，此前缺，據政和本草補。新修本草序
殘卷作“隱居先生以吐納餘暇，頗遊藝方技，披覽本草藥性，以爲盡聖人”。

　　③ 草：新修本草序殘卷、政和本草皆無此字。

　　④ 易：政和本草作“八”。

　　⑤ 殺害：政和本草作“殺生”。

　　⑥ 療：政和本草作“療疾”。

　　⑦ 群：政和本草作“衆”。

　　⑧ 生民：新修本草序殘卷、政和本草皆作“群生”。

　　⑨ 黃：底本作“皇”，據政和本草改，指黃帝。

　　⑩ 到：此前政和本草有“民”字。

軒轅以前，文字未傳，如六爻指垂，畫象稼穡，即事成迹；至於藥性所主，當以識識相因，不爾，何由得聞？至乎①桐、雷，乃著在篇②簡。此書應與素問同類，但後人多更修飾之爾。秦皇所焚，醫方、卜術不預，故猶得全錄。而遭漢獻遷徙，晉懷奔进，文籍焚糜③，千不遺一。今之所存，有此四卷，是其本經。生出④郡縣，乃後漢時制，疑仲景、元化等所記。又有⑤桐君採藥錄，説其華⑥葉形色；藥對四卷，論其佐使相須。魏晉以來，吳普、李當之等，更復損益。或五百九十五，或四百卅⑦一，或三百一十九；或三品混糅，冷熱舛錯，草石不分，蟲獸無辨；且所主治，互有多少⑧。醫家不能備見，則識致⑨淺深。今輒苞綜諸經，研括煩省，以神農本經三品，合三百六十五爲主，又進名醫副品，亦三百六十五，合七百卅⑩種。精麤皆取，無復遺落，分別科條，區畛物類，兼注諸世⑪用土地⑫，及仙經道術所須，并此序錄，合爲三⑬卷。雖未足追踵前良，蓋亦一家撰製。吾

---

① 乎：政和本草作"于"。

② 篇：政和本草作"於編"。

③ 糜：政和本草作"靡"，並注謂蜀本草作"廣"。

④ 生出：新修本草序殘卷作"出生"，政和本草作"所出"。

⑤ 又有：政和本草作"又云有"。

⑥ 華：政和本草作"花"。後此字皆如此，不復出注。

⑦ 卅：新修本草序殘卷作"卌"，政和本草作"四十"，恐當以作"卌"爲正。

⑧ 多少：政和本草作"得失"。

⑨ 致：政和本草作"智有"。

⑩ 卅：政和本草作"三十"。

⑪ 世：新修本草序殘卷、政和本草皆作"時"。

⑫ 土地：此字後，新修本草序殘卷、政和本草皆有"所出"兩字。

⑬ 三：新修本草序殘卷、政和本草皆作"七"。

去世之後,可貽諸知方①。

【箋疏】

　　以上文字雖冠序録之首,但從性質來看,其實是作者自序。由本草源流入説,提到本書的編纂緣起及撰著動機,以及本書的主要特點,内容相對完整,故王京州編陶弘景集校注將之單獨截取出來,作爲"本草經集注序"。

　　此序提到神農本草經,謂"今之所存,有此四卷,是其本經",談到自己所著本草經集注則言"并此序録,合爲三卷",而本草經集注實際流傳本則爲七卷,有關卷帙變化之説明,可參新輯本代前言部分。

　　本草經卷上序藥性之本源②,論病名之形診,題記品録,詳覽施用之③。

　　本草經卷中玉石、草木三品合三百五十六種④。

　　本草經卷下蟲獸、菓、菜、米食三品合一百九十五種⑤,有名無實⑥三條⑦合一百七十九種⑧,合三百七十四種⑨。

---

①　方:政和本草作"音爾"。

②　本源:新修本草序殘卷、政和本草皆作"源本"。

③　之:政和本草無此字。

④　合三百五十六種:政和本草無此文。

⑤　合一百九十五種:政和本草無此文。

⑥　無實:政和本草作"未用"。

⑦　條:新修本草序殘卷、政和本草並作"品"。

⑧　合一百七十九種:政和本草無此文。

⑨　合三百七十四種:政和本草無此文。底本作大字,此爲卷下蟲獸果菜米食三品與有名無實物合計總數,循體例改爲小字;新修本草序殘卷亦作小字。

　　右三卷,其中下二卷,藥合七百卅①種,各別有目錄,並朱墨雜書并子注。大書②分③爲七卷。

【箋疏】

　　從此開始爲序錄之正文,又可以分爲"序"和"錄"兩部分,可以從"今諸藥採治之法"處劃斷。序乃是"序（敍）藥性之本源,論病名之形診",主要是本草經原文和陶弘景用"本説如此"引出的詮解;錄則"題記品錄,詳覽施用之",涉及調劑學具體細則,以疾病爲標目的藥物名單,藥物配伍關係清單,以及不宜入湯酒的藥物等。

　　本草經集注其實可以理解爲本草經的"集注",所以此處所言"本草經卷上、本草經卷中、本草經卷下",其實即承接上文所言"并此序錄,合爲三卷"之"三卷"。換言之,即是本草經集注之卷上、卷中、卷下,小字注釋提示全書在三卷中的内容安排,所以本段其實是本草經集注全書總目錄,至於末後小字注釋説"大書分爲七卷",則請詳新輯本代前言部分的解説。

　　上藥一百廿④種爲君,主養命以應天。無毒,多服、久服不傷人。欲輕身益氣、不老延年者,本上經。

　　中藥一百廿種爲臣,主養性以應人。無毒、有毒斟酌其宜。欲遏病補虛羸者,本中經。

---

①　卅:政和本草作"三十"。
②　大書:政和本草此前有"今"字。
③　分:新修本草序殘卷止此。
④　廿:政和本草作"二十"。後此字皆如此,不復出注。

　　下藥一百廿五種爲佐使,主治病以應地。多毒,不可久服。欲除寒熱邪①氣、破積聚、愈疾者,本下經。

　　三品合三百六十五種,法三百六十五度,度②應一日,以成一歲;倍其數,合七百卅名③。

　　本説④如此。今案上品藥性,亦皆能遣疾,但其勢用⑤和厚,不爲倉卒之效,然而歲月將⑥服,必獲大益。病既愈矣,命亦兼申。天道仁育,故云"應天",獨用百廿⑦種者,當謂寅、卯、辰、巳之月,法萬物生榮時也。中品藥性,治⑧病之辭漸深,輕身之説稍薄,於服之者,祛患當速而延齡爲緩。人懷性情,故云"應人",百廿種者,當⑨謂午、未、申、酉之月,法萬物熟成⑩時也。下品藥性,專主攻擊,毒烈之氣,傾損中和,不可恒⑪服,疾愈則⑫止。地體收煞⑬,故云"應地",獨用一百廿五種者,當謂戌、亥、子、丑之月,兼以閏之,盈數加之⑭,法萬物枯藏時也。

---

① 邪:底本作"耶",據政和本草改。後皆如此,不復出注。
② 度:底本作重文符號,政和本草作"一度"。
③ 卅名:政和本草作"三十名也"。
④ 本説:政和本草此前有"右"字,後"本説"前皆如此,不復出注。
⑤ 用:政和本草作"力"。
⑥ 將:政和本草作"常"。
⑦ 獨用百廿:政和本草作"一百二十"。
⑧ 治:政和本草作"療"。後此字皆如此,不復出注。
⑨ 當:底本缺,據政和本草補。
⑩ 熟成:政和本草作"成熟"。
⑪ 恒:政和本草作"常"。
⑫ 則:政和本草作"即"。
⑬ 煞:政和本草作"殺"。後此字皆如此,不復出注。
⑭ 兼以閏之盈數加之:政和本草在"法萬物枯藏時也"之後。

今①合和之體，不必偏用②，自隨人患苦③，參而共行。但君臣配隸，依後所説，若單服之者，所不論耳④。

【箋疏】

陶弘景對本草經經文皆有闡釋。此段討論本草經藥物分上中下三品的意義。可注意的是，本草經三品的劃分依據，乃是根據毒性的有無與強弱。謂上品藥"無毒，多服久服不傷人"，其中"多服不傷人"類似現代毒理學所謂的"急性毒性"，而"久服不傷人"，類似長期毒性。陶弘景在注釋中説到，下品藥因爲毒性強烈，所以"不可常服，疾愈即止"，其所顧慮者，也是藥物的急性毒性與長期毒性。

本段"三品合三百六十五種，法三百六十五度，度應一日，以成一歲，倍其數，合七百卅名"，所有證類本草版本皆作白字本草經文，但本草經載藥三百六十五種，則不當言"倍其數，合七百卅名"。嘉祐本草針對此有按語説："本草例：神農本經以朱書，名醫別錄以墨書。神農本經藥三百六十五種，今此言倍其數合七百三十名，是併名醫別錄副品而言也。則此一節，別錄之文也，當作墨書矣。蓋傳寫浸久，朱、墨錯乱之所致耳。遂令後世覽之者，捃摭此類，以謂非神農之書，乃後人附托之文者，率以此故也。"但通觀本書序錄體例，陶弘景詮釋部分都在"本説如

---

① 今：政和本草作"凡"。
② 偏用：政和本草作"偏用之"。
③ 苦：政和本草無此字。
④ 耳：政和本草作"爾"。後此字皆如此，不復出注。

此"之下，此前皆爲本草經原文；且宋人所見已然如此，又無其他參證，故仍依證類本草取捨經文，不加改動。

藥有君臣佐使，以相宣攝。合和者①，宜用一君、二臣、五佐②；又可一君、三臣、九佐③也。

本説如此。案今用藥④，猶如立人之制，若多君少臣，多臣少佐，則勢⑤力不周故⑥也。而檢世道⑦諸方，不必⑧皆爾。養命⑨之藥則多君，養性之藥則多臣，治病之藥則多佐。猶依本性所主，而兼復斟酌，詳用此者，益當爲善。又恐上品君中，復各有貴賤，譬如列國諸侯，雖並得稱君⑩制，而猶歸宗周；臣佐之中，亦當如此。所以門冬、遠志，別有君臣⑪；甘草國老，大黃將軍，明其優劣，不皆⑫同秩。自非農、岐之徒，孰敢詮正？正應領略輕重，爲其分劑也。

【箋疏】

此言方劑組成，君指方劑中針對主證起主要治療作

---

① 者：政和本草無此字。

② 五佐：政和本草作"三佐五使"。

③ 佐：政和本草作"佐使"。

④ 用藥：底本缺，據政和本草補。

⑤ 勢：政和本草作"氣"。

⑥ 故：政和本草無此字。

⑦ 世道：政和本草作"仙經世俗"，意思更加明確。

⑧ 不必：政和本草作"亦不必"。

⑨ 養命：此前政和本草有"大抵"兩字。

⑩ 君：政和本草無此字。

⑪ 臣：底本作"目"，據政和本草改。

⑫ 不皆：政和本草作"皆不"。

用的藥物；臣指輔助君藥治療主證，或主要治療兼證的藥
物；佐指配合君臣藥治療兼證，或抑制君臣藥的毒性，或
起反佐作用的藥物。本草經講究君臣有秩，尤其強調君
藥的唯一性。這同樣是一種與現實政治相呼應的理想化
格局，臨牀處方未必能够嚴格遵循。黃帝内經素問至真
要大論黃帝問："方制君臣，何謂也?"岐伯曰："主病之謂
君，佐君之謂臣，應臣之謂使，非上下三品之謂也。"似專
門針對本草經上藥爲君主張提出的反對意見。

藥有陰陽配合，子母兄弟，根葉①華實，草石骨肉。有單行
者，有相須者，有相使者，有相畏者，有相惡者，有相反者，有相
殺者，凡七情②。合和視之，相須③、相使者良，勿用相惡、相反
者。若有毒宜制，可用相畏、相殺④，不爾勿合⑤。

本説如此。案其主治⑥雖同，而性理不和，更以成患。今
檢舊方用藥，亦有相惡、相反者，服之不乃爲忤⑦，或能復⑧有
制持之者。猶如寇、賈輔漢，程、周佐吳，大體既正，不得以私
情爲害。雖爾，恐不及⑨不用。今仙方甘草丸，有防己、細辛，

---

① 葉：政和本草作"莖"。
② 凡七情：政和本草作"凡此七情"。
③ 相須：此前政和本草有"當用"兩字。
④ 相殺：政和本草作"相殺者"。
⑤ 勿合：政和本草此後有"用也"兩字。
⑥ 案其主治：政和本草作"今按其主療"。
⑦ 不乃爲忤：政和本草作"乃不爲害"。
⑧ 復：政和本草無此字。
⑨ 及：政和本草作"如"。

世①方五②石散,用栝樓、乾薑。略舉大者③如此,其餘復有數十餘④條,別注在後。半夏有毒,用之必須生薑,此是取其所畏,以相制爾。其相須、相使⑤,不必同⑥類,猶如和羹調食,魚肉、葱豉各有所宜,共相宣發也。

【箋疏】

此言藥物配伍,以陰陽理論爲根基,處方中的藥物,子母兄弟之間,根莖華實之間,草石骨肉之間,皆存在陰陽配合。具體言之,則有七情。單行以外,相須、相使屬有益配伍,相惡、相反爲有害配伍,出於削弱降低毒性需要,可以使用相畏、相殺配伍。但古方未必完全遵循七情,故陶弘景説:"今檢舊方用藥,亦有相惡、相反者,服之不乃爲忤,或能復有制持之者。"

至於單行,通常認爲即是單用一藥,聖濟經吳禔注:"古方謂之單行,獨用一物,專達一病也。"本草蒙筌云:"七情有單行者,不與諸藥共劑,而獨能攻補也,如方書所載獨參湯、獨桔湯之類是爾。"森立之進一步認爲,單行即是古之"單方",本草經考注云:"單行者,即單方,謂一物獨行也。"舉抱朴子内篇仙藥引神農四經説上藥如丹砂、雲母之類,"各可單服之,皆令人飛行長生";舊唐書許胤

① 世:政和本草作"俗"。後此字皆如此,不復出注。
② 五:政和本草作"玉"。
③ 者:政和本草作"體"。
④ 餘:政和本草無此字。
⑤ 相使:政和本草作"相使者"。
⑥ 同:底本作"用",據政和本草改。

宗傳説"夫病之於藥,有正相當者,唯須單用一味,直攻彼病,藥力既純,病即立愈";千金方宋臣凡例"凡諸篇類例之體,大方在前,單方次之"爲證。認爲隋唐書志著録之王世榮單方、四海類聚單要方等,"并是古單方之書也"。

藥有酸、鹹、甘、苦、辛五味,又①寒、熱、溫②、涼四氣,及有毒、無毒,陰乾、曝③乾,採治④時月,至⑤生熟,土地所出,真僞陳新,並各有法。

本説如此。又有分劑秤兩,輕重多少,皆須甄別。若用得其宜,與病相會,入口必愈,身安壽延;若冷熱乖衷,真假非類,分兩違舛,湯丸失度,當差反劇,以至殆⑥命。醫者意也,古之時⑦所謂良醫⑧,蓋善以意量得其節也。諺云:"世無良醫,枉死者半;拙醫治病,不如不治。"喻如宰夫以鮔⑨鼈爲蓴羹,食之更足成病,豈充飢之可望乎?故仲景每⑩云:"如此死者,醫⑪殺之也。"

---

① 又:政和本草作"又有"。

② 溫:底本缺,據政和本草補。

③ 曝:政和本草作"暴"。後此字皆如此,不復出注。

④ 治:政和本草作"造"。

⑤ 至:政和本草無此字。

⑥ 殆:政和本草作"殞"。

⑦ 時:政和本草無此字。

⑧ 良醫:政和本草作"良醫者"。

⑨ 鮔:政和本草作"鱓"。

⑩ 每:政和本草無此字。

⑪ 醫:政和本草作"愚醫"。

【箋疏】

四氣五味、有毒無毒，屬於臨牀藥學理論，沿用至今。五味配合五行，對應五臟，如本草經說赤芝味苦益心氣，黑芝味鹹益腎氣，青芝味酸補肝氣，白芝味辛益肺氣，黃芝味甘益脾氣，正與名醫別錄所言"五石脂各隨五色補五藏"同義。具體言之，則如太平御覽卷九八四引養生略要引神農經曰："五味養精神，強魂魄；五石養髓，肌肉肥澤。諸藥其味酸者，補肝養心除腎病；其味苦者，補心養脾除肝病；其味甘者，補脾養肺除心病；其味辛者，補肺養腎除脾病；其味鹹者，補腎養肺除肝病。故五味應五行，四體應四時。夫人性生於四時，然後命於五行。以一補身，不死命神；以母養子，長生延年；以子守母，除病究年。"四氣指藥物之寒熱屬性，匹配陰陽理論，寒涼屬陰，溫熱屬陽，介於二者之間者爲"平"；寒涼之間，溫熱之間是程度差別。其具體應用則如本草經所言"療寒以熱藥，療熱以寒藥"。至於本草經所言"有毒無毒"，乃指客觀毒性。此三項臨牀藥學理論，以四氣最爲切用，故陶弘景在後文中説："其甘苦之味可略，有毒無毒易知，唯冷熱須明。"

陰乾暴乾、採造時月、生熟藥物、土地所出等，屬於藥材學範疇，本草經提出基本概念，後世有所闡釋發揮。故陶弘景總結説："若用得其宜，與病相會，入口必愈，身安壽延；若冷熱乖衷，真假非類，分兩違舛，湯丸失度，當差反劇，以至殞命。"

藥①有宜丸者,宜散者,宜水煮者,宜酒漬者,宜膏煎者,亦有一物兼宜者,亦有不可入湯酒者,並隨藥性,不得違越。

本說如此。又,疾②有宜服丸者,宜③服散者,宜服湯者,宜服酒者,宜服膏煎者,亦兼參用所④病之源,以爲其制也。

【箋疏】

處方宜丸、宜散,水煮、酒漬,乃至不宜入湯劑、酒劑等,皆屬於調劑學範疇。此言當根據各藥自身的特性來選擇劑型和調劑手段,陶弘景又補充説:"疾有宜服丸者,宜服散者,宜服湯者,宜服酒者,宜服膏煎者,亦兼參用所病之源,以爲其制也。"意即還應該根據病情需要來選擇劑型。

凡欲⑤治病,先察其源,先候病機。五藏未虚,六府未竭,血脈未亂,精神未散,食⑥藥必活;若病已成,可得半愈;病勢已過,命將難全。

本說如此。案,今自非明醫聽聲察色,至乎診脈,孰能知未病之病乎?且未病之人,無⑦肯自治。故桓侯忌於皮膚之

---

① 藥:政和本草作"藥性"。
② 疾:政和本草作"按病"。
③ 宜:政和本草無此字。此後"宜服湯、宜服酒、宜服煎膏",政和本草皆無"宜"字。
④ 所:政和本草作"察"。
⑤ 凡欲:政和本草作"欲"。
⑥ 食:政和本草作"服"。
⑦ 無:政和本草作"亦無"。

微，以致骨髓之痼。今非但識悟之爲難，亦①信受之弗易。倉公有言②："病不肯服藥，一死也；信巫不信醫，二死也；輕身薄命，不能將慎，三死也③。"夫病之所由來雖多④，而皆關於邪。邪者，不正之因，謂非人身之常理。風寒暑濕，飢飽勞佚⑤，皆各是邪，非獨鬼氣疾⑥痾者矣。人生氣中，如魚在水，水濁則魚瘦，氣昏則人疾⑦。邪氣之傷人，最爲深重，經絡既受此氣，傳入藏府，藏府⑧隨其虛實冷熱，結以成病，病又相生，故流變遂廣。精神者，本宅身以爲用；身既受邪，精神⑨亦亂；神既亂矣，則鬼靈斯入；鬼力漸強，神守稍弱，豈得不至⑩於死乎？古人譬之植楊，斯理當矣。但病亦別有先從鬼神來者，則宜以祈禱袪之；雖曰可袪，猶因藥療致益⑪，李子豫⑫赤丸之例是也。其藥療無益者，是則不可袪，晉景公膏肓之例是也。大都鬼神之害人⑬多端，疾病蓋其一種之輕者耳⑭。真誥言⑮："常不能慎事

---

① 亦：政和本草作"亦乃"。
② 言：政和本草作"言曰"。
③ 輕身薄命不能將慎三死也：底本缺，據政和本草補。
④ 多：政和本草作"多端"。
⑤ 佚：政和本草作"逸"。
⑥ 疾：政和本草作"疫"。
⑦ 疾：政和本草作"病"。
⑧ 藏府：底本爲重文符號，表示重疊"藏府"。政和本草無此兩字。
⑨ 精神：底本作"神精"，據政和本草倒乙。
⑩ 至：政和本草作"致"。
⑪ 益：政和本草作"愈昔"。
⑫ 李子豫：此後政和本草有"有"字。
⑬ 人：政和本草作"則"。
⑭ 疾病蓋其一種之輕者耳：政和本草作"疾病之源惟一種，蓋有輕重者爾"。
⑮ 言：政和本草作"中有言曰"。

上者,自致百痾①,而怨咎於神靈②。當風臥濕,反責他③於失福④,皆是⑤癡人也。"云⑥慎事上者,謂舉動之事,必皆慎思。飲食男女⑦最爲百痾之本,致使虛積⑧內起,風濕外侵,以⑨共成其害。如此⑩豈得關於神明乎,唯當懃藥治爲理耳⑪。

【箋疏】

　　此段討論診療,不僅希望醫生對病因、病機有所了解,更強調在治療之前對疾病預後有基本判斷,暗含"聖人不治已病治未病,不治已亂治未亂"之意。史記扁鵲倉公列傳云:"使聖人預知微,能使良醫得蚤從事,則疾可已,身可活也。"話雖如此,做到則難,陶弘景因此感歎説:"今自非明醫聽聲察色,至乎診脈,孰能知未病之病乎?且未病之人,無肯自治。故桓侯怠於皮膚之微,以致骨髓之痾。今非但識悟之爲難,亦信受之弗易。"

　　本段引真誥云云出自卷七,據道藏本作:"學道者常不能慎事,尚自致百痾,歸咎於神靈。當風臥濕,反責他

---

① 百痾:此後政和本草有"之本"兩字。
② 靈:此後政和本草有"乎"字。
③ 他:政和本草作"佗人"。
④ 福:政和本草作"覆"。
⑤ 是:政和本草無此字。
⑥ 云:政和本草作"夫"。
⑦ 飲食男女:政和本草作"若飲食恣情陰陽不節"。
⑧ 積:政和本草作"損"。
⑨ 以:政和本草作"所以"。
⑩ 如此:政和本草作"如此者"。
⑪ 懃藥治爲理耳:政和本草作"勤於藥術療理爾"。

於失覆,皆癡人也。安可以告玄妙哉。"與本草經集注引
文頗有出入,此陶弘景引用自己的著作,内容上的長短出
入,皆有討論的必要。其中"學道者"與句末"安可以告玄
妙哉",應是陶弘景引用時删去,不影響文意,這也與他不
願意在醫學著作中過多討論宗教問題的習慣一致。引文
"上者",道藏本作"尚"與下句連讀,參考後文用"云慎事
上者"發起,乃知引文一定如此,由此懷疑道藏本真誥作
"尚"乃是傳寫之訛。從意思來看,引文與道藏本小别。
引文的意思:若不慎事尊上者,乃招致諸疾,反歸咎於
神靈不祐。道藏本的意思説:學道之人自不謹慎,尚且招
致諸疾,反歸咎於神靈不保佑。參考陶弘景在本草經集注
中的解釋,"云慎事上者,謂舉動之事,必皆慎思",此言對
待尊長,一舉一動都應該考慮周到,如果不如此,則招致百
病。引文所陳述的情況,其内在宗教邏輯是:不尊重尊長,
由此招受報應,發生各種疾病,自己不知檢討,反而抱怨神
靈未能保佑。另外,"失覆"字,敦煌本草經集注序錄寫本
作"失福",政和本草與道藏本一樣作"失覆"。道藏本的意
思是説:自己迎風卧處濕地,招致種種疾病,卻怨旁人没有
替自己蓋被子,這些都屬於癡人的行爲。若寫成"失福",
意思則變成:迎風卧處濕地,招致種種疾病,卻怨旁人没有
福分,這些都屬於癡人的行爲。故疑寫本"失福"爲筆誤。

若^①毒藥治病,先起如^②黍粟,病去即止,不去倍之,不

---

① 若:政和本草作"若用"。
② 如:底本缺,據政和本草補。

去什①之，取去爲度。

本説如此。案，蓋謂單行一兩種毒物如巴豆、甘遂輩②，不可便令至劑耳。依如經言③：一物一毒，服一丸如細麻；二物一毒，服二丸如大麻；三物一毒，服三丸如小④豆；四物一毒，服四丸如大⑤豆；五物一毒，服五丸如兔矢⑥；六物一毒，服六丸如梧子；從此至十，皆如梧子，以數爲丸。而毒中又有輕重，且如狼毒、鉤吻，豈同附子、芫華輩邪？凡此之類，皆須量宜。

【箋疏】

這段涉及毒劇藥物使用原則。本草經説，毒劇藥宜從極小劑量開始，逐漸增量，以瘥癒爲度。陶弘景解釋説，不僅要考慮處方中毒藥味數多少，還要注意不同種類的毒藥之毒性大小，綜合各種因素來確定劑量。

按，陶弘景將毒藥使用原則確定爲"一物一毒，服一丸如細麻"，並以此類推，自己亦覺僵化，故結句説："凡此之類，皆須量宜。"本草衍義進一步引申云："凡服藥多少，雖有所説'一物一毒，服一丸如細麻'之例，今更合別論。緣人氣有虛實，年有老少，病有新久，藥有多毒少毒，更在逐事斟量，不可舉此爲例。但古人凡設例者，皆是假令，

---

① 什：政和本草作"十"。

② 案，蓋謂單行一兩種毒物如巴豆、甘遂輩：政和本草作"按今藥中單行一兩種有毒物只如巴豆甘遂之輩"。

③ 依如經言：政和本草作"如經所言"。

④ 小：政和本草作"胡"。

⑤ 大：政和本草作"小"。

⑥ 兔矢：底本作"菟矢"，據文意改。政和本草作"大豆"。

豈可執以爲定法?"

治寒以熱藥,治熱以寒藥,飲食不消以吐下藥,鬼注①蠱毒以毒藥,癥腫瘡瘤以瘡藥,風濕以風②藥,各隨其所宜。

本説如此。案今③藥性,一物兼主十餘病者,取其偏④長爲本;復應觀人之虛實、補寫⑤,男女老少,苦樂榮悴,鄉壤風俗,並各不同。褚澄治寡婦、尼僧,異乎妻妾,此是達其性懷之所致也。

【箋疏】

　　"寒者熱之,熱者寒之"是黄帝内經提出的藥物治療基本原則,與本草經一脈相承。從此意義而言,本草經寒熱四氣的臨牀價值遠遠超過酸甘五味,所以後文陶弘景說臨診處療時,謂"甘苦之味可略",而"冷熱須明"。至於飲食不消、鬼注蠱毒、癥腫瘡瘤和風濕,似乎是隨手拈來的例證,"治寒以熱藥,治熱以寒藥"才是關鍵所在。

　　又按,褚澄傳記見南齊書卷二十三,謂其"善醫術,建元中爲吳郡太守,豫章王感疾,太祖召澄爲治,立愈"。太平聖惠方卷六十一云:"晉尚書褚澄療寡婦尼僧,雖無房室之勞,而有憂思之苦,此乃深達其性者也。"此與陶弘景說"褚澄療寡婦、尼僧,異乎妻妾"相合。

────────

①　注:政和本草作"疰"。後"鬼注"字皆同,不復出注。
②　風:政和本草作"風濕"。
③　案今:政和本草作"又按"。
④　偏:底本作"徧",據政和本草改。
⑤　寫:政和本草作"瀉"。

　　病在胸鬲①以上者,先食後服藥;病在心腹以下者,先服藥②後食;病在四支③血脈者,宜空腹而在旦;病在骨髓者,宜飽滿而在夜。

　　本説如此。案,其非但藥性之多方,節適④早晚,復須條⑤理。今方家所云"先食""後食",蓋此義也。先後二字,當作"蘇殿""胡豆"之音,不得云"蘇田""胡苟"音也。此正大反,多致疑或⑥。又有須酒服⑦、飲服、溫服⑧、冷服、煖服。服湯有⑨疏、有數,煮湯有⑩生、有熟,皆⑪各有法,用者並應詳宜之⑫。

【箋疏】

　　此討論服藥方案,亦屬於調劑學範疇。按,神仙家服食亦有類似講究,抱朴子内篇仙藥云:"或問:'服食藥物,有前後之宜乎?'抱朴子答曰:'按中黄子服食節度云:服治病之藥,以食前服之;養性之藥,以食後服之。吾以諮鄭君,何以如此。鄭君言:此易知耳。欲以藥攻病,既宜

---

　　①　鬲:政和本草作"膈"。
　　②　服藥:此後政和本草有"而"字。
　　③　支:政和本草作"肢"。
　　④　節適:此前政和本草有"其"字。
　　⑤　條:底本作"脩",據政和本草改。
　　⑥　先後二字……多致疑或:政和本草無此句。
　　⑦　酒服:政和本草作"酒服者"。此後飲服、冷服、煖服後,政和本草皆有"者"字。
　　⑧　溫服:政和本草無此二字。
　　⑨　有:政和本草作"則有"。
　　⑩　有:政和本草作"則有"。
　　⑪　皆:政和本草無此字。
　　⑫　用者並應詳宜之:政和本草作"用並宜審詳爾"。

及未食，内虚，令藥力勢易行，若以食後服之，則藥但攻穀而力盡矣；若欲養性，而以食前服藥，則力未行，而被穀驅之下去不得止，無益也。’”

所謂“先食”，即餐後服藥。如傷寒雜病論桃核承氣湯要求“先食”，再“溫服五合”；赤丸方亦“先食”，再“酒飲下三丸”。“後食”即餐前服藥，方書多寫作“後飯”，如黄帝内經素問之四烏鰂骨，一藘茹丸、澤瀉飲皆要求“後飯”，王冰注：“飯後藥先，謂之後飯。”陶弘景特别强調“先後”兩字的讀音。謂“先”當讀如“蘇殿”，即廣韻“蘇佃切”，用指事情或行爲發生在前；“後”當讀如“胡豆”，即廣韻“胡遘切”，用指事情或行爲發生在後。

夫大病之主，有中風，傷寒，寒熱，溫瘧，中惡，霍亂，大腹水腫，腸澼下利①，大小便不通，賁豚②上氣，欬逆歐③吐，黄疸，消渴，留飲，癖食，堅積，癥瘕，驚邪，癲癇，鬼注；喉痹，齒痛，耳聾，目盲；金創④，踒折，癰腫，惡瘡，痔瘻，癭瘤；男子五勞七傷，虚乏羸瘦；女子帶下崩中，血閉陰蝕；蟲蛇蠱毒所傷。此皆⑤大略宗兆，其間變動枝葉，各⑥依端緒以取之。

本説如此。案，今藥之所主，各⑦止説病之一名，假令中

---

① 利：政和本草作“痢”。後“下利”“泄利”皆同，不復出注。
② 豚：政和本草作“�”。
③ 歐：政和本草作“嘔”。
④ 創：政和本草作“瘡”。
⑤ 皆：政和本草無此字。
⑥ 各：此後政和本草有“宜”字。
⑦ 各：政和本草無此字。

風,中風①乃②數十種,傷寒診③候亦廿餘條,更復就中求其例類④,大歸終⑤以本性爲根宗,然後配合諸證,以合藥耳。病生之變⑥,不可一概言之。所以醫方千卷,猶未理盡⑦。

【箋疏】

　　此段羅列常見疾病,大致按照内科疾病、五官科疾病、外科疾病、男子、婦人、蟲蛇咬傷歸類。首句言"大病",諸病源候論卷三諸大病後虛不足候云:"大病者,中風、傷寒、熱勞、溫瘧之類是也。"本草經也大致按此順序羅列病名。

春秋以前⑧及和、緩之書蔑聞,道經⑨略載扁鵲數法,其用藥猶是本草家意。至漢淳于意及華佗⑩等方,今之所⑪存者,

---

①　中風:底本爲重文符號,表示重疊"中風"。政和本草無此兩字。
②　乃:政和本草作"乃有"。
③　診:政和本草作"證"。
④　例類:政和本草作"類例"。
⑤　歸終:政和本草作"體歸其始"。
⑥　生之變:政和本草作"之變狀"。
⑦　理盡:政和本草作"盡其理"。
⑧　春秋以前:政和本草與前句"猶未理盡"連續,通爲一段。審文義已經另説一事,且底本也在此處空兩格,表示分割,故輯復本另起一段。
⑨　道經:此前政和本草有"而"字。
⑩　佗:底本作"他",據政和本草改。
⑪　之所:政和本草作"時有"。

亦皆條理①藥性。張仲景②一部，最爲衆方之祖宗③，又悉依本草，但其善診脉，明氣候，以意④消息之耳。至於刳腸剖臆，刮骨續筋之法，乃别術所得，非神農家事。自晉世⑤以來，有張苗、宮泰、劉德、史脱、靳邵、趙泉、李子豫等，一代良醫。其貴勝阮德如、張茂先、裴⑥逸民、皇甫士安，及江左 葛稚川⑦、蔡謨、殷淵源⑧諸名人等，並亦⑨研精藥術。宋有羊欣、王微⑩、胡洽、秦承祖⑪，齊有尚書褚澄、徐文伯、嗣伯群從兄弟，治病亦十愈其九⑫。凡此諸人，各有所撰用方，觀其指趣，莫非本草者⑬。或時用别藥，亦循其性度，非相踰越。范汪方⑭百餘卷，及葛洪 肘後，其中有細碎單行徑用者，所謂出於阿卷是⑮。或田舍試驗之法，或殊域異識之術。如藕皮散血，起自庖人；牽牛逐水，近出野老。鮮店⑯蒜齏，乃是下蛇之藥；路邊地菘，而爲金瘡所秘。此蓋天地間物，莫不爲天地間用，觸遇則會，非

---

① 條理：底本作"脩"，據政和本草改。
② 張仲景：此前政和本草有"惟"字。
③ 宗：政和本草無此字。
④ 意：底本缺，據政和本草補。
⑤ 世：政和本草作"代"。
⑥ 裴：政和本草作"輩"。
⑦ 稚川：政和本草作"洪"。
⑧ 殷淵源：政和本草作"商仲堪"。
⑨ 亦：政和本草無此字。
⑩ 王微：政和本草作"元徽"。
⑪ 秦承祖：底本作"秦有承祖"，據政和本草改。
⑫ 九：政和本草作"八九"。
⑬ 者：其後政和本草有"乎"字。
⑭ 方：底本缺，據政和本草補。
⑮ 所謂出於阿卷是：政和本草無此數字。
⑯ 店：底本作"痁"，據政和本草改。

其主對矣。顔光禄亦云："詮三品藥性[①],以本草爲主。"

【箋疏】

　　本段詳述漢魏至宋齊名醫,用藥皆遵本草。其中和、緩、扁鵲、倉公、張仲景、華佗人所共知,不復詳註。其餘數人皆晉以來名醫,簡列其事迹。太平御覽卷七百二十二引晉書謂"張苗雅好醫術,善消息診處",林億序備急千金要方提到"張苗之藥對,叔和之脉法",因知張苗還著有藥對。太平御覽同卷引晉書云:"宮泰幼好墳典,雅尚方術,有一藝長於己者,必千里尋之。以此精心,善極諸疾,於氣尤精,製三物散方治喘嗽上氣,甚有異效,世所貴焉。"同卷引晉書云:"劉德,彭城人也。少以醫方自達衆疾,於虚勞尤爲精妙,療之,隨手而愈。猶是向風千里而至者多矣。官至太醫校尉。"同卷又引晉書云:"史脱,性器沉毅,志行敦簡。善診候,明消息,多辯論,以醫術精博,拜太醫校尉。治黄疸病最爲高手。"同卷又引晉書云:"靳邵,性明敏,有才術,本草、經方誦覽通究,裁方治療,意出衆表,創製五石散方,晉朝士大夫無不服餌,皆獲異效。"同卷又引晉書云:"趙泉性好醫方,拯救無倦,善療衆疾,於癉尤工,甚爲當時所歎伏焉。"搜神後記云:"李子豫,少善醫方,當代稱其通靈。"阮德如即阮侃,醫説卷一云:"阮侃字德如,陳留尉氏人也。幼而聰惠,長而好學,性沉静有大度。以秀才爲郎,游心方伎,無不通會,於本草經方療治之法尤所耽尚。官至河内太守。"張茂先即張

---

① 三品藥性:底本作"品三藥",據政和本草改。

莘,晉書謂其"學業優博,辭藻溫麗,朗贍多通,圖緯方伎之書莫不詳覽",醫説言其"精於經方本草,診論工奇,理療多效"。裴逸民即裴頠,晉書本傳稱其"弘雅有遠識,博學稽古","通博多聞,兼明醫術"。皇甫士安即皇甫謐,太平御覽卷七百二十二引晉書曰:"皇甫謐,字士安,幼沉静寡欲,有高尚之志,以著述爲務。自號玄晏先生。後得風痺疾,因而學醫,習覽經方,手不輟卷,遂盡其妙。"太平御覽同卷引晉中興書曰:"葛洪字稚川,丹陽句容人。幼覽衆書,近得萬卷,自號抱朴子。善養性之術,撰經用救驗方三卷,號曰肘後方。又撰玉函方一百卷,於今行用。"蔡謨傳見房玄齡晉書,本傳未言其醫藥事,古今圖書集成醫部全錄云:"蔡謨,字道明,陳留考城人也。以儒道自達,吏治知名,有道風。性尚醫學,博覽本草方書,手不釋卷,授揚州刺史。爲人治病有奇效。"殷淵源即殷浩,世説新語術解記其醫事:"殷中軍妙解經脉,中年都廢。有常所給使,忽叩頭流血。浩問其故,云:有死事,終不可説。詰問良久,乃云:小人母年垂百歲,抱疾來久,若蒙官一脉,便有活理,託就屠戮無恨。浩感其至性,遂令舁來,爲診脉處方。始服一劑湯便愈。於是悉焚經方。"宋書本傳謂羊欣"素好黄老,常手自書章。有病不服藥,飲符水而已。兼善醫術,撰藥方十卷。"太平御覽卷七百二十二引宋書云:"羊欣字敬元,性好文儒,兼善醫藥,撰方三十卷,爲代所重焉。"宋書本傳稱王微"少好學,無不通覽,善屬文,能書畫,兼解音律、醫方、陰陽、術數"。胡洽即胡道洽,以避齊高帝蕭道成諱故稱胡洽,事迹見劉敬叔異苑卷八:"胡道洽者,自云廣陵人,好音樂醫術之事。"秦承祖爲宋太醫令,唐六典卷十四云:"宋元嘉二十年,太醫令秦承祖奏置醫學,以廣教授。"太平御覽卷七百二十二引宋書云:"秦承祖性耿介,專好藝術。於方藥不問貴賤,皆治療之,多所全護,當時稱之爲工手。撰方二十卷,大行於世。"褚澄已見前。徐文伯、嗣伯群從兄弟爲濮陽太守徐熙曾孫,累世爲醫,徐文伯爲徐道度子,宋文帝云:"天下有五絶,而皆出錢唐。謂杜道鞠彈棋、范悦詩、褚胤圍棋、徐道度療疾也。"徐嗣伯爲徐叔響子,亦究心醫術。南史贊曰:"徐氏妙理通靈,蓋非常所至,雖古之和、鵲,何以加茲。"

道經仙方、服食斷穀、延年卻老,乃至飛丹轉①石之奇,雲騰羽化之妙,莫不以藥道爲先。用藥之理又壹②同本草,但制御③之途,小異世法。猶如粱肉,主於濟命,華夷禽鳥④,皆共仰資。其爲生⑤理則⑥同,其爲性靈則異耳。大略所用不多,遠至廿餘物,或單行數種,便致大益,是其深練歲積⑦,即本草所云"久服"之效,不如世人微覺便止,故能臻其所極,以致遐齡,豈但充體愈疾而已哉?

---

① 轉:政和本草作"鍊"。
② 又壹:政和本草作"一"。
③ 御:政和本草作"禦"。
④ 鳥:政和本草作"獸"。
⑤ 生:政和本草作"主"。
⑥ 則:政和本草作"即"。
⑦ 深練歲積:政和本草作"服食歲月深積"。

【箋疏】

此段提到本草對神仙服食家的重要性。道教服食、餌丹，皆不離藥物，且"用藥之理又壹同本草"，這也是陶弘景撰著本草經集注的目的之一。按，主張服食的道士對藥物品質要求尤高，<u>隋書經籍志</u>謂陶弘景爲<u>梁武帝</u>試合神丹不成，乃言"中原隔絕，藥物不精故也"。

今庸醫處治，皆恥看本草，或倚約舊方，或聞人傳説，或遇其所憶，便攬筆疏之，俄然戴面，以此表奇。其畏惡相反，故自寡昧，而藥類違僻，分兩參差，亦不以爲疑脱。偶爾①值差，則自信方驗；若②旬月未瘳，則言病源深結。了不反求諸己，詳思得失；虛構聲稱，多納金帛；非唯在顯宜責，固將居幽貽譴矣。

其五經四部，軍國禮服，若詳用乖越者，正③於事迹非宜爾；至於湯藥，一物有謬，便性命及之。千乘之君，百金之長，何可④不深思戒慎邪？昔<u>許世</u>⑤子侍藥不嘗，招弑君之惡⑥；<u>季孫</u>饋藥，<u>仲尼</u>未達⑦，知藥⑧之不可輕信也。<u>晉</u>時有一才情⑨人，欲刊正<u>周易</u>及諸藥方，先與<u>祖納</u>⑩共論。<u>祖</u>云："辨釋經

---

① 偶爾：<u>政和本草</u>作"或偶爾"。
② 若：此前底本衍"若自信方驗"五字，據<u>政和本草</u>删。
③ 正：<u>政和本草</u>作"止"，其前有"猶可矣"三字。
④ 可：<u>政和本草</u>無此字。
⑤ 世：<u>政和本草</u>作"太"。
⑥ 弑君之惡：底本作"弑賊之辱"，據<u>政和本草</u>改。
⑦ 未達：<u>政和本草</u>作"有未達之辭"。
⑧ 藥：<u>政和本草</u>作"其藥性"。
⑨ 情：<u>政和本草</u>無此字。
⑩ 納：<u>政和本草</u>作"訥"。

典,縱有異同,不足以傷風教;方①藥小小不達,便②壽夭所由,則後人受弊不少,何可輕以義③裁斷。"祖公④此言可爲仁識,足爲水鏡⑤。論語⑥云:"人而無恒,不可以作巫醫。"明此二法,不得⑦以權飾妄造。所以"醫不三世,不服其藥",又云⑧"九折臂⑨乃成良醫",蓋謂學功須深故也。復患今⑩承藉者,多恃銜名價,亦不能精心研解⑪,虛傳聲美,聞風競往;自有新學該明,而名稱未播,貴勝以爲始習,多不信用,委命虛名,諒可惜也。京邑諸人,皆尚聲譽,不取實錄⑫。余祖世已來,務敦方藥,本有范汪⑬方一部,斟酌詳用,多獲其效,内護家門,旁⑭及親族。其有虛心告請者,不限貴賤,皆摩踵救之。凡所救活,數百千人。自余投纓宅嶺,猶不忘此,日夜翫味,恒⑮覺欣欣。今撰此⑯三卷,并效驗方五卷,又補闕⑰葛氏肘後方三卷。

---

① 方:政和本草作"湯",此前有"至於"二字。

② 便:政和本草作"便致"。

③ 義:政和本草無此字。

④ 公:政和本草作"之"。

⑤ 水鏡:政和本草作"龜鏡矣"。

⑥ 論語:此前政和本草有"按"。

⑦ 得:政和本草作"可"。

⑧ 又云:政和本草無此二字。

⑨ 臂:政和本草作"臂者"。

⑩ 今:政和本草作"今之"。

⑪ 解:政和本草作"習",此後有"實爲可惜"四字。

⑫ 錄:政和本草作"事"。

⑬ 汪:底本缺,據政和本草補。

⑭ 旁:政和本草作"傍"。

⑮ 恒:政和本草作"常"。

⑯ 撰此:政和本草作"亦撰方"。

⑰ 闕:政和本草無此字。

蓋欲承嗣善業,令諸子侄弗①敢失墜,可以輔身濟物者也,孰復
是先②?

【箋疏】

　　此段感歎當時醫生不研究本草,唯依賴經驗療病。
又感慨醫藥學術深奧,稍有失察,則關乎人命,於是強調
醫方本草對士大夫之重要意義,不僅"內護家門,旁及親
族",並且可以"輔身濟物"。儒家崇尚孝道,侍疾嘗藥、養
老奉親是爲人子的本職,此即顏之推所言:"微解藥性,小
小和合,居家得以救急,亦爲勝事。"最後數句爲陶弘景自
己從事醫藥著述成果總結,爲"序"部分之結束。

今③諸藥採治④之法,既並用見成,非能自掘⑤,不復具論
其事,唯合藥須解節度,列之左。

【箋疏】

　　如陶弘景所説,"錄"即"題記品錄",以備"詳覽施用
之"。主要是本草經未提到的一些藥物學總則,故後文將
其稱爲"合藥分劑料治法",按今藥物學分類,屬於調劑學
範疇。

---

① 弗:政和本草作"不"。
② 孰復是先:政和本草無此四字。
③ 今:政和本草作"今按"。
④ 治:政和本草作"造"。
⑤ 掘:政和本草作"採"。

　　案，諸藥所生，皆的有境界，秦漢以前，當言列國，今郡縣之名，後人所改耳。自^①江東以來，小小雜藥多出近道，氣勢^②理不及本邦。假令荆、益不通，則令^③用歷陽當歸、錢塘三建，豈得相似？所以治病不及往人，亦當緣此故也。蜀藥及北藥，雖有去來，亦復非^④精者。又^⑤市人不解藥性，惟尚形飾。上黨人參，殆^⑥不復售；華陰細辛，棄之如芥。且各隨世相競，順方切須^⑦，不能多備諸族，故往往遺漏，今之所存，二百^⑧許種耳。衆醫都^⑨不識藥，唯聽市人；市人又不辨究，皆委採送之家；採送之家，傳習治^⑩作，真偽好惡，莫測^⑪所以。有^⑫鍾乳酢^⑬煮令白，細辛水漬使直，黃耆蜜蒸爲甜，當歸酒灑取潤，螵蛸膠著桑枝，吳公^⑭朱足令赤。諸有此等，皆非事實，世用既久，轉以成法，非復可改，末如之何。又依方分藥，不量剉治^⑮。

---

① 自：政和本草無此字。

② 勢：政和本草作“力性”。

③ 令：政和本草作“全”。

④ 復非：政和本草作“非復”。

⑤ 又：政和本草作“且”。

⑥ 殆：政和本草作“世”。

⑦ 順方切須：政和本草無此四字。

⑧ 百：底本作“伯”，據政和本草改。

⑨ 都：底本作“覩”，據政和本草改。

⑩ 治：政和本草作“造”。

⑪ 莫測：此前政和本草有“并皆”二字。

⑫ 有：政和本草無此字。

⑬ 酢：政和本草作“醋”。

⑭ 吳公：政和本草作“蜈蚣”。

⑮ 治：政和本草作“除”。

如①遠志、牡丹,裁②不收半;地黃、門冬,三分耗一。凡去皮除心之屬,分兩皆不復相應,病家唯依此用,不知更秤取足③。又王公貴勝,合藥之日,悉付群下。其中好藥貴石,無不竊逳④。乃言⑤紫石、丹沙⑥吞出洗取,一片經數十⑦過賣。諸有此等⑧例,巧僞百端,皆非事實⑨,雖復鑒⑩檢,初⑪不能覺。以此治病,理⑫難即效,如斯並是藥家之盈虛,不得咎醫人之淺拙也。

【箋疏】

　　本段討論與藥材有關諸項。先說産地,因當時南北分裂,北方藥材不能順利到達南方,於是代用品、僞冒品充斥;更兼不法藥商種種詐僞行爲,一些假冒僞劣之操作甚至襲誤成正,貴重藥品調劑過程中又遇偷奸耍滑。如此種種,陶弘景認爲:“並是藥家之盈虛,不得咎醫人之淺拙也。”

---

① 如:政和本草作“只如”。
② 裁:政和本草作“纔”。
③ 取足:底本缺,據政和本草補。
④ 逳:政和本草作“換”。
⑤ 言:政和本草作“有”。
⑥ 紫石丹沙:政和本草作“紫石英、丹砂”。
⑦ 經數十:政和本草作“動經十數”。
⑧ 等:政和本草無此字。
⑨ 皆非事實:政和本草無此四字。
⑩ 鑒:政和本草作“監”。
⑪ 初:政和本草作“終”。
⑫ 理:政和本草作“固”。

　　本草①時月，皆在②建寅歲首，則從漢太初後所記也。其根物多以二月、八月採③者，謂春初津潤始萌，未衝枝葉，勢力淳濃故也；至秋則④枝葉就⑤枯，又⑥歸流於下。今即事驗之，春寧宜早，秋寧宜晚，其⑦華實莖葉，乃各隨其成熟爾。歲月亦有早晏，不必都依本文矣⑧。經説陰乾者，謂就六甲陰中乾之。依⑨遁甲法，甲子陰中，中⑩在癸酉，以藥著酉地也。余⑪謂不必然，正是不露日曝，於陰影處乾之耳。所以亦有云曝乾故也。若幸可兩用，益當爲善。

【箋疏】

　　本段討論採收加工的具體細節，即本草經言“陰乾曝乾，採治時月”並各有法的具體細節。夢溪筆談藥議有一篇專門針對採藥立言，其略云：“古法採草藥多用二月、八月，此殊未當。但二月草已芽，八月苗未枯，採掇者易辨識耳，在藥則未爲良時。大率用根者，若有宿根須取無莖葉時採，則津澤皆歸其根。欲驗之，但取蘆菔、地黃輩觀，

---

① 本草：政和本草作“凡採藥”。
② 在：政和本草作“是”。
③ 採：底本缺，據政和本草補。
④ 則：政和本草無此字。
⑤ 就：政和本草作“乾”。
⑥ 又：政和本草作“津潤”。
⑦ 其：政和本草無此字。
⑧ 矣：政和本草作“也”。
⑨ 依：政和本草作“又依”。
⑩ 陰中中：政和本草作“旬陰中”。
⑪ 余：政和本草作“實”。

無苗時採則實而沉,有苗時採則虛而浮。其無宿根者,即候苗成而未有花時採,則根生已足而又未衰。如今之紫草,未花時採則根色鮮澤,過而採則根色黯惡,此其效也。用葉者,取葉初長足時;用芽者,自從本說;用花者,取花初敷時;用實者,成實時採。皆不可限以時月。緣土氣有早晚,天時有愆伏。如平地三月花者,深山中則四月花。白樂天遊大林寺詩云:'人間四月芳菲盡,山寺桃花始盛開。'蓋常理也。此地勢高下之不同也。如筀竹笋有二月生者,有三四月生者,有五月方生者謂之晚筀。稻有七月熟者,有八九月熟者,有十月熟者謂之晚稻。一物同一畦之間,自有早晚,此物性之不同也。嶺嶠微草凌冬不凋,并、汾喬木望秋先隕,諸越則桃李冬實,朔漠則桃李夏榮,此地氣之不同。一畝之稼則糞溉者先芽,一丘之禾則後種者晚實,此人力之不同也。豈可一切拘以定月哉?"至於藥物的乾燥環節,開寶本草有按語說:"本草採藥陰乾者,皆多惡。至如鹿茸,經稱陰乾,皆悉爛令壞。今火乾易得且良。草木根苗,陰之皆惡。九月已前採者,悉宜日乾;十月已後採者,陰乾乃好。"

古秤[①]唯有銖兩而無分名;今則以十黍爲一銖,六銖爲一分,四分成一兩,十六兩爲一斤。雖有子穀秬黍之制,從來均之已久,正爾依此用之。但古秤皆複,今南秤是也。晉秤始後

---

①　秤:底本此段"稱"與"秤"混用,據政和本草悉改爲"秤"。後文照改,不復出注。

漢末已來,分一斤爲二斤,一兩爲二兩耳。金銀絲綿並與藥同①,無輕重矣。古方②唯有仲景,而已涉今秤,若用古秤,作湯則水爲殊少。故知非複秤,悉用今者耳③。方有④云分等⑤者,非分兩之分也⑥,謂諸藥斤兩多少皆同耳。先視病之大小輕重所須,乃以意裁之。凡所此⑦,皆是丸散,丸散竟便⑧依節⑨度用之,湯酒中⑩無等分也。

【箋疏】

度量衡古今變遷複雜,藥量又有特殊性,陶弘景以來異説紛呈,據熊長云博士研究認爲:陶弘景對於衡制的敍述,是研究中古衡制變化的最重要的文獻之一,歷來爭訟不休。事實上,蜀、吳衡制較漢制有較大調整。根據實物測定的蜀漢衡制標準,當約 460 克一斤,爲漢制兩倍。吳制見於孫思邈千金要方,即"吳人以二兩爲一兩",也是兩倍於漢,這即是所謂"複秤"。到西晉後期,官方秤制又曾改革,將兩倍於古制的複秤調爲原來的二分之一,與漢

---

① 同:底本作"用",據政和本草改。
② 方:底本作"秤",意思難通,據政和本草改。
③ 但古秤皆複……悉用今者耳:此段政和本草標記爲掌禹錫引新修本草,作小字。
④ 方有:政和本草作"今方家所"。
⑤ 分等:政和本草作"等分"。
⑥ 也:政和本草無此字。
⑦ 所此:政和本草作"此之類"。
⑧ 便:政和本草無此字。
⑨ 節:政和本草無此字。
⑩ 中:政和本草作"之中"。

制約等,此後宋、齊、梁、陳沿而不改,亦即陶弘景所謂晉秤、今秤。要之,東漢秤與晉秤,都當約 230 克一斤;吳秤、蜀秤當約 460 克一斤。吳秤、蜀秤即陶弘景所稱之南秤、複秤。陶弘景所言古秤,是相對於晉秤的今秤而言,指吳秤。根據陶弘景的看法,張仲景用的是今秤,即漢秤。據現有研究,張仲景所用漢秤當約 230 克一斤,即14.375 克一兩。

　凡散藥有云刀圭者,十分方寸匕之一,准如梧①子大也。方寸匕者,作匕正方一寸,抄散取不落爲度。錢五匕者,今五銖錢邊五字者以抄之,亦令不落爲度。一撮者,四刀圭也。十撮爲一勺,十②勺爲一合。以藥升分之者,謂藥有虛實輕重,不得用斤兩,則以升平之。藥升合方寸③作,上徑一寸,下徑六分,深八分;内散④勿案抑之,正爾微動,令平調耳。而今人分藥,多不復用此⑤。

　凡丸藥有云如細麻者,即今⑥胡麻也,不必扁扁,但令較略大小相稱耳。如黍粟亦然,以十六黍爲一大豆也。如大麻⑦

---

① 梧:政和本草作"梧桐"。
② 十:底本作"一",據政和本草改。
③ 合方寸:政和本草作"方"。
④ 散:政和本草作"散藥"。
⑤ 而今人分藥多不復用此:底本作雙行小字,據政和本草改。政和本草無"而""多"兩字。
⑥ 今:政和本草無此字。
⑦ 大麻:政和本草作"大麻子"。

者,即大麻子①,准三細麻也。如胡豆者,今②青斑豆也③,以二大麻子准之。如小豆者,今赤小豆也,粒有大小,以三大麻子④准之。如大豆者,以二小豆准之。如梧子者,以二大豆准之。一方寸匕散,蜜和得如⑤梧子,准⑥十丸爲度。如彈丸及雞子黃者,以十梧子准之。

【箋疏】

陶弘景對調劑學涉及的非標準計量單位,如刀圭、方寸匕、錢五匕,或類比性描述,如細麻、黍粟、大麻、胡豆、梧子等,儘可能予以規範和定量。新修本草有補充意見說:"方寸匕散爲丸如梧子,得十六丸如彈丸一枚,若雞子黃者,准四十九。今彈丸同雞子黃,此甚不等。"

凡湯酒膏藥,舊方皆云㕮敷汝反咀子汝反⑦者,謂秤畢擣之如大豆者⑧,又使吹去細末。此於事殊不允⑨,藥有易碎、難碎,多末、少末,秤兩則不復均⑩,今皆細切之,較略令如㕮咀子

---

① 即大麻子:政和本草無此四字。
② 今:政和本草作"即今"。
③ 也:政和本草作"是也"。
④ 子:底本缺,據政和本草補。
⑤ 如:底本缺,據政和本草補。
⑥ 准:底本缺,據政和本草補。
⑦ 子汝反:政和本草作"子與切"。
⑧ 者:政和本草無此字。
⑨ 允:政和本草作"允當"。
⑩ 均:政和本草作"均平"。

汝①者，差②得無末，而又粒片調和③，於藥力同出無生熟④也。

【箋疏】

　　此討論處方中藥物粉碎，其中"㕮咀"一詞諸家意見不統一。新修本草乃云："㕮咀，正謂商量斟酌之，餘解皆理外生情爾。"嘉祐本草不同意此說，有云："㕮咀，即上文細切之義，非商量斟酌也。"本草衍義則說："又說㕮咀兩字，唐本注謂爲商量斟酌，非也；嘉祐復符陶隱居說爲細切，亦非也。儒家以謂有含味之意，如人以口齒咀嚙，雖破而不塵，但使含味耳。張仲景方多言㕮咀，其義如此。"今通以本草衍義解釋爲正，如本草綱目卷一引李杲云："㕮咀，古制也，古無鐵刃，以口咬細，令如麻豆，煎之。今人以刀剉細爾。"

　　凡丸散藥，亦先細切⑤曝燥乃擣之。又⑥有各擣者，有合擣者，隨⑦方所言。其潤濕藥，如門⑧冬、乾地黃輩，皆先切曝，獨擣令扁⑨碎，更出細擘，曝乾。值⑩陰雨，亦以微火烘之，既

---

① 子汝：即"子汝反"，政和本草無此二字。
② 差：政和本草作"乃"。
③ 和：底本缺，據政和本草補。
④ 於藥力同出無生熟：政和本草無此八字。
⑤ 細切：政和本草作"切細"。
⑥ 又：政和本草無此字。
⑦ 隨：政和本草作"并隨"。
⑧ 門：政和本草作"天門"。
⑨ 扁：政和本草作"偏"。
⑩ 值：政和本草作"若逢"。

燥，小停冷，仍①擣之。

凡潤②濕藥，燥皆大耗，當先增分兩，須得屑乃秤③爲正。其湯酒中不須如此④。

凡簁⑤丸藥，用重密絹令細，於蜜丸易成⑥熟。若簁散草藥，用輕疏絹，於酒⑦服則⑧不泥。其石藥亦用細絹簁如⑨丸者。

凡簁丸散藥竟⑩，皆更合於臼中，以杵研治⑪之數百過，視⑫色理和同爲佳⑬。

凡湯酒膏中用諸石，皆細擣之如粟米，亦可以葛布簁令調，並⑭新綿別裹內中。其雄黃、朱沙⑮，細末如粉。

凡煮湯，欲微火令小沸。其水數依方多少，大略廿兩藥，

---

① 仍：政和本草作“乃”。

② 潤：政和本草無此字。

③ 秤：政和本草作“秤之”。

④ 如此：此後政和本草有“也”字。

⑤ 簁：底本誤作“莚”，據政和本草作“篩”，“簁”即其異體，因據改。後“簁”皆同，不復出注。

⑥ 成：政和本草無此字。

⑦ 酒：政和本草作“酒中”。

⑧ 則：政和本草作“即”。

⑨ 如：政和本草作“令如”。

⑩ 竟：政和本草作“畢”。後此字皆如此，不復出注。

⑪ 研治：政和本草作“擣”。

⑫ 視：政和本草作“視其”。

⑬ 爲佳：其後政和本草有“也”字。

⑭ 並：政和本草作“並以”。

⑮ 沙：政和本草作“砂𦊀”。朱沙、丹沙之“沙”字，政和本草皆作“砂”，後皆同此，不復出注。

用水一斗①，煮取四升，以此爲率②。然則利湯欲生，少水而多取；補湯欲熟，多水而少取。好詳視，所得寧令少多③。用新布，兩人以尺木絞之，澄去泥④濁，紙覆令密。溫湯勿令鐺⑤器中有水氣，於熱⑥湯上煮令暖亦好。服湯家小⑦熱易下，冷則嘔涌。云⑧分再服、三服者，要令力熱勢足⑨相及，并視人之强羸，病之輕重，以爲進退增減之，不必悉依方説⑩。

凡漬藥酒，皆須細切，生絹袋盛之，乃入酒密封⑪，隨寒暑日數，視其濃烈，便可瀝⑫出，不必待至酒盡也。滓可曝燥微搗，更漬飲之，亦可作⑬散服。

凡建中、腎瀝諸補湯，滓合兩劑，加水煮竭飲之，亦敵一劑新藥，貧人當依此⑭，皆應先曝令燥。

凡合膏，初以苦酒漬取⑮，令淹浹，溲後⑯，不用多汁，密覆

---

① 斗：底本作“升”，據政和本草改。
② 率：政和本草作“准”。
③ 所得寧令少多：政和本草作“之不得令水”。
④ 泥：政和本草作“埿”。
⑤ 鐺：政和本草作“鎗”。
⑥ 熱：政和本草作“熟”。
⑦ 家小：政和本草作“寧令小沸”。
⑧ 云：政和本草作“凡云”。
⑨ 力熱勢足：政和本草作“勢力”。
⑩ 説：此後政和本草有“也”字。
⑪ 皆須細切生絹袋盛之乃入酒密封：底本缺，據政和本草補。
⑫ 瀝：政和本草作“漉”。
⑬ 作：政和本草無此字。
⑭ 當依此：政和本草作“可當依此用”。
⑮ 取：政和本草無此字。
⑯ 溲後：政和本草無此二字。

勿泄①。云晬時者，周時也，從今旦至明旦。亦有止一宿者。
煮膏當②三上三下，以泄其燋③勢，令藥味得出。上之使匝匝
沸，仍下下④之，取沸靜乃上⑤，寧欲小⑥生。其中有薤白者，以
兩頭微燋⑦黃爲候；有白芷、附子者，亦令小黃色也⑧。豬肪皆
勿令經水，臘月⑨彌佳。絞膏亦以新布⑩。若是可服之膏，膏
滓亦堪⑪酒煮稍⑫飲之。可摩之膏，滓即⑬宜以薄⑭病上，此蓋
貧野人⑮欲兼盡其力⑯。

　　凡膏中有雄黃、朱沙輩，皆別擣細，研如麵，須絞膏竟乃投
中，以物疾攪，至於凝強，勿使沉聚在下不調也。有水銀者，於
凝膏中研令消散；有⑰胡粉亦爾。

　　凡湯酒中用大黃，不須細剉。作湯者，先⑱水浸令淹浹，密

---

① 泄：政和本草作“洩”。後此字皆如此，不復出注。
② 煮膏當：底本缺，據政和本草補。
③ 燋：政和本草作“熱”。
④ 仍下下：政和本草作“乃下”。
⑤ 取沸靜乃上：政和本草作“使沸靜良久乃止”。
⑥ 小：政和本草作“小小”。
⑦ 燋：政和本草作“焦”。
⑧ 也：政和本草作“爲度”。
⑨ 臘月：此後政和本草有“者”字。
⑩ 新布：政和本草此後有“絞之”二字。
⑪ 堪：政和本草作“可”。
⑫ 稍：政和本草無此字。
⑬ 即：政和本草作“則”。
⑭ 薄：政和本草作“傅”。
⑮ 貧野人：政和本草無此三字。
⑯ 力：政和本草作“藥力故也”。
⑰ 有：政和本草無此字。
⑱ 先：政和本草作“先以”。

覆一宿，明旦煮湯，臨熟乃以內中①，又煮兩三沸便絞出，則力勢②猛，易得快利。丸散中用大黃，舊皆蒸③，今不須爾。

凡湯中用麻黃，皆先別煮兩三沸，料④去其沫，更益水如本數，乃內餘藥，不爾，令人煩。麻黃皆折去節，令理通，寸斬⑤之。有⑥小草、瞿麥，五分斬之；細辛、白前，三分斬之；丸散膏中，則細剉也。

凡湯中用完物皆擘破，乾棗、枝子⑦、栝樓之類是也。用細核物亦打碎⑧，山茱萸、五味⑨、蕤核、決明⑩之類是也。細華子物正爾完用之，旋伏⑪華、菊華、地膚子、葵子之類是也。米麥豆輩，亦完用之。諸蟲先微炙，亦完煮⑫之，唯䗪蟲當中破之⑬。生薑、夜干⑭皆薄切⑮。芒消、飴糖、阿膠皆須絞湯竟，內汁中，更上火兩三沸，烊⑯盡乃服之⑰。

---

① 乃以內中：政和本草作“乃內湯中”。
② 力勢：政和本草作“勢力”。
③ 蒸：政和本草作“蒸之”。
④ 料：政和本草作“掠”。後此字皆如此，不復出注。
⑤ 斬：政和本草作“剉”。後兩“斬”字同，不復出注。
⑥ 有：政和本草無此字。
⑦ 枝子：政和本草作“梔子”。後皆如此，不復出注。
⑧ 碎：政和本草作“破”。
⑨ 五味：政和本草作“五味子”。後皆如此，不復出注。
⑩ 決明：政和本草作“決明子”。
⑪ 伏：政和本草作“覆”。
⑫ 亦完煮：政和本草無此三字。
⑬ 之：政和本草作“炙之”。
⑭ 夜干：政和本草作“射干”。後皆如此，不復出注。
⑮ 切：政和本草作“切之”。
⑯ 烊：底本作“洋”，據政和本草改。後此字皆如此，不復出注。
⑰ 乃服之：底本缺，據政和本草補。

　　凡用麥門冬，皆微潤抽去心；杏人、桃人，湯柔撻去皮；巴豆打破，剝皮①刮去心，不耳令人悶；石韋、辛夷刮去毛②；鬼箭削取羽及③皮；梨④蘆剔取根，微炙；枳實去其核，止用皮⑤，亦炙之；椒去⑥實，於鎗器⑦中微熬令汗出，則有勢力；礜⑧石於瓦上若鐵物中熬令沸，汁盡即止⑨；二⑩礜石皆⑪黃土泥苞使燥，燒之半日，令勢熱⑫而解散；犀角、靈⑬羊角皆刮截⑭作屑；諸齒骨並炙，擣碎之；皂莢去皮子，炙之。

　　凡湯⑮丸散用天雄、附子、烏頭、烏喙、側子，皆燼灰火炮炙⑯令微坼，削去黑皮，乃秤之。惟薑附子⑰湯及膏酒中生用，亦削皮乃秤之。直理破作七八片，隨其大小，並割削除冰處者⑱。

---

① 剝皮：政和本草作“剝其皮”。
② 石韋辛夷刮去毛：政和本草作“石韋刮去毛辛夷去毛及心”。
③ 及：政和本草無此字。
④ 梨：政和本草作“藜”。
⑤ 核止用皮：政和本草作“瓢”。
⑥ 去：底本作“云”，據政和本草改。
⑦ 鎗器：政和本草作“鎗”。
⑧ 礜：政和本草作“礬”。後此字皆如此，不復出注。
⑨ 即止：底本缺，據政和本草補。
⑩ 二：政和本草無此字。
⑪ 皆：政和本草作“皆以”。
⑫ 勢熱：政和本草作“熟”。
⑬ 靈：政和本草作“羚”。
⑭ 刮截：政和本草作“鎊刮”。
⑮ 湯：此後政和本草有“並”字。
⑯ 灰火炮炙：政和本草作“中炮”。
⑰ 子：政和本草無此字。
⑱ 並割削除冰處者：政和本草作“但削除外黑尖處令盡”。

　　凡湯酒膏丸散①用半夏，皆且完以②熱湯洗去上滑汁③，手挼④之，皮釋隨剝去，更復易湯，挼之⑤令滑盡。不爾，戟人咽⑥。舊方⑦廿許過，今六七過便足。亦可煮之，一沸⑧易水，如此三⑨過，仍挼洗便畢訖⑩。隨其大小破爲細片，乃秤⑪以入湯。若膏酒丸散，皆須曝燥乃秤之也⑫。丸散止削上皮用之，未必皆洗也⑬。

　　凡丸散用膠⑭皆先炙，使通體沸起，燥，乃可擣。有不沸⑮處，更炙之。丸方⑯中用蠟皆烊，投少蜜中攪調以和藥。若用熟艾，先細擘，合諸藥擣，令散。不可篩者，別擣內散中和之。凡用蜜，皆先火上⑰煎，料去其沫，令色微黃，則丸經久不壞。剋⑱之多少，隨蜜精麤。

---

①　膏丸散：政和本草作“丸散膏中”。
②　以：政和本草作“用”。
③　汁：政和本草作“以”。
④　挼：政和本草作“挼”。後此字皆如此，不復出注。
⑤　挼之：政和本草作“洗”。
⑥　咽：政和本草作“咽喉”。
⑦　方：政和本草作“方云”。
⑧　一沸：政和本草作“一兩沸一”。
⑨　三：政和本草作“三四”。
⑩　便畢訖：政和本草作“畢”。此後政和本草有“便暴乾”三字。
⑪　秤：政和本草作“秤之”。
⑫　也：政和本草無此字。
⑬　丸散止削上皮用之未必皆洗也：政和本草無此句。
⑭　膠：政和本草作“阿膠”。後皆如此，不復出注。
⑮　沸：底本作“浹”，據政和本草改。
⑯　丸方：政和本草作“凡丸”。
⑰　上：政和本草無此字。
⑱　剋：政和本草作“掠”。

　　凡丸散用巴豆、杏人、桃人、亭歷①、胡麻諸有膏脂②藥,皆先熬黃黑,別擣令如膏,指攝視泯泯爾;乃以向成散稍稍下臼中,合研擣,令消散;乃③復都以輕疏絹篩度之,須盡,又内臼中,依法治④數百杵也。湯膏中用,亦有熬之者,雖生並擣破⑤。

　　凡用桂⑥、厚朴、杜仲、秦皮、木蘭輩⑦,皆削去上虛軟甲錯⑧,取裏有味者秤之。伏苓⑨、豬苓削除去⑩黑皮。牡丹、巴戟天、遠志、治葛⑪等皆槌破去心。紫菀洗去土,皆畢,乃秤之。薤白、葱白,除青令盡。莽草、石南草⑫、茵芋、澤蘭⑬剔取葉及嫩莖,去大枝。鬼臼、黃連皆除根毛。蜀椒去閉口者及目,熬之⑭。

　　凡狼毒、枳實、橘皮、半夏、麻黃、吳茱萸,皆欲得陳久者⑮,

---

①　亭歷:政和本草作"葶藶"。

②　脂:政和本草作"膩"。

③　乃:政和本草作"仍"。

④　治:政和本草作"擣"。

⑤　破:此後政和本草有"之"字。

⑥　桂:政和本草作"桂心"。後皆如此,不復出注。

⑦　輩:政和本草作"之輩"。

⑧　甲錯:此後政和本草有"處"字。

⑨　伏苓:政和本草作"茯苓"。後皆如此,"伏神"亦同,不復出注。

⑩　去:政和本草無此字。

⑪　治葛:政和本草作"野葛"。後皆如此,不復出注。

⑫　草:政和本草無此字。

⑬　澤蘭:此後政和本草有"皆"字。

⑭　熬之:底本缺,據政和本草補。

⑮　者:此後政和本草有"良"字。

其餘唯①須新精②。

　　凡方云巴豆如③干枚者,粒有大小,當先去心皮竟④,秤之,以一分准十六枚。附子、烏頭如干枚者,去皮竟,以半兩准一枚。枳實如干枚者,去核⑤竟,以一分准二枚。橘皮一分准三枚。棗有大小,三枚准一兩。云乾薑一累者,以重一兩爲正。

　　凡方云半夏一升者,洗竟秤五兩爲正。云某子一升者,其子各有虛實、輕重,不可通以秤准,皆取平升爲正⑥。椒一升⑦,三兩爲正。吳茱萸一升⑧,五兩爲正。菟絲子一升,九兩爲正。菴藺子一升,四兩爲正。蛇牀子一升,三兩半爲正。地膚子一升,四兩爲正。此其不同也。

　　凡方云用桂一尺者,削去皮竟⑨,重半兩爲正。甘草一尺者,重二兩爲正。

　　凡方⑩云某草一束者,以重三兩爲正。云一把者,重二兩爲正。

----

① 唯:政和本草無此字。
② 新精:政和本草作"精新也"。
③ 如:政和本草作"若"。後"如干"皆同此,不復出注。
④ 竟:政和本草作"乃"。
⑤ 核:政和本草作"穰"。
⑥ 云某子……平升爲正:政和本草此句在本段"此其不同也"之後。
⑦ 椒一升:政和本草作"蜀椒一升者"。
⑧ 一升:政和本草作"一升者"。
⑨ 正菟絲子一升……削去皮竟:此兩行底本墨色極淡,參考政和本草擬定。
⑩ 凡方:政和本草無此二字。

凡方①云蜜一斤者,有七合;豬膏一斤者,有一升二合②。

右合藥分劑料治法③

【箋疏】

　　以上是調劑學、製劑學基本原則,涉及方書中的度量衡折算、藥材揀擇加工、常見劑型中特殊藥材處理、製劑輔料的製作等,總稱爲"合藥分劑料治法",爲"錄"的第一部分。

　　又④按,諸藥一種雖主數病,而性理亦有偏著,立方之日,或致疑混;復恐單行徑⑤用,赴急抄撮,不必皆得研究。今宜指抄病源所主藥名,仍⑥可於此處治,欲的尋,亦兼易⑦。其甘苦之味可略,有毒無毒易知,唯冷熱須明。今以朱點爲熱,墨點爲冷,無點者是平,以省於煩注也⑧。其有不⑨入湯酒⑩者,亦⑪條於後也⑫。

———————————

　　① 凡方:政和本草無此二字。
　　② 二合:此後政和本草有"也"字。
　　③ 治法:政和本草作"理法則"。
　　④ 又:政和本草作"謹"。
　　⑤ 徑:政和本草作"經"。
　　⑥ 仍:政和本草作"便"。
　　⑦ 欲的尋亦兼易:政和本草作"若欲的尋亦兼易解",於意爲長。
　　⑧ 今以朱點爲熱……以省於煩注也:政和本草作"今依本經別錄注於本條之下"。
　　⑨ 不:政和本草作"不宜"。
　　⑩ 湯酒:此後政和本草有"宜入湯酒"四字。
　　⑪ 亦:政和本草作"今亦"。
　　⑫ 也:政和本草作"矣"。

【箋疏】

　　"錄"的第二部分是以疾病爲標目,羅列重要主治藥物,通常稱作"諸病通用藥"。設立諸病通用藥的目的,可便於醫生臨牀處方時迅速獲得信息,即所謂"赴急抄撮,不必皆得研究"者。對於本草藥性,陶弘景主張"甘苦之味可略,有毒無毒易知,唯冷熱須明",故特別標注每一藥物藥性的寒熱,爲記錄方便,熱藥前加朱點,寒藥前加墨點,平性前不加標注。新輯校朱點熱藥用"◎",墨點寒藥用"○"。

　　需説明者,新修本草沿用此例,至開寶本草改爲版刻,於是"今於逐藥之下,依本經、別錄而注焉"。但開寶本草的操作看似嚴謹,卻非陶弘景的本意。一些藥物本草經與名醫別錄藥性不同甚至相反,陶弘景在諸病通用藥中標爲朱點、墨點,其實是他對此藥藥性的判斷。如虎掌,本草經溫,名醫別錄微寒,諸病通用藥加朱點,即視爲溫性藥使用。

治風通用① ◎防風　◎防己　◎秦膠② ◎獨活　◎芎窮③

治④風眩　◎菊華　◎飛廉　◎躑躅⑤ ◎虎掌　◎伏

---

① 治風通用:此條政和本草尚有羌活、麻黄。
② 秦膠:政和本草作"秦艽"。後皆如此,不復出注。
③ 芎窮:政和本草作"芎藭"。後皆如此,不復出注。
④ 治風眩:政和本草無"治"字。此條政和本草尚有茯苓。
⑤ 躑躅:政和本草作"羊躑躅"。後皆如此,不復出注。

神　◎白芷　◎杜若　◎鴟①頭

頭面風　◎芎藭　◎署豫②　◎天雄　◎山茱萸　◎莽
草　◎辛夷　◎牡荆子③　◎櫜④本　◎蘼蕪　◎葈耳　蔓
荆子⑤

中風脚弱　◎石斛　◎鍾乳⑥　◎殷蘗　◎孔公蘗　◎
流黃⑦　◎附子　◎丹參　◎甘竹歷⑧　大豆卷⑨　豉　◎天
雄　◎側子　◎五加皮

久風濕痹⑩　◎昌蒲　◎茵芋　◎天雄　◎附子　◎烏
頭　細辛　◎蜀椒　牛膝　○天門冬　◎白朮　丹參　石龍
芮　◎松葉　◎茵陳⑪　◎松節

賊風攣痛　◎茵芋　◎附子　◎側子　◎麻黃　◎芎藭
萆解⑫　◎苟脊⑬　○白鮮⑭　○白及　◎葈耳　◎豬椒
杜仲

---

① 鴟：底本作"頸"，據政和本草改。
② 署豫：政和本草作"薯蕷"。後皆如此，不復出注。
③ 子：政和本草作"實"。
④ 櫜：政和本草作"藁"。
⑤ 子：政和本草作"實"。
⑥ 鍾乳：政和本草作"石鍾乳"。後皆如此，不復出注。
⑦ 流黃：政和本草作"石硫黃"。後皆如此，不復出注。
⑧ 甘竹歷：政和本草作"竹瀝"。後皆如此，不復出注。
⑨ 大豆卷：政和本草作"大豆"。
⑩ 久風濕痹：此條政和本草尚有側子。
⑪ 茵陳：政和本草作"茵蔯蒿"。後皆如此，不復出注。
⑫ 萆解：政和本草作"萆薢"。後皆如此，不復出注。
⑬ 苟脊：政和本草作"狗脊"。
⑭ 白鮮：政和本草作"白鮮皮"。後皆如此，不復出注。

暴風搔^①癢　蛇牀子　◎蒴藋^②　◎烏喙　蒺藜^③　◎充蔚子^④　◎青葙子　景天　楓香^⑤　梨盧^⑥

傷寒　麻黄　葛根　◎杏人　◎茈胡^⑦　前胡　大青　龍膽　勺藥^⑧　薰草　升麻　牡丹　◎虎掌　◎尤　防己　石膏　牡厲^⑨　貝齒^⑩　鱉甲　犀角　零羊角^⑪　葱白　◎生薑　豉　溺^⑫　芒消

大熱　○寒^⑬水石　○石膏　○黄芩　○蝭母^⑭　○白鮮　○滑石　○玄參　○沙參　○苦參　○茵陳　○鼠李皮^⑮　○甘竹歷　○枝子　○蛇莓　○白頸蚯^⑯蚓　○糞汁^⑰　大黄　芒消

---

① 搔：政和本草作"瘙"。
② 藋：底本作"灌"，據政和本草改。
③ 蒺藜：政和本草作"蒺藜子"。
④ 充蔚子：政和本草作"芜蔚子"。後皆如此，不復出注。
⑤ 楓香：政和本草作"楓香脂"。
⑥ 梨盧：政和本草作"藜蘆"。後皆如此，不復出注。
⑦ 茈胡：政和本草作"柴胡"。後皆如此，不復出注。
⑧ 勺藥：政和本草作"芍藥"。後皆如此，不復出注。
⑨ 牡厲：政和本草作"牡蠣"。後皆如此，不復出注。
⑩ 貝齒：政和本草作"貝母"。
⑪ 零羊角：政和本草作"羚羊角"。後皆如此，不復出注。
⑫ 溺：政和本草作"人溺"。
⑬ 寒：政和本草作"凝"。按，本草經凝水石，名醫別錄一名寒水石。
⑭ 蝭：政和本草作"知"。按，本草經知母一名蝭母。後皆如此，不復出注。
⑮ 鼠李皮：政和本草作"鼠李根皮"。
⑯ 蚯：底本缺，據政和本草補。
⑰ 糞汁：政和本草作"人糞汁"。後皆如此，不復出注。

勞復　○鼠矢①　○豉　○竹歷　○糞汁

溫瘧②　○恒山③　蜀漆　鱉甲　牡厲　◎麻黃　大青　房葵④　豬苓　防己　茵芋　◎白頭公⑤　女青　◎巴豆　蕘華⑥　白微⑦

中惡⑧　◎麝香　◎雄黃　○丹沙　○升麻　◎乾薑　◎巴豆　◎當歸　○勺藥　◎吳茱萸　○鬼箭　◎桃梟　○桃皮　烏雌雞⑨　○吳公⑩

霍亂⑪　人參　◎尢　◎附子　◎桂心　◎乾薑　◎橘皮

嘔畹⑫　◎厚朴　◎香薷　◎蘆舌　◎高涼薑⑬　◎木苽⑭

---

① 矢：政和本草作"屎"。

② 溫瘧：此條政和本草尚有麝香、松蘿。

③ 恒山：政和本草作"常山"。後皆如此，不復出注。

④ 房葵：政和本草作"防葵"。後皆如此，不復出注。

⑤ 白頭公：政和本草作"白頭翁"。後皆如此，不復出注。

⑥ 蕘華：政和本草作"芫花"。

⑦ 白微：政和本草作"白薇"。後皆如此，不復出注。

⑧ 中惡：此條政和本草尚有桃膠、烏頭。

⑨ 烏雌雞：政和本草作"烏雌雞血"。

⑩ 吳公：政和本草無此二字。

⑪ 此條政和本草尚有厚朴、香薷、蘆舌、高良薑、木瓜，爲嘔畹標目脫漏，誤併入此條者。

⑫ 嘔畹：此條政和本草尚有附子、小蒜、楠材、桂、橘皮、雞舌香，爲轉筋標目脫漏，誤併入此者。

⑬ 高涼薑：底本作"膏涼薑"，據政和本草作"高良薑"改"高"字。

⑭ 苽：政和本草作"瓜"。後皆如此，不復出注。

轉筋①　小蒜　◎雞舌香　◎楠材　藊豆　◎荳蔻②

大腹水腫③　○大戟　甘遂　○澤漆　○亭歷　◎蕘華
◎芫華　◎巴豆　豬苓　防己　○桑根白皮　當陸④　◎澤
蘭　郁核⑤　○海藻　○昆布　苦瓠　○苽蒂　小豆　○鱧
魚⑥　鯉魚　尤⑦　赤伏苓　○大豆

腸澼下利⑧　◎白赤石脂⑨　龍骨　牡厲　◎乾薑　○
黃連　黃芩　◎當歸　◎附子　禹餘粮　○梨蘆　○黃蘗⑩
◎雲實　枳實　礬石　烏梅　○石留皮⑪　◎膠⑫　◎艾⑬
◎陟釐　蠟

大便不通⑭　牛膽　蜜煎　○大黃⑮　◎巴豆　大麻子⑯

---

① 轉筋：此條政和本草尚有木瓜、橘皮、香薷、杉木、生薑。
② 荳蔻：政和本草作“豆蔻”。
③ 大腹水腫：此條政和本草尚有澤瀉、黃牛溺。
④ 當陸：政和本草作“商陸”。按，當陸爲商陸別名。
⑤ 郁核：政和本草作“郁李人”。
⑥ 鱧魚：政和本草作“蠡魚”。
⑦ 尤：政和本草無此。
⑧ 腸澼下利：此條政和本草尚有石硫黃。
⑨ 白赤石脂：政和本草無“白”字。似表示白石脂與赤石脂意。
⑩ 黃蘗：政和本草作“蘗木”。後皆如此，不復出注。
⑪ 石留皮：政和本草作“石榴皮”。
⑫ 膠：政和本草作“阿膠”。
⑬ 艾：政和本草作“熟艾”。
⑭ 大便不通：此條政和本草尚有豬膽。
⑮ 蜜煎：底本“蜜煎”兩字爲旁注，因在大黃側，故敦煌吐魯番醫藥文獻
新輯校釋爲“蜜煎大黃”，尚志鈞輯本則以蜜煎爲一藥，對應政和本草之“石
蜜”。本書讚成尚説。
⑯ 大麻子：政和本草作“麻子”。

小便淋瀝① ○滑石 ○冬葵子、根② ○白茅根 ○瞿
麥 榆皮 石蠶 胡燕③矢 蜥蜴 麻子 衣中白魚④ ◎
亂髮 亭歷 石韋 蒲黄 虎魄⑤

小便利 牡厲 龍骨 ◎鹿茸 桑螵蛸 ○漏蘆 ○土
芯根 ○雞肶胵 雞腸⑥

溺血 ○戎鹽 ◎鹿茸 龍骨 蒲黄 乾地黄

消渴⑦ ○白石英 ○石膏 ○伏神 ○麥門冬 ○黄
連 ○栝樓⑧ ○螷母 ○猯杞根⑨ ○小麥 ○芹竹葉⑩
○土瓜根 ○生⑪葛根 李根 ○蘆根 菰根 茅根 冬瓜
馬乳 牛乳 羊乳

黄疸⑫ ○茵陳 ○枝子 ○紫草 ○白鮮

上氣咳嗽⑬ ◎麻黄 ◎杏人 ◎白前 ◎橘皮 ◎紫
菀 ◎款東⑭ ◎五味 ◎細辛 ◎蜀椒 ◎半夏 生薑

---

① 瀝:政和本草無此字。
② 子根:政和本草作"子及根"。
③ 燕:政和本草作"鷰"。
④ 衣中白魚:政和本草作"衣魚"。後皆如此,不復出注。
⑤ 虎魄:政和本草作"琥珀"。後皆如此,不復出注。
⑥ 雞腸:政和本草作"雞腸草"。
⑦ 消渴:此條政和本草尚有桑根白皮。
⑧ 栝樓:政和本草作"栝樓根"。
⑨ 猯杞根:政和本草作"枸杞根"。
⑩ 芹竹葉:政和本草作"菫竹葉"。後皆如此,不復出注。
⑪ 生:政和本草無此字。
⑫ 黄疸:此條政和本草尚有生鼠、大黄、豬屎、瓜蒂、栝樓、秦艽。
⑬ 上氣咳嗽:政和本草作"上氣欬嗽"。此條政和本草尚有桂心、貝母、
皂莢。
⑭ 款東:政和本草作"款冬花"。

乾薑　桃人　◎蘇子①　夜干　芫花根②　◎百部根

　　嘔吐　◎厚朴　◎橘皮　人參　半夏　○麥門冬　◎白
芷　◎生薑　○鉛丹　◎雞子　薤白　○甘竹葉

　　淡③飲　○大黃　◎甘遂　芒消　伏苓　○藘華　○茈
胡　◎芫華　前胡　◎尢　◎細辛　◎旋復華④　人參　厚
朴　枳實　橘皮　半夏　生薑　甘竹葉

　　宿食　○大黃　◎巴豆　○朴消　○茈胡　◎尢　◎桔
梗　◎厚朴　◎皂莢　◎麴蘗⑤　◎檳榔

　　腹脹滿　◎麝香　甘草　人參　◎尢　◎乾薑　◎厚朴
◎菴䕡子⑥　枳實　桑根白皮　◎皂莢　大豆卷⑦　百合

　　心腹冷痛　◎當歸　人參　勺藥　◎桔梗　◎乾薑　◎
桂　◎椒⑧　◎吳茱萸　◎附子　◎烏頭　◎尢　甘草　◎
礜石

　　腸鳴⑨　丹參　◎桔梗　海藻

　　心下滿急⑩　伏苓　○枳實　半夏　◎尢　◎生薑
百合

---

① 蘇子：政和本草作“紫蘇子”。後皆如此，不復出注。
② 芫花根：政和本草作“芫花”。
③ 淡：政和本草作“痰”。
④ 旋復華：政和本草作“旋覆花”。後皆如此，不復出注。
⑤ 麴蘗：政和本草麴與蘗爲兩物。
⑥ 菴䕡子：政和本草作“菴藺子”。後皆如此，不復出注。
⑦ 大豆卷：政和本草作“大豆黃卷”。
⑧ 椒：政和本草作“蜀椒”。
⑨ 腸鳴：此條政和本草尚有昆布。
⑩ 心下滿急：此條政和本草尚有橘皮。

心煩^① ○石膏 ○滑石 ◎杏人 ○枝子 伏苓 ○蟅母 ○貝母 通草 李根 ○甘竹汁^② 烏梅 ○雞子 豉

積聚癥瘕^③ ○空青 ○朴消 ○芒消 ◎流黃 胡粉^④ ◎礜石 ○大黃 ○狼毒 ◎巴豆 ○附子 ◎烏頭 ◎苦參 蕘華^⑤ 茈胡 ◎鱉甲 ○鱓甲^⑥ ○吳公 赭魁^⑦ 白馬溺

鬼注尸注^⑧ ◎雄黃 丹沙 金牙 ◎冶葛 馬目毒公 ◎鬼臼^⑨ 女青 ◎徐長卿 虎骨 ◎狸骨 鸛骨 獺肝 ◎元青^⑩ 白鹽^⑪

---

① 心煩:此條政和本草尚有甘草、尿。

② 甘竹汁:政和本草作"竹瀝"。

③ 積聚癥瘕:此條政和本草尚有鱓魚。據嘉祐本草按語説:"唐本、蜀本云鮀魚甲微溫,無此鱓魚一味,遍尋本草,並無鱓魚。上已有鮀甲,此鱓魚爲文誤,不當重出。"

④ 胡粉:政和本草作"粉錫"。後皆如此,不復出注。

⑤ 蕘華:政和本草作"芫花"。嘉祐本草按語説:"唐、蜀本作蕘花。今據本經蕘花破積聚癥瘕,而芫花非的主,當作蕘花。"

⑥ 鱓甲:政和本草作"鮀甲"。後皆如此,不復出注。

⑦ 魁:底本作"槐",據政和本草改。

⑧ 鬼注尸注:此條政和本草尚有白僵蠶。

⑨ 鬼臼:嘉祐本草按語説:"神農本草'鬼臼一名馬目毒公',今此療鬼疰尸疰藥,雙出二名,據本草説爲重,當删去一條。然詳陶隱居注鬼臼條下,以鬼臼與馬目毒公爲二物,及古方多有兩用處,今且並存之。"

⑩ 元青:政和本草作"芫青"。

⑪ 白鹽:嘉祐本草按語説:"本經言鹽,有食鹽、光明鹽、綠鹽、鹵鹽、大鹽、戎鹽六條,並無白鹽之名。遍檢諸鹽,皆不主鬼疰尸疰,惟食鹽主殺鬼蠱邪疰。又陶隱居注戎鹽條下,述虜中鹽有九種,云白鹽、食鹽常食者,則白鹽乃食鹽之類。而食鹽主殺鬼蠱邪疰,疑此白鹽乃食鹽耳。即當爲溫,又不當爲寒也。"

　　驚邪①　◎雄黄　丹沙　◎紫石英②　伏苓　伏神　龍齒　龍膽　房葵　馬目毒公　升麻　◎麝香　人參　沙參◎桔梗　白微　遠志　柏人③　鬼箭　鬼督郵　小草　◎卷柏　紫菀　零羊角　羖羊角　◎鯉甲　◎丹雄雞

　　癲癇④　龍齒角　牛黄　房葵　牡丹　白斂　莨蓎子⑤雷丸　鉛丹　釣藤　彊蠶⑥　蛇牀　蛇蛻　蜣蜋　蚱蟬　白馬目　白狗血　◎豚卵　牛豬犬齒⑦

　　喉痹痛⑧　升麻　夜干　◎杏人　蒺藜　◎棗針⑨　◎落石⑩　芹竹葉　百合　◎莽草

　　噎⑪　零羊角　通草　青竹茹　頭垢　蘆根　春杵糠⑫牛齝⑬

　　鯁　◎狸頭骨　獺骨　鸕鶿骨

　　齒痛　◎當歸　◎獨活　◎細辛　◎椒　◎芎藭　◎附

————————————

①　驚邪：此條政和本草尚有犀角、蚱蟬。
②　紫石英：底本作"紫菀"，則本條内紫菀兩見，據政和本草改爲紫石英。尚志鈞輯本亦作紫石英。
③　柏人：政和本草作"柏實"。
④　癲癇：此條政和本草尚有熊脂。
⑤　莨蓎子：政和本草作"莨菪子"。後皆如此，不復出注。
⑥　彊蠶：政和本草作"白殭蠶"。後皆如此，不復出注。
⑦　牛豬犬齒：底本"牛豬"與"犬齒"分開爲兩條，據政和本草作"豬牛犬等齒"改。
⑧　喉痹痛：此條政和本草尚有苦竹葉。
⑨　棗針：政和本草作"棘針"。嘉祐本草按語説："本經'白棘一名棘針'，不主喉痹痛。棘刺花條末云'又有棗針，療喉痹不通'，此棘針字，當作棗針。"
⑩　落石：政和本草作"絡石"。後皆如此，不復出注。
⑪　噎：政和本草作"噎病"。
⑫　春杵糠：政和本草作"春杵頭細糠"。
⑬　牛齝：底本作"牛飴"，據政和本草改。

子　◎莽草　◎樊石①　蛇牀子　生地黃　茛蓎子　◎雞舌香　車下李根　馬懸蹄　雄雀矢

口瘡②　黃連　黃蘗　升麻　大青　苦竹葉　蜜③　酪酥④　豉

吐唾血　羊角⑤　白膠　戎鹽　柏葉　艾葉　生地黃大薊⑥　雞蘇⑦　螕蟷　◎飴糖　◎伏龍肝　黃土

鼻衄血⑧　樊石　蒲黃　蝦蟆藍　◎大薊　◎雞蘇艾⑨　竹茹　燒⑩蝟皮　燒髮⑪　溺墼　桑耳

鼻齆　通草　細辛　桂　蕤核　薰草　苽蒂

鼻息肉　梨蘆　樊石　地膽　通草　白狗膽

耳聾⑫　慈石⑬　昌蒲　葱涕　雀腦　白鵝膏　鯉魚腦

目熱痛⑭　黃連　蕤核　石膽　空青　曾青　決明子黃蘗　枝子　蕎子　苦竹葉　雞子白　鯉魚膽　田中螺

---

①　樊石：政和本草作“礬石”。後皆如此，不復出注。
②　口瘡：此條政和本草尚有龍膽。
③　蜜：政和本草作“石蜜”。
④　酥：底本作“蘇”，據政和本草改。
⑤　羊角：政和本草作“羚羊角”。
⑥　大薊：政和本草作“大小薊”。
⑦　雞蘇：政和本草作“水蘇”。
⑧　鼻衄血：此條政和本草尚有藍、狗膽。
⑨　艾：政和本草作“艾葉”。
⑩　燒：政和本草無此字。
⑪　燒髮：政和本草作“燒亂髮”。
⑫　耳聾：此條政和本草尚有絡石、白頸蚯蚓。
⑬　慈石：政和本草作“磁石”。後皆如此，不復出注。
⑭　目熱痛：政和本草作“目赤熱痛”。此條政和本草尚有車前子、蒢蓂子。

目膚翳① 秦皮 細辛 真珠② 貝齒③ 石決明 麝香 毒公④ 伏翼 青羊膽 蟷蜋汁

聲瘖⑤啞 ◎昌蒲 ◎鍾乳 ◎孔公蘗 ◎皂莢⑥ 苦竹葉 麻油

面皯皰 菟絲子 麝香 熊脂 萎蕤⑦ 稾本 木蘭 枝子 紫草 冬苽子⑧

髮秃落 桑上寄生 ◎秦椒 荊子⑨ 桑根白皮 桐葉 麻子人⑩ 棗根 松葉 鴈肪 馬鬐膏 豬脂膏⑪ 雞肪

滅瘢 鷹矢白 白殭蠶 衣中白魚

金瘡 石膽 薔微⑫ 地榆 ◎艾葉 王不流行⑬ ◎白頭公 鉤樟根⑭ ◎石灰 狗頭骨

踒折 生鼠 ◎生龜 生地黃 烏雄雞血 烏雞骨⑮ 李核人

---

① 目膚翳：此條政和本草尚有菟絲子。
② 真珠：底本作"真朱"，據政和本草改。後皆如此，不復出注。
③ 貝齒：政和本草作"貝子"。
④ 毒公：政和本草作"馬目毒公"。
⑤ 瘖：政和本草作"音"。
⑥ 皂莢：政和本草作"皂角"。
⑦ 萎蕤：政和本草作"女萎"。
⑧ 冬苽子：政和本草作"白瓜子"。
⑨ 荊子：嘉祐本草按語云："本經有蔓荊、牡荊，此只言荊子，據朱字合是蔓荊子；及據唐本云'味苦、辛'，故定知非牡荊子矣。"
⑩ 麻子人：政和本草作"麻子"。
⑪ 豬脂膏：政和本草作"豬膏"。
⑫ 薔微：政和本草作"薔薇"。
⑬ 王不流行：政和本草作"王不留行"。後皆如此，不復出注。
⑭ 鉤樟根：政和本草作"釣樟根"。
⑮ 烏雞骨：底本作"烏賊雞骨"，據政和本草刪"賊"字。

瘀血① 蒲黃　虎魄　零羊角　牛膝　大黃　乾地黃　朴消　紫參　桃人　茅根　䗪蟲　䖟蟲　水蛭　螌蟊

火灼② 柏皮③　生胡麻　鹽④　豆醬　井底泥　黃芩　牛膝

癰疽 ◎落石　◎黃耆　白斂　◎烏喙　通草　敗醬　白芨⑤　大黃　半夏　玄參　薔微⑥　鹿角　蝦蟆　土蜂房⑦　伏龍肝　甘蕉⑧根

惡瘡⑨ 雄黃　雌黃　胡粉　◎流黃　樊石　◎石灰　◎松柏脂⑩　蛇牀子　地榆　水銀　蛇銜　白斂　漏蘆　藺茹　黃蘗　◎占斯　藋菌　◎莽草　青葙⑪　白芨　練實⑫　及己　狼跋　桐葉　虎骨　梨蘆　貍骨　豬肚

漆瘡 蟹　茱萸皮　苦芺　雞子白　鼠查　秫米　井中苔萍　杉材

癭瘤⑬ 小麥　海藻　昆布　文蛤　海蛤　半夏　貝母

---

① 瘀血：此條政和本草尚有虎杖。
② 火灼：此條政和本草尚有醋、枝子。
③ 柏皮：政和本草作“柏白皮”。
④ 鹽：嘉祐本草按語云：“食鹽，溫；光明鹽，平；綠鹽，平；大鹽，寒；戎鹽，寒。並無主火灼之文，不知此果何鹽也。”
⑤ 白芨：政和本草作“白及”。後皆如此，不復出注。
⑥ 薔微：政和本草作“薔蘼”。
⑦ 土蜂房：政和本草作“土蜂子”。
⑧ 蕉：底本作“佳”，據政和本草改。
⑨ 惡瘡：此條政和本草尚有鐵漿。
⑩ 松柏脂：政和本草作“松脂”。
⑪ 青葙：底本作“青相”，據政和本草作“青葙子”改。
⑫ 練實：政和本草作“楝實”。後“楝”皆如此，不復出注。
⑬ 癭瘤：此條政和本草尚有生薑。

通草　松蘿　連翹　◎白頭公

　瘻①　◎雄黃　◎礜石　恒山　狼毒　◎側子　連翹

王不流行　昆布　狸骨　班苗②　蛇膽③

　痔④　白桐葉　篇蓄⑤　蝟皮　豬懸蹄

　脫肛⑥　鱉頭　卷柏　◎鐵精　生鐵　東壁土　蝸牛

　鼺　青葙子　苦參　犀蛇膽⑦　蝮蛇膽　○大棗⑧　◎

大蒜　鹽⑨

　蚖蟲⑩　◎薏苡根　◎藋菌　◎乾漆　◎練根

　寸白⑪　◎檳榔　無荑⑫　貫眾　狼牙　雷丸　茱萸根

青葙⑬　◎橘皮　牡桂⑭　石榴根　○巴豆⑮

　虛勞男女⑯　丹沙　空青　曾青⑰　◎鍾乳　◎紫石⑱

---

① 瘻：政和本草作“瘑瘡”。此條政和本草尚有鱉甲。

② 班苗：政和本草作“斑貓”。後皆如此，不復出注。

③ 蛇膽：政和本草作“地膽”。

④ 痔：政和本草作“五痔”。此條政和本草尚有黃耆。

⑤ 篇蓄：政和本草作“萹蓄”。

⑥ 脫肛：底本作“脫工”，據政和本草改。

⑦ 犀蛇膽：政和本草作“蚺蛇膽”。

⑧ 大棗：政和本草無此二字。

⑨ 鹽：政和本草作“戎鹽”。

⑩ 蚖蟲：此條政和本草尚有茱萸根、艾葉。

⑪ 寸白：此條政和本草尚有榧子。

⑫ 無荑：政和本草作“蕪荑”。

⑬ 青葙：政和本草作“青葙子”。

⑭ 牡桂：政和本草無此二字。

⑮ 巴豆：政和本草無此二字。

⑯ 虛勞男女：政和本草作“虛勞”。底本“男女”爲雙行小字，或許是“男女虛勞”之倒乙。此條政和本草尚有杜仲。

⑰ 曾青：政和本草無此二字。

⑱ 紫石：政和本草作“紫石英”。

◎白石英　慈石　龍骨　黃耆　乾地黃　伏苓　伏神　天門冬　麥門冬　署豫　石斛　人參　沙參　玄參　◎五味　◎從容①　續斷　澤瀉　牡厲　牡丹　勺藥　◎遠志　◎當歸◎牡桂　◎五茄②　棘刺③　覆盆子　巴戟天　牛膝　柏子④　桑螵蛸　石龍芮　石南草⑤　桑根白皮　地膚子　菟絲子　乾漆　蛇牀子　車前子　苟起子⑥　苟起根　大棗　麻子　胡麻

　　陰痿⑦　白石英　◎陽起石　◎巴戟天　◎肉從容　◎五味　蛇牀子　地膚子　鐵精　白馬莖

　　陰頹⑧　海藻　◎鐵精　狸陰莖　狐陰莖⑨　蜘蛛　蒺藜⑩　鼠陰

　　囊濕⑪　◎五茄　槐枝　黃蘗　◎虎掌

　　泄精⑫　韮子⑬　白龍骨　◎鹿茸　牡厲　桑螵蛸　車前子葉　澤寫⑭　石榴皮　獐骨⑮

---

① 從容：政和本草作“肉蓯蓉”。
② 五茄：政和本草作“五加皮”。後皆如此，不復出注。
③ 棘刺：政和本草作“白棘”。
④ 柏子：政和本草作“柏實”。
⑤ 石南草：政和本草作“石南”。
⑥ 苟起子：政和本草作“枸杞子”。此後“苟起根”同。
⑦ 陰痿：此條政和本草尚有菟絲子、原蠶蛾、狗陰莖、雀卵。
⑧ 陰頹：政和本草作“陰㿉”。
⑨ 莖：底本缺，據政和本草補。
⑩ 蒺藜：政和本草作“蒺藜”。
⑪ 囊濕：此條政和本草尚有菴藺子、蛇牀子、牡礪。
⑫ 泄精：政和本草作“洩精”。
⑬ 韮子：政和本草作“韭子”。
⑭ 澤寫：政和本草作“澤瀉”。
⑮ 獐骨：底本作“鹿章骨”，應是“麞骨”之訛寫，據政和本草作“獐骨”改。

好眠　通草　◎孔公孽　馬頭骨　牡鼠目荼茗

不得眠[1]　酸棗[2]　榆葉

腰痛[3]　杜仲　萆解　◎狗脊　梅實　鱉甲　五茄

婦人崩中[4]　石膽　禹餘粮　赤石脂　代赭　牡厲　龍骨　白彊蠶　牛角鰓　烏賊　魚骨　蒲黄　乾地黄　紫葳　桑耳　黄蘗　白茅根　艾葉　鱓甲　鱉甲　馬蹄甲[5]　白膠　◎丹雄雞　阿膠　鬼箭　鹿茸　◎大小薊根　馬通　伏龍肝

月閉　鼠婦　䗪蟲　寅蟲　水蛭　蠐螬　桃核人[6]　狸陰莖　土苽根　牡丹　牛膝　◎占斯　◎虎杖　◎陽起石　桃毛　◎白惡[7]　朱點爲熱[8]　銅鏡鼻

無子　紫石　鍾乳　陽起石　紫威[9]　卷柏　桑螵蛸　艾[10]　秦皮

安胎[11]　紫威　白膠　阿膠

墮胎[12]　雄黄　水銀　胡粉　飛生蟲　溲疏　大戟　雌黄　◎巴豆　◎冶葛　梨蘆　牡丹　牛膝　桂　皂莢　䕡茹

---

① 不得眠:此條政和本草尚有細辛。

② 酸棗:政和本草作"酸棗人"。後皆如此,不復出注。

③ 腰痛:此條政和本草尚有菝葜、爵牀。

④ 婦人崩中:此條政和本草尚有生地黄。

⑤ 馬蹄甲:政和本草作"馬蹄"。

⑥ 桃核人:政和本草作"桃人"。

⑦ 白惡:政和本草作"白堊"。後皆如此,不復出注。

⑧ 朱點爲熱:政和本草無此四字。

⑨ 紫威:政和本草作"紫葳"。後皆如此,不復出注。

⑩ 艾:政和本草作"艾葉"。

⑪ 安胎:此條政和本草尚有桑上寄生、鯉魚、烏雌雞、葱白。

⑫ 墮胎:此條政和本草尚有牛黄。

◎躑躅　鬼箭　槐子　薏苡根①　瞿麥　◎附子　◎天雄　◎烏頭　◎烏喙　◎側子　◎吳公　地膽　班苗　◎芫青　亭長　水蛭　䗪蟲　蠦蟲　蠐螬　螻蛄　蝟皮　蜥蝪　蛇蛻　○朴消　蟹爪　○芒消

難産②　槐子　桂　滑石　貝母　蔽梨　皂莢　酸醬子③　蚱蟬　螻蛄　鼺鼠　生鼠肝　◎烏雄雞肝血④　弓弦⑤　馬銜

産後病　乾地黄　秦椒　敗醬　澤蘭　地榆　大豆

下乳汁　鍾乳　漏蘆　蠐螬　栝樓子⑥　土苽蒂⑦　豬狗四足⑧

中蠱　桔梗　◎鬼臼　馬目毒公　犀角　班苗　◎芫青亭長⑨　◎射罔　鬼督郵　◎白蘘荷　敗鼓皮　藍子⑩

【箋疏】

　　陶弘景開創的諸病通用藥爲後世本草延續繼承，並加以補充，嘉祐本草將這些内容稱爲“通用藥”，本草綱目

---

①　薏苡根：政和本草作“薏苡”。
②　難産：此條政和本草尚有敗醬、榆皮、蛇蛻。
③　酸醬子：政和本草作“酸漿”。
④　烏雄雞肝血：底本“肝血”爲雙行小字，似表示烏雄雞肝與烏雄雞血，政和本草作“烏雄雞冠血”。
⑤　弓弦：政和本草作“弓弩弦”。
⑥　栝樓：政和本草作“括樓”。
⑦　土苽蒂：政和本草作“土瓜根”。
⑧　豬狗四足：政和本草作“狗四足、豬四足”。
⑨　亭長：政和本草作“葛亭長”。
⑩　藍子：政和本草作“藍實”。

稱之爲"百病主治藥"，今天通常稱爲"諸病通用藥"。設
立諸病通用藥的目的，如前所説，在於方便醫生臨牀處方
時迅速獲得信息；更深刻的原因則恐與本草經集注的編
輯體例有關。此書以藥物的自然屬性作爲一級分類，檢
索藥物固然方便，但對臨牀使用而言，則顯得混亂，難於
搜尋。爲了彌補這一缺點，方便臨牀醫生查找藥物，陶弘
景在本草經集注序錄中設立諸病通用藥板塊，其實可以
看作"以治療疾病爲主題詞的藥名索引"。

解毒①
蛇虺百蟲毒②　用③雄黃、巴豆、麝香。
蜈蚣毒　用桑汁若④煮桑根汁、
蜘蛛毒　用藍青、鹽⑤、射香⑥。
蜂毒　用蜂房、藍青⑦。
猘毒⑧　用杏人、樊石。
惡氣障毒百毒⑨　用犀角、零羊角、雄黃、麝香。
喉痹腫邪氣惡毒入腹⑩　用升麻、夜干。

---

① 解毒：政和本草作"解百藥及金石等毒例"，與前諸病通用藥並列。
② 蛇虺百蟲毒：此條政和本草尚有丹砂、乾薑。
③ 用：政和本草無此字。後皆如此，不復出注。
④ 若：政和本草作"及"。
⑤ 鹽：政和本草無此。
⑥ 射香：政和本草作"麝香"。
⑦ 藍青：政和本草作"藍青汁"。
⑧ 猘毒：此條政和本草尚有韭根、人屎汁。
⑨ 惡氣障毒百毒：政和本草作"惡氣瘴毒"。
⑩ 喉痹腫邪氣惡毒入腹：此條政和本草尚有犀角。

風腫毒腫　用五香①及紫檀②。

百病藥毒③　用甘草、薺苨、大小豆汁、藍汁及實皆解之④。

射罔毒　用藍汁、大小豆汁、竹瀝、大麻子汁、六畜血、貝齒屑、菖核屑⑤、蚯蚓屑⑥、藕菱汁并解之⑦。

冶葛毒　用雞子⑧、糞汁⑨、葛根汁、甘草汁、䳍頭熱血⑩、溫豬膏并解之⑪。若已死口噤者，以大竹筒注兩脅若齊上，冷水內筒中，暖輒易⑫。口須臾開，開即內藥，便活⑬。

斑苗、芫青毒　用豬膏、大豆汁、戎鹽、藍汁及⑭鹽湯煮豬膏及巴豆并解之⑮。

狼毒毒⑯　用藍汁、白斂及鹽汁、木占斯解之。

---

　① 五香：政和本草作“沉香、木香、薰陸香、雞舌香、麝香”。

　② 紫檀：政和本草作“紫檀香”。

　③ 百病藥毒：政和本草作“百藥毒”，即百種藥毒之義，疑底本衍“病”字。

　④ 及實皆解之：政和本草作“藍實”。後政和本草皆無“解之”字樣，不復出注。

　⑤ 菖核屑：政和本草作“菖根屑”。

　⑥ 蚯蚓屑：政和本草作“蚯蚓屎”。

　⑦ 菱汁并解之：政和本草作“芰汁”。

　⑧ 雞子：政和本草作“雞子清”。但考慮到政和本草缺“糞汁”，或許是“雞子、糞清”脫漏“糞”字，成爲“雞子清”。

　⑨ 糞汁：政和本草無此二字。

　⑩ 䳍頭熱血：政和本草作“鴨頭熱血”。後“䳍”字皆同，不復出注。

　⑪ 溫豬膏并解之：政和本草作“豬膏”。

　⑫ 注兩脅若齊上冷水內筒中暖輒易：政和本草作“盛冷水注兩脅及臍上暖輒易之”。

　⑬ 開即內藥便活：政和本草作“開則內藥藥入口便活矣用薺苨汁解之”。

　⑭ 及：政和本草無此字。後皆如此，不復出注。

　⑮ 及巴豆并解之：政和本草作“巴豆”。

　⑯ 狼毒毒：此條政和本草尚有杏人。

　　躑躅毒　用支子①汁解之。

　　巴豆毒　用煮黃連汁、大豆汁、生藿汁、昌蒲屑汁、煮寒水石汁并解之。

　　藜蘆毒　用雄黃屑②、煮葱汁溫湯并解之。

　　雄黃毒　用防己。

　　蜀椒毒③　用葵子汁、煮④桂汁、豉汁、人溺及冷水及澽土⑤、食蒜，雞毛燒咽⑥并解之。

　　半夏毒　用生薑汁、煮乾薑汁并解之。

　　礜石毒　用大豆汁、白鵝⑦膏并解之。

　　芫花毒　用防風、防己、甘草、桂汁并解之。

　　烏頭、天雄、附子毒　用大豆汁、遠志、防風、棗肌、飴糖并解之。

　　大戟毒　用昌蒲汁解之。

　　桔梗毒　用粥⑧解之。

　　杏人毒　用藍子汁解之。

　　諸菌毒　掘地作坎⑨，以水沃中，攪令濁，俄頃飲之。名地漿也⑩。

---

①　支子：政和本草作“梔子”。

②　雄黃屑：政和本草作“雄黃”。

③　蜀椒毒：此條前政和本草有“甘遂毒（用）大豆汁”。

④　煮：政和本草無此字。

⑤　澽土：政和本草作“土漿”。

⑥　雞毛燒咽：政和本草作“雞毛燒吸煙及水調服”。

⑦　鵝：底本缺，據政和本草補。

⑧　粥：政和本草作“白粥”。

⑨　坎：政和本草作“坑”。

⑩　名地漿也：政和本草作“名曰地漿”，爲小字。

防葵毒① 用葵根汁解之。

莨菪毒 用薺苨、甘草②、升麻③、犀角、蟹④并解之。

馬刀毒 用清水解之。

野芋毒 用土漿及糞汁⑤并解之。

雞子毒 用淳酢⑥解之。

鐵毒 用慈石解之。

食金銀毒 服水銀數兩即出。又⑦貄血及雞子汁,又水淋雞矢汁并解之。

食諸肉馬肝漏脯中毒⑧ 生韭汁、燒豬骨末⑨。又頭垢,燒犬矢酒服之⑩,豉汁亦佳。

食諸魚中毒⑪ 煮橘皮及生蘆笋⑫根汁,煮朴消汁、大黃汁、燒末鮫魚皮並佳⑬。

---

① 防葵毒:此條開寶本草按語説:"按,防葵本經無毒,試用亦無毒,今用葵根汁,應是解狼毒浮者爾。"嘉祐本草不同意此説,有云:"臣禹錫等謹按,蜀本云'防葵,傷火者不可服,令人恍惚',故以解之。"

② 甘草:政和本草作"甘草汁"。

③ 升麻:政和本草無此二字。

④ 蟹:政和本草作"蟹汁"。

⑤ 糞汁:政和本草作"人糞汁"。

⑥ 酢:政和本草作"醋"。

⑦ 又:政和本草無此。後"又"字皆同,不復出注。

⑧ 食諸肉馬肝漏脯中毒:此條政和本草尚有韭根燒末。

⑨ 燒豬骨末:底本作"燒末豬骨",據政和本草改。

⑩ 之:政和本草無此字。

⑪ 食諸魚中毒:此條政和本草尚有大豆汁、馬鞭草汁。

⑫ 蘆笋:政和本草作"蘆葦"。

⑬ 並佳:底本作"並桂",據文義改。政和本草無此二字。

食蟹中毒①　擣生蘇汁,煮乾蘇汁及屑,冬瓜汁并佳。

食諸菜中毒②　以甘草、貝齒、胡粉③三種末,水和服之。小兒溺、乳汁服二升亦④佳。

飲食中毒煩滿⑤　煮苦參⑥飲之,令吐出⑦。

食⑧石藥中毒　白鴨矢汁解之,人參亦佳⑨。

服藥過劑悶亂者　吞雞子黃,又藍汁,又水和胡粉,又地漿⑩,又蘘荷汁,又粳米瀋⑪汁,又豉汁,又乾薑、黃連屑,又飴糖,又水和胡粉⑫飲之皆良⑬。

【箋疏】

緊接在諸病通用藥"中蠱"之後的"解毒",在敦煌本本草經集注序錄爲連續抄寫,看似諸病通用藥的一部分,但從句法來看,每條都以某某毒用某某藥解之的方式敘述,應該是"錄"的第二部分,後來新修本草或宋代本草

---

① 食蟹中毒:政和本草此條作"生藕汁、煮乾蒜汁、冬瓜汁",小字"一云:生紫蘇汁,藕屑及乾蘇汁"。

② 中毒:政和本草作"毒"。

③ 胡粉:底本作"粉",據政和本草補。

④ 亦:政和本草無此字。

⑤ 煩滿:政和本草作"心煩滿"。

⑥ 苦參:政和本草作"苦參汁"。

⑦ 令吐出:此後政和本草有"即止"二字。

⑧ 食:政和本草作"服"。

⑨ 亦佳:政和本草作"汁"。

⑩ 地漿:政和本草作"土漿"。

⑪ 瀋:底本作"潘",據文義改。政和本草作"粉"。

⑫ 胡粉:政和本草作"葛粉"。

⑬ 之皆良:政和本草無此三字。

爲其加上"解百藥及金石等毒例"的標題,使層次更加分明。

　　本草經集注"解毒"標題下條例各類中毒之解救藥物,按中毒類型大致分爲蟲蛇咬傷、山嵐瘴氣及外毒入裹、毒藥中毒、食物中毒、藥物過量等情況。

服藥忌食①

有尤,勿食桃、李及雀肉、葫蒜②、青魚鮓③。

服藥④有巴豆,勿食蘆笋羹及豬肉⑤。

有黃連、桔梗,勿食豬肉。

有半夏、昌蒲,勿食飴糖及羊肉。

有細辛,勿食生菜。

有甘草,勿食菘菜。

有藜蘆,勿食狸肉。

有牡丹,勿食生葫蒜⑥。

有當陸,勿食犬肉。

有恒山,勿食葱菜⑦。

有空青、朱沙,勿食生血物。

---

① 服藥忌食:政和本草作"服藥食忌例"。此段政和本草尚有"有地黃,勿食蕪荑。有鱉甲,勿食莧菜。有天門冬,勿食鯉魚"。

② 葫蒜:政和本草作"胡荽大蒜"。

③ 青魚鮓:此後政和本草有"等物"兩字。

④ 服藥:政和本草無此兩字。

⑤ 豬肉:政和本草作"野豬肉"。

⑥ 葫蒜:政和本草作"胡荽"。

⑦ 葱菜:政和本草作"生葱生菜"。

有伏苓，勿食諸酢①物。

服藥不可多食生葫蒜②，雜生菜。

服藥③不可多④食諸滑物菓實菜⑤。

服藥不可多食肥豬、犬肉、肥羹⑥及魚臊膾⑦。

服藥通忌見死尸及産婦淹穢事。

【箋疏】

此爲服藥期間的禁忌，以食物禁忌爲主，故用"服藥忌食"爲題，是"錄"的第三部分。

藥不宜入湯酒者⑧

朱沙⑨　雌⑩黃　雲母　陽起石⑪　樊石⑫　流黃⑬　鍾乳入酒　孔公孽入酒　礜石⑭　銀屑　銅鏡鼻　白堊　胡粉

---

① 諸酢：政和本草作"醋"。

② 葫蒜：政和本草作"胡荽及蒜"。

③ 服藥：政和本草作"又"。下一"服藥"同此，不復出注。

④ 多：政和本草無此字。

⑤ 菜：政和本草作"等"。

⑥ 肥羹：政和本草作"油膩肥羹"。

⑦ 及魚臊膾：政和本草作"魚膾腥臊等物"。

⑧ 藥不宜入湯酒者：此前政和本草有"凡"字。

⑨ 朱沙：政和本草有小字注釋"熟入湯"。

⑩ 雌：政和本草作"雄"。

⑪ 陽起石：政和本草有小字注釋"入酒"。

⑫ 樊石：政和本草有小字注釋"入酒"。

⑬ 流黃：政和本草有小字注釋"入酒"。

⑭ 礜石：政和本草有小字注釋"入酒"。

鉛丹鹵鹹① 石灰② 藜灰

右石類③

冶葛 狼毒 毒公 鬼臼 莽草 巴豆 躑躅入酒④
蒴藋入酒 皂莢⑤ 藋菌 藜蘆 薗茹 貫眾⑥ 無荑 雷丸
狼牙 鳶尾 蒺藜⑦ 女苑 枲耳⑧ 紫葳⑨ 微銜⑩ 白及
牡蒙 䕡廉⑪ 蛇銜 占斯 辛夷 石南草⑫ 虎掌 練實⑬
虎杖入酒單浸 蓄根⑭ 羊桃⑮ 麻勃 苦瓠 芘蒂 陟釐
狼跋子⑯ 雲實 槐子⑰ 地膚子 蛇牀子⑱ 青葙子 充蔚
子 析冥子⑲ 王不留行 菟絲子入酒

右草木類⑳

---

① 鹵鹹:政和本草作"鹵鹽",有小字注釋"入酒"。
② 石灰:政和本草有小字注釋"入酒"。
③ 右石類:政和本草作"右一十七種石類"。
④ 入酒:政和本草無此二字。
⑤ 皂莢:政和本草有小字注釋"入酒"。
⑥ 貫眾:政和本草有小字注釋"入酒"。
⑦ 蒺藜:政和本草有小字注釋"入酒"。
⑧ 枲耳:政和本草作"菓耳"。
⑨ 紫葳:政和本草有小字注釋"入酒"。
⑩ 微銜:政和本草有小字注釋"入酒"。
⑪ 䕡廉:政和本草作"飛廉"。後皆如此,不復出注。
⑫ 石南草:政和本草作"石南",有小字注釋"入酒"。
⑬ 練實:政和本草作"枳實"。
⑭ 蓄根:政和本草作"蘆根"。
⑮ 羊桃:政和本草有小字注釋"入酒"。
⑯ 狼跋子:政和本草作"狼跋",有小字注釋"入酒"。
⑰ 槐子:政和本草有小字注釋"入酒"。
⑱ 蛇牀子:政和本草有小字注釋"入酒"。
⑲ 析冥子:政和本草作"菥蓂子"。後皆如此,不復出注。
⑳ 右草木類:政和本草作"右四十八種草木類"。

蜂子　蜜蠟　白馬莖　狗陰①　雀卵　雞子　雄鵲　伏翼　鼠婦　樗雞　螢火　蠮螉　彊蠶　吳公　蚰蜒　班苗　芫菁　亭長　地膽　䖟蟲　蜚蠊　螻蛄　馬刀　赭魁　蝦蟇　蝸牛　生鼠　生龜②　諸鳥獸③　蟲魚膏髓④膽血矢溺

右蟲獸類⑤

【箋疏】

　　以上是"錄"的第四部分，羅列不宜入湯劑或酒劑的藥物，屬於調劑學方面的内容。

　　尋萬物之性，皆有離合。虎嘯風生，龍吟雲起，慈石引針，虎魄拾芥。漆得蟹而散，麻得漆而踊⑥。桂得蔥而軟，樹得桂而枯。戎鹽累卵，獺膽分盃。其⑦氣爽有相關感，多如此類，其理不可得而思⑧。至於諸藥，尤能遞爲利害，先聖既明言其⑨説，何可不詳而避之。世⑩人爲方，皆多漏略。若舊方已有此

----

①　狗陰：政和本草作"狗陰莖"。
②　生龜：政和本草有小字注釋"入酒"。
③　諸鳥獸：政和本草有小字注釋"入酒"。
④　髓：政和本草作"骨髓"。
⑤　右蟲獸類：政和本草作"右二十九種蟲獸類"。
⑥　踊：政和本草作"湧"。
⑦　戎鹽累卵獺膽分盃其：底本缺，據政和本草補。
⑧　思：政和本草作"思之"。
⑨　言其：政和本草作"有所"。
⑩　世：政和本草作"時"。

病,亦應改除;假令而①兩種,當②就其輕重,擇可除③而除之。傷寒赤散,吾恒不䔧蘆;斷下黃連丸,亦去其乾薑而施之;治④無不效。何急⑤強以相憎⑥,苟令共事乎。相反爲害,深於相惡。相惡者,謂彼雖惡我,我無忿心,猶如牛黃惡龍骨,而龍骨得牛黃更良,此有以相⑦制伏故也。相反者,則彼我交讎,必不宜合。今畫家用雌黃、胡粉相近,便自黯妬。粉得黃則⑧黑,黃得粉亦變,此蓋相反之徵⑨。藥理既昧,所以⑩人多輕之。今按⑪方處治,恐不必卒能⑫尋究本草,更復抄出其事在此,覽略看之,易可知驗。而本經有直云茱萸、門冬者,無以辨其⑬山、吳,天、麥之異,咸宜各題其條。又⑭有亂誤處,譬如海蛤之與鱓甲,畏惡正同;又⑮諸芝使署預,署預復使紫芝。計無應如

---

① 令而:政和本草作"如"。
② 當:政和本草作"相當"。
③ 可除:政和本草無此二字。
④ 治:政和本草無此字。
⑤ 急:政和本草作"忽"。
⑥ 憎:底本作"增",據政和本草改。
⑦ 相:政和本草無此字。
⑧ 則:政和本草作"即"。
⑨ 徵:政和本草作"證也"。
⑩ 所:此後政和本草有"不效"兩字。
⑪ 按:底本作"案",據政和本草改。
⑫ 恐不必卒能:政和本草作"必恐卒難"。
⑬ 其:政和本草無此字。
⑭ 又:政和本草作"人",大觀本草作"又"。
⑮ 又:政和本草作"又有"。

此,而①不知何者是非。亦宜②併記,當便③廣檢④正之。又神農本經相使止⑤各一種,兼以藥對參之乃有兩三,於事亦無嫌。其有云相得共治某病者,既非妨避之禁,不復疏出。

【箋疏】

　　藥物之間的配伍關係本見於每條藥物正文之後,陶弘景又將其集中在此,爲"錄"的第五部分,通常稱作"畏惡七情表",或"諸藥制使篇"。以上爲此篇之小序。

石上⑥

　　玉屑　惡鹿角。

　　玉泉　畏款冬花。

　　丹沙　惡慈石,畏鹹水。

　　水銀　惡⑦慈石。

　　曾青　惡菟⑧絲子。

　　石膽　水英爲之使⑨,畏牡桂、菌桂、芫花、辛夷、白微。

---

① 而:政和本草無此字。
② 宜:政和本草作"且"。
③ 便:政和本草作"更"。
④ 檢:政和本草作"驗"。
⑤ 止:政和本草作"正"。
⑥ 石上:政和本草作"玉石上部"。
⑦ 惡:政和本草作"畏"。
⑧ 惡菟:底本缺,據醫心方補。惡:政和本草作"畏"。
⑨ 爲之使:政和本草作"爲使"。後皆如此,不復出注。

雲母　惡徐長卿①，澤寫爲之使，反流水，畏鮧甲②。

朴消　畏麥句薑。

消石　螢火③爲之使，惡苦參、苦菜，畏女苑、粥④。

樊石　甘草爲之使，畏牡厲。

芒消　石韋爲之使，畏⑤麥句薑。

滑石　石韋爲之使，惡曾青。

紫石英　長石爲之使，不欲鮧甲、黃連、麥句薑⑥，畏扁青、附子。

赤石脂　惡大黃，畏芫花。

白石英　惡馬目毒公。

黃石脂　曾青爲之使，惡細辛，畏蜚廉⑦。

太一禹⑧餘糧　杜仲爲之使，畏貝母、昌蒲、鐵落。

白石脂　鷰矢⑨爲之使，惡松脂，畏黃芩。

石中⑩

鍾乳　蛇牀爲之使，惡牡丹、玄石、牡蒙，畏紫石⑪、蘘草。

---

① 惡徐長卿：政和本草無此四字。醫心方今按云："極要方：惡徐長卿。"

② 反流水畏鮧甲：醫心方作"畏鮀甲反流水"，政和本草作"畏鮀甲及流水"。

③ 螢火：政和本草作"火"。

④ 粥：政和本草無此字。

⑤ 畏：政和本草作"惡"。醫心方作"畏"。

⑥ 不欲鮧甲黃連麥句薑：政和本草在"畏扁青附子"後。

⑦ 蜚廉：政和本草作"蜚蠊"。

⑧ 禹：政和本草無此字。

⑨ 鷰矢：政和本草作"鷰糞"。

⑩ 石中：底本作"中"，爲醒目添"石"字，政和本草作"玉石中部"。後"石下"同，不復出注。

⑪ 紫石：政和本草作"紫石英"。

殷蘖　惡朮、防己①。

孔公蘖　木蘭之爲使,惡細辛。

慈石　茈胡爲之使,惡牡丹、莽草②,畏黄石脂,殺鐵毒③。

凝水石　畏地榆,解巴豆毒。

石膏　雞子爲之使,惡莽草、毒公。

陽起石　桑螵蛸爲之使,惡澤寫、菌桂、雷丸、蛇蜕皮,畏菟絲。

玄石　惡松脂、柏子、菌桂。

理石　滑石爲之使,畏麻黄。

石下

青琅玕　得水銀良,畏烏④雞骨,殺錫毒。

礜石　得火良,棘針爲之使,惡毒公、虎掌、鶩矢、細辛,畏水。

方解石　惡巴豆。

代赭　畏天雄。

大鹽　漏蘆爲之使。

特生礜石　火練之⑤良,畏水。

草上⑥

六芝　署預爲之使,得髮良,惡恒山,畏扁青、茵陳蒿。

伏苓、伏神　馬間爲之使,惡白斂,畏牡蒙、地榆、雄黄、秦膠、龜甲。

柏子　牡蠣、桂、苽子爲之使,惡⑦菊花、羊蹄、諸石、麪麹⑧。

---

① 惡朮防己:政和本草作"惡防己畏朮"。
② 惡牡丹莽草:政和本草在"畏黄石脂"後。
③ 殺鐵毒:政和本草無此三字。醫心方作"殺鐵毒"。
④ 烏:政和本草無此字。
⑤ 火練之:政和本草作"得火"。醫心方亦作"火練之"。
⑥ 草上:政和本草分化爲"草藥上部"與"木藥上部"。
⑦ 惡:政和本草作"畏"。醫心方亦作"惡"。
⑧ 麪麹:底本作"皮麪",據政和本草改。

天門冬　垣衣、地黃爲之使，畏曾青、青耳①。

麥門冬　地黃、車前爲之使，惡款東花、苦瓠，畏苦參、青蘘、青耳②。

尤　防風、地榆爲之使。

女萎③　畏鹵鹹。

乾地黃　得麥門冬、清④酒良，惡貝母，畏蕪荑。

昌蒲　秦膠、秦皮爲之使，惡地膽、麻黃去節⑤。

遠志　得伏苓、冬葵、龍骨良，畏真珠、蜚廉⑥、藜蘆、蠐螬⑦，殺天雄、附子毒。

澤寫　畏海蛤、文蛤。

署預　紫芝爲之使，惡甘遂。

菊花　尤、苟杞根、桑根白皮爲之使。

甘草　尤、乾⑧漆、苦參爲之使，惡遠志，反甘遂、大戟、芫花、海藻⑨。

人參　伏苓爲之使，惡溲疏，反藜蘆。

石斛　陸英爲之使，惡凝水石、巴豆，畏殭蠶、雷丸。

石龍芮　大戟爲之使，畏蛇蛻、茱萸⑩。

落石　杜仲、牡丹爲之使，惡鐵落、昌蒲、貝母⑪。

---

① 青耳：政和本草無此二字。
② 青耳：政和本草無此二字。
③ 女萎：政和本草作“女萎萎蕤”。
④ 清：底本作“漬”，據政和本草改。
⑤ 去節：政和本草無此二字，疑是衍文。
⑥ 蜚廉：政和本草作“蜚蠊”。
⑦ 蠐螬：政和本草作“齊蛤”。政和本草“畏真珠”句在“殺天雄附子毒”後。
⑧ 乾：底本作“干”，據政和本草改。後皆如此，不復出注。
⑨ 海藻：底本作“藻海”，據政和本草改。
⑩ 茱萸：政和本草作“吳茱萸”。
⑪ 昌蒲貝母：政和本草作“畏昌蒲貝母”。

龍膽　貫衆爲之使，惡防葵、地黃。

牛膝　惡螢火、龜甲、陸英，畏白前。

杜仲　惡蛇皮①、玄參。

乾漆　半夏爲之使，畏雞子。

細辛　曾青、桑根白皮②爲之使，反梨蘆③，惡狼毒、山茱萸、黃耆，畏滑石、消石。

獨活　蠡實爲之使。

茈胡　半夏爲之使，惡皂莢，畏女菀、梨蘆。

酸棗　惡防己。

槐子　景天爲之使。

菴藺④子　荆子、薏苡爲之使。

蛇牀子　惡巴豆⑤、牡丹、貝母。

菟絲子　宜丸不宜煮⑥。得酒良，署預、松脂爲之使，惡雚菌。

析冥子　得荆實⑦、細辛良，惡乾薑、苦參。

蒺梨子　烏頭爲之使。

茜根　畏鼠姑⑧。

天名精　垣衣⑨爲之使。

牡荆實　防風爲之使，惡石膏。

---

① 蛇皮：政和本草作"蛇蜕"。

② 桑根白皮：政和本草作"棗根"。

③ 反梨蘆：政和本草在句末。

④ 藺：底本作"蘆"，據政和本草改。

⑤ 巴豆：政和本草"巴豆"在"牡丹"之後。

⑥ 宜丸不宜煮：政和本草無此五字。

⑦ 荆實：政和本草作"荆子"。

⑧ 鼠姑：底本作"鼠始"，據政和本草改。

⑨ 垣衣：底本作"恒衣"，據政和本草改。

秦椒　惡栝樓、防葵，畏雌黃。

蔓荆實①　惡烏頭、石膏。

辛夷　穹窮②爲之使，惡五石脂，畏昌蒲③、黃連、石膏、黃環。

草中④

當歸　惡藺茹，畏昌蒲、海藻、牡蒙。

防風　惡乾⑤薑、梨蘆、白斂、芫花，殺附子毒。

秦朳⑥　昌蒲爲之使。

黃耆　惡龜甲。

吳茱萸　蓼實爲之使，惡丹參、消石、白惡，畏紫石英。

黃芩　山茱萸、龍骨爲之使，惡葱實，畏丹參⑦、牡丹、梨蘆。

黃連　黃芩、龍骨、理石爲之使，惡菊花、芫花、玄參、白鮮，畏款冬，勝烏頭，解巴豆毒。

五味　從容爲之使，惡萎蕤，勝烏頭。

決明子　蓍實⑧爲之使，惡大麻子。

勺藥　須丸⑨爲之使，惡石斛、芒消，畏消石、鱉甲、小薊，反梨蘆。

桔梗　節皮爲之使，畏白及、龍膽、龍眼。

穹窮　白芷爲之使，惡黃連⑩。

---

① 蔓荆實：政和本草作"蔓荆子"。

② 穹窮：政和本草作"芎藭"。後皆如此，不復出注。

③ 昌蒲：政和本草此後有"蒲黃"。

④ 草中：底本作"中"，爲醒目添"草"字，政和本草作"草藥中部""木藥中部"。後"草下"同，不復出注。

⑤ 乾薑：底本作"干薑"，據前後"乾薑"改。

⑥ 秦朳：政和本草作"秦艽"。

⑦ 丹參：政和本草作"丹砂"。醫心方亦作"丹沙"。

⑧ 蓍實：政和本草作"蓍實"。

⑨ 須丸：底本作"須須丸"，據政和本草改。

⑩ 惡黃連：政和本草無此三字，嘉祐本草引新修本草云："惡黃連。"

藁①本　惡䕡茹。

麻黃　厚朴爲之使，惡辛夷、石韋。

葛根　殺冶葛、巴豆、百藥毒。

前胡　半夏爲之使，惡皂莢，畏梨蘆。

貝母　厚朴、白微爲之使，惡桃花，畏秦椒②、礜石、莽草，反烏頭。

栝樓　苟杞爲之使，惡乾薑，畏牛膝、乾漆，反烏頭。

丹參　畏鹹水，反梨蘆。

厚朴　乾薑爲之使，惡澤寫、寒水石、消石。

玄參　惡黃耆、乾薑、大棗、山茱萸，反梨蘆。

沙參　惡防己，反梨蘆。

苦參　玄參爲之使，惡貝母、漏盧、菟絲子，反梨蘆。

續斷　地黃爲之使，惡雷丸。

山茱萸　蓼實爲之使，惡桔梗、防風、防己。

桑根白皮　續斷、桂、麻子爲之使。

狗脊　萆解爲之使，惡敗醬。

萆解　薏苡爲之使，畏葵根、大黃、此胡、牡蠣、前胡。

石韋　杏人③爲之使，得昌蒲良。

瞿麥　蘘草、牡丹爲之使，惡桑螵蛸。

秦皮　大戟爲之使，惡茱萸。

白芷　當歸爲之使，惡旋復花。

杜若　得辛夷、細辛良，惡此胡、前胡。

黃蘗　惡乾漆。

---

① 藁：底本作“膏”，據前後“藁本”改。
② 秦椒：政和本草作“秦芁”。醫心方亦作“秦芁”。
③ 杏人：此前政和本草有“滑石”二字。

白微　惡黃耆、乾薑①、乾漆、大棗、山茱萸。

支子　解躑躅毒。

紫菀　款冬爲之使，惡天雄、瞿麥、雷丸、遠志，畏茵陳。

白鮮　惡桑螵蛸、桔梗、伏苓、萆解。

薇銜　得秦皮良。

井水藍②　殺巴豆、冶葛諸毒。

海藻　反甘草。

乾薑　秦椒爲之使，惡黃芩③、天鼠矢，殺半夏、莨菪毒。

草下

大黃　黃芩爲之使，所無畏④。

蜀椒　杏人爲之使，畏橐吾⑤。

巴豆　芫花爲之使，惡蘘草，畏大黃、黃連、梨蘆⑥。

甘遂　苽蒂爲之使，惡遠志，反甘草。

亭歷　榆皮爲之使，得酒良，惡殭蠶、石龍芮。

大戟　反甘草。

澤漆　小豆爲之使，惡署預。

芫花　決明爲之使，反甘草。

鉤吻　半夏爲之使，惡黃芩。

狼毒　大豆爲之使，惡麥句薑，是天名精⑦。

---

①　乾薑：此前政和本草有“大黃大戟”四字。

②　井水藍：政和本草無此條，但該書卷九井中苔及萍條云：“井中藍，殺野葛、巴豆諸毒。”

③　黃芩：此前政和本草有“黃連”兩字。

④　所無畏：政和本草無此三字。醫心方作“無所畏”。

⑤　橐吾：政和本草作“款冬”。醫心方作“橐吾”。

⑥　梨蘆：此後政和本草有“殺斑貓毒”四字。

⑦　是天名精：政和本草無此四字。按，麥句薑爲天名精別名。

鬼臼　畏①垣衣。

天雄　遠志爲之使，惡腐婢。

烏頭、烏喙　莽草爲之使，反半夏、栝樓、貝母、白斂、白及。惡梨蘆。

附子　地膽爲之使，惡吳公，畏防風、甘草、黃耆、人參、烏韭、大豆。

皂莢　青葙子②爲之使，惡麥門冬，畏空青、人參、苦參。

蜀漆　栝樓爲之使，惡貫眾。

半夏　射干爲之使，惡皂莢，畏雄黃、生薑、乾薑、秦皮、龜甲，反烏頭。

款冬　杏人爲之使，得紫苑良，惡皂莢、消石、玄參，畏貝母、辛夷、麻黃、黃芩、黃連③、青葙。

牡丹　畏菟絲子。

防己　殷孽爲之使，惡細辛，畏草解，殺雄黃毒。

黃環　鳶尾爲之使，惡伏苓④。

巴戟天　覆盆爲之使，惡朝生、雷丸、丹參。

石南草　五茄爲之使。

女苑　畏鹵鹹。

地榆　得髮良，惡麥門冬⑤。

五茄⑥　遠志爲之使，畏蛇皮、玄參。

澤蘭　防己爲之使。

---

① 畏：底本作"鬼"，據政和本草改。

② 青葙子：政和本草作"柏實"。

③ 黃連：此後政和本草有"黃耆"二字。

④ 伏苓：此後政和本草有"防己"。

⑤ 得髮良惡麥門冬：底本殘爛，據政和本草補。

⑥ 五茄：底本殘爛，醫心方地榆後爲五茄，底本所存畏惡殘文亦合，因據補。

紫參　畏辛夷。

藋菌　得酒良,畏雞子①。

雷丸②　荔實、厚朴爲之使,惡葛根。

貫衆　藋菌爲之使。

狼牙　無萎爲之使,惡③地榆、棗肌④。

梨蘆⑤　黃連爲之使,反細辛、芍藥、五參,惡大黃。

藺茹　甘草爲之使,惡麥門冬。

白斂　代赭爲之使,反烏頭⑥。

白及⑦　紫石爲之使,惡理石、李核人、杏人。

占斯　解狼毒毒。

蜚廉⑧　得烏頭良,惡麻黃。

淫羊藿⑨　署預爲之使。

虎⑩掌　蜀漆爲之使,畏莽草。

欒花　決明爲之使。

---

① 得酒良畏雞子:底本殘爛,據政和本草補。

② 雷丸:底本殘爛,所存畏惡殘文與雷丸合,且醫心方雷丸亦在莫下,因據補。

③ 之使惡:底本殘爛,據醫心方補。

④ 肌:底本殘爛,據醫心方補。

⑤ 梨蘆:底本殘爛,所存畏惡殘文與藜蘆合,因據醫心方補。

⑥ 代赭爲之使反烏頭:底本殘爛,據醫心方補。

⑦ 白及:底本殘爛,所存畏惡殘文與白及合,因據醫心方補。

⑧ 蜚廉:政和本草作“飛廉”。醫心方亦作“蜚廉”。

⑨ 淫羊藿:底本殘爛,醫心方莫下尚有淫羊藿不見於底本,字數與空缺相符,因據補。

⑩ 虎:底本殘爛,據醫心方補。

蕈草^①　樊石爲之使^②。

蓋草^③　畏鼠婦。

恒山　畏玉札。

夏枯草　土芐爲之使。

戈共^④　畏玉札、蜚廉。

溲疏　漏蘆爲之使^⑤。

蟲上^⑥

龍骨^⑦　得人參、牛黄良，畏石膏。

龍角　畏乾漆、蜀椒、理石。

牛黄　人參爲之使，惡龍骨、地黄、龍膽、蜚蠊，畏牛膝^⑧。

蠟蜜^⑨　惡芫花、齊蛤。

蜂子　畏黄芩、勺藥、牡蠣。

白膠　得火良，畏大黄^⑩。

阿膠^⑪　得火良，畏大黄。

---

①　蕈草：政和本草無此條，醫心方有之。

②　樊石爲之使：底本殘爛，據醫心方補。

③　蓋草：底本殘爛，醫心方草下尚有蓋草不見於底本，底本存"鼠"字下半，與蓋草畏惡相符，因據補。

④　戈共：政和本草、醫心方皆無此條。藥名據政和本草有名未用作"弋共"。

⑤　漏蘆爲之使：底本殘爛，據醫心方補。

⑥　蟲上：底本殘爛，據醫心方補。政和本草分化爲"獸上部""蟲魚上部"。

⑦　龍骨：底本殘爛，所存畏惡殘文與龍骨合，因據醫心方補。

⑧　人參爲之使惡龍骨地黄龍膽蜚蠊畏牛膝：底本殘爛，據醫心方補。

⑨　蠟蜜：政和本草作"蜜蠟"。醫心方亦作"蠟蜜"。

⑩　得火良畏大黄：底本殘爛，據醫心方補。

⑪　阿膠：底本殘爛，據醫心方白膠後爲阿膠，且尚存畏惡"良"字下半，因據補。

牡厲　貝母爲之使，得甘草、牛膝、遠志、蛇狀①良，惡麻黃、茱萸②、辛夷。

蟲中③

殺羊角　菟絲子爲之使。

犀角　松脂爲之使，惡雚菌、雷丸。

鹿茸　麻勃爲之使。

鹿角　杜仲爲之使。

伏翼　莧實、雲實爲之使。

蝟皮　得酒良，畏桔梗、麥門冬。

蚚蜴　惡流黃、班苗、無荑。

蜂房④　惡乾薑、丹參、黃芩、勺藥、牡厲。

桑螵蛸　得龍骨治泄精⑤，畏旋復花。

䗪蟲　畏皂莢、昌蒲。

蠐螬　蜚蝱⑥爲之使，惡附子。

海蛤　蜀漆爲之使，畏狗膽、甘遂、芫花。

龜甲　惡沙參、蜚廉⑦。

鱉甲　惡⑧礬石。

---

① 狀：底本作“舌”，據政和本草改。

② 茱萸：政和本草作“吳茱萸”。

③ 蟲中：底本作“中”，爲醒目添“蟲”字，政和本草作“獸中部”“蟲魚中部”。後“蟲下”同，不復出注。

④ 蜂房：政和本草作“露蜂房”。

⑤ 得龍骨治泄精：政和本草無此五字。醫心方作“得龍骨療泄精”。

⑥ 蜚蝱：政和本草作“蜚蠊”。醫心方作“蜚虻”。

⑦ 蜚廉：政和本草作“蜚蠊”。

⑧ 惡：政和本草作“畏”。

鱓甲①　　蜀漆爲之使，畏狗膽、甘遂、芫花。

烏賊魚骨　　惡白斂、白及。

蟹　　殺莨蓎毒②。

白馬莖③　　得火良。

蟲下

麋脂　　畏大黃。

蛇蜕　　畏慈石及酒，少熬之良④。

蜣蜋　　畏羊角、石膏。

地膽　　惡甘草。

馬刀　　得水良。

天鼠矢　　惡白斂、白微。

班苗　　馬刀爲之使，畏巴豆、丹參⑤、空青，惡膚青、豆花⑥。

果上⑦

大棗　　殺烏頭毒。

果下⑧

杏核⑨　　得火良，惡黃耆、黃芩、葛根，胡粉，畏蘘草，解錫毒⑩。

---

① 鱓甲：政和本草作"鱓魚甲"。

② 毒：此後政和本草有"漆毒"二字。

③ 白馬莖：政和本草無此條，醫心方亦無此條。

④ 少熬之良：政和本草無此四字。"少"疑是"火"之訛。

⑤ 丹參：底本作"丹"，據政和本草補。

⑥ 豆花：政和本草無此二字。醫心方亦無此二字。

⑦ 果上：政和本草作"果部上"。

⑧ 果下：底本作"下"，爲醒目添"果"字，政和本草作"果下部"。

⑨ 杏核：政和本草作"杏人"。

⑩ 胡粉畏蘘草解錫毒：政和本草作"解錫胡粉毒畏蘘草"。

菜上^①

冬葵子　黃芩爲之使。

葵根^②　解蜀椒毒。

米食上^③

麻蕡^④、麻^⑤　畏牡厲、白微,惡伏苓。

米食中^⑥

大豆黃卷^⑦　惡五參、龍膽,得前胡、烏喙、杏人、牡厲良,殺烏頭毒。

大麥　食蜜^⑧爲之使。

豉^⑨　殺六畜胎子毒。

右壹百卌壹種有相制使^⑩,其餘皆無^⑪。

【箋疏】

　　這份畏惡七情表應該是按照本草經集注藥物順序抄寫,因爲標明部類和三品,是輯復本書的重要參考。新修本草調整本草經集注藥物順序和三品,同時也修訂此表,宋代本草又有調整,故保存在證類本草中的畏惡七情表

———————

① 菜上:政和本草作"菜上部"。

② 葵根:政和本草無此條,醫心方亦無。

③ 米食上:政和本草作"米上部"。

④ 蕡:底本殘爛,據政和本草補。

⑤ 麻:政和本草作"麻子"。醫心方亦作"麻子"。

⑥ 米食中:底本作"中",爲醒目添"米食"字,政和本草作"米中部"。

⑦ 大豆黃卷:政和本草作"大豆及黃卷"。

⑧ 食蜜:政和本草作"蜜"。

⑨ 豉:政和本草無此條,醫心方亦無。

⑩ 相制使:底本殘爛,據政和本草補。

⑪ 右壹百卌壹種有相制使其餘皆無:真本千金方亦作"右一百四十一種有相制使其餘皆無"。

與本草經集注原貌差異甚大。有鑒於此,新輯本僅對每藥的藥名、畏惡情況出校,不記錄藥物順序等變動。

畏惡七情表篇末説"右壹百卅壹種有相制使其餘皆無",而實數不止於此,鑒於真本千金方此表之末同樣也説"右一百四十一種有相制使其餘皆無",可以證明一百四十一種之説不是筆誤。結合陶弘景在本篇小序中説"神農本經相使止各一種,兼以藥對參之乃有兩三",此一百四十一種恐是本草經原文,遺憾未見朱墨標識,無從區別矣。

立冬之日,鞠、卷柏先生時,爲陽起石、桑螵蛸凡十物使,主二百草爲之長。

立春之日,木蘭、夜干先生,爲茈胡、半夏使,主頭痛卅五節。

立夏之日,蜚廉①先生,爲人參、伏苓使,主腹中七節,保神守中。

立至②之日,豕首、茱萸先生,爲牡蠣、烏喙使,主四支卅③二節。

立秋之日,白芷、防風先生,爲細辛、蜀椒④使,主胸背廿四節。

---

① 蜚廉:政和本草作"蜚蠊"。
② 立至:政和本草作"夏至"。
③ 支卅:政和本草作"肢三十"。
④ 蜀椒:政和本草作"蜀漆"。

　　右此五條出藥對中,義旨①淵深,非②世所究,雖莫可遵用,而是主統領③之本,故亦載之也④。

【箋疏】

　　此屬"錄"的第六部分,出自藥對,陶弘景似亦不解其意。本草綱目將之載入卷三,李時珍加按語說:"此亦素問歲物之意,出上古雷公藥對中,而義不傳爾。按楊慎卮言云:白字本草相傳出自神農,今觀其中如腸鳴幽幽,勞極灑灑,髮髮仍自還神化,及此五條,文近素問,決非後世醫所能爲也。此文以立冬日爲始,則上古以建子爲正也。"

　　　　　　　　　　　　　　　　本草經集注・第一序錄⑤

---

①　旨:底本作"二日",據政和本草改。
②　非:底本作"所",據政和本草改。
③　統領:政和本草作"統"。
④　也:政和本草無此字。
⑤　本草經集注第一序錄:其後底本有"華陽陶隱居撰",新輯本移在篇首。

本草經集注・第二玉石部三品

華陽 陶隱居 撰

【上品】

玉屑　玉泉　丹沙　水銀　空青　綠青　曾青　白青
扁青　石膽　雲母　朴消　消石　樊石　芒消　滑石　紫石
英　五色石脂　五色符　白石英　太一禹餘糧　禹餘糧

（本草經十八種，名醫別錄四種）

【中品】

金屑　銀屑　雄黃　雌黃　鍾乳　殷孽　孔公孽　石
腦　石流黃　慈石　凝水石　石膏　陽起石　玄石　理石
長石　鐵落　鉛丹

（本草經十四種，名醫別錄四種）

【下品】

青瑯玕　礜石　方解石　蒼石　土陰孽　代赭　膚青
鹵鹹　大鹽　戎鹽　白堊　粉錫　特生礜石　銅弩牙　金
牙　石灰　冬灰　鍜竈灰　伏龍肝　東壁土

（本草經十一種，名醫別錄九種）

石　上

1　玉屑　味甘,平,無毒。主治①胃中熱,喘息,煩滿,止渴。屑如麻豆服之,久服輕身、長年。生藍田。採無時。惡鹿角。　此云玉屑,亦是以玉爲屑,非應別一種物也。仙經服穀玉,有搗如米粒,乃以苦酒輩消令如泥,亦有合爲漿者。凡服玉,皆不得用已成器物,及塚中玉璞也。好玉出藍田及南陽徐善亭部界中,日南、盧容水中,外國于闐、疏勒諸處皆善。仙方名玉爲玄真,潔白如豬膏,叩之鳴者,是真也。其比類甚多相似,宜精別之。所以燕石入笥,卞氏長號也。

【箋疏】

周禮天官玉府云:"王齊,則共食玉。"鄭玄注云:"玉是陽精之純者,食之以禦水氣。"又引鄭司農(鄭衆)云:"王齊當食玉屑。"即此玉屑。服食玉屑已見於先秦文獻,離騷有句云:"折瓊枝以爲羞兮,精瓊靡以爲粻。"王逸注:"精,鑿也。靡,屑也。粻,糧也。詩云:乃裹餱糧。言我將行,乃折取瓊枝,以爲脯臘,精鑿玉屑,以爲儲粮。飲食香潔,冀以延年也。"漢代尤其流行服食玉屑,李善注文選西京賦引三輔故事云:"武帝作銅露盤,承天露,和玉屑飲之,欲以求仙。"

玉屑如經文所言將玉粉碎如麻豆,麻豆大小不詳,陶弘景説"搗如米粒",或許可參。至於爲何要把玉弄得不

---

① 治:底本作"除"。

大不小,而不徑直碾成細粉,據新修本草解釋:"屑如麻豆服之,取其精潤藏府,滓穢當完出也。"換言之,食玉屑排玉屑,無所謂吸收。新修本草還告誡説:"又爲粉服之者,使人淋癃。"淋是小便不暢,癃是大便不通,若服用玉粉,出現後一種不良反應的機會恐怕要大些。

2 **玉泉**　味甘,平,無毒。主治①**五藏百病,柔筋強骨,安魂魄,長肌肉,益氣**,利血脉,療婦人帶下十二病,除氣癃,音隆。明耳目。**久服耐寒暑,不飢渴,不老神仙,輕身長年。人臨死服五斤,死三年色不變。一名玉札。生藍田山谷。**採無時。畏款冬花。　藍田在長安東南,舊出美玉。此當是玉之精華,白者質色明澈,可消之爲水,故名玉泉。今人無復的識者,惟通呼爲玉爾。張華又云:"服玉用藍田殼玉白色者。"此物平常服之則應神仙;有人臨死服五斤,死經三年,其色不變。古來發塚見屍如生者,其身腹内外,無不大有金玉。漢制,王公葬皆用珠襦玉匣,是使不朽故也。鍊服之法,亦應依仙經服玉法,水屑隨宜。雖曰性平,而服玉者亦多乃發熱,如寒食散狀。金玉既天地重寶,不比餘石,若未深解節度,勿輕用之。

【箋疏】

　　玉泉究竟是液體還是固體,大致有兩派意見。陶弘景認爲玉泉就是玉之一種,乃云:"此當是玉之精華,白者質色明澈,可消之爲水,故名玉泉。今人無復的識者,惟通呼爲玉爾。"又引張華云:"服玉用藍田殼玉白色者。"按,文選卷四張衡南都賦李善注引張華博物志云:"欲得好殼玉用合漿。"又據山海經南山經説:"堂庭之山多水

---

① 治:底本缺,據體例補,後皆同此。

玉。"郭璞注:"水玉,今水精也。相如上林賦曰:水玉磊
砢。赤松子所服,見列仙傳。"檢列仙傳云:"赤松子,神農
時雨師也,服水玉,以教神農。"以上材料相互勾連,因爲
古代玉是"石之美者"的泛稱,陶弘景所説的"穀玉",或許
就是"水玉",亦即水晶 crystal,而非玉石 jade 或軟玉
nephrite。至於如何將固體的穀玉消化成水,可以參看抱
朴子内篇。

　　但消化穀玉需要用酸,如抱朴子内篇仙藥中使用地
榆酒即是酸性。道藏三十六水法將玉粉置華池中化爲
水,華池一般認爲是醋酸或者稀硝酸。由這樣的方式製
作出來的"玉泉"或者"玉漿",恐怕也沒有人能够一口氣
飲五斤,臨死的人更加不行。玉泉或許不需要特別的解
釋,就是指産玉處的泉水。此即開寶本草引別本注説:
"玉泉者,玉之泉液也。"至於強調"仙室玉池中者爲上",
不過是神仙家故弄玄虛罷了。

　　又,玉泉一名玉札,孫星衍本草經輯本改作"玉朼",
李鼎神農本草經校義謂:"朼字無義,應是作札。韓愈文
'玉札丹砂'當即指此。"按,此字諸書引文異寫甚多。太
平御覽卷八百五引本草經"玉泉一名玉醴",卷九八八引
本草"玉泉一名玉澧";抱朴子内篇仙藥引神農四經寫作
玉札。檢齊民要術卷十引神農經云:"玉桃,服之長生不
死。若不得早服之,臨死日服之,其尸畢天地不朽。"賈思
勰在桃條引此,太平御覽卷九六七亦引在果部桃條,初學
記卷二十八果木部引本草"玉桃,服之長生不死",皆同出
一源;引文與本草經玉泉條對勘,乃知"玉桃"的功效其實
就是玉泉,所以孫星衍、森立之、曹元宇本草經輯本都同

意,"玉桃"其實是"玉札"之訛。此外,如本草經孫星衍輯本所言,事類賦引吳普本草作"白玉體如白首翁"。本草經此處究竟是玉札、玉杬、玉桃、玉醴、玉澧、玉體,諸家意見不一。孫星衍輯本雖寫作"玉杬",注釋則云:"杬,疑當作桃。"森立之不以爲然,本草經考注認爲"玉札"是正字,桃、醴、澧皆是"札"之訛字,并據太平御覽引吳氏本草"玉泉,一名玉屑",遂認爲"札爲屑之假借";曹元宇輯本草經認爲"玉醴"爲正,誤而作澧、礼、杬、札、桃。綜合諸家意見,似以曹元宇所說較爲合理。本草經此處當以"玉醴"或"玉澧"爲正字,玉醴(澧)作爲玉泉的別名,都是美好的液體,如揚雄太玄賦"茹芝英以禦飢兮,飲玉醴以解渴",張衡思玄賦"飲青岑之玉醴兮,餐沆瀣以爲粻"。根據"禮"字說文古文作"𧝓",隸定作"礼"的例子,醴或澧的右文"豊",傳寫過程中訛寫成"乚"或"乚"的樣子,偏旁也被篡改爲"木",於是成了"玉札",再訛寫成"玉桃"。

3 **丹沙**① 味甘,微寒,無毒。**主治身體五藏百病,養精神,安魂魄,益氣明目**,通血脉,止煩滿,消渴,益精神,悦澤人面,**殺精魅邪惡鬼**,除中惡、腹痛、毒氣、疥瘻、諸瘡。**久服通神明,不老**,輕身神仙。**能化爲汞。**作末名真朱,光色如雲母,可析者良。**生符陵山谷。**採無時。惡慈石,畏鹹水。　按此化爲汞及名真朱者,即是今朱沙也。俗醫皆別取武都、仇池雄黃夾雌黃者名爲丹砂,方家亦往往俱用,此爲謬矣。符陵是涪州,接巴郡南,今無復採者,乃出

───────────

① 沙:底本作"砂",據本草經集注卷一改。輯本藥名丹沙相關"砂"字皆作"沙",後皆同此。

武陵、西川諸蠻夷中,皆通屬巴地,故謂之巴沙。仙經亦用越沙,即出廣州、臨漳者。此二處並好,惟須光明瑩澈爲佳。如雲母片者,謂雲母沙;如樗蒲子、紫石英形者,謂馬齒沙,亦好。如大小豆及大塊圓滑者,謂豆沙;細末碎者,謂末沙。此二種麄,不入藥用,但可畫用爾。採沙皆鑿坎入數丈許,雖同出一郡縣,亦有好惡,地有水井勝火井也。鍊餌之法備載仙方,最爲長生之寶。

【箋疏】

丹沙即是硃砂,礦物學名辰砂 cinnabar,化學成分 HgS。辰砂礦分佈我國南方廣大地區,唐代開始以湖南辰州(沅陵)、錦州(麻陽)産者最有名,因此又得名"辰砂"。

本草經謂丹沙"殺精魅邪惡鬼",這可能源於遠古時代先民對血樣赤色物質的敬畏。二里頭夏商遺址出土的玉器、銅器都包裹有丹沙;商原出土的甲骨,也有部分用丹砂塗飾。漢代以後,道士主要使用丹砂圖畫符籙,則顯然與本草經的記載有關。按,諸病源候論卷二鬼魅候云:"凡人有爲鬼物所魅,則好悲而心自動,或心亂如醉,狂言驚怖,向壁悲啼,夢寐喜魘,或與鬼神交通。病苦乍寒乍熱,心腹滿,短氣,不能飲食。此魅之所持也。"治療鬼病以李子豫赤丸最有名,故事詳搜神後記,不煩錄。本草經集注序錄云:"病亦別有先從鬼神來者,則宜以祈禱祛之,雖曰可祛,猶因藥療致愈,昔李子豫有赤丸之例是也。"赤丸方見外臺秘要卷十三,名"八毒赤丸",用雄黃、真珠、礜石等八物,其中"真珠"即真朱,以丹沙研末而成。

4 水銀^①　味辛,寒,有毒。**主治疥瘙,痂瘍,白禿,殺皮膚中蟲虱,墮胎,除熱。**以傅男子陰,陰消無氣。**殺金、銀、銅、錫毒,鎔化還復爲丹。久服神仙不死。**一名汞。**生符陵平土**,出於丹沙。惡慈石。　今水銀有生熟。此云"生符陵平土"者,是出朱沙腹中,亦別出沙地,皆青白色,最勝。"出於丹沙"者,是今燒�末朱沙所得,色小白濁,不及生者。甚^②能消化金銀,便成泥,人以鍍物是也。"還復爲丹",事出仙經。酒和日暴,服之長生。燒時飛著釜上灰,名汞粉,俗呼爲水銀灰,最能去虱。

【箋疏】

　　按,唐代已經認識到燒煉水銀的危害,故新修本草將水銀退爲玉石部中品,今據畏惡七情表恢復爲上品。

　　水銀特殊的理化性質引得古人無比好奇。水銀具有金屬樣的光澤和很高的比重,卻例外地在常溫下呈液態,"水銀"之名因此而來。水銀又可以溶解多種金屬元素如金銀等,並形成合金,被稱爲"汞齊"。本草經説"殺金、銀、銅、錫毒",陶弘景説"甚能消化金銀,便成泥",皆是此意。而最令古人覺得神奇的是丹砂與水銀間的轉換。本草經丹砂條言"能化爲汞",水銀條云"鎔化還復爲丹"。丹砂化汞,加熱即能獲得;還復爲丹,則需要繁瑣的步驟。陶弘景説:"還復爲丹,事出仙經。"遵照今天多數化學史研究者的意見,早期煉丹術文獻所説的"還復爲丹",其實是水銀氧化生成的紅色的氧化汞 HgO,而非真正的丹砂(硫化汞),古人不識,遂認爲成功地"還復爲丹"了。

---

① 此條以新修本草卷四爲底本。
② 甚:底本作"其",據政和本草改。

5　空青　味甘、酸，寒、大寒，無毒。**主治青盲，耳聾，明目，利九竅，通血脉，養精神**，益肝氣，療目赤痛，去膚瞖，止淚出，利水道，下乳汁，通關節，破堅積。**久服輕身，延年不老，令人不忘，志高、神仙。能化銅、鐵、鉛、錫作金。生益州山谷**及越嶲山有銅處。銅精熏則生空青，其腹中空。三月中旬採，亦無時。越嶲屬益州。今出銅官者色最鮮深，出始興者弗如，益州諸郡無復有，恐久不採之故也。涼州西平郡有空青山，亦甚多。今空青但圓實如鐵珠，無空腹者，皆鑿土石中取之。又以合丹，成則化鉛爲金矣。諸石藥中，惟此最貴，醫方乃稀用之，而多充畫色，殊爲可惜。

【箋疏】

　　本草經集注中以"青"爲名的玉石部藥物有始見於本草經之空青、曾青、白青、扁青、膚青，見於名醫別錄之綠青，諸青都是銅鹽，絶大多數都是呈青色或藍色的銅礦石。章鴻釗石雅將之分爲石青與石綠兩類：石綠即孔雀石 malachite，爲鹼式碳酸銅 $CuCO_3 \cdot Cu(OH)_2$，空青、曾青、綠青皆屬此類；石青係藍銅礦 aurite，常與孔雀石共生於銅礦中，成分亦是鹼式碳酸銅，分子式爲 $2CuCO_3 \cdot Cu(OH)_2$，扁青、白青即屬此類。此外，膚青雖是本草經藥，但陶弘景已不識其物，陶説："俗方及仙經並無用此者，亦相與不復識之。"故章鴻釗没有討論，本草綱目將膚青附在白青條，稱爲"綠膚青"，或許可以據以認爲是藍銅礦。

　　諸青都療目疾，其中以空青常用。眼科疾病甚多，如果按照藥性論的説法，"瞳人破者，再得見物"，簡直神奇得令人不可思議。按，沙眼是由沙眼衣原體引起的一種慢性傳染性結膜角膜炎,結膜表面麁糙不平,形似沙粒,故名沙眼。沙眼除了抗感染治療外,結膜上的濾泡和乳頭狀增生可以使用硫酸銅棒來腐蝕。諸青所含之鹼式碳酸銅,所起的也是類似硫酸銅的作用,其治療範圍應該只限於沙眼。名醫別錄説"療目赤痛,去膚瞖,止淚出",所描述的可能就是沙眼。至於宋代將空青之類奉爲治療瞖障的神藥,或許是由本草經"主青盲"的功效附會而來。

6 綠青　味酸,寒,無毒。主益氣,治[①]衄鼻,止泄痢。生山之陰穴中,色青白。此即用畫綠色者,亦出空青中,相帶挾。今畫工呼爲碧青,而呼空青作綠青,正反矣。

【箋疏】

本草圖經云:"綠青,今謂之石綠。"綠青當是孔雀石 Malachite 之類,亦即中國畫所用的石綠,成分主要是鹼式碳酸銅 $Cu_2(OH)_2CO_3$。故本草圖經説:"即畫工用畫綠色者,極有大塊,其中青白花文可愛。信州人用琢爲腰帶環及婦人服飾。"本草綱目集解項李時珍説:"石綠,陰石也。生銅坑中,乃銅之祖氣也。銅得紫陽之氣而生綠,綠久則成石,謂之石綠,而銅生於中,與空青、曾青同一根源也,今人呼爲大綠。范成大桂海志云:石綠,銅之苗也,出廣西右江有銅處。生石中,質如石者,名石綠。一種脆爛如碎土者,名泥綠,品最下。"

---

①　治:底本作"療"。後皆同此。

7　**曾青**①　味酸,小寒,無毒。主治目痛,止淚出,風痹,利關節,通九竅,破癥堅積聚,養肝膽,除寒熱,殺白蟲,療頭風、腦中寒,止煩渴,補不足,盛陰氣。久服輕身不老。能化金銅。生蜀中山谷及越巂。採無時。惡菟絲子。　此説與空青同山,療體亦相似。今銅官更無曾青,惟出始興。形累累如黃連相綴,色理小類空青,甚難得而貴。仙經少用之。化金之法,事同空青。

【箋疏】

據本草綱目釋名云:“曾音層。其青層層而生,故名。或云其生從實至空,從空至層,故曰曾青也。”如此應該讀作“céng”青,而非“zēng”青。一般根據此説,以碳酸鹽類礦物藍銅礦的礦石具層殼結構的結核狀集合體作爲曾青。但這種曾青的外形與本草圖經所繪差别甚大,也不符合陶弘景説“形累累如黃連相綴”,或許另有其物。

按,曾青在漢代似爲醫方常用,武威醫簡有三方用之。一方治目愿(痛),以曾青、戎鹽兩物,乳汁調和,用以敷目,此與本草經謂曾青“主目痛,止淚出”功效吻合。另兩方用於金創,治金創内漏血不出,用大黃、曾青、消石、廬蟲、䗪蟲五物;金創止愿(痛),用曾青、長石兩物和溫酒飲。按,本草經不言曾青用於金創,扁青則主“折跌,癥腫,金創不瘳”,諸青同屬一類,或可互參。

8　**白青**　味甘、酸、鹹,平,無毒。主明目,利九竅,耳聾,心下邪氣,令人吐,殺諸毒三蟲。久服通神明,輕身,延年

---

①　曾青:本條底本爲黑字名醫别録文,據大觀本草恢復其中本草經文。

不老。可消爲銅劍,辟五兵。生豫章山谷。採無時。此醫方不復用,市人亦無賣者,惟仙經三十六水方中時有須處。銅劍之法,具在九元子術中。

【箋疏】

名醫別錄説白青"可消爲銅劍,辟五兵",這是道教法術,當是以白青煉銅,用此銅鑄劍。太平御覽卷九百八十七引淮南萬畢術云:"白青,得鐵即化爲銅。"原注:"取礬石、白青分等,煉冶,合鐵即成銅矣。"白青是水膽礬 Brochantite 礦石,爲含銅之氫氧化物 $Cu_4SO_4(OH)_6$,含銅量較高,也是濕法煉銅的重要原料。陶弘景注"銅劍之法,具在九元子術中"。據雲笈七籤卷一百一十引洞仙傳云:"九元子者,煉紫金合神丹,登仙,其經曰庚辛經。"因知九元子乃是煉丹家,石藥爾雅"敍諸經傳歌訣名目"中有九元子訣一篇。

本草經説白青"令人吐",這是硫酸銅的催吐劑作用。一般認爲,硫酸銅口服刺激胃黏膜感受器而引發嘔吐反射,吸收後刺激延腦極後區嘔吐反射化學感受區(CTZ),從而興奮嘔吐中樞致嘔。綠青也是銅鹽,同樣具有催吐作用,本草圖經綠青條中談到的"吐風痰法",即利用此作用。

9　扁青　味甘,平,無毒。主治目痛,明目,折跌,癰腫,金瘡不瘳,破積聚,解毒氣,利精神,去寒熱風痹,及丈夫莖中百病,益精。**久服輕身,不老。生朱崖山谷,**武都、朱提。採無時。仙經俗方都無用者。朱崖郡先屬交州,在南海中,晉代省之。朱提郡今屬寧州。

【箋疏】

　　陶弘景不識扁青，本草經集注謂"仙經俗方都無用者"。新修本草認爲扁青即是綠青，綠青條云："綠青即扁青也，畫工呼爲石綠。"此應是唐代普遍意見，歷代名畫記論畫體工用拓寫提到"越雟之空青，蔚之曾青，武昌之扁青"，扁青後注釋説："上品石綠。"石藥爾雅也説綠青一名扁青。按，這種扁青應該是藍銅礦的礦石，主要成分爲鹼式碳酸銅，分子式 $2CuCO_3 \cdot Cu(OH)_2$。

10 **石膽**　味酸、辛，寒，有毒。**主明目、目痛，金瘡，諸癇痙，女子陰蝕痛，石淋寒熱，崩中下血，諸邪毒氣，令人有子，散癥積，欬逆上氣，及鼠瘻惡瘡。鍊餌服之，不老，久服增壽神仙。能化鐵爲銅成金銀。一名畢石、一名黑石、一名棋石、一名銅勒。生羌道山谷**羌里句青山。二月庚子、辛丑日採。水英爲之使，畏牡桂、菌桂、芫花、辛夷、白微。　仙經有用此處，俗方甚少，此藥殆絶。今人時有採者，其色青綠，狀如瑠璃而有白文，易破折。梁州、信都無復有，俗用乃以青色礜石當之，殊無髣髴。仙經一名立制石。

【箋疏】

　　石膽爲銅鹽，本草經謂其"能化鐵爲銅成金銀"，乃是銅鹽的置換反應。太平御覽引本草經云："其爲石也，青色，多白文，易破，狀似空青。"從描述來看，應該就是帶結晶水的硫酸銅，即通常所言之膽礬 $CuSO_4 \cdot 5H_2O$。

11 雲母　味甘,平,無毒。**主治身皮死肌,中風寒熱,如在車船上,除邪氣,安五藏,益子精,明目**,下氣,堅肌,續絶,補中,治五勞七傷,虛損少氣,止痢。**久服輕身延年**,悦澤不老,耐寒暑,志高神仙。**一名雲珠,色多赤;一名雲華,五色具;一名雲英,色多青;一名雲液,色多白;一名雲沙,色青黄;一名磷石,色正白。生太山山谷**,齊、盧山及琅邪北定山石間,二月採。惡徐長卿,澤寫爲之使,反流水,畏鮀甲。　按仙經雲母乃有八種:向日視之,色青白多黑者,名雲母;色黄白多青,名雲英;色青黄多赤,名雲珠;如冰露,乍黄乍白,名雲沙;黄白晶晶,名雲液;皎然純白明澈,名磷石。此六種並好服,而各有時月。其黯黯純黑、有文斑斑如鐵者,名雲膽;色雜黑而強肥者,名地涿。此二種並不可服。鍊之有法,惟宜精細,不爾,入腹大害人。今虛勞家丸散用之,並只搗篩,殊爲未允。琅邪在彭城東北,青州亦有。今江東惟用盧山者爲勝,以沙土養之,歲月生長。今鍊之用礬石則柔爛,亦便是相畏之效。百草上露,乃勝東流水,亦用五月茅屋溜水。

【箋疏】

　　雲母是一類含水的層狀鋁硅酸鹽礦物,分白雲母亞族和金雲母-黑雲母亞族。按照陶弘景在本草經集注中描述,"向日視之,色青白多黑者名雲母",葛洪抱朴子内篇仙藥也説:"五色並具而多黑者名雲母。"這種帶黑色光澤的雲母應該是黑雲母 biotite,化學組成爲 $K(Mg, Fe^{2+})_3(Al, Fe^{3+})Si_3O_{10}(OH, F)_2$。不過到了唐代,雲母還是以白雲母 muscovite 常用,化學組成爲 $KAl_2(Al \cdot Si_3O_{10})(OH)_2$。雷公炮炙論謂雲母"須要光瑩如冰色者爲上",日本正倉院所藏雲母粉,經鑒定也是白雲母。宋代本草圖經更明確説:"生土石間,作片成層可折,明滑光

白者爲上，江南生者多青黑色，不堪入藥。"又説："醫方所
用正白者，乃磷石一種耳。"都排斥黑雲母，而專用白
雲母。

12　**朴消**　味苦、辛，寒、大寒，無毒。**主治百病，除寒熱
邪氣，逐六府積聚，結固留癖**，胃中食飲熱結，破留血、閉絶，停
痰痞滿，**推陳致新，能化七十二種石。鍊餌服之，輕身、神仙。**
鍊之白如銀，能寒能熱，能滑能澀，能辛能苦，能鹹能酸，入地
千歲不變。色青白者佳，黃者傷人，赤者殺人。一名消石朴。
生益州山谷有鹹水之陽。採無時。畏麥句薑。　今出益州北部故
汶山郡、西川、鹽陵二縣界。生山崖上，色多青白，亦雜黑斑。俗人擇取白軟
者，以當消石用之，當燒令汁沸出，狀如礬石也。仙經惟云"消石能化他
石"，今此亦云能化石，疑必相似，可試之。

【箋疏】

　　從名稱來看，"朴消"一名"消石朴"，應該就是消石之
朴的意思。説文"朴，木皮也"，引申爲粗糙、未精製，故諸
家注釋朴消皆以此立説，孫星衍本草經輯本按語説："此
蓋消石外裹如玉璞耳。"森立之本草經考注認爲，"朴"爲
"樸"之假借，説文"樸，木素也"，指未加工成器的木材，引
申爲未加工之原材料，如説文"礦，銅鐵樸石也"，廣雅釋
器"鐵樸謂之礦"。森立之所論較妥，名醫別錄一名"消石
朴"，意即未經精製之消石。

13　**消石**　味苦、辛，寒、大寒，無毒。**主治五藏積熱，胃
脹閉，滌去蓄結飲食，推陳致新，除邪氣**，療五藏十二經脉中百

二十疾，暴傷寒、腹中大熱，止煩滿、消渴，利小便及痛蝕瘡。**鍊之如膏，久服輕身。**天地至神之物，能化成十二種石。**一名芒消**①。**生益州山谷**及**武都、隴西、西羌**。採無時。螢火爲之使，惡苦參、苦菜，畏女苑、粥。　治病亦與朴消相似，仙經多用此消化諸石，今無正識別此者。頃來尋訪，猶云與朴消同山，所以朴消名消石朴也，如此則非一種物。先時有人得一種物，其色理與朴消大同小異，朏朏如握鹽雪不冰，強燒之，紫青煙起，仍成灰，不停沸如朴消，云是真消石也。此又云一名芒消，今芒消乃是鍊朴消作之。與後皇甫說同，並未得覈研其驗，須試效，當更證記爾。化消石法，在三十六水方中。隴西屬秦州，在長安西羌中。今宕昌以北諸山有鹹土處皆有之。

【箋疏】

　　將消石、朴消條的大字經文對觀，兩條的内容實在是大同小異。但如果仔細區分本草經文與名醫別錄文，便能發現：消石條的名醫別錄文其實是化裁朴消條的本草經文而成；朴消條的名醫別錄文則出自消石條的本草經文。故判斷消石條"能化成十二種石"，其實是"能化七十二種石"的訛寫，本草品匯精要、本草綱目消石條皆作"能化七十二種石"，是正確的。張璐本經逢原因此認爲這兩條的本草經文，藥名與具體内容錯簡。他說："（朴消）向錯簡在消石條内，今正之。詳治五藏等證，皆熱邪固積，決非消石所能。"又說："（消石）諸家本草皆錯簡在朴消條内，詳化七十二種石，豈朴消能之？"張璐因此將本草經朴消條修訂爲："主五藏積熱，胃脹閉。滌蓄結飲食，推陳致

<hr>

①　一名芒消：政和本草、大觀本草皆作黑字名醫別錄文，據芒消條陶弘景注云："神農本經無芒消，只有消石名芒消爾。"因改爲本草經文。

新。除邪氣。"而將消石條修改爲："主百病,除寒熱邪氣,
逐六府積聚,結固留癖。能化七十二種石。"

　　既明此段經文混淆的原委,則有關消石、朴消名實問
題的爭論也迎刃而解。我們之所以贊同張璐錯簡之説,
關鍵在於"消石"毫無疑問是因爲能够消化諸石而得名。
正統道藏有一篇三十六水法,正與陶弘景消石條注釋説
"化消石法在三十六水方中"相合。此經包括製作四十餘
種"水"的五十餘首處方,大約三分之二的處方都使用了
消石。這種"消石"應該是硝酸鹽。又根據名醫別録説消
石有利小便的作用,陶弘景説有一種消石,"強燒之,紫青
煙起",則證明其爲硝酸鉀 KNO_3。至於朴消,名醫別録
説其"推陳致新",這與大黃條本草經云"蕩滌腸胃,推陳
致新"一樣,都是描述瀉下作用,故確定朴消爲具有容積
性瀉下作用的硫酸鈉 Na_2SO_4 或硫酸鎂 $MgSO_4$。芒消則
是朴消的精製品,没有疑問。

　　但朴消命名的本意,究竟是指消石的粗製品,還是指
性狀類似未精製的消石,不得而知。目前所見漢代醫方
没有使用朴消的實例,不過既然肯定本草經錯簡的説法,
消石條經文之"滌去蓄結飲食,推陳致新"其實屬於朴消,
那麼這種朴消應該就是容積性瀉藥硫酸鈉之類。同樣
的,"一名芒消"是消石條的本草經文,因爲屬於錯簡,所
以真實的情況則是"朴消一名芒消",如此芒消即是朴消
(含水硫酸鈉)的精製品。

14 樊①石　味酸,寒,無毒。主治寒熱,泄痢,白沃,陰蝕,惡瘡,目痛,堅骨齒,除固熱在骨髓,去鼻中息肉。鍊餌服之,輕身,不老增年。歧伯云:久服傷人骨。能使鐵爲銅。一名羽涅、一名羽澤。生河西山谷及隴西武都、石門。採無時。甘草爲之使,畏牡蠣。　今出益州北部西川,從河西來。色青白,生者名馬齒礬。已鍊成絶白,蜀人又以當消石,名白礬。其黄黑者名雞屎礬,不入藥,惟堪鍍作以合熟銅,投苦酒中,塗鐵皆作銅色;外雖銅色,内質不變。仙經單餌之,丹方亦用。俗中合藥,皆先火熬令沸燥。以療齒痛,多即壞齒,是傷骨之證,而云堅骨齒,誠爲疑也。

【箋疏】

　　本草"礬"的種類甚多,大都是某些金屬的含水硫酸鹽或由兩種或兩種以上金屬硫酸鹽結合成的含水復鹽。古代"礬石"也是復合概念,根據外觀形狀和色澤分爲不同的種類,新修本草説:"礬石有五種,青礬、白礬、黄礬、黑礬、絳礬。"其中以白礬 $KAl(SO_4)_2 \cdot 12H_2O$ 最常見,唐代以來"多入藥用",但唐以前的情況則比較複雜。

　　名醫别錄提到礬石"能使鐵爲銅",陶弘景注:"其黄黑者名雞屎礬,不入藥,惟堪鍍作以合熟銅,投苦酒中,塗鐵皆作銅色;外雖銅色,内質不變。"此所描述的即是"水法煉銅",利用置換反應提取單質銅。如此,這種所謂的"雞屎礬"應該是硫酸銅礦,即通常説的"膽礬",化學成分爲 $CuSO_4 \cdot 5H_2O$。本草經中的礬石似非膽礬,而是含鐵的皂礬。郭璞注山海經謂本草經礬石一名涅石。淮南子

---

① 樊:底本作"礬",據本草經集注序錄改。

俶真訓云："以涅染緇。"高誘云："涅，礬石也。"説文亦云：
"涅，黑土在水中也。"可見，涅石是一種黑色的礬。又據
金匱要略治療女勞發黃之消石礬石散，用消石、礬石兩
物，服藥後"病隨大小便去，小便正黃，大便正黑"。此以
"大便正黑"爲候，如果不是消化道出血的話，這種礬石更
像是主要成分爲硫酸亞鐵的皂礬 $FeSO_4 \cdot 7H_2O$。

15 芒消　味辛、苦，大寒。主五藏積聚，久熱、胃閉，除
邪氣，破留血，腹中痰實結搏，通經脉，利大小便及月水，破五
淋，推陳致新。生於朴消。石韋爲之使，畏麥句薑。　按，神農本經無
芒消，只有消石名芒消朴；後名醫別載此説，其療與消石正同，疑此即是消
石。舊出寧州，黃白粒大，味極辛、苦。頃來寧州道斷，都絶。今醫家多用
煮鍊作者，色全白，粒細，而味不甚烈。此云生於朴消，則作者亦好。又皇
甫士安解散消石大凡説云："無朴消可用消石，生山之陰，鹽之膽也。取石
脾與消石①以水煮之，一斛得三斗，正白如雪，以水投中即消，故名消石。其
味苦無毒，主消渴熱中，止煩滿。三月採於赤山。朴消者，亦生山之陰；有
鹽鹹苦之水，則朴消生其陽。其味苦無毒，其色黃白，主療熱，腹中飽脹，
養胃消穀，去邪氣，亦得水而消，其療與消石小異。"按如此説，是取芒消合
煮，更成爲真消石，但不知石脾復是何物？本草乃有石脾、石肺，人無識者，
皇甫既是安定人，又明醫藥，或當詳。鍊之以朴消作芒消者，但以煖湯淋朴
消，取汁清澄，煮之減半，出著木盆中，經宿即成，狀如白石英，皆六道也。
作之忌雜人臨視。今益州人復鍊礬石作消石，絶柔白，而味猶是礬石爾。
孔氏解散方又云：熬鍊消石，令沸定汁盡。如此，消石猶是有汁也。今仙家
須之，能化他石，乃用於理第一。

---

　① 消石：從文意看應該是"芒消"，故後文説"按如此説，是取芒消合煮，
更成爲真消石"。本草圖經云："故陶隱居引皇甫士安鍊消石法云：乃是取芒消
與石脾合煮，成爲真消石，然石脾無復識者。"

【箋疏】

　　芒消是朴消的精製品，故名醫別錄説"生於朴消"。朴消或許是指以硫酸鈉爲主的硫酸鹽礦（芒硝礦）的麁礦石，這種朴消溶解重結晶，能够得到含水硫酸鈉 $Na_2SO_4 \cdot 10H_2O$ 的晶體。此結晶初形成時呈放射性麥芒狀，因此得名"芒消"，若結晶時間足够長，麥芒將逐漸變爲短棱柱狀或立方狀結晶，這便是所謂的"馬牙消"或者"英消"。開寶本草對這一過程的描述最清楚："以暖水淋朴硝，取汁鍊之，令減半，投於盆中，經宿乃有細芒生，故謂之芒消也。又有英消者，其狀若白石英，作四五棱，白色瑩澈可愛，主療與芒消頗同，亦出於朴消，其煎鍊自别有法，亦呼爲馬牙消。"

　　16 滑石　味甘，寒、大寒，無毒。**主治身熱、泄澼，女子乳難，癃閉，利小便，蕩胃中積聚寒熱，益精氣，通九竅六府津液，去留結，止渴，令人利中。久服輕身，耐飢，長年。**一名液石、一名共石、一名脱石、一名番石。**生**赭陽**山谷及**太山**之陰，或**掖北白山，或卷山。採無時。石韋爲之使，惡曾青。　滑石色正白，仙經用之以爲泥。又有冷石，小青黃，性並冷利，亦能熨油污衣物。今出湘州始安郡諸處。初取軟如泥，久漸堅强，人多以作塚中明器物，並散熱人用之，不正入方藥。赭陽縣先屬南陽，漢哀帝置，明本經所注郡縣必是後漢時也。掖縣屬青州東萊，卷縣屬司州滎[1]陽，不知今北方有

---

[1]　滎：底本作"榮"，據文意改。

之否①。

【箋疏】

滑石有軟硬兩種,硬滑石即礦物學之滑石 talc,爲單斜晶系或斜方晶系的硅酸鹽礦物,分子式爲 $Mg_3(Si_4O_{10})(OH)_2$。本草經集注形容滑石:"初取軟如泥,久漸堅强,人多以作塚中明器物。"滑石硬度雖低,但並不呈泥狀,這種"初取軟如泥"的滑石,其實是黏土質滑石,或稱爲"軟滑石",化學組成大致是 $Al_2O_3 \cdot 2SiO_2 \cdot 2H_2O$。日本正倉院藏有唐代滑石標本,經化學分析證實也是軟滑石。

但本草經時代的滑石則未必是軟滑石。從功效上看,本草經謂滑石"蕩胃中積聚寒熱"。名醫別錄云:"去留結,令人利中。"這些論述顯然都是指其瀉下作用而言。軟滑石的組成爲氧化鋁和二氧化硅,類似於蒙脱石 montmorillonite,對消化道内的病毒、病菌及其産生的毒素、氣體有固定和抑制作用,故能止瀉;而硬滑石中含有氧化鎂,臨牀上氧化鎂常用作抗酸劑,口服後中和胃酸生成氯化鎂,可産生鹽類的緩瀉作用。顯然,要産生"令人利中"的效果,只能是硬滑石,而非軟滑石。

17 紫石英　味甘、辛,溫,無毒。主治心腹欬逆邪氣,

---

① 不知今北方有之否:底本無此句,據證類本草引陳藏器本草拾遺云:"按,始安及披縣所出二石,形質既異,所用又殊。陶云'不知今北方有之否',當陶之時北方阻絶,不知之者,曷足怪焉。"今底本引本草經集注無此句,審文意應接在"披縣屬青州東萊,卷縣屬司州滎陽"之後,兩地當時都屬北朝,故陶弘景感歎"不知今北方有之否"。因據補。

補不足，**女子風寒在子宮，絶孕十年無子**，療上氣心腹痛，寒熱邪氣結氣，補心氣不足，定驚悸，安魂魄，填下膲，**止消渴**，除胃中久寒，散癰腫，令人悦澤。**久服溫中，輕身延年。生太山山谷。**採無時。長石爲之使，不欲鱧甲、黄連、麥句薑，畏扁青、附子。　今第一用太山石，色重澈，下有根；次出雹零山，亦好；又有南城石，無根；又有青綿石，色亦重黑，不明澈；又有林邑石，腹裏必有一物如眼；吴興石四面纏有紫色，無光澤；會稽諸暨石，形色如石榴子。先時並雜用，今丸散家採擇，惟太山最勝，餘處者可作丸、酒餌。仙經不正用，而爲俗方所重也。

【箋疏】

　　紫石英應該就是紫色石英，即三方晶系紫水晶amethyst，晶體呈六方雙錐、六方柱聚形。紫水晶硬度極大，完全不能溶解吸收，所以陶弘景在本草經集注序錄中説：“王公貴勝，合藥之日，悉付群下。其中好藥貴石，無不竊遺。乃言紫石英、丹砂吞出洗取，一片經十數過賣。”

　　除了紫水晶以外，本草經集注言“會稽諸暨石，形色如石榴子”，這可能是後世作爲紫石英入藥的螢石fluorite等軸晶系礦物，主要成分是氟化鈣 CaF_2。螢石因爲含有氟，受熱可有氣態氟析出，有較强刺激性，故本經逢原説：“紫石英經火則毒，要生研極細，水飛三次用。”而在此前，本草綱目主張（紫石英）“凡入丸散，用火煅醋淬七次，研末水飛過，曬乾入藥”。炮製方法不同，其實暗示品種差異。

18 青石、赤石、黄石、白石、黑石脂等　味甘，平。主治黃疸,泄痢,腸澼,膿血,陰蝕,下血,赤白,邪氣,癰腫,疽痔,惡瘡,頭瘍,疥瘙。久服補髓,益氣,肥健,不飢,輕身,延年。五石脂各隨五色補五藏。生南山之陽山谷中。

青石脂味酸,平,無毒。主養肝膽氣,明目,療黃疸,泄痢腸澼,女子帶下百病,及疽痔,惡瘡。久服補髓,益氣,不飢,延年。生齊區山及海崖。採無時。

赤石脂 味甘、酸、辛,大溫,無毒。主養心氣,明目益精,療腹痛,泄澼,下痢赤白,小便利,及癰疽瘡痔,女子崩中漏下,產難胞衣不出。久服補髓,好顏色,益智,不飢,輕身延年。生濟南、射陽及太山之陰。採無時。惡大黃,畏芫花。

黃石脂味苦,平,無毒。主養脾氣,安五藏,調中,大人、小兒泄痢腸澼,下膿血,去白蟲,除黃疸,癰疽蟲。久服輕身延年。生嵩高山。色如鶯雛。採無時。曾青爲之使,惡細辛,畏蜚蠊。

白石脂 味甘、酸,平,無毒。主養肺氣,厚腸,補骨髓,療五藏驚悸不足,心下煩,止腹痛下水,小腸澼熱溏,便膿血,女子崩中,漏下,赤白沃,排癰疽瘡痔。久服安心,不飢,輕身,長年。生泰山之陰。採無時。得厚朴並米汁飲,止便膿。鷰矢爲之使,惡松脂,畏黃芩。

黑石脂味鹹,平,無毒。主養腎氣,強陰,主陰蝕瘡,止腸澼泄痢,療口瘡咽痛。久服益氣,不飢,延年。一名石涅、一名石墨。出潁川陽城。採無時。

此五石脂如本經療體亦相似,別錄各條,所以具載。今俗用赤石、白石二脂爾。仙經亦用白石脂以塗丹釜,好者出吳郡,猶與赤石脂同源。赤石脂多赤而色好,惟可斷下,不入五石散用,好者亦出武陵、建平、義陽。今五石散皆用義陽者,出酈縣界東八十里,狀如豚腦,色鮮紅可愛,隨採復而生,不能斷痢，而不用之。餘三色脂有而無正用，黑石脂乃可畫用爾。

【箋疏】

　　青石脂、赤石脂、黃石脂、白石脂、黃石脂爲五種，陶弘景整理本草經因爲拘泥於藥物三百六十五種，將之合併爲一條，籠統稱爲"五石脂"或"五色石脂"。本草經集注謂"此五石脂如本經療體亦相似，別錄各條，所以具載"，即是此意。

　　石脂是高嶺土類礦物，主要是水化硅酸鋁，其基本作用類似于蒙脱石 montmorillonite，爲高嶺土黏土礦物。因其層紋狀結構及非均匀性電荷分佈，對消化道內的病毒、病菌及其産生的毒素、氣體有固定和抑制作用，使其失去致病性，並能在胃腸道黏膜表面形成保護層，保護胃腸黏膜不受致病因素的損傷。較純的高嶺石 kaolinite 一般呈白色，即白石脂；若雜含有氧化亞鐵 FeO，呈赤紅色，爲赤石脂；含有少量氫氧化鐵 $Fe(OH)_3$，呈黃色；含有錳、鎂、鋇等元素，則可出現其他顏色。黑石脂因爲一名石涅，一名石墨，山海經西山經謂"女牀之山，其陽多赤銅，其陰多石涅"，或因此認爲是石墨之類。但據李時珍説："此乃石脂之黑者，亦可爲墨，其性粘舌，與石炭不同。南人謂之畫眉石。許氏説文云：黛，畫眉石也。"則仍是高嶺石而非石墨礦。

　　19 五色符① 　味苦，微溫。主治欬逆，五藏邪氣，調中

---

① 此條以新修本草卷二十爲底本。

益氣,明目,殺蝨。青符、白符、赤符、黑符、黃符①,各隨色補其藏。白符一名女木。生巴郡山谷。方藥皆不復用,今人並無識者。

【箋疏】

五色符被新修本草退入有名未用中,因爲蘇敬在所退二十種藥物之末有按語説:"以上草木類及蟲鳥等物二十種,陶弘景不識,今醫博識人亦不識者。"没有提到有玉石部藥物退入,故尚志鈞輯本將五色符安排在卷四草木部中品。據嘉祐本草本條引吳普本草云:"五色石脂,一名青、赤、黄、白、黑符。"本條五色符應與之有關,故新輯校將其安置在玉石上品五色石脂之後。

20 白石英 味甘、辛,微溫,無毒。**主治消渴,陰痿不足,欬逆,胸膈間久寒,益氣,除風濕痹**,療肺痿,下氣,利小便,補五藏,通日月光。**久服輕身長年**,耐寒熱。**生華陰山谷**及太山。大如指,長二三寸,六面如削,白澈有光。其黃端白稜名黃石英,赤端名赤石英,青端名青石英,黑端名黑石英。二月採,亦無時。惡馬目毒公。 今醫家用新安所出極細長白澈者,壽陽八公山多大者,不正用之。仙經大小並有用,惟須精白無瑕雜者。如此説,則大者爲佳。其四色英,今不復用。

【箋疏】

本草綱目釋名説:"徐鍇云,英亦作瑛,玉光也。今五種石英,皆石之似玉而有光瑩者。"石英爲石英礦的礦石,

---

① 黄符:底本缺,據政和本草補。

主要成分是二氧化硅 SiO_2。名醫別錄説：“大如指，長二三寸，六面如削，白澈有光。”所指當該是石英中純度較高，呈六方柱狀的水晶。水晶通常無色透明，若含有微量的鐵、鋁、錳等，可呈現各種顏色，此即各色石英。

名醫別錄又言白石英“通日月光”，太平御覽卷九百八十七引吳普本草亦云：“生太山，形如紫石英，白澤，長者二三寸，采無時。久服通日月光。”所指應該是純度較高的石英，接近透明，故言服之能通透日月光。按，通日月光之説見於太平經卷一百九十四：“三明者，心也，主正明堂，通日月之光，名三明成道。”

21 **太一禹**[①]**餘粮　味甘，平，無毒。主治欬逆上氣，癥瘕，血閉，漏下，除邪氣，肢節不利，大飽絶力身重。久服耐寒暑，不飢，輕身，飛行千里，神僊。一名石腦。生太山山谷。九月採。**杜仲爲之使，畏貝母、昌蒲、鐵落。　今人惟總呼爲太一禹餘粮，自專是禹餘粮爾，無復識太一者，然療體亦相似，僊經多用之，四鎮丸亦總名太一禹餘粮。

【箋疏】

本草經有禹餘糧，又有太一餘糧，顧名思義，前者是大禹所遺，後者爲太一所遺。本草拾遺云：“太一者，道之宗源。太者大也，一者道也，大道之師，即禹之理化神君，禹之師也。師常服之，故有太一之名。”但醫方、道經又將本品稱作“太一禹餘糧”，如傷寒論赤石脂禹餘粮湯、登真

---

① 禹：底本無此字，據本草經集注序錄補。

隱訣長生四鎮丸、抱朴子内篇之五靈丹經等，皆作太一禹餘糧。"太一餘糧"或許是"太一禹餘糧"的省稱。"太一"爲禹餘糧的修飾語，表示更高、更精之意，故新修本草說："太一餘粮及禹餘粮，一物而以精粗爲名爾。其殼若瓷，方圓不定，初在殼中未凝結者，猶是黄水，名石中黄子。久凝乃有數色，或青、或白、或赤、或黄，年多變赤，因赤漸紫；自赤及紫俱名太一，其諸色通謂餘粮。"

22 禹餘粮 味甘，寒、平，無毒。**主治欬逆，寒熱，煩滿，下赤白，血閉，癥瘕，大熱**，療小腹痛結煩疼。**鍊餌服之，不飢、輕身、延年。**一名白餘粮。**生東海池澤及山島中**，或池澤中。今多出東陽，形如鵝鴨卵，外有殼重疊，中有黄細末如蒲黄，無砂者爲佳。近年茅山鑿地大得之，極精好，乃有紫華靡靡。仙經服食用之。南人又呼平澤中有一種藤，葉如菝葜，根作塊有節，似菝葜而色赤，根形似署預，謂爲禹餘粮。言昔禹行山乏食，採此以充粮，而棄其餘。此云白餘粮也，生池澤，復有仿佛。或疑今石者，即是太一也。張華云：地多蓼者，必有餘粮，今廬江間便是也。適有人於銅官採空青於石坎，大得黄赤色石，極似今之餘粮，而色過赤好，疑此是太一也。彼人呼爲雌黄，試塗物，正如雄黄色爾。

【箋疏】

禹餘糧，傳說大禹所遺，太平御覽卷九八八引博物志云："扶海洲上有草焉，名曰篩草，其實食之如大麥，七月稔熟，民斂，至冬乃訖，名自然穀，或曰禹餘粮。今藥中有禹餘粮者，世傳昔禹治水，棄其所餘食於江中，而爲藥也。"傳說如此，對應的實物則有植物、礦物多種。植物如陶弘景在本草經集注中提到："南人又呼平澤中有一種藤，葉如菝葜，根作塊有節，似菝葜而色赤，根形似署預，謂爲禹餘粮。言昔禹行山乏食，採此以充粮，而棄其餘，此云白餘粮也，生池澤，復有仿佛。"這種草本禹餘糧應該是百合科菝葜屬植物，如光葉菝葜 *Smilax glabra* 之類，通常稱作"土茯苓"者。至於博物志説的薢草不知是何物，另據名醫別錄麥門冬也有別名禹餘糧。礦物的禹餘糧，古今物種没有變化，應該是褐鐵礦 limonite 的塊狀集合體，通常呈卵塊狀，有甲殻重重，硬度較低，打破後中間可以夾有疏鬆的粉末。被命名爲"禹餘糧"，大約認爲是大禹遺下的食物石化而成。

石　中

23 金屑　味辛，平，有毒。主鎮精神，堅骨髓，通利五藏，除邪毒氣，服之神仙。生益州。採無時。金之所生，處處皆有，梁、益、寧三州及建、晉，多出水沙中作屑，謂之生金。辟惡而有毒，不煉服之殺人。建、晉①亦有金沙，出石中，燒皴下之爲餅，雖被火亦未熟，猶須更煉。又，高麗、扶南及西域外國成器金，皆煉熟可服。仙經以醯、蜜及豬肪、牡荆酒蕇，煉餌柔軟，服之神仙。亦以合水銀作丹外，醫方都無用，當是慮其毒害故也。仙方名金爲太真②。

【箋疏】

金屑主要是天然沙金，即陶弘景所言"出水沙中作

---

① 建晉：政和本草作"建安、晉平"。
② 太真：底本漫漶，據政和本草補。

屑,謂之生金"者。按,金屑即單質金 Au,這是性質穩定的金屬元素,常規溶劑幾乎不能溶解,皮膚接觸也很難吸收,一般而言不應該被認爲有毒,所以本草衍義説"生金有毒,至於殺人,仍爲難解"。但一直流傳"吞金自殺"的説法,一般認爲,如果真的是因爲"吞金"引起死亡,可能的原因是黄金比重大,通過胃腸道困難,造成消化道穿孔、腹膜炎等致死。

24 銀屑　味辛,平,有毒。主安五藏,定心神,止驚悸,除邪氣,久服輕身長年。<u>生永昌</u>。採無時。銀所出處亦與金同,但皆是石中耳,煉餌法亦相似。今醫方合鎮心丸用之,不可正爾爲屑,當以水銀摩令①消也。<u>永昌本屬益州</u>,今屬<u>寧州</u>,絶遠不復賓附②。仙經又有服煉③法,此當無正主治,故不爲本草所載。古者④名金爲黄金,銀爲白金,銅爲赤金。今銀⑤有生熟,陳熟者柔赤,而本草並無用。今銅青及大錢⑥皆入方用,並是生銅,應在下品之例也。

【箋疏】

陶弘景在本條注釋中提到銀屑的做法:"當以水銀摩令消也。"新修本草進一步解釋説:"方家用銀屑,當取見成銀薄,以水銀消之爲泥,合消石及鹽研爲粉,燒出水銀,淘去鹽石,爲粉極細,用之乃佳。"可見是先作銀箔,再與

---

① 令:底本作"金",據政和本草改。
② 絶遠不復賓附:政和本草無此句。
③ 煉:底本作"珠",據政和本草改。
④ 古者:底本作"右舊",據政和本草改。
⑤ 銀:政和本草作"銅"。
⑥ 錢:底本作"銅鐵",據政和本草改。

水銀形成汞齊,回收水銀而得到極細的粉末,按照本草衍義的意見,金屑也是同樣方法製作。

25 雄黃　味苦、甘,平、寒、大溫,有毒。**主治寒熱,鼠瘻,惡瘡,疽痔,死肌,**治①疥蟲,䘌瘡,目痛,鼻中息肉,及絶筋破骨,百節中大風,積聚,癖氣,中惡,腹痛,鬼注。**殺精物惡鬼,邪氣,百蟲,毒腫,勝五兵,**殺諸蛇虺毒,解藜蘆毒,悅澤人面。**煉食之,輕身神仙**;餌服之,皆飛入人腦中,勝鬼神,延年益壽,保中不飢。得銅可作金。**一名黃食石。生武都山谷、**敦煌山之陽。採無時。煉服雄黃法皆在仙②經中,以銅爲金亦出黃白術中。晉末來,氐羌中紛擾,此物絶不復通,人間時有三五兩,其價如金,合丸皆用石③門、始興④石黃之好者耳。始以齊初涼⑤州互市,微有所得,將至都下⑥,余⑦最先見於使人⑧陳典籤處,撿獲見十餘片⑨,伊輩不識此物是何等,見有挾⑩雌黃,或⑪謂是丹沙,示吾,吾乃示語⑫並更屬覓,於是漸漸而來。好者作雞冠色,不臭而堅實。若黯黑及虛軟者,不好也。武都、氐羌是爲仇池,宕昌亦有,與仇池正同而小劣。敦煌在涼州西數千里,所出者未嘗

---

① 治:底本缺,政和本草作"療",據體例改爲"治"。
② 仙:底本作"化",據政和本草改。
③ 石:底本作"天",據政和本草改。
④ 興:底本作"與",據政和本草改。
⑤ 涼:底本作"梁",據政和本草改。
⑥ 至都下:底本作"下至都",據政和本草改。
⑦ 余:底本作"人未",據政和本草改。
⑧ 人:底本作"至",據政和本草改。
⑨ 片:底本作"斤",據政和本草改。
⑩ 挾:底本作"撲挾",據政和本草改。
⑪ 或:底本作"惑",據政和本草改。
⑫ 示吾吾乃示語:底本作"五禾語",據政和本草改。

得來江東,不知當復云何? 此藥最要,無所不入也。

【箋疏】

雄黃、雌黃皆是砷礦石。雄黃 realgar 爲二硫化二砷 As$_2$S$_2$,礦石多呈橘紅色;雌黃 orpiment 爲三硫化二砷 As$_2$S$_3$,礦石多呈檸檬黃色。雄黃常與雌黃共生,最初或許是因爲顏色的差異,而被分別命名爲"雄"與"雌"。至於説雄黃生山之陽名"雄",雌黃生山之陰而名"雌",如名醫別錄言"(雌黃)與雄黃同山,生其陰",則是傳聞之訛。不僅雄黃、雌黃共生,砷礦還與輝銻礦、辰砂礦共生。因爲雄黃與丹砂顏色相近,又存在共生關係,早期認識不足,乃有混淆現象。吳普本草解釋雄黃的得名説:"山陰有丹,雄黃生山之陽,故曰雄,是丹之雄,所以名雄黃也。"

26　**雌黃**　味辛、甘,平、大寒,有毒。**主治惡瘡,頭禿,痂疥,殺毒蟲、虱,身癢,邪氣,諸毒**,蝕鼻中息肉,下部䘌瘡,身面白駮,散皮膚死肌,及恍惚邪氣,殺蜂蛇毒。**煉之,久服輕身,增年,不老**,令人腦滿。**生武都山谷**,與雄黃同山,生其陰,山有金,金精熏則生雌黃。採無時。今雌黃出武都仇池者,謂爲武都仇池黃,色小赤。出扶南、林邑者,謂崑崙黃,色如金而似雲母甲錯,畫家所重。依此言,既有雌雄之名,又同山之陰陽,於合藥便當以武都爲勝,用之既希,又賤於崑崙。仙經無單服法①,惟以合丹沙②、雄黃共飛煉爲丹耳。金精雌黃,銅精空青,而服③空青反勝於雌黃,其義難了也。

———————

① 法:底本缺,據政和本草補。
② 沙:底本漫漶,據政和本草補。
③ 而服:底本倒乙,據政和本草改。

【箋疏】

雄黄、雌黄皆是砷礦石，因爲存在共生關係，煉丹家認爲雌黄可以化爲雄黄。太平御覽卷九八八引典術云："天地之寶，藏於中极，命曰雌黄。雌黄千年化爲雄黄，雄黄千年化爲黄金。"黄帝九鼎神丹經訣卷十四沿襲此説而有發揮："雄黄者，與雌黄同山，雌黄之所化也。天地大藥，謂之雌黄，經八千歲，化爲雄黄，一名帝男精。又經千歲，化爲黄金，一名真人飯。此乃至神之石也。"本草綱目也提到雄黄與雌黄的關聯性，釋名項引土宿本草云："陽石氣未足者爲雌，已足者爲雄，相距五百年而結爲石。造化有夫婦之道，故曰雌雄。"發明項又説："雌黄、雄黄同産，但以山陽山陰受氣不同分別。故服食家重雄黄，取其得純陽之精也；雌黄則兼有陰氣故爾。"本草圖經説雌黄："今出階州，以其色如金，又似雲母甲錯可析者爲佳，其夾石及黑如鐵色者不可用。或云一塊重四兩者，析之可得千重，此尤奇好也。"所言似雲母甲錯可析者，當是純度較高的呈片狀的雌黄（As_2S_3）集合體。

27　鍾乳[①]　味甘，溫，無毒。**主治咳逆上氣，明目，益精，安五藏，通百節，利九竅，下乳汁，**益氣，補虛損，治腳弱疼冷，下膲傷竭，強陰。久服延年益壽，好顔色，不老，令人有子。不鍊服之令人淋。一名公乳、一名蘆石、一名夏石。**生少室山谷及太山。**採無時。蛇牀爲之使，惡牡丹、玄石、牡蒙，畏紫石、襄

---

① 鍾乳：政和本草作"石鍾乳"，據本草經集注序錄改。本條以政和本草卷三爲底本。

草。　第一出始興，而江陵及東境名山石洞亦皆有，惟通中輕薄如鵝翎管，碎之如爪甲，中無鴈齒光明者爲善。長挺乃有一二尺者。色黃，以苦酒洗刷則白。仙經用之少，而俗方所重，亦甚貴。

【箋疏】

石鍾乳又名鍾乳石 stalactite，是碳酸鈣的沉澱物，與水垢的成分類似（水垢除了碳酸鈣以外，還含有氫氧化鎂）。鍾乳成爲“仙藥”，有一個漸變過程。本草經並沒有提到石鍾乳有久服長生的功效，故森立之輯本草經將其列爲中品，可稱隻眼獨具。但漢代也非完全沒有服食鍾乳者，列仙傳説：“卬疏能行氣練形，煮石髓而服之，謂之石鍾乳。”名醫別錄遂爲鍾乳添上“久服延年益壽，好顏色，不老，令人有子”的功效，並告誡説：“不鍊服之，令人淋。”不過六朝以來鍊丹的事幾乎完全被道士包攬，而道士們更看重鉛汞在爐燧中的變化，如石鍾乳之類的鈣化物並不太受重視。陶弘景云：“仙經用之少，而俗方所重，亦甚貴。”應該是事實。不知何故，唐代人特別嗜好此物。新修本草將石鍾乳由中品調整爲上品；孫思邈千金翼方卷二十二記載有“飛鍊研煮鍾乳及和草藥服療”處方六首；外臺秘要卷三十七、三十八爲乳石論上下兩卷；柳宗元有一篇與崔連州論石鍾乳書，讚揚鍾乳之精美者：“食之使人榮華溫柔，其氣宣流，生胃通腸，壽善康寧，心平意舒，其樂愉愉。”

28　殷孽　味辛，溫，無毒。主治爛傷瘀血，泄痢，寒熱，鼠瘻，癥瘕結氣，腳冷疼弱。一名薑石，鍾乳根也。生趙國山谷,又梁山及南海。採無時。惡朮、防己。　趙國屬冀州,此即今人所呼孔①公孼,大如牛羊角,長一二尺左右,亦出始興②也。

【箋疏】

按,説文"孼,庶子也",段玉裁注:"凡木萌旁出皆曰蘖,人之支子曰孼,其義略同。"由此引申,樹木再生的枝節也稱爲"孼"。文選劉琨答盧諶"二族偕覆,三孼并根",李善注引漢書音義云:"孼,木斬而復特生。"詳本草經石鍾乳"生少室山谷",孔公孼"生梁山山谷",殷孼"生趙國山谷",按照陶弘景的説法,"今三種同根,而所生各異處,當是隨其土地爲勝爾"。或許石鍾乳、孔公孼、殷孼本來就是一物,只是梁山、趙國出産者較劣,所以用"孼"命名,後來才變成指同一塊鍾乳的不同部位。因爲殷孼、孔公孼在醫方幾乎没有使用,這種爭論本身没有現實意義,但有助於了解這些藥物的文化淵源。

29　孔公孼　味辛,溫,無毒。**主治傷食不化,邪結氣惡,瘡疽瘻痔,利九竅,下乳汁**,男子陰瘡,女子陰蝕,及傷③食病,恒欲眠睡。一名通石,殷孼根也。青黄色。**生梁山山谷。**木蘭之爲使,惡細辛。　梁山屬馮翊郡,此即今鍾乳狀也,亦出始興,皆大塊折破之。凡鍾乳之類,三種同一體,從石室上汁溜積久盤結者爲鍾乳狀,即此孔公孼也;其次長小龍嵸者爲殷孼,今人呼爲孔公孼;殷孼復溜輕好者

----

① 冀州此即今人所呼孔:底本缺,據政和本草補。
② 興:底本作"與",據政和本草改。
③ 傷:底本缺,據政和本草補。

爲鍾乳。雖同一類，而療①體爲異，貴賤懸殊。此二孽不堪丸散，又皆搗末酒漬飲之療腳弱。其前諸療，恐宜水煮②爲湯也。按，今三種同根，而所生各異處，當是隨其土地爲勝③耳。

【箋疏】

　　本草經石鍾乳、孔公孽、殷孽三種，顯然都是鍾乳石一類，如果結合名醫別錄的意見，孔公孽是殷孽根應在最下，殷孽是鍾乳根爲其次，石鍾乳最上，所以陶弘景在本草經集注中解釋説："凡鍾乳之類，三種同一體，從石室上汁溜積久盤結者爲鍾乳牀，即此孔公孽也；其次長小龍嵸者爲殷孽，今人呼爲孔公孽；殷孽復溜輕好者爲鍾乳。"又説："雖同一類，而療體爲異，貴賤懸殊。此二孽不堪丸散，又皆搗末酒漬飲之療腳弱。其前諸療，恐宜水煮爲湯也。"蜀本草更細分爲五類："凡鍾乳之類有五種：一鍾乳、二殷孽、三孔公孽、四石牀、五石花，雖一體而主療有異。"

　　但因爲孔公孽一名"通石"，則其名稱中的"孔"是中通有孔的意思，就不應該居最下，所以陶弘景説"今人呼（殷孽）爲孔公孽"。新修本草又別有説法，根據殷孽一名"薑石"，乃是盤結如薑的意思，於是説殷孽是"石堂下孔公孽根"，鍾乳從洞頂懸垂向下，下方石盤即是殷孽。本草綱目集解項綜述説："按范成大桂海志所説甚詳明。云桂林接宜、融山洞穴中，鍾乳甚多。仰視石脉湧起處，即有乳牀，白如玉雪，石液融結成者。乳牀下垂，如倒數峰

小山，峰端漸鋭且長如冰柱，柱端輕薄中空如鵝翎。乳水
滴瀝不已，且滴且凝，此乳之最精者，以竹管仰承取之。
煉治家又以鵝管之端，尤輕明如雲母爪甲者爲勝。"又云：
"以薑石、通石二名推之，則似附石生而粗者，爲殷孽；接
殷孽而生，以漸空通者，爲孔公孽；接孔公孽而生者，爲鍾
乳。當從蘇恭之説爲優。蓋殷孽如人之乳根，孔公孽如
乳房，鍾乳如乳頭也。"又云："石花是鍾乳滴於石上迸散，
日久積成如花者。"

30 石腦　味甘，溫，無毒。主治風寒虚損，腰腳疼痹，
安五藏，益①氣。一名石飴餅。生名山土石中。採無時。此石
亦鍾乳之類，形如曾青而白色黑斑，軟脆易破。今茅山東及西平山並有，鑿
土龕②取之。俗方不見用，仙經有劉君導仙散用之。又真誥云：李整③採
服，療風痹虚損而得長生也。

【箋疏】

石腦亦是鍾乳一類，據真誥卷十三云："石腦故如石，
但小，斑色而輭耳。所在有之。服此，時時使人發熱，又
使人不渴。李整昔未入山時得風痹疾，久久乃愈耳。此
人先多房內事，殆不同今者，疾之輕薄也。"小字注釋云：
"石腦今大茅東亦有，形狀圓小，如曾青而質色似鍾乳狀，
下乃皎白，時有黑斑而虚輭。服之乃熱，爲治亦似鍾乳
也。"新修本草亦云："隋時有化公者，所服亦名石腦。出

---

① 益：底本無此字，據政和本草補。
② 龕：底本作"堪"，據政和本草改。
③ 整：底本作"愨"，據政和本草改。

徐州宋里山,初在爛石中,入土一丈已下得之,大如雞卵,或如棗許,觸著即散如䴴,黃白色,土人號爲握雪礜石,云服之長生,與李整相會。"可見此物之服食淵源。

31 石流黃　味酸,溫、大熱,有毒。主治婦人陰蝕,疽痔,惡血,堅筋骨,除①頭禿,治②心腹積聚,邪氣冷癖在脅,欬逆上氣,腳冷疼弱無力,及鼻衄,惡瘡,下部䘌瘡,止③血,殺疥蟲。能化金銀銅④鐵奇物。生東海牧陽⑤山谷中,及太山,及河西。礬石液⑥也。東海郡屬北徐州,而箕⑦山亦有。今第一出扶南、林邑,色如鵝子初出殼,名⑧昆侖黃;次出外國,從蜀中來,色深而煌煌。俗方用之療腳弱及痼冷甚良;仙經⑨頗用之,所化奇物,並是黃白術及合丹法。此云礬石液,今南方則無礬石,恐不必爾⑩。

【箋疏】

　　石流黃即硫磺,單質硫(S),爲煉丹家所需,故本草經說"能化金銀銅鐵奇物"。但如本草圖經所注意到者:"謹按古方書未有服餌硫黃者。本經所說功用,止於治瘡蝕,攻積聚冷氣,腳弱等,而近世遂火煉治爲常服丸散,觀其

---

① 骨除:底本無此二字,據政和本草補。
② 治:底本缺,據政和本草補。
③ 止:底本作"心",據政和本草改。
④ 銀銅:底本倒乙,據政和本草改。
⑤ 陽:政和本草作"羊"。
⑥ 液也:底本倒乙,據政和本草改。
⑦ 箕:底本作"下",據政和本草改。
⑧ 名:底本作"石",據政和本草改。
⑨ 經:底本作"姓",據政和本草改。
⑩ 恐不必爾:底本作"次不女爾也",據政和本草改。

製煉服食之法,殊無本源。"此意見十分正確,服食硫磺的習慣的確開始於唐代。李肇唐國史補卷中云:"韋山甫以石流黃濟人嗜欲,故其術大行,多有暴風死者。"

32 慈石　味辛、鹹,寒,無毒。主治周痹風濕,肢節中痛,不可持物,洗洗酸疼,除大熱,煩滿及耳聾,養腎藏,強骨氣,益精,除煩,通關節,消癰腫,鼠瘻,頸核,喉①痛,小兒驚癇。煉水飲之,亦令有子。**一名玄石、一名處石。生太山川谷及慈山山陰**,有鐵者則生其陽。採無時。茈胡爲之使,惡牡丹、莽草,畏黃石脂,殺鐵毒。　　今南方亦有,好者能懸吸針,虛連三四五爲佳。殺鐵物毒,消金。仙經、丹方、黃白術多用也。

【箋疏】
　　磁石本名"慈石","慈"應是慈母之意。呂氏春秋精通云:"慈石召鐵,或引之也。"高誘注:"石,鐵之母也。以有慈石,故能引其子。石之不慈者,亦不能引也。"郭璞慈石贊也說:"慈石吸鐵,母子相戀也。"名醫別錄說磁石"生慈山山陰,有鐵者則生其陽",看似無稽之談,卻是古人對事物的認識方式之真實寫照。

33 凝水石　味辛、甘,寒、大寒,無毒。主治身熱,腹中積聚邪氣,皮中如火燒爛,煩滿,水飲之。除時氣熱盛,五藏伏熱,胃中熱,煩滿,口渴,水腫,小腹痹。**久服不飢。一名白水**

---

①　喉:底本作"唯",據政和本草改。

石^①、一名寒水石、一名凌水石。色如雲母,可析者良,鹽之精也。**生常山山谷,**又**中水縣**^②及**邯鄲**。畏地榆,解巴豆毒。　常山即恒山,屬並州,中水縣屬河間郡,邯鄲即是趙郡,並屬冀州域^③。此處地皆鹹鹵,故云鹽精,而碎之^④亦似朴消也。此石末置水中,夏月能爲冰^⑤者佳。

【箋疏】

　　凝水石一名寒水石,應該是對同一物理現象的刻畫,此物在溶解過程中能夠吸熱,使溶液溫度下降,若投入的量足夠大,甚至可以觀察到結冰現象,所以本草經集注說:"此石末置水中,夏月能爲冰者佳。"名醫別錄謂凝水石"色如雲母,可析者良",乃是"鹽之精也"。陶弘景注意到,凝水石產地皆屬冀州,"此處地皆鹹鹵,故云鹽精,而碎之亦似朴消"。循此意見,這種凝水石恐是含結晶水的硝酸鹽礦石。硝酸鹽溶解時能夠吸熱,正符合"凝水""寒水"的特徵。

34　石膏　味辛、甘,微寒、大寒,無毒。**主治中風寒熱,心下逆氣驚喘,口乾舌焦,不能息,腹堅痛,除邪鬼,產乳,金創。**除時氣,頭痛身熱,三焦大熱,皮膚熱^⑥,腸胃中隔熱,解肌發汗,止消渴,煩逆,腹脹,暴氣喘息,咽熱。亦可作浴湯。一

---

① 白水石:底本作"泉石",據政和本草改。
② 縣:底本作"懸",據政和本草改。
③ 域:底本作"城",據政和本草改。
④ 碎之:底本無此二字,據政和本草補。
⑤ 冰:底本作"水",據政和本草改。
⑥ 皮膚熱:底本無此三字,據政和本草補。

名細石。**細理白澤者良，黃者令人淋。生齊山山谷**及**齊盧山、魯蒙山**。**採無時。**雞子爲之使，惡莽草、毒公。　二郡之山，即青州、徐州也。今出錢塘縣獄①地中，雨後時時出，取之皆方如棋子，白澈最佳。比難得，皆用虛隱山者。彭城者亦好。近道多有而大塊②，用之不及彼土。仙經不須此。

【箋疏】

　　本草中石膏與長石、理石、方解石相混淆，本草經集注以來聚訟紛紜，莫衷一是。關於石膏的名實爭論至明代纔逐漸平息。本草綱目集解項李時珍在引錄綜述各家意見後，有結論説：“石膏有軟、硬二種。軟石膏，大塊生於石中，作層如壓扁米糕形，每層厚數寸。有紅白二色，紅者不可服，白者潔淨，細文短密如束針，正如凝成白蠟狀，鬆軟易碎，燒之即白爛如粉。其中明潔，色帶微青，而文長細如白絲者，名理石也。與軟石膏乃一物二種，碎之則形色如一，不可辨矣。硬石膏，作塊而生，直理起稜，如馬齒堅白，擊之則段段橫解，光亮如雲母、白石英，有牆壁，燒之亦易散，仍硬不作粉。其似硬石膏成塊，擊之塊塊方解，牆壁光明者，名方解石也，燒之則㛐散亦不爛。與硬石膏乃一類二種，碎之則形色如一，不可辨矣。自陶弘景、蘇恭、大明、雷斅、蘇頌、閻孝忠皆以硬者爲石膏，軟者爲寒水石；至朱震亨始斷然以軟者爲石膏，而後人遵用有驗，千古之惑始明矣。蓋昔人所謂寒水石者，即軟石膏

---

① 獄：政和本草作“皆在”。
② 塊：底本作“愧”，據政和本草改。

也；所謂硬石膏者，乃長石也。石膏、理石、長石、方解石四種，性氣皆寒，俱能去大熱結氣；但石膏又能解肌發汗爲異爾。理石即石膏之類，長石即方解之類，俱可代用，各從其類也。今人以石膏收豆腐，乃昔人所不知。"其説與今之軟石膏、硬石膏相合，硬石膏爲無水硫酸鈣 $CaSO_4$，在適當地質條件下可轉化成軟石膏 $CaSO_4 \cdot 2H_2O$。

35 **陽起石** 味鹹，微溫，無毒。**主治崩中漏下，破子藏中血，癥瘕**①**結氣，寒熱，腹痛，無子，陰陽痿不合，補不足。**治男子莖頭寒，陰下濕癢，去臭汗，消水腫。久服不飢，令人有子。**一名白石、一名石**②**生、一名羊起石，雲母根也。生齊山山谷及琅邪或雲山、陽起山。**採無時。桑螵蛸爲之使，惡澤寫、菌桂、雷丸、蛇蜕皮，畏菟絲。　此所出即與雲母同，而甚③似雲母，但厚④實耳。今用乃出益州，與礜石同處，色小黄黑，即礜石。雲母根未知何者，俗用乃希，仙經亦服之。

【箋疏】

陽起石生陽起山，山在濟南，一名盧山、雲山、藥山、陽起山。究竟是山因産陽起石得名，還是石因出陽起山得名，已經難於索考。名醫别録説陽起石爲雲母根，雲笈七籤卷七五神仙煉服雲母秘訣説："又赤色厚重名陽起

---

① 瘕：底本作"瘦"，據政和本草改。
② 石：底本無此字，據政和本草補。
③ 甚：底本作"是"，據政和本草改。
④ 厚：底本作"原"，據政和本草改。

石,是五雲之根,別將入藥用,不可服。凡五雲之根,厚一寸,有一千八百年,重以土沙埋新盆,蓋,著陰地,歲月既久,便自生長。"枕中記謂雲母有八種,其中"赤色而重厚者名陽起石,是五雲之根,別入藥用,不可服",皆用陽起石爲雲母根之意。五雜組卷三提到陽起石的一項特徵:"山東有陽起石,煅爲粉,著紙上,日中暴熱,便能飛起。蓋此石爲陽精相感之理,固宜爾也。其石入藥,能壯陽道。"這其實是石棉纖維在空氣中飄蕩的樣子,由此確定其原礦物確爲陽起石石棉 actinolite asbestos。

36 玄石　味鹹,溫,無毒。主治大人、小兒驚癇,女子絕孕,小腹冷痛,少精,身重,服之令人有子。一名玄水石,一名處石。生太山之陽①,山陰有銅,銅者雌,玄石者雄②。惡松脂、柏子、菌桂。　本經慈石一名玄石,別錄各條。

【箋疏】

　　磁石是磁鐵礦 magnetite 的礦石,主要成分爲 Fe_4O_3,此毫無疑問者。而本草經磁石一名玄石,名醫別錄另列有玄石條。據武威醫簡"大風方"中,同時使用兹(即慈的省文)石、玄石,也證明磁石、玄石爲兩物。今以没有磁性的鐵礦石爲玄石,應該没有問題。不過,名醫別錄説玄石"生太山之陽,山陰有銅,銅者雌,玄石者雄",與磁石的條文對觀,是否暗示玄石是一種能傳説中吸銅的物質,没有

---

① 太山之陽:底本作"山陽",據政和本草改。
② 山陰有銅銅者雌玄石者雄:底本作小字,據政和本草改。

確證，且備一説。

37 **理石**　味辛、甘，寒、大寒，無毒。主治身熱，利胃，解煩，益精，明目，破積聚，去三①蟲，除榮衛中去②來大熱，結熱，解煩毒，止消渴及中風痿痹。**一名立制石**，一名肌石，如石膏順理而細。**生漢中山谷**及盧山。採無時。滑石爲之使，畏麻黃。　漢中屬梁州，盧山屬青州，今出寧州。俗用亦稀，仙經時須，亦呼爲長理石。石膽一名立制石，今此又名立制，疑必相亂③類。

【箋疏】

石膏與長石、理石三者都見於本草經。名醫別錄説理石"一名肌石，如石膏，順理而細"，這種理石應該是呈纖維集合體的天然石膏，因作纖維狀解理而得名。理石的成分爲硫酸鈣，屬於軟石膏 $CaSO_4 \cdot 2H_2O$ 一類。

38 **長石**　味辛、苦，寒，無毒。**主治身熱**，胃中結氣，**四支寒厥，利小便，通血脉，明目，去④瞖眇，下三蟲，殺蠱毒，止消渴，下氣，除脅肋肺間邪氣。久服不飢。一名方石**，一名土石，一名直石。理如馬齒，方而潤澤，玉色。**生長子山谷**及太山及臨淄。採無時。長子縣屬上黨郡，臨淄⑤縣屬青州。俗方及仙經並無用此者也。

---

① 三：底本無此字，據政和本草補。
② 去：底本無此字，據政和本草補。
③ 亂：底本作"礼"，據文義改。
④ 去：底本作"目"，據政和本草改。
⑤ 淄：底本無此字，據政和本草補。

【箋疏】

　　長石一名方石，名醫別錄說："理如馬齒，方而潤澤，玉色。"日本正倉院保存有長石標本，爲硬石膏 $CaSO_4$ 之成層片狀者。關於長石，李時珍的意見可能是正確的："長石即俗呼硬石膏者，狀似軟石膏而塊不扁，性堅硬潔白，有粗理起齒稜，擊之則片片橫碎，光瑩如雲母、白石英，亦有牆壁，似方解石，但不作方塊爾。"

39 鐵落　味辛、甘，平，無毒。**主治風熱，惡①瘡，瘍疽，瘡痂，疥氣在皮膚中**，除胸膈中熱氣，食不下，止煩，去黑子。一名鐵液。可以染皂。**生牧羊平澤**及枋城或析城②。採無時。

　　鐵　主堅肌耐③痛。

　　生鐵　微寒。主治下部及脫肛。

　　鋼鐵　味甘，平，無毒。主治金創，煩滿熱中，胸膈氣，寒食不化。一名跳鐵。

　　鐵精　平④，微溫。**主明目，化銅。**治驚悸，定心氣，小兒風癎，陰⑤頹，脫肛。鐵落是染皂鐵漿；生鐵是不破鑄鎗、釜之類；鋼鐵是雜煉生鍒⑥作刀鐮⑦者；鐵精出煅竈中，如塵⑧紫色輕者爲佳，亦以摩瑩銅器用也。

---

① 惡：底本作"忠"，據政和本草改。
② 或析城：底本無此三字，據政和本草補。
③ 耐：底本作"能"，據政和本草改。
④ 平：底本無此字，據政和本草補。
⑤ 陰：底本作"除"，據政和本草作"陰潰"改。
⑥ 鍒：底本作"鐮"，據政和本草改。
⑦ 鐮：底本作"鉘"，據政和本草改。
⑧ 塵：底本無此字，據政和本草補。

【箋疏】

　　新修本草鐵落、鐵、生鐵、鋼鐵、鐵精爲五條，陶弘景注釋僅出現在鐵精條下，産地"生牧羊平澤及枋城或析城"僅出現在鐵落條下，鐵條無性味毒性，僅"主堅肌耐痛"一句，皆提示此數條在本草經集注原屬一條，後世分割，故新輯本加以合併。

　　本草經以鐵落立條，可能是因爲鐵落藥用歷史最爲悠久的緣故。黃帝内經素問病能論治怒狂之病，"使之服以生鐵洛爲飲"，謂："夫生鐵洛者，下氣疾也。"王冰注："鐵洛，味辛，微溫、平。主治下氣，方俗或呼爲鐵漿，非是生鐵液也。"此句亦見黃帝内經太素卷三十，楊上善注也説："生鐵洛，鐵漿也。"在楊上善、王冰之前，陶弘景也是此意見，本草經集注説："鐵落是染皂鐵漿。"但新修本草不認同此，别立一説云："鐵落是煆家燒鐵赤沸，砧上煆之，皮甲落者。夫諸鐵療病，並不入丸散，皆煮取漿用之。若以漿爲鐵落，鋼生之汁，復謂何等？落是鐵皮滋液，黑於餘鐵。陶謂可以染皂，云是鐵漿，誤矣。"此以鐵煮水所得爲鐵漿，而以鍛造過程中散落的鐵屑爲鐵落。本草拾遺則支持陶弘景的説法，並揭出鐵漿的製法："按鐵漿，取諸鐵於器中，以水浸之，經久色青沫出，即堪染皂，兼解諸毒入腹，服之亦鎮心。"從名醫别録鐵落"一名鐵液，可以染皂"來看，當以陶弘景、陳藏器所言爲是。

40 鉛丹　味辛，微寒。主治欬逆，胃反，驚癇癲疾，除熱,下氣,止小便①利,除毒熱臍攣,金瘡溢血。**鍊化還成九光。**
久服通神明。一名鉛華。生於鉛②。**生蜀郡平澤。**即今熬鉛所
作黃丹。畫用者,俗方亦希,惟仙經塗③丹釜所須。此云"化成九光"者,當
謂九光丹以爲釜耳,無別變鍊法。

【箋疏】

説文云:"鉛,青金也。從金,㕣聲。"隸定以"鉛"爲正
字,俗體寫作"鈆",於是以"金公"爲鉛的隱名,所指代的
都是單質鉛。鉛丹則是鉛的人工製成品,名醫別錄謂"一
名鉛華,生於鉛"。鉛丹的成分爲四氧化三鉛 Pb_3O_4,呈
紅紫色,這是古代煉丹家的發明。黃帝九鼎神丹經訣卷
十二載狐剛子九轉鉛丹法,這是已知最早的鉛丹作法。
有云:"鉛十斤,鐵杯中銷鑠,令作青沙;鐵盆中鐵錘研騰,
取黃汁新瓦上暴,取粉黃和玄精汁爲團如雞子,陰乾;鐐
爐中銷取鉛精,鐵杯中猛火還銷鑠一伏時,即鉛丹。如此
九轉爲丹,名曰九轉鉛。"

至於陶弘景云:"即今熬鉛所作黃丹。畫用者,俗方
亦希,惟仙經塗丹釜所須。"按,陶所言黃丹應該是指氧化
鉛 PbO,黃色至橘紅色,也可以通過熬鉛得到。後世或因
陶弘景之説,遂將鉛丹也稱爲黃丹,而將氧化鉛稱爲密
陀僧。

---

① 便:底本作"使",據政和本草改。
② 一名鉛華生於鉛:底本在"生蜀郡平澤"後,據政和本草改。
③ 塗:底本無此字,據政和本草補。

石　下

41 **青瑯玕**　味辛，平，無毒。**主治身癢，火**①**瘡，癰傷，白秃，疥癰，死肌，侵淫在皮膚中。煮鍊服之，起陰氣，可化爲丹。一名石珠、一名青珠。生蜀郡平澤。**採無時。得水銀良，畏烏雞骨，殺錫毒。　　此即蜀都賦稱"青珠黃環"者也。黃環乃是草，苟取名類而種族爲乖。瑯玕亦是崑山上樹名，又九眞經中大丹名也。此石今亦無用，惟以療手足逆臚。化丹之事，未的見其術。

【箋疏】

"瑯"正寫作"琅"。説文"琅，琅玕，似珠者"，段玉裁注："尚書'璆琳琅玕'，鄭注曰："琅玕，珠也。"王充論衡曰：'璆琳琅玕，土地所生，眞玉珠也。魚蚌之珠，與禹貢琅玕皆眞珠也。'本草經青琅玕，陶貞白謂即蜀都賦之青珠；而某氏注尚書，郭注爾雅、山海經皆曰'琅玕，石似珠'。玉裁按，出於蚌者爲珠，則出於地中者爲似珠。似珠亦非人爲之，故鄭、王謂之眞珠也。"此説最爲得體。

漢魏多用琅玕作飾品，急就篇"係臂琅玕虎魄龍"；張衡四愁詩"美人贈我青琅玕，何以報之雙玉盤"（見太平御覽卷七五八引，今本文選作"金琅玕"）；三國曹植美女篇"頭上金爵釵，腰佩翠琅玕"。這種用作佩飾的琅玕多爲珠狀，正與説文"似珠者"，尚書孔安國傳"石而似珠者"，

---

① 火：底本作"大"，據政和本草改。

鄭玄注"珠也"等相符。既明漢代的琅玕是珠或珠狀物，則與本草經青琅玕"一名石珠"，名醫別錄"一名青珠"契合，所指應是同物。不僅如此，本草經又説青琅玕"生蜀郡平澤"，檢初學記卷二七引華陽國志云："廣陽縣山出青珠。"廣陽縣約在今茂縣、汶川一帶。左思蜀都賦也言岷山出産"青珠黃環"，皆與本草經吻合。與青珠性狀特徵最接近的礦物是綠松石 turquoise，但如章鴻釗石雅所注意者，此石非四川所産，故章以綠青（孔雀石）爲青珠，即青琅玕，其説可參。

　　唐代開始，關於青琅玕名實又有不同説法。新修本草云："琅玕乃有數種色，是瑠璨之類，火齊寶也。且琅玕五色，其以青者，入藥爲勝。"急就篇顏師古注："琅玕，火齊珠也。"此則既非綠松石，也非綠青，而是瑠璨。故嘉祐本草將本草拾遺之瑠璨，日華子本草之玻璨附錄於青琅玕條。

42　**礬石**　味①辛、甘，**大熱**，生溫、熟熱②，有毒。主治**寒熱**，**鼠瘻**，**蝕瘡**，**死肌**，**風痹**，**腹中堅癖邪氣**③，除熱，明目，下氣，除膈中熱，止消渴，益肝氣，破積聚，痼冷腹痛，去鼻中息

---

①　味：底本無此字，據政和本草補。

②　熱：底本作"寒"，據陶弘景注謂"如此則生亦大熱"云云，因知當是"熱"字，據政和本草改。又，底本"生溫熟寒"作小字，亦循例改爲大字。

③　腹中堅癖邪氣：政和本草"腹中堅"爲白字，"癖邪氣"爲黑字；大觀本草則除了"癖"爲黑字，"腹中堅"與"邪氣除熱"皆爲白字。因此處"癖邪氣"三字不能獨立成詞，故參考本草綱目礬石條將"腹中堅癖邪氣"視爲一體的做法，"堅"字後不點斷，以"堅癖邪氣"爲詞組，但不取"除熱"爲本草經文。

肉。久服令人筋攣。火鍊百日，服一刀圭。不鍊服，則殺人[1]
及百獸。**一名青分石，一名立制石，一名固羊石，一名白礜石，
一名大白石，一名澤乳，一名食鹽。生漢中山谷及少室**。採無
時。得火良，棘針爲之使，惡毒公、虎掌、鶩矢、細辛，畏水。　今蜀漢亦有，
而好者出南康南野溪及彭[2]城界中、洛陽城南塹。但取少室生礜石内水中，
令水不冰，如此則生亦大熱。今以[3]黄土泥苞，炭火燒之一日一夕，則解碎
可用，治冷結爲良。丹方及黄白術[4]多用此，善能柔金。又，湘東新寧縣及
零陵皆有白礜石。

【箋疏】

　　礜石有毒，説文云："礜，毒石也，出漢中。"山海經西
山經説："（皋塗之山）有白石焉，其名曰礜，可以毒鼠。"因
爲可以藥鼠，所以吳普本草白礜石，一名鼠鄉；特生礜石，
名醫別錄一名鼠毒。礜石、特生礜石、蒼石皆可以確定爲
砷黄鐵礦礦石，又名毒砂，化學組成爲 FeAsS。這種礦石
常呈銀白色或灰白色，久曝空氣中則變爲深灰色，此所以
有白礜石、蒼礜石、蒼石、青分石諸名。

43 方解石　味苦、辛，大寒[5]，無毒。主治胸中留熱，結
氣，黄疸，通血脉，去蠱毒。一名黄石。生方山。採無時。惡巴
豆。　按本經長石一名方石，療體亦相似，疑是此也。

---

[1]　服一刀圭不鍊服則殺人：底本作"服刀圭殺人"，據政和本草改。
[2]　彭：底本爛壞，據政和本草補。
[3]　以：底本作"人"，據政和本草改。
[4]　術：底本無此字，據政和本草補。
[5]　寒：底本作"溫"，據政和本草改。

【箋疏】

方解石載名醫別錄，陶弘景認爲即是長石，乃云："按本經長石一名方石，療體亦相似，疑是此也。"唐代開始，方解石則與石膏混淆。按，方解石成分主要爲碳酸鈣 $CaCO_3$，三方晶系礦物，晶體多爲菱面體，有完全解理，可沿三個不同的方向劈開，因此得名方解石；硬石膏 $CaSO_4$ 屬斜方晶系礦物，三組解理面互相垂直，可分裂成盒狀小塊，兩者因此混淆。純淨的硬石膏無色透明，稱爲透明石膏，此即本草圖經提到"今石膏中，時時有瑩澈可愛，有縱理，而不方解者，好事者或以爲石膏"者。

44 蒼石　味甘，平，有毒①。主治寒熱，下氣，瘻蝕，殺飛禽鼠獸②。生西城。採無時。俗中不復用，莫識其狀。

【箋疏】

據新修本草云："特生礜石一名蒼礜石，而梁州特生亦有青者。今房陵、漢川與白礜石同處，有色青者，並毒殺禽獸，與礜石同。漢中人亦取以毒鼠，不入方用。"此當與礜石同類，爲砷礦石，有毒，故能毒殺禽獸。

45 土陰蘗　味鹹，無毒。主治婦人陰蝕，大熱，乾痂。生高山崖上之陰，色白如脂。採無時。此猶似鍾乳、孔公蘗之類，故亦有蘗名，但在崖上爾。今時有之，但不復採用。

---

① 有毒：底本作"無毒有毒"，據政和本草作"有毒"，故刪"無毒"字樣。
② 獸：底本無此字，據政和本草作"殺禽獸"補。

【箋疏】

新修本草云："此即土乳是也。出渭州鄣縣三交驛西北坡平地土窟中,見有六十餘坎昔人採處。土人云,服之亦同鍾乳而不發熱。"開寶本草引別本注云："此則土脂液也,生於土穴,狀如殷孽,故名土陰孽。"本草綱目解釋説:"此即鍾乳之生於山崖土中者,南方名山多有之。人亦掘爲石山,貨之充玩,不知其爲土鍾乳也。"

46 代赭　味苦、甘①,寒,無毒。**主治鬼注,賊風,蠱毒,殺精物惡鬼,腹中毒邪氣,女子赤沃漏下**,帶下百病,産難,胞衣不出,墮胎,養血氣,除五藏血脉中熱,血痹,血瘀,大人小兒驚氣入腹及陰痿不起。**一名須丸**,出姑幕者名須丸,出代郡者名代赭。一名血師。**生齊國山谷。**赤紅青色,如雞冠有澤,染爪甲不渝者良。採無時。畏天雄。　舊説云是代郡城門下土,江東久②絶,頃魏國所獻,猶是彼③間赤土耳,非復真物。此於俗用乃疏,而爲丹方之要,並與戎鹽、鹵鹹皆是急須。

【箋疏】

古人很早就注意到赭與鐵共生,管子地數説:"山上有赭者,其下有鐵。"代赭即是赤鐵礦 hematite 礦石,成分爲 Fe_2O_3,因産代郡,故名代赭。作代赭用的赤鐵礦石,一般是鮞粒狀、豆狀、腎狀的集合體,這類礦石表面有圓形乳頭狀的突起,此即本草圖經説"其上文頭有如浮漚丁

---

① 甘:底本無此字,據政和本草補。
② 久:底本作"之",據政和本草改。
③ 彼:底本作"後",據政和本草改。

者爲勝，謂之丁頭代赭"。與"丹"一樣，"赭"也是赤色。
説文云："赭，赤土也。"山海經西山經"白華而赤實，其狀
如赭"句，郭璞注："赭，紫赤色也。"名醫別錄説代赭"赤紅
青色，如雞冠有澤"，新修本草提到代赭"紫如雞肝"，本草
衍義説"赤紫色者佳"，代赭的實物也是暗紅褐色，這或許
就是"赭"字所指代的標準色澤。

47 **膚青**　味辛、鹹，平，無毒。**主治蠱毒及蛇、菜、肉諸
毒，惡瘡。**不可久服，令人瘦。**一名推青**，一名推石。**生益州
川谷。**俗方及仙經並無用此者，亦相與不復識之。

【箋疏】

　　膚青雖載本草經，但陶弘景已不識其物，乃云："俗方
及仙經並無用此者，亦相與不復識之。"本草經考注有考
證云："膚青，黑字'生益州'，與空青同產地。又，本草和
名引稽疑出土綠、鴨屎綠二名。考説文'臚，皮也，籀文作
膚'。紹興本草目六'地膚子'作'地盧子'。范子計然曰：
'盧青出弘農、豫章。'據此則膚青蓋空青、扁青之未成形
而凝著於石上者歟。推土綠、鴨屎等之名，亦可以爲證
也。李時珍引范成大桂海志云：'石綠一種脆爛如碎土
者，名泥綠，品最下。'所謂泥綠，疑是膚青歟。"本草綱目
將膚青附在白青條，稱爲"綠膚青"，或許可以據以認爲是
藍銅礦石之劣者。

48 **鹵鹹**　味苦、鹹，寒，無毒。**主治大熱、消渴、狂煩，**

除邪及吐下蠱毒，柔肌膚，去五藏腸①胃留熱結氣，心下堅，食已嘔逆，喘滿，明目，目痛。**生河東鹽**②池。云是煎鹽釜下凝滓。

【箋疏】

說文云："鹹，衝也，北方味也。從鹵，咸聲。"爾雅釋言"鹹，苦也"，郭注："苦即大鹹。"郝懿行義疏云："鹹極必苦。"此可見"鹹"乃指滋味，今簡化作"咸"。本草綱目發明"鹹"之第二讀音，鹵鹹條李時珍說："鹹音有二，音鹹者，潤下之味，音減者鹽土之名。後人作鹼、作鹻，是矣。"照此意見，鹵鹹之"鹹"應當讀作 jiǎn，依簡化字正寫爲"碱"。按，"鹹"讀 jiǎn 非李時珍發明，本草圖經食鹽條云："并州兩監末鹽，乃刮鹹煎鍊，不甚佳，其鹹蓋下品所著鹵鹹。"其"刮鹹"字後即注："音減。"

讀音不同，指代的具體實物也不太一樣。按照鹵鹹（xián）理解，陶弘景說"是煎鹽釜下凝滓"，戎鹽條引李當之，"鹵鹹即是人煮鹽釜底凝強鹽滓"，則爲近似，應指鹽鹵，主要成分爲氯化鎂 $MgCl_2$。按照鹵鹼（jiǎn）理解，則是新修本草說"此是鹼土名鹵鹹"，當是從鹽鹼地中掘取煉制。一切經音義引說文云："鹽，鹵也。天生曰鹵，人生曰鹽。"用鹽鹼熬鹽，殘餘的鹵鹼主要成分當是氯化鎂、氯化鉀、硝酸鉀等，化學組成與前一種鹵鹼不完全一樣。

49 **大鹽** 味甘、鹹，寒，無毒。主治腸胃結熱，喘逆，吐

---

① 腸：底本作"腹"，據政和本草改。
② 鹽：底本作"監"，據政和本草改。後皆如此，不復出注。

胸中病①。令人吐。生邯鄲及河東池澤②。漏蘆爲之使。

【箋疏】

　　大鹽當是顆粒較大的食鹽，新修本草云："大鹽即河東印鹽也，人之常食者是，形麄於末鹽，故以大別之。"天工開物卷上池鹽條也説："凡引水種鹽，春間即爲之，久則水成赤色。待夏秋之交，南風大起，則一宵結成，名曰顆鹽，即古志所謂大鹽也。以海水煎者細碎，而此成粒顆，故得大名。"

50 **戎鹽**　　味鹹，寒，無毒③。**主明目、目痛，益氣，堅④肌骨，去毒蟲**，治心腹痛，溺血，吐血，齒舌血出。一名胡鹽。生胡鹽山及西羌北⑤地，及酒泉福祿城東南角。北海青⑥、南海赤。十月採。今俗中不復見鹵鹹，惟魏國所獻虜鹽⑦，即是河東大鹽⑧，

---

　　①　味甘鹹寒無毒主治腸胃結熱喘逆吐胸中病：底本在"生邯鄲及河東池澤"之後，據政和本草移。又，底本無"鹹"字，亦據政和本草補。

　　②　生邯鄲及河東池澤：循本草經集注體例，似當爲"生邯鄲池澤及河東"，僅"生邯鄲池澤"爲本草經文。

　　③　味鹹寒無毒：底本在"去毒蟲"後，據政和本草移。循體例取"味鹹寒"爲本草經文。

　　④　堅：底本作"監"，據政和本草改。

　　⑤　北：底本作"此"，據政和本草改。

　　⑥　南角北海青：底本無此五字，據政和本草補。

　　⑦　虜鹽：底本作"處監"，據政和本草改。

　　⑧　大鹽：底本作"監"，據政和本草改。

形①如結冰圓強,味鹹苦,夏月小潤液。虜中鹽②乃有九種:白鹽、食鹽③,常食者;黑鹽,治腹脹氣滿;胡鹽,治耳聾目④痛;柔鹽,治馬脊瘡⑤;又有赤鹽、駮鹽、臭鹽、馬齒鹽⑥四種,並不入食。馬齒即大鹽,黑鹽疑是鹵鹹,柔鹽疑是戎鹽⑦,而此戎鹽又名胡鹽,兼治眼痛⑧,二三相亂。今戎鹽虜中甚有,從涼州來,芮芮河南使及北⑨部胡客從敦煌來,亦得之,自是希少耳。其形作塊片,或如雞鴨卵,或如菱米,色紫白,味不甚鹹。口嘗氣臭⑩,正如鰕雞子臭者言真。又河南鹽池泥中自有凝鹽如石片,打破皆方,青黑色,善治馬脊瘡,又疑此或是。鹽雖多種,而戎鹽、鹵鹹最爲要用。又巴東朐䏰縣北岸大有鹽井,鹽水自凝,生粥子鹽,方一二寸,中央突張繖形,亦有方如石膏、博碁者。李云:"戎鹽味苦臭,是海潮水澆山石,經久鹽凝著石取之。北海者青,南海者紫赤。"又云:"鹵鹹即是人煮鹽釜底凝強鹽滓。"如此二說,並未詳⑪。

【箋疏】

　　戎鹽因出於戎羌(今西北的廣大地區)而得名,名醫別錄說:"生胡鹽山及西羌北地,酒泉福祿城東南角。"戎鹽藥用最早見於五十二病方,治瘭病方提到"贛戎鹽若美鹽盈脽",這句的意思是說,用戎鹽或美鹽一小杯,滿滿地

---

①　形:底本作"刑",據政和本草改。
②　虜中鹽:底本作"處中監",據政和本草改。
③　鹽:底本無此字,據政和本草補。
④　目:底本無此字,據政和本草補。
⑤　瘡:底本作"療",據政和本草改。
⑥　臭鹽馬齒鹽:底本無兩"鹽"字,據政和本草補。
⑦　戎鹽:底本作"戎鹽戎鹽",據政和本草删。
⑧　痛:底本作"療",據政和本草改。
⑨　北:底本作"此",據政和本草改。
⑩　臭:底本作"息",據政和本草改。
⑪　又巴東朐䏰縣……並未詳:底本無此句,據政和本草補。

堆放在臀部。"戎鹽"與"美鹽"可以替換,因知戎鹽是精制食鹽一類。魏書崔浩傳北魏明元帝拓跋嗣賜崔浩"水精戎鹽一兩",這種戎鹽似乎是新修本草所記"生鹽州五原鹽池下"的光明鹽之類。

但更多的文獻則將戎鹽解釋爲一種較粗的鹽。陶弘景引李當之云:"戎鹽味苦臭,是海潮水澆山石,經久鹽凝著石取之。北海者青,南海者紫赤。"這是以自然附著礁石的海鹽爲戎鹽。新修本草説:"其戎鹽即胡鹽,沙州名爲秃登鹽,廓州名爲陰土鹽,生河岸山阪之陰土石間,塊大小不常,堅白似石,燒之不鳴炚爾。"這似乎是自然析出的鹽鹹,"鳴炚"疑是形容鉀鹽燃燒時的爆裂聲,"燒之不鳴炚",即不得含有鉀鹽的意思。日本正倉院保存有唐代戎鹽標本,爲褐色粉狀物,除含氯化鈉外,尚雜有硫酸鈣、硫酸鎂、硫酸鈉等,考其組成,似能與新修本草的記載相吻合。

51 白堊　味苦、辛,溫,無毒。主治女子寒熱,癥瘕,月閉,積聚,陰腫痛,漏下,無子,泄痢。不可久服,傷五藏,令人羸瘦。一名白善。生邯鄲山谷。採無時。此即今畫用者,甚多而賤,俗方亦希,仙①經不須也。

【箋疏】

本條新修本草作"白堊",證類本草作"白堊",本草經集注序錄則兼有兩種寫法。説文"堊,白塗也",爾雅釋宫

---

① 　仙:底本作"似",據政和本草改。

"牆謂之堊"，郭璞注："白飾牆也。"循此説法，"堊"乃是用白色塗料粉刷牆壁，按照郝懿行的意見："飾牆古用白土，或用白灰，宗廟用蜃灰。"因此"堊"又用來指代白土，山海經西山經"大次之山其陽多堊"句，郭璞注云："堊似土，色甚白。音惡。"段玉裁説："塗白爲堊，因謂白土爲堊。"這種白堊當是白色高嶺石 kaolinite 一類，與五色石脂中的白石脂同一來源。

　　按，本草經"石灰一名惡灰"，陶弘景説"俗名石惡"。森立之本草經考注謂石灰條陶注提到的石惡"似是白惡之灰，故名惡灰，可證古白惡亦不作'堊'也"。按，森説有理。且名醫別錄白堊（惡）一名白善，正是針對"白惡"立言。因此本草經中的白惡，應該就是石灰石。或許是傳寫的原因，"白惡"訛寫成了"白堊"。白堊本是白色的高嶺石，與本草經之白惡爲石灰石 limestone 本不相涉，但後世本草誤"白惡"爲"白堊"以後，自陶弘景以降，皆以白土、白陶土爲説，殊失白惡（石灰石）之本意。

52　**粉錫**　味辛，寒，無毒。**主治伏尸毒螫**，**殺三蟲**，去瘕瘕①，治惡瘡，墮胎，止小便利。**一名解錫。**即今化鉛所作胡粉也。其有金色者②，療尸蟲彌良③，而謂之粉錫，事與經乖。

　錫銅鏡鼻④　**主治女子血閉**，**癥瘕**，**伏腸**，**絶孕**，伏尸邪氣。**生桂陽山谷。**此物與胡粉異類，而今共條，當以其非正成具一藥，故以附

----

① 瘕：底本作"瘦"，據政和本草改。
② 者：底本無此字，據政和本草補。
③ 彌良：底本作"稱即"，據政和本草改。
④ 錫銅鏡鼻：底本作"錫鏡銅鼻"，據政和本草改。

見錫品中也。古無純以錫①作鏡者，皆用銅雜之，別錄用銅鏡鼻，即是今破古銅鏡鼻耳。用之當燒令赤，内酒中飲之。若置醯中出入百過，亦②可搗也。鉛③與錫，本經云生桂陽④，今則乃出臨賀，臨賀猶是分桂陽所置。鉛與錫雖相似，而入用大異。

【箋疏】

　　古人不太區別鉛與錫，説文"錫，銀鉛之間也"，徐鍇曰："銀色而鉛質也。"因爲鉛的性質與錫有近似之處，所以鉛就被叫做"黑錫"，而鉛粉因此也被稱爲"粉錫"。陶弘景似乎不完全明白此理，先説粉錫"即今化鉛所作胡粉也"，又云："而謂之粉錫，事與經乖。"如開寶本草所言："本經呼爲粉錫，然其實鉛粉也。"據釋名卷四云："胡粉。胡，糊也，脂和以塗面也。"故知所謂"胡粉"，並非舶來之意。鉛粉爲鹼式碳酸鉛 $2PbCO_3 \cdot Pb(OH)_2$，其色白膩，多作繪畫用白色顏料以及化妝品。鉛粉的使用歷史悠久，考古研究者證實，秦陵兵馬俑的白顏料即是鉛粉。一些年代久遠的壁畫人物面部泛黑，往往是因爲胡粉氧化的緣故。

　　粉錫與鉛丹都是用鉛燒煉製得，陶弘景説"即今化鉛所作胡粉"，與抱朴子内篇説"愚人乃不信黃丹及胡粉是化鉛所作"一致，皆無錯誤；新修本草認爲"鉛丹、胡粉，實用錫造"，鉛丹條也説"丹、白二粉，俱炒錫作，今經稱鉛

① 純：底本作"絶"，據政和本草改。
② 亦：底本作"赤"，據政和本草改。
③ 鉛：底本作"錫"，據政和本草改。
④ 生桂陽：底本作"蜀郡柱陽"，據政和本草改。

丹，<u>陶</u>云熬鉛，俱誤矣”，其實沒有理解此“錫”乃是指
“黑錫”。

　　按，錫銅鏡鼻本來另是一藥，本草經集注則將其附錄
在粉錫條内，<u>陶弘景</u>説：“此物與胡粉異類，而今共條，當
以其非正成具一藥，故以附見錫品中也。”新修本草分爲
兩條，<u>證類本草</u>因之，仍爲兩條，新輯本歸併爲一。

　　53　特生礜石　味甘，溫，有毒。主明目，利①耳，腹内絶
寒，破結及鼠瘻，殺百蟲惡獸。久服延年。一名蒼礜石，一名
礜石②，一名鼠毒。生<u>西</u>③城。採無時。火鍊之良，畏水。　舊云鸛
巢中者最佳，鸛恒入水，冷故，取以㷷卵令熱。今不可得，唯用出<u>漢</u>中者，其
外形紫赤色，内白如霜，中央有白，形狀如齒者佳。大散方云：出<u>荆州 新城
郡 肪陵縣</u>，練白色爲好。用之亦先以④黄土苞燒之一日，亦可内斧空中燒
之。合玉壺諸丸用此。仙經不云特⑤生，則止是前白礜石耳。

　　【箋疏】

　　本草衍義云：“礜石並特生礜石，<u>博物志</u>及<u>陶隱居</u>皆
言此二石鸛取之以㷷卵，如此則是一物也。<u>隱居</u>又言‘仙
經不云特生，則止是前白礜石’，今補注但隨文解義，不見
特生之意。蓋二條止是一物，但以特生不特生爲異耳。
所謂特生者，不附著他石爲特耳，今用者絶少，惟兩字‘礜

---

①　利：底本無此字，據<u>政和本草</u>補。
②　一名礜石：<u>政和本草</u>無此四字。
③　西：底本作“血”，據<u>政和本草</u>改。
④　先以：底本作“光”，據<u>政和本草</u>改。
⑤　特：底本作“時”，據<u>政和本草</u>改。

石'入藥,然極須慎用,其毒至甚。及至論鸛巢中者,又卻從謬説,鸛巢中皆無此石,乃曰鸛常入,水冷故,取以甕卵。如此則鸕鷀、鵬鶿之類皆食于水,亦自繁息生化,復不用此二石。其説往往取俗士之言,未嘗究其實而窮其理也。嘗官於順安軍,親檢鸛巢,率無石。矧礜石焉得處處有之?"按,礜石、特生礜石、蒼石皆可以確定爲砷黄鐵礦 arsenopyrite,又名毒砂,化學組成爲 FeAsS。這種礦石常呈銀白色或灰白色,久曝空氣中則變爲深灰色,此所以有白礜石、蒼礜石、蒼石、青分石諸名。

54 銅弩牙　主治婦人産難,血閉,月水不通,陰陽隔塞①。此即今人所用射者耳,取燒赤②内酒中③飲汁,得古者彌勝,製鏤多巧也。

【箋疏】

證類本草引千金方令易産云:"銅弩牙燒令赤,投醋三合服,良久頓服,立産。"本草綱目引劉完素云:"弩牙速産,以機發而不括,因其用而爲使也。"

55 金牙　味鹹,無毒。主治鬼注④,毒蠱,諸注。生蜀郡,如金色者良。今出蜀漢,似麁金,大小方皆如碁子。又有銅牙,亦相

---

① 塞:底本作"寒",據政和本草改。
② 赤:底本無此字,據政和本草補。
③ 中:底本無此字,據政和本草補。
④ 注:底本無此字,據政和本草補。

似,但色黑,内色小淺,不入藥用。金牙①唯以合酒、散及五注丸,餘方不甚須此也。

【箋疏】

　　新修本草云:"金牙離本處入土水中,久皆色黑,不可謂之銅牙也。此出漢中,金牙湍湍兩岸入石間打出者内即金色,岸摧入水久者皆黑。近南山溪谷、茂州、雍州亦有,勝於漢中者。"從諸家描述來看,金牙與今天使用的自然銅一樣,是黃銅礦或者黃鐵礦的礦石,唐代特別流行的金牙酒即用此製作。道書金石簿五九數訣也提到:"金牙本出蜀郡,又出荆襄道。色黑而滑,打破,中有碎脉,如金縷之狀。比患腳黑者,皆以此藥釀酒服之,而得除差,名金牙酒。"

　56　**石灰**　味辛,溫。主治疽瘍,疥瘙,熱氣,惡瘡,癩疾,死肌,墮眉,殺②痔蟲,去黑子息肉,髓骨疽。一名惡灰,一名希灰。生中山川谷。中山屬代郡。今近山生石,青白色,作窀燒竟,水沃之,則熱蒸而解末矣。性至烈,人以度酒飲之,則腹痛下利。治金瘡③亦甚良。俗名石惡。古今以構塚,用捍水而辟蟲。故④古塚中水洗諸惡瘡,皆即差也。

【箋疏】

　　石灰即燒石成灰,博物志云:"燒白石作白灰,既訖,

---

① 牙:底本作"可",據政和本草改。
② 殺:底本無此字,據政和本草補。
③ 瘡:底本作"療",據政和本草改。
④ 故:底本作"之",據政和本草改。

積著地,經日都冷,遇雨及水澆即更燃,煙焰起。"本草經集注亦説:"今近山生石,青白色,作竈燒竟,以水沃之,即熱蒸而解末矣。"張華、陶弘景所描述的都是石灰石(limestone)碳酸鈣 $CaCO_3$,燒成生石灰(quicklime)氧化鈣 CaO,生石灰遇水漬解成熟石灰(hydrated lime)氫氧化鈣 $Ca(OH)_2$,並釋放出大量熱能的過程。

　　無論生石灰氧化鈣 CaO,還是熟石灰氫氧化鈣 $Ca(OH)_2$,都具鹼性,後者更是強鹼。石灰水也是鹼性溶液,可以使蛋白質變性、微生物死亡,因此有消毒殺菌作用,至今仍可用於環境的簡單消毒。抱朴子內篇道意説:"洛西有古大墓,穿壞多水,墓中多石灰,石灰汁主治瘡。夏月,行人有病瘡者煩熱,見此墓中水清好,因自洗浴,瘡偶便愈。於是諸病者聞之,悉往自洗,轉有飲之以治腹內疾者。近墓居人,便於墓所立廟舍而賣此水。而往買者又常祭廟中,酒肉不絶。而來買者轉多,此水盡,於是賣水者常夜竊他水以益之。其遠道人不能往者,皆因行便或持器遺信買之。於是賣水者大富。人或言無神,官申禁止,遂填塞之,乃絶。"這段故事所言,乃是石灰水外用洗浴對某些皮膚病的治療作用。

　　石灰的強鹼性對皮膚肌肉組織有明顯腐蝕作用,故本草經用來"去黑子息肉",可能嫌其刺激性太大,本草衍義加以改良:"石灰,水調一盞如稠粥,揀好糯米粒全者,半置灰中,半灰外。經宿,灰中米色變如水精。若人手面上有黑靨子及紋刺,先微微以針頭撥動,置少許如水精者於其上,經半日許,靨汁自出,別去藥不用,且不得著水,三二日愈。"至於本草經將石灰用於治療"癩疾、死肌、墮眉"等與麻風病有關症狀,也是石灰腐蝕作用之推衍。

57 冬灰　味①辛,微溫。主治黑子,去肬、息肉,疽蝕,疥瘙。一名藜灰。生方谷川澤。此即今浣衣黄灰耳,燒諸蒿、藜積聚鍊作之,性烈。又荻灰尤烈。欲銷黑誌、肬贅,取此三種灰和水蒸,以點之即去。不可廣,爛人皮肉。

【箋疏】

　　冬灰即是草木灰,主要成分爲 K_2CO_3,因爲具有弱鹼性,故可以用來洗滌衣物。禮記云:"冠帶垢和灰請漱,衣裳垢和灰請浣。"陶弘景説:"此即今浣衣黄灰耳,燒諸蒿、藜積聚鍊作之。"儘管各種草木都可以作灰,但本草經以藜灰爲冬灰的别名,新修本草云:"冬灰本是藜灰,餘草不真。"藜科藜屬(Chenopodium)、鹼蓬屬(Suaeda)植物的枝葉都可以燒灰製鹼,尤其以後者純正,這或許就是古代正宗的"冬灰"。

58 鍛竈灰　主治癥瘕堅積,去邪惡氣。此即今煅鐵竈中灰耳,兼得鐵力,以治暴癥,大②有效。

【箋疏】

　　新修本草云:"貳車丸用之。"按,醫心方卷十引華佗方云:"二車丸,常在尊者後一車,故名二車丸,"用蜀椒、

---

① 味:底本無此字,據政和本莫補。
② 大:底本作"水",據政和本草改。

乾薑、粳米、朗陵烏頭、鍛竈中灰五物。

59 伏龍肝　味辛,微溫。主治婦人崩中,吐下血,止欬逆,止血,消癰腫毒氣。此竈中對釜月下黃土也。取搗篩,合葫①塗癰,甚效。以竈有神,故號爲伏龍肝,並以迂隱其名耳。今人又用廣州鹽城②屑以治漏血、瘀血,亦是近日之土,兼得火燒義也。

【箋疏】

伏龍肝又稱竈心土,陶弘景説是"對釜月下黃土"。按,"釜月"一詞未見有確切的解釋,據蕭炳四聲本草云:"釜月中墨,一名釜臍上墨。"因此"釜月"應該就是"釜臍"的意思,指釜甑底部正中心位置。

60 東壁土　主治下部䘌③瘡,脱肛。此屋之東壁上④土耳,當取東壁之東邊,謂恒先見日光,刮取用之。亦治小兒⑤風臍,又可除油涴衣書,勝石灰、滑石。

【箋疏】

東壁土取自土墙東壁,陶弘景説"當取東壁之東邊,謂恒先見日光",這大約是取向陽乾燥的意思,即陳藏器所言"取其向陽壁久乾也"。本草衍義則從方術角度加以

---

① 葫:底本漫漶,據政和本草補。
② 城:底本及政和本草皆作此字,疑是"鹹"之訛。
③ 䘌:底本作"䘌字",政和本草無此二字,據文義刪"字"。
④ 上:底本無此字,據政和本草補。
⑤ 兒:底本作"叟",據政和本草改。

解釋,伏龍肝條説:"今詳之,南壁土亦向陽久乾也,何不取? 蓋東壁常先得曉日烘炙。日者太陽真火,故治瘟癧。或曰:何不取午盛之時南壁土,而取日初出東壁土者何也? 火生之時其氣壯,故素問云'少火之氣壯';及其當午之時,則壯火之氣衰,故不取。實用此義。"

　　　　　　　　　本草經集注・第二玉石部三品

本草經集注·第三草木部上品

華陽 陶隱居 撰

青芝　赤芝　黃芝　白芝　黑芝　紫芝　赤箭　伏苓
豬苓　虎魄　松脂　柏子　箘桂　牡桂　桂　天門冬　麥門
冬　朮　女萎　黃精　青蘘　乾地黃　昌蒲　遠志　澤寫
署預　菊花　甘草　人參　石斛　石龍芮　石龍蒭　絡石
千歲虆汁　龍膽　牛膝　杜仲　乾漆　卷柏　細辛　獨活
芪胡　防葵　蓍實　酸棗　槐子　枸杞　菴䕡子　薏苡人
車前子　蛇牀子　菟絲子　析冥子　茺蔚子　木香　地膚子
蒺梨子　白莫　白蒿　茵陳蒿　漏蘆　茜根　肉從容　忍冬
王不留行　藍實　天名精　蒲黃　香蒲　蘭草　雲實　徐長
卿　升麻　旋花　蠡實　水萍　姑活　翹根　屈草　牡荊
實　秦椒　蔓荊實　女貞實　蕤核　辛夷　蘇合　榆皮

（本草經八十一種，名醫別錄六種）

61 青芝　味酸，平。主明目，補肝氣，安精魂，仁恕。
久食輕身不老，延年神仙。一名龍芝。生泰山。

【箋疏】

　　證類本草引新修本草云："不忘，強志。"

62　赤芝　味苦，平，主胸中結，益心氣，補中，增智慧，不忘。久食輕身不老，延年神仙。一名丹芝。生霍山。南嶽本是衡山，漢武帝始以小霍山代之，非正也。此則應生衡山也。

【箋疏】

證類本草引新修本草云："安心神。"按，陶弘景謂"南嶽本是衡山"云云，據史記孝武本紀説，"（元封五年）上巡南郡，至江陵而東。登禮潛之天柱山，號曰南嶽"。因爲在陶弘景的觀念中，本草經是"神農之所作，不刊之書"，故對此處赤芝的產地提出疑問。陶弘景這一意見也符合當時道教的看法，云笈七籤卷七十九五嶽真形圖法並序也説："吳越人或謂霍山爲嶽，其實非正也。"

63　黃芝　味甘，平。主治心腹五邪，益脾氣，安神，忠信和樂。久食輕身不老，延年神仙。一名金芝。生嵩山。

64　白芝　味辛，平。主治欬逆上氣，益肺氣，通利口鼻，強志意，勇悍，安魄。久食輕身不老，延年神仙。一名玉芝。生華山。

65　黑芝　味鹹，平。主治癃，利水道，益腎氣，通九竅，聰察。久食輕身不老，延年神仙。一名玄芝。生恒①山。

---

①　恒：底本作"常"，宋人避諱所致，因回改。

【箋疏】

　　説文云："芝,神草也。"芝是真菌類物種,古人目爲瑞草芝,代表物種主要有多孔菌科靈芝屬的紫芝 *Ganoderma sinense*、靈芝 *Ganoderma lucidum* 等。漢代以來,芝作爲吉祥物,亦抽象成程式化的圖案模式,神仙道教對其神化尤多,抱朴子内篇仙藥云："五芝者,有石芝,有木芝,有草芝,有肉芝,有菌芝,各有百許種也。"其後詳細描述石芝、木芝等,文繁不具引。

　　本草經六芝,除了紫芝外,其餘五芝,皆以五色、五味、五藏、五嶽與五行一一對應。五色芝與五行對應乃是脱離真實物種的理想化格局,此如本草圖經所言："五芝皆以五色生於五嶽,諸方所獻者,紫芝生高夏山谷。蘇云:'芝多黄白,稀有黑青者,紫芝最多,非五芝類。但芝自難得,縱獲一二,豈得終久服邪?'今山中雖時復有之,而人莫能識其真,醫家絶無用者,故州郡亦無圖上,蓋祥異之物,非世常有,但附其説於此耳。"不僅如此,經文説:"青芝,主仁恕;赤芝,增智慧;黄芝,忠信和樂;白芝,主勇悍;黑芝,聰察。"其中隱含有與五行對應的"仁、智、信、義、禮",即漢儒常説的"五性",乃是政治倫理。

66 紫芝　味甘,溫。主治耳聾,利關節,保神,益精氣,堅筋骨,好顔色。久服輕身不老,延年。一名木芝。生高夏山谷。六芝皆無毒,六月、八月採。署預爲之使,得髮良,惡恒山,畏扁青、茵陳蒿。　　按郡縣無高夏名,恐是山名爾。此六芝皆仙草之類,俗所稀見,族種甚多,形色環異,並載芝草圖中。今俗所用紫芝,此是朽樹木株上所生,狀如木檽,名爲紫芝,蓋止療痔,而不宜以合諸補丸藥也。凡得芝草,便正爾食之,無餘節度,故皆不云服法也。

【箋疏】

　　紫芝因爲別出於五行之外,本草經記其産地"生高夏山谷"。五色芝對應五行分生五嶽,顯然出於附會,如新修本草即提出懷疑:"經云皆以五色生於五嶽,諸方所獻,白芝未必華山,黑芝又非恒嶽。"而紫芝的産地,博雅如陶弘景也覺得費解,他推測説:"按郡縣無高夏名,恐是山名爾。"今考"高夏"既不是郡縣名,也不是山名,很可能是本草經作者臆造的地名。淮南子俶真訓云:"巫山之上,順風縱火,膏夏、紫芝與蕭、艾俱死。"據高誘注:"巫山在南郡。膏夏,大木也,其理密白如膏,故曰膏夏。紫芝,皆喻賢智也。蕭、艾賤草,皆喻不肖。"由此知"膏夏"本爲美木之名,與紫芝並喻君子;蕭與艾爲雜草,比喻小人。膏夏、紫芝與蕭、艾同生於"巫山"之上,當大火燒來,君子小人俱死,含有玉石俱焚之意。因爲這句話已有地點狀語"巫山",故"膏夏"絶無可能是地名,高誘訓作"大木"爲正確。由此推測,本草經作者按照五行爲五色芝"分配"了五嶽産地之後,紫芝找不到更合適的産地,乃根據淮南子"膏夏紫芝"之説,向壁虛構了一個"高夏山谷"。

67 赤箭　味辛,溫。主殺鬼精物,蠱毒惡氣,消癰腫,下支滿,疝,下血。久服益氣力,長陰,肥健,輕身增年。一名離母,一名鬼督郵。生陳倉川谷,雍州及太山、少室。三月、四月、八月採根,暴乾。陳倉屬雍州扶風郡。按此草亦是芝類,云莖赤如箭杆,葉生其端,根如人足,又云如芋,有十二子爲衛,有風不動,無風自搖,如此亦非俗所見。而徐長卿亦名鬼督郵，又復有鬼箭，莖有羽，其療並相似，而益人乖異，恐並非此赤箭。

【箋疏】

　　赤箭即蘭科天麻 *Gastrodia elata*，腐生草本植物，全株無葉綠素，與白蘑科蜜環菌、紫萁小菇共生，由兩類真菌給天麻提供營養。因爲天麻特殊的生物學特性，古人通常將其目爲芝草類，故陶弘景注釋云云。抱朴子内篇仙藥稱之爲獨搖芝，有云："草芝有獨搖芝，無風自動。其莖大如手指，赤如丹，素葉似莧，其根有大魁如斗，有細者如雞子十二枚，周繞大根之四方，如十二辰也，相去丈許，皆有細根如白髮以相連。生高山深谷之上，其所生左右無草。得其大魁末服之，盡則得千歲，服其細者一枚百歲，可以分他人也。懷其大根即隱形，欲見則左轉而出之。"

68 伏苓　味甘，平，無毒。主治胸脅逆氣，憂恚、驚邪、恐悸，心下結痛，寒熱，煩滿，欬逆，止口焦舌乾，利小便，止消渴，好唾①，大腹淋瀝，膈中淡水，水腫淋結，開胸府，調藏氣，伐腎邪，長陰，益氣力，保神守中。**久服安魂魄，養神，不飢延年。一名伏菟。**其有抱②根者，名茯神。

　　茯神　味甘，平。主辟不祥，治風眩、風虛，五勞七傷，口乾，止驚悸，多恚怒，善忘，開心益智，安魂魄，養精神。**生太山**

----

①　唾：政和本草作"睡"。
②　抱：底本無此字，據政和本草補。

山谷大松下。二月、八月採，陰乾。馬間爲之使，惡白斂，畏牡蒙、地榆、雄黃、秦膠、龜甲。　按藥名無馬間，或是馬莖，聲相近故也①。今出鬱州，彼土人乃故斫松作之，形多小，虛赤不佳。自然成者，大如三四②斗器，外皮黑，細皺，内堅白，形如鳥獸龜鱉者良。又復時燥則不水③。作丸散者，皆先煮之兩三沸乃切，曝乾。白色者補，赤色者利。俗用甚多，仙經服食，亦爲至要。云其通神而致靈④，和魂而煉魄，明竅而益肌，厚腸而開心，調營理胃，上品仙藥也。善能斷穀不飢。爲藥無朽蛀，吾嘗掘地得昔人所埋一塊，計應三十許年，而色理無異，明其貞全不朽矣。其有銜松根對度者爲⑤伏神，是其次伏苓後結一塊也。仙方惟云伏苓而無伏神，爲療既同，用之亦應無嫌⑥。

【箋疏】

伏苓今通寫作“茯苓”，爲真菌類生物，常寄生於松科植物馬尾松、赤松等樹的根上，本草經謂其“生太山山谷大松下”，本草圖經兖州茯苓藥圖已準確刻畫其生長狀態。至於傳説茯苓爲松脂所化，高誘注淮南子云：“茯苓，千歲松脂也。”典術云：“茯苓者，松脂入地，千歲爲伏苓。望松樹赤者下有之。”其説固然荒謬，而據各家對茯苓形態的描述，其爲多孔菌科茯苓 *Poria cocos* 毫無問題。

---

① 按藥名無馬間或是馬莖聲相近故也：底本在“馬間爲之使”後，據政和本草移。

② 四：底本作“曰”，據政和本草改。

③ 又復時燥則不水：此句疑有訛脱，政和本草無此句。

④ 靈：底本作“露”，據政和本草改。

⑤ 應三十許年而色理無異明其貞全不朽矣其有銜松根對度者爲：底本缺，據政和本草補。

⑥ 嫌：底本作“謙”，據政和本草改。

69 豬苓　味甘、苦，平，無毒。**主治痎瘧，解毒，辟蠱注不祥，利水道。久服輕身能老。一名猳豬矢。生衡山山谷及**濟陰宛朐。二月、八月採，陰①乾。今湘州衡山無有，此道不通，皆從寧州來。舊云是楓樹苓，其皮至黑作塊似豬矢，故以名之。肉白而實者佳，用之削去黑皮乃秤之。比年殊難得耳。

【箋疏】

莊子徐無鬼云："藥也，其實堇也，桔梗也，雞癰也，豕零也，是時爲帝者也。"據證類本草中嘉祐本草引司馬彪注莊子云："豕橐，一名苓根，似豬矢，治渴。"太平御覽引文亦同；經典釋文莊子音義云："司馬本作豕囊，云：一名豬苓，根似豬卵，可以治渴。"因知莊子此句原文"豕零"或作"豕橐"或作"豕囊"，但無論寫作豕零、豕橐還是豕囊，跟本草經別名"猳豬矢"一樣，都指豬苓。本草圖經説："舊説是楓木苓，今則不必楓根下乃有，生土底，皮黑作塊似豬糞，故以名之。又名地烏桃。二月、八月採，陰乾。削去皮，肉白而實者佳。"此即多孔菌科豬苓 *Polyporus umbellatus* 的菌核，古今品種變化不大。

70 虎魄　味甘，平，無毒。**主安五藏，定魂魄，殺精魅邪鬼，消瘀血，通五淋。生永昌。**舊説云是松脂淪入地，千年所化，今燒之亦作松氣。俗有虎魄，中有一蜂，形色如生。博物志又云"燒蜂巢所作"，恐非實。此或當蜂爲松脂所粘，因墜地淪没耳。亦有煮鰕雞子及青魚枕作者，並非真，唯以拾②芥爲驗。俗中多帶之辟惡。刮屑服，治瘀血至驗。

---

① 陰：底本無此字，據政和本草補。
② 拾：底本作"扮"，據政和本草改。

仙經無正用，曲晨①丹所須，以赤者爲勝。今並從外國來，而出②伏苓處永無，不知出琥珀處復有伏苓以否。

【箋疏】

虎魄今通寫作"琥珀"，是松柏科植物的樹脂流入地下，年久轉化形成的化石樣物質，其中偶然可見在樹脂滴落過程中包裹的小昆蟲或植物碎片。琥珀主要存在於砂質黏土或煤層中，多數具松脂樣光澤，且燃燒有松脂氣，故很早就傳説是松脂入地所化，此即陶弘景所説："舊説云是松脂淪入地，千年所化。今燒之亦作松氣。俗有虎魄，中有一蜂，形色如生。"唐人亦以此入詩歌，如韋應物詠琥珀云："曾爲老茯神，本是寒松液。蚊蚋落其中，千年猶可覿。"

琥珀用柔布摩擦産生静電，可以産生吸引力，古人用這一特徵來鑒别琥珀的真僞。如論衡乱龍云："頓牟掇芥，磁石引針，皆以其真是，不假他類。"頓牟一説即是琥珀，故陶弘景言："（琥珀）亦有煮鰕雞子及青魚枕作者，並非真，唯以拾芥爲驗。"雷公炮炙論云："琥珀如血色，熟於布上拭，吸得芥子者，真也。"格古要論卷中亦説："此物於皮膚上揩熱，用紙片些，少離寸許，則自然飛起。"

71 松脂　味苦、甘，溫，無毒。主治癰疽，惡瘡，頭瘍，

---

①　晨：底本作"農"，據政和本草改。

②　出：底本無此字，據政和本草補，下一"出"字同。

白禿,疥①瘙,風氣,安五②藏,除熱,胃中伏熱,咽乾,消渴,及風痹死肌。鍊之令白。其赤者主惡風痹。**久服輕身,不老延年。一名松膏,一名松肪。生**太山山谷**。**六月採。

松實　味苦,溫③,無毒。主風痹,寒氣,虛羸,少氣,補不足。九月採,陰乾。

松葉　味苦,溫。主風濕瘡痹,瘙氣,生毛髮,安五藏,守中,不飢延年。

松節　溫。主百節久風,風虛,腳痹疼痛。

根白皮　主辟穀不飢。採鍊松脂法④並在服食方,以桑灰汁若酒煮,輒內寒水中數十過,白滑則可用。其有自流出者,乃勝於鑿樹及煮膏也。其實不可多得,唯葉止是斷穀所宜爾,細切如粟,以水及麪飲服之。亦有陰乾擣爲屑,丸服者。人患惡病,服此無不差。比⑤來苦腳弱人,釀松節酒亦皆愈。松、柏皆有脂潤,又凌冬不凋,理爲佳物,但人多輕忽近易之耳。

【箋疏】

　　松脂是松科多種植物如馬尾松 *Pinus massoniana*、油松 *Pinus tabuliformis*、赤松 *Pinus densiflora*、黑松 *Pinus thunbergii* 等木材中的油樹脂,經自然或人工手段除去揮發油後的固體樹脂。

　　本草經集注説"採鍊松脂法並在服食方"。其采法如千金要方卷二七云:"凡取松脂,老松皮自有聚脂者最第

---

① 疥:底本作"疼",據政和本草改。
② 五:底本無此字,據政和本草補。
③ 溫:底本在"無毒"後,據政和本草移。
④ 法:底本無此字,據政和本草補。
⑤ 比:底本作"此",據政和本草改。

一，其根下有傷折處，不見日月者得之，名曰陰脂，彌良。惟<u>衡山</u>東行五百里有大松，皆三四十圍，乃多脂。"服餌需"鍊之令白"，<u>本草圖經</u>載其鍊法云："其法用大釜加水置甑，用白茅藉甑底，又加黄砂於茅上，厚寸許可矣。然後布松脂於上，炊以桑薪，湯減即添熱水，常令滿。候松脂盡入釜中，乃出之，投於冷水，既凝又蒸，如此三過，其白如玉，然後入藥，亦可單服。"<u>道書</u>載松脂服食法甚多，單餌以外，"或合茯苓、松柏實、菊花作丸"，<u>證類本草</u>引<u>野人閒話</u><u>伏虎尊師</u>鍊服松脂法云："十斤松脂，五度以水煮過，令苦味盡，取得後，每一斤鍊了松脂，入四兩茯苓末。每晨水下一刀圭，即終年不食，而復延齡，身輕清爽。"

72　柏子①

味甘，平，無毒。主治驚悸，安五藏，益氣，除風濕痹，治②恍惚，虛損吸吸，歷節，腰中重痛，益血，止汗③。久服令人潤澤美色，耳目聰明，不飢不老，輕身延年。生<u>太山</u>山谷。柏葉尤良。

柏葉　味④苦，微溫，無毒。主治吐血、衄血、痢血⑤，崩中，赤白，輕身益氣，令人耐風寒，不濕痹，止飢。四時各依方面採，陰乾⑥。

白皮　主火灼，爛瘡，長毛髮。牡厲、桂、苽子爲之使，惡菊花、

---

① 子：底本作"實"，據<u>本草經集注序録</u>改。
② 治：底本無此字，據<u>政和本草</u>補。
③ 汗：底本作"汁"，據<u>政和本草</u>改。
④ 味：底本無此字，據<u>政和本草</u>補。
⑤ 痢血：底本無此二字，據<u>政和本草</u>補。
⑥ 陰乾：底本倒乙，據<u>政和本草</u>正。

羊蹄、諸石、麪麯。　　柏葉實,亦爲服食所重,煉餌别有法。柏處處有,當以
太山爲佳,並忌取塚墓上也。雖四時俱有,而秋夏爲好。其脂亦入用。此
云惡麪,人有以釀酒無妨,恐酒米相和,異單用也。

【箋疏】

　　此條新修本草、政和本草皆作"柏實",醫心方、千金
翼方皆同本草經集注畏惡七情表作"柏子",因據改。今
稱柏子仁,是柏科多種植物的成熟種仁。後世多遵蜀本
草"用偏葉者"的講究,主要使用側柏屬的物種,如側柏
Platycladus orientalis 之類,其生鱗葉的小枝向上直展
或斜展,扁平,排成一平面,因此得名。

73　菌桂　味辛,溫,無毒。主治百疾,養精神,和顏色,
爲諸藥先聘通使。久服輕身不老,面生光華,媚好,常如童子。
生交趾山谷桂林間①。無骨,正圓如竹。生桂林山谷。立秋
採。交趾屬②交州,桂林屬廣州,而蜀都賦云"菌桂臨崖"。今俗中不見正
圓③如竹者,惟嫩枝破卷成圓,猶依桂用,恐非真菌桂也。仙經乃有用菌桂,
云三重者良,則判非今桂矣,必當别是一物,應更研訪。

【箋疏】

　　本條證類本草作"菌桂",本草經集注序錄畏惡七情
表亦作"菌桂",但推考文獻,很可能"箘"才是正寫,如新

---

　　①　生交趾山谷桂林間:底本"林"作"枝",據文義改。政和本草作"生交
趾、桂林山谷巖崖間"。
　　②　趾屬:底本作"征馬",據政和本草改。
　　③　圓:底本作"同",據政和本草改。

修本草仁和寺寫本、醫心方、本草和名皆作"箘桂"。蘇敬說："箘者竹名,古方用筒桂者是。"至於本草拾遺進一步懷疑本草經"箘桂"是"筒桂"之訛,有云："古方有筒桂,字似箘字,後人誤而書之,習而成俗,至於書傳,亦復因循。"本草經考注注意到千金要方卷二治妊娠胎死腹中,用"筒桂四寸",遂認爲此"是蘇敬所云古方之遺"。今證以馬王堆文獻作"囷桂",則知前人的説法乃是臆測,千金要方之"筒桂",實爲"箘桂"之訛,而非相反。

74 **牡桂** 味辛,溫,無毒。主治上氣欬逆,結氣,喉痹,吐吸,心痛,脅風,脅痛,溫筋通脉,止煩出汗,利關節,補中益氣。久服通神,輕身不老。生南海山谷。南海郡即是廣州。今俗用牡桂,狀似桂而扁廣,殊薄,皮色黃,脂肉甚少,氣如木蘭,味亦類桂,不知當是別樹,爲復①猶是桂,生有老宿者耳,亦所未究。

【箋疏】

從名稱來看,或説"牡桂"是"壯桂"之訛,五十二病方稱"美桂"。按,五十二病方有囷桂、美桂、桂,與本草經等的著錄情況對照,則推測美桂即是牡桂。新修本草名"大桂"。按,牡、壯、美、大皆可形容濃厚芳烈,視"牡桂"爲滋味更濃厚的桂,應無不妥。再研究早期文獻對牡桂形態的描述,南方草木狀云："其葉似枇杷葉者爲牡桂。"郭璞注爾雅木桂云："今江東呼桂厚皮者爲木桂。桂樹葉似枇杷而大,白華,華而不著子,叢生巖嶺,枝葉冬夏長青,間

---

① 復:底本無此字,據政和本草補。

無雜木。"邢昺疏云："本草謂之牡桂是也。"從郭説來看，此種最接近於今樟科植物肉桂 Cinnamomum cassia，至於説"華而不著子"，新華本草綱要認爲或是因該種花後幼果被果托包圍而産生的誤會。

75 桂　味甘、辛，大熱，有毒①。主溫中，利肝肺氣，心腹寒熱，冷疾，霍亂轉筋，頭痛腰痛，出汗，止煩止唾，欬嗽，鼻衄，能墮②胎，堅骨節，通血脉，理疏不足，宣導百藥，無所畏。久服神仙不老。生桂陽。二月、八③月、十月采皮，陰乾。得人參、麥門冬、甘草、大黃、黃芩，調中益氣。得柴胡、紫石英、乾地黃，療吐逆。　按本經惟有箘桂、牡桂，而無此桂，用體大同小異，今俗用便有三種，以半卷多脂者單名桂，入藥最多，所用悉與前④説相應。仙經乃並有三種桂，常服食，以葱涕合和雲母蒸化爲⑤水者，正是此種耳。今出廣州湛、惠爲好，湘州、始興、桂陽縣即是小桂，亦有而不如廣州者。交州、桂州者形段小，多脂肉，亦好。經云，桂葉如柏葉澤黑，皮黃心赤。齊武帝時，湘州送桂樹以植芳林苑中。今東山有山桂皮，氣粗相類，而葉乖異，亦能凌冬，恐或是牡桂，時人多呼丹桂，正謂皮赤耳。北⑥方今重此，每食輒須，蓋禮所云姜桂以爲芬芳也。

【箋疏】

本草經有牡桂、箘桂，漢末已經不能分辨名實，所以

---

① 有毒：政和本草作"有小毒"。
② 墮：底本作"隨"，據政和本草改。
③ 八：底本作"七八"，據政和本草改。
④ 前：底本無此字，據政和本草補。
⑤ 爲：底本無此字，據政和本草補。
⑥ 北：底本作"此"，據政和本草改。

名醫別錄另立"桂"條,此與在本草經消石、朴消以外,名醫別錄另立"芒消"條的原因近似。

　　唐以前文獻所談論的與"桂"有關的物種,幾乎都是樟科樟屬(Cinnamomum)植物。理由如下:呂氏春秋已經注意到"桂枝之下無雜木",異物志也説"桂之灌生,必粹其類",廣志云:"桂出合浦,其生必高山之嶺,冬夏常青。其類自爲林,林間無雜樹。"夢溪筆談謂:"楊文公談苑記江南後主患清暑閣前草生,徐鍇令以桂屑布磚縫中,宿草盡死。"又引雷公炮炙論"桂釘木根,其木即死。"本草綱目云:"爾雅謂之梫者,能梫害他木也。"這是樟屬植物所含桂皮醛之類芳香物質,産生的植物排他現象。從桂的字形來看,説文云:"從木,圭聲。"酉陽雜俎續集卷九云:"大凡木脉皆一脊,唯桂葉三脊。"范成大桂海虞衡志志草木亦云:"凡木葉心皆一縱理,獨桂有兩文,形如圭,制字者意或出此。葉味辛甘,與皮無別,而加芳,美人喜咀嚼之。"吳其濬植物名實圖考説蒙自桂樹,"綠葉光勁,僅三勒道,面凹背凸,無細紋,尖方如圭,始知古人桂以圭名之説,的實有據"。按。古"桂"字之右文"圭"是否因象葉形而來,不可確知,但酉陽雜俎以降所討論的葉有三脊云云,的確是在描述樟屬植物的特徵三出葉脉,如本草圖經所繪"桂"藥圖,便十分強調其三出葉脉。此外,馬王堆三號墓出土的醫書中多處使用桂,而更幸運的是,一號墓出土有小片的桂,已除去龥皮(木栓層),經鑒定爲此屬植物浙樟Cinnamomum chekiangensis。

76 **天門冬**　味苦、甘,平、大寒,無毒。**主治諸暴風濕**

偏痹，強骨髓，殺三蟲，去伏尸，保定肺氣，去寒熱，養肌膚，益氣力，利小便，冷而能補。**久服輕身，益氣延年**，不飢。**一名顛勒。生奉高山谷。**二月、三月、七月、八月採根，暴乾。垣衣、地黃爲之使，畏曾青、青耳。　奉高，太山下縣名也。今處處有，以高地大根味甘者爲好。張華博物志云：天門冬，逆捋有逆刺；若葉滑者名絺休，一名顛棘，可以浣縑，素白如絨，金城人名爲浣草。擘其根，溫湯中挼之，以浣衣勝灰。此非門冬，相似爾。按如此説，今人所採，皆是有刺者，本名顛勒，亦粗相似，以浣垢衣則淨。桐君藥錄又云：葉有刺，蔓生，五月花白，十月實黑，根連數十枚。如此殊相亂，而不復更有門冬，恐門冬自一種，不即是浣草耶。又有百部，根亦相類，但苗異爾。門冬蒸剥去皮，食之甚甘美，止飢。雖暴乾，猶脂潤難擣，必須薄切，暴於日中，或火烘之也。俗人呼苗爲棘刺，煮作飲乃宜人，而終非真棘刺爾。服天門冬，禁食鯉魚。

【箋疏】

爾雅釋草“髦，顛蕀”，郭璞注：“細葉有刺，蔓生，一名商蕀。廣雅云女木也。”檢廣雅“顛棘，女木也”，王念孫疏證：“御覽引孫炎注云：一名白棘。神農本草云：天門冬一名顛勒。勒、棘，古同聲，顛勒之作顛棘，若小雅斯乾‘如矢斯棘’，韓詩‘棘’作‘朸’矣。名醫別錄云：營實，一名牛勒，一名山棘。亦與此同也。”據本草經天門冬“一名顛勒”，陶弘景引博物志云：“天門冬，逆捋有逆刺；若葉滑者，名絺休，一名顛棘，可以浣縑，素白如絨，金城人名爲浣草。擘其根，溫湯中挼之，以浣衣勝灰。此非門冬，相似爾。”又引桐君藥錄云：“葉有刺，蔓生，五月花白，十月實黑，根連數十枚。”儘管博物志説浣草非天門冬，陶弘景云：“按如此説，今人所採，皆是有刺者，本名顛勒，亦粗相似，以浣垢衣則淨。”又説：“如此殊相亂，而不復更有門

冬，恐門冬自一種，不即是浣草耶。"但事實上，<u>張華</u>、<u>陶弘</u>
<u>景</u>所稱的這種能浣衣的植物，很可能就是今百合科天門
冬屬（Asparagus）植物，此屬植物的根富含甾體皂苷，具
有降低水溶液表面張力作用，能使水溶液經振摇後産生
大量而持久性的泡沫，古人正是利用此性質來浣衣。相
對而言，新修本草解説更爲合理："此有二種，苗有刺而澀
者，無刺而滑者，俱是門冬。俗云顛刺、浣草者，形貌名
之，雖作數名，終是一物。二根浣垢俱淨，門冬、浣草，互
名之也。"但各書所指具體植物種，實未可知。其中有刺
者或許即是今之正品天門冬 *Asparagus cochinchinensis*，
至於無刺者則恐爲密齒天門冬 *Asparagus meioclados*
之類。

77 **麥門冬**爲君　味甘，平、微寒，無毒。**主治心腹結氣，**
傷①中傷飽，胃絡脉絕，羸瘦短氣，身重目黃，心下支滿，虛勞客
熱，口乾燥渴，止嘔吐，愈痿蹷，強陰益精，消穀調中，保神，定
肺氣，安五藏，令人肥健，美顔色，有子。**久服輕身，不老不飢。**
<u>秦</u>名羊韭，<u>齊</u>名愛韭，<u>楚</u>名馬韭，<u>越</u>名羊蓍，一名禹葭，一名禹
餘粮。葉如韭，冬夏長生。**生函谷川谷**及堤阪肥土石間久廢
處。二月、三月、八月、十月採，陰乾。地黃、車前爲之使，惡欵東花、
苦瓠，畏苦參、青蘘、青耳。　函谷即秦關，而麥門冬異於羊韭之名矣。處
處有，以四月採，冬月作實如青珠，根似穬麥，故謂麥門冬，以肥大者爲好。
用之湯澤抽去心，不爾令人煩。斷穀家爲要。二門冬潤時並重，既燥即輕，
一斤減四五兩爾。

―――――――

① 傷：底本作"腸"，據<u>大觀本草</u>改。

【箋疏】

麥門冬乃因塊根似麥而得名，潛夫論思賢云："（治疾）當得麥門冬，反得烝穬麥。"穬麥見名醫別錄，據齊民要術説即大麥一類，今人以裸麥 Hordeum vulgare var. nudum 當之。王符的意思是，時人以蒸熟的穬麥粒冒充麥門冬，言其相似也。故陶弘景云："根似穬麥，故謂麥門冬，以肥大者爲好。"麥門冬葉與韭相似，故別名多與韭有關。由此推論，古代麥門冬應該是百合科沿階草屬（Ophiopogon）或山麥冬屬（Liriope）植物，今之麦冬 Ophiopogon japonicus、山麦冬 Liriope spicata，皆包含其中。

78　朮　味苦、甘，溫，無毒。主治風寒濕痹，死肌痙疸，止汗除熱，消食。主大風在身面，風眩頭痛，目淚出，消痰水，逐皮間風水結腫，除心下急滿及霍亂吐下不止，利腰臍間血，益津液，暖胃，消穀，嗜食。作煎餌，久服輕身、延年、不飢。一名山薊，一名山薑，一名山連。生鄭山山谷、漢中、南鄭。二月、三月、八月、九月採根，暴乾。防風、地榆爲之使。鄭山即南鄭也，今處處有，以蔣山、白山、茅山者爲勝。十一月、十二月、正月、二月採好，多脂膏而甘。仙經云：亦能除惡氣，弭災疹。丸散煎餌並有法。其苗又可作飲，甚香美，去水。朮乃有兩種：白朮，葉大有毛而作椏，根甜而少膏，可作丸散用；赤朮，葉細無椏，根小苦而多膏，可作煎用。昔劉涓子接取其精而丸之，名守中金丸，可以長生。東境朮大而無氣烈，不任用。今市人賣者，皆以米粉塗令白，非自然，用時宜刮去之。

【箋疏】

朮，古已有之，山海經中山經謂首山"其草多荒芫"，女几之山“其草多菊苽”。本草經苵一名山薊，爾雅亦云：“苵，山薊。”吳普本草一名山芥，一名天蘇，其中“天蘇”疑是“天薊”之訛，而“山芥”，也可能是“山薊”的異寫。據史記賈誼傳引服鳥賦云：“細故蔕薊兮，何足以疑。”此句中“薊”，漢書引作“芥”，“薊”乃是“薊”的俗寫，見玉篇。顯然，早期文獻中“苵”幾乎都與“薊”聯繫在一起，故爾雅郭璞注云：“今苵似薊而生山中。”按，古書所稱“薊”一般指菊科薊屬（Cirsium）或刺兒菜屬（Cephalanoplos）或飛廉屬（Carduus）植物，形態與今用白苵、蒼苵所來源之蒼苵屬（Atractylodes）有所差別，但所指主要是菊科植物當無問題。本草經集注將苵分爲兩類，所言“以蔣山、白山、茅山者爲勝”者，原植物應該就是今之茅蒼苵 *Atractylodes lancea*；至於陶言“白苵”，未必是今之白苵 *Atractylodes macrocephala*，所言“東境苵”，更似此種。

79 女萎萎蕤　味甘，平，無毒。主治中風暴熱，不能動搖，跌筋結肉，諸不足，心腹結氣，虛熱濕毒，腰痛，莖中寒，及目痛，眥爛淚出。久服去面黑䵳，好顏色，潤澤，輕身不老。一名熒，一名地節，一名玉竹，一名馬薰。生太山山谷及丘陵。立春後採，陰乾。畏鹵鹹。　按本經有女萎無萎蕤，別錄無女萎有萎蕤，而爲用正同，疑女萎即萎蕤也，惟名異爾。今處處有，其根似黃精而小異，服食家亦用之。今市人別用一種物，根形狀如續斷莖，味至苦，乃言是女青根，出荊州。今療下痢方多用女萎，而此都無止泄之說，疑必非也。萎蕤又主理諸石，人服石不調和者，煮汁飲之。

【箋疏】

陶弘景認爲，本草經女萎與名醫別錄萎蕤同是一物，

故合並爲一條。據爾雅"熒,委萎",郭璞注:"藥草也。葉
似竹,大者如箭,竿有節。葉狹而長,表白裹青,根大如
指,長一二尺,可啖。"吳普本草説:"葉青黃,相值如薑。"
雷公炮炙論謂:"凡使,勿用鉤吻並黃精,其二物相似。萎
蕤只是不同,有誤疾人。萎蕤節上有毛,莖斑,葉尖處有
小黃點。"這種葳蕤爲百合科黃精屬植物,但與黃精
Polygonatum sibiricum 相比,葉互生,根狀莖較細,結節
不明顯,根據證類本草所繪滁州葳蕤,大致可以認爲是玉
竹 *Polygonatum odoratum* 或 小 玉 竹 *Polygonatum
humile*。玉竹花通常數朵簇生葉腋,花被筒狀,黃綠色至
綠色,如瓔珞樣下垂,此或者就是葳蕤的詞源。李時珍在
本草綱目萎蕤條釋名項也有類似的看法,他説:"按黃公
紹古今韻會云:葳蕤,草木葉垂之貌。此草根長多鬚,如
冠纓下垂之緌而有威儀,故以名之。凡羽蓋旌旗之纓緌,
皆象葳蕤,是矣。"只是李時珍將葳蕤理解爲玉竹"根長多
鬚"的寫照,似不及花序摇曳的樣子更加準確。

80 黃精　味甘,平,無毒。補中益氣,除風濕,安五藏。
久服輕身延年,不飢。一名重樓,一名菟竹,一名雞格,一名救
窮,一名鹿竹。生山谷。二月採根,陰乾。今處處有。二月始生,
一枝多葉,葉狀似竹而短,根似萎蕤。萎蕤根如菝根及昌蒲,概節而平直;
黃精根如鬼臼、黃連,大節而不平。雖燥,並柔軟有脂潤。俗方無用此,而
爲仙經所貴。根、葉、華、實皆可餌服,酒散隨宜,具在斷穀方中。黃精葉乃
與鉤吻相似,惟莖不紫、花不黃爲異,而人多惑之。其類乃殊,遂致死生之
反,亦爲奇事。

【箋疏】

黃精一名重樓,應該是描述葉輪生的樣子,百合科植物黃精 *Polygonatum sibiricum* 爲藥用主流。至於陶弘景提到:"黃精葉乃與鉤吻相似,惟莖不紫、花不黃爲異,而人多惑之。其類乃殊,遂致死生之反,亦爲奇事。"雷公炮炙論亦云:"凡使,勿用鉤吻,真似黃精,只是葉有毛鉤子二個,是別認處,若誤服害人。黃精葉似竹葉。"本草圖經也説:"江南人説:黃精苗葉稍類鉤吻,但鉤吻葉頭極尖而根細。"考其出處,皆本於張華博物志:"黃帝問天老曰:天地所生,有食之令人不死者乎? 天老曰:太陽之草名曰黃精,餌而食之,可以長生。太陰之草名曰鉤吻,不可食,入口立死。"這種鉤吻並非今所稱馬錢科植物胡蔓藤 *Gelsemium elegans*,或許是百部科植物金剛大 *Croomia japonica*,與黃精相似。

81　青蘘　味甘,寒,無毒。主治五藏邪氣,風寒濕痹,益氣,補腦髓,堅筋骨。久服耳目聰明,不飢,不老,增壽。巨勝苗也。生中原川谷。胡麻葉也。甚肥滑,亦可以沐頭,但不知云何服之。仙方並無用此法,正法當陰乾,擣爲丸散爾。既服其實,故不復假苗。五符巨勝丸方亦云"葉名青蘘,本生大宛,度來千年"爾。

【箋疏】

本草經既有胡麻,又有青蘘,胡麻是脂麻科植物脂麻 *Sesamum indicum* 的種子,青蘘爲其苗葉。胡麻條經文明言"葉名青蘘",青蘘條亦説"巨勝苗也",應該是同一植株的不同部分,何以分載兩條,且胡麻"生上黨川澤",青襄"生中原川谷",何以分生兩地,皆不得而知者。

　　證類本草青襄在卷二四米穀部上品胡麻之後,本條新修本草有注云:"青襄,本經在草部上品中,既堪啖,今從胡麻條下。"故本草經集注新輯本將其恢復爲草木部上品。

　　82 乾地黄　味甘、苦,寒,無毒。**主治折跌絶筋,傷中,逐血痹,填骨髓,長肌肉。作湯除寒熱,積聚,除痹。**主治男子五勞七傷,女子傷中,胞漏,下血,破惡血,溺血,利大小腸,去胃中宿食,飽力斷絶,補五藏内傷不足,通血脉,益氣力,利耳目。**生者尤良。**

　　生地黄　大寒。主治婦人崩中血不止及産後血上薄心悶絶,傷身胎動下血,胎不落,墮墜踠折,瘀血,留血,衄鼻,吐血,皆擣飲之。**久服輕身不老。一名地髓**,一名芐,一名芑。**生咸陽川澤,**黄土地者佳。二月、八月採根,陰乾。得麥門冬、清酒良,惡貝母,畏蕪荑。　咸陽即長安也。生渭城者乃有子實,實如小麥,淮南七精散用之。中間以彭城乾地黄最好,次歷陽,今用江寧板橋者爲勝。作乾者有法,擣汁和蒸,殊用工意,而此直云陰乾,色味乃不相似,更恐以蒸爲失乎? 大貴時乃取牛膝、萎蕤作之,人不能别。仙經亦服食,要用其華。又善生根,亦主耳暴聾、重聽。乾者黏濕,作丸散用,須烈日暴之,既燥則斤兩大減,一斤纔得十兩散爾,用之宜加量也。

【箋疏】

　　地黄以質沉重色黄可以染黄而得名,齊民要術卷五種地黄法言"訖至八月盡九月初,根成中染"。本草圖經説:"二月生葉,布地便出似車前,葉上有皺紋而不光,高者及尺餘，低者三四寸，黃花似油麻花而紅紫色，亦有黃色者，其實作房如連翹，中子甚細而沙褐色。根如人手指，通黃色，粗細長短不常，二月、八月采根。"其原植物爲玄參科地黃 Rehmannia glutinosa，古今沒有變化。

　　本草經以乾地黃立條，本草經集注專門指出："作乾者有法，搗汁和蒸，殊用工意。"本草綱目記其做法云："本經所謂乾地黃者，即生地黃之乾者也。其法取地黃一百斤，擇肥者六十斤洗淨，曬令微皺。以揀下者洗淨，木臼中搗絞汁盡，投酒更搗，取汁拌前地黃，日中曬乾，或火焙乾用。"如此則是生地黃經加工處理後之乾燥品。唐宋又有蒸乾之法，本草圖經云："今乾之法，取肥地黃三二十斤淨洗，更以揀去細根及根節瘦短者，亦得二三十斤，搗絞取汁，投銀銅器中，下肥地黃浸漉令浹，飯上蒸三四過，時時浸漉轉蒸訖，又暴使汁盡。其地黃當光黑如漆，味甘如飴糖，須瓷器內收之，以其脂柔喜暴潤也。"宋代開始，稱此種爲"熟地黃"，而將前一做法的"乾地黃"稱作"生地黃"。

83 **昌蒲**　味辛，溫，無毒。**主治風寒濕痺，欬逆上氣，開心孔，補五藏，通九竅，明耳目，出音聲**，主治耳聾，癰瘡，溫腸胃，止小便利，四支濕痺，不得屈伸，小兒溫瘧，身積熱不解，可作浴湯。**久服輕身，聰耳目**[①]**，不忘，不迷惑，延年**，益心智，高志不老。**一名昌陽。生上**洛池澤及蜀郡嚴道。一寸九節者良，露根不可用。五月、十二月採根，陰乾。秦膠、秦皮爲之使，惡

---

① 聰耳目：大觀本草作"聰耳明目"。

地膽、麻黃。去節。　　上洛郡屬梁州，嚴道縣在蜀郡。今乃處處有，生石磧上，概節爲好。在下濕地大根者名昌陽，止主風濕，不堪服食。此藥甚去蟲並蚤虱，而今都不言之。真昌蒲葉有脊，一如劍刃，四月、五月亦作小釐華也。東間溪側又有名溪蓀者，根形氣色極似石上昌蒲，而葉正如蒲，無脊，俗人多呼此爲石上昌蒲者，謬矣。此止主欬逆，亦斷蚤蟲爾，不入服御用。詩詠多云蘭蓀，正謂此也。

【箋疏】

　　古代文獻中的昌蒲，應該是天南星科菖蒲屬（Acorus）物種，植株所含細辛醚（asarone）、菖蒲酮（acoramone）等有較好的殺蟲活性，可以用於防治稻飛蝨、稻葉蟬、稻螟蛉、蚜蟲、紅蜘蛛等蟲害，與淮南子説山訓"昌羊去蚤蟲"的説法一致。

　　本草經昌蒲一名昌陽，陶弘景説："在下濕地大根者名昌陽，止主風濕，不堪服食。此藥甚去蟲並蚤虱，而今都不言之。真昌蒲葉有脊，一如劍刃，四月、五月亦作小釐華也。"所指應該是植物菖蒲 *Acorus calamus*，此即後世所稱之水菖蒲或泥菖蒲，植物體高大，葉中脈明顯，即陶形容"有脊一如劍刃"者。名醫別錄則強調昌蒲"一寸九節者良"，此爲同屬石菖蒲 *Acorus tatarinowii*，這是後世菖蒲主流品種，平行葉脈，無中脈，根狀莖細小，有緊密環節。陶弘景還提到"溪蓀"云："東間溪側又有名溪蓀者，根形氣色極似石上昌蒲，而葉正如蒲，無脊，俗人多呼此爲石上昌蒲者，謬矣。此止主欬逆，亦斷蚤蟲爾，不入服御用。詩詠多云蘭蓀，正謂此也。"此爲同屬植物茴香菖蒲 *Acorus macrospadiceus*。

84 **遠志爲君**　味苦,溫,無毒。**主治欬逆傷中,補不足,除邪氣,利九竅,益智慧,耳目聰明,不忘,強志,倍力,利丈夫,定心氣,止驚悸**,益精,去心下膈氣,皮膚中熱,面目黃。**久服輕身不老**,好顏色,延年。**葉名小草**,主益精,補陰氣,止虛損,夢泄。**一名棘菀,一名葽繞,一名細草。生太山及冤句川谷**①。四月採根、葉,陰乾。得伏苓、冬葵、龍骨良,畏真珠、蜚廉、蔾蘆、蠐螬,殺天雄、附子毒。　按藥名無齊蛤,恐是百合。冤句縣屬兗州濟陰郡,今猶從彭城北蘭陵來。用之打去心取皮,今用一斤正得三兩皮爾,市者加量之。小草狀似麻黃而青。遠志亦入仙方藥用。

【箋疏】

　　説文"菀,棘菀也",這是遠志的雅名。爾雅釋草"葽繞,蕀菀",郭璞注謂遠志"似麻黃,赤華,葉鋭而黃",本草經集注也説"小草狀似麻黃而青"。麻黃的物種基本没有變化,爲麻黃科麻黃屬(Ephedra)植物,與今天遠志科遠志屬(Polygala)的差别甚大,何以牽連在一起,令人費解。故開寶本草批評説:"遠志莖葉似大青而小,比之麻黃,陶不識爾。"本草綱目則有調和之論,集解項李時珍説:"遠志有大葉、小葉兩種,陶弘景所説者小葉也,馬志所説者大葉也,大葉者花紅。"後世乃根據李時珍的意見,將小葉者考訂爲遠志科遠志 *Polygala tenuifolia*,大葉者爲卵葉遠志 *Polygalasibirica*。

---

　　① 生太山及冤句川谷:循本草經集注體例,似當爲"生太山川谷及冤句",以"生太山川谷"爲本草經文。

85　澤寫① 味甘、鹹,寒,無毒。**主治風寒濕痹,乳難,消水,養五藏,益氣力,肥健**,補虛損五勞,除五藏痞滿,起陰氣,止泄精、消渴、淋瀝,逐膀胱三膲停水。**久服耳目聰明,不飢,延年,輕身,面生光,能行水上。**扁鵲云:多服病人眼。**一名水瀉,一名及瀉,一名芒芋,一名鵠瀉。生汝南池澤。**五月、六月、八月採根,陰乾。畏海蛤、文蛤。

葉 味鹹,無毒。主治大風,乳汁不出,產難,強陰氣。久服輕身。五月採。

實 味甘,無毒。主治風痹、消渴,益腎氣,強陰,補不足,除邪濕。久服面生光,令人無子。九月採。汝南郡屬豫州,今近道亦有,不堪用,惟用漢中、南鄭、青弋,形大而長,尾間必有兩歧爲好。此物易朽蠹,常須密藏之。葉狹長,叢生諸淺水中。仙經服食斷穀皆用之,亦云身輕,能步行水上。

【箋疏】
　　説文"藚,水寫也";詩經"言采其藚",毛傳也説"藚,水舄也",陸璣詩疏云:"今澤舄也。其葉如車前草大,其味亦相似,徐州廣陵人食之。"這種水舄即是澤瀉科植物澤瀉 *Alisma orientalis* 之類。但爾雅釋草"藚,牛脣",郭璞注引毛傳"水舃"之説,所描述形態卻與陸璣全然不同:"如續斷,寸寸有節,拔之可復。"按其所言,大約是木賊科植物問荆 *Equisetum arvense* 之類。爾雅釋草別有"蕍,蕮",郭璞注:"今澤瀉。"如此方是澤瀉 *Alisma orientalis*。經書訓注異辭,實無足爲怪,至於本草書中的澤瀉,則爲

─────────────

① 澤寫:底本作"澤瀉",據本草經集注序錄畏惡七情表改。

澤瀉科澤瀉屬植物無疑。

86 署預　味甘，溫，平，無毒。**主治傷中，補虛羸，除寒熱邪氣，補中，益氣力，長肌肉**，主頭面遊風，風頭眼眩，下氣，止腰痛，補虛勞羸瘦，充五藏，除煩熱，強陰。**久服耳目聰明，輕身，不飢，延年。一名山芋**，秦、楚名玉延，鄭、越名土藷。**生嵩高山谷**。二月、八月採根，暴乾。紫芝爲之使，惡甘遂。　今近道處處有，東山、南江皆多掘取食之以充粮，南康間最大而美，服食亦用之。

【箋疏】

　　山海經北山經"景山其草多藷薁"，郭璞注："今江南單呼爲藷。"郝懿行疏："即今之山藥也。"廣雅云："玉延、藷薁，署預也。"見於本草，尚有諸署、山芋、土藷、修脆、兒草等名。按，此物"署豫"只是記音，文字則有"署預""薯蕷""薯薁""藷薁"多種，其實一也。至於"山藥"，則與"山芋"爲一音之轉，唐以前固然有此稱呼，但畢竟少用，唐宋時因薯蕷名稱太過複雜，更兼以避諱的緣故，稱呼頗爲不便，故宋元間逐漸統一以"山藥"爲本品的正名。

　　吳普本草、名醫別錄等雜記秦、楚、齊、越、鄭、趙諸異名，可見本品食用或藥用歷史在兩千年以上，且分佈廣泛。吳普本草描述植物形態云："始生，赤莖細蔓，五月華白，七月實青黃，八月熟落。根中白皮黃，類芋。"其爲薯蕷科薯蕷屬（Dioscorea）植物當無問題。

87 菊花　味苦、甘，平，無毒。主治風頭①眩、腫痛，目欲脱，淚出，皮膚死肌，惡風，濕痹，治腰痛去來陶陶，除胸中煩熱，安腸胃，利五脉，調四支。久服利血氣，輕身，耐老，延年。一名節華，一名日精，一名女節，一名女華，一名女莖，一名更生，一名周盈，一名傅延年，一名陰成。生雍州川澤及田野。正月採根，三月採葉，五月採莖，九月採花，十一月採實，皆陰乾。尤、苟杞根、桑根白皮爲之使。　　菊有兩種：一種莖紫氣香而味甘，葉可作羹食者爲真；一種青莖而大，作蒿艾氣，味苦不堪食者名苦薏，非真。其華正相似，唯以甘、苦別之爾。南陽酈縣最多，今近道處處有，取種之便得。又有白菊，莖葉都相似，唯花白，五月取，亦主風眩，能令頭不白。仙經以菊爲妙用，但難多得，宜常服之爾。

【箋疏】

　　早期菊花以黄色爲正，禮記月令云："季秋之月，鞠有黄華。"植物學家認爲這就是今天的野菊花 *Dendranthema indicum*。此植物揮發油含量較高，苦味濃郁，漢代以來的服食家不取爲正品，博物志卷四云："菊有二種，苗花如一，唯味小異，苦者不中食。"苦者即此苦菊花 *Dendranthema indicum*，陶弘景謂之苦薏，今藥用稱爲野菊花。與之相對的是甘菊花，即後來廣泛栽植的庭院植物菊花 *Dendranthema morifolium*。

　　抱朴子内篇云："南陽酈縣山中有甘谷水，谷水所以甘者，谷上左右皆生甘菊，菊花墮其中，歷世彌久，故水味爲變。其臨此谷中居民，皆不穿井，悉食甘谷水，食者無

---

① 頭：大觀本草此後多一"頭"字，則此句應標點作：主頭風、頭眩。

不老壽，高者百四五十歲，下者不失八九十，無夭年人，得此菊力也。故司空王暢、太尉劉寬、太傅袁隗，皆爲南陽太守，每到官，常使酈縣月送甘谷水四十斛以爲飲食。此諸公多患風痹及眩冒，皆得愈，但不能大得其益，如甘谷上居民，生小便飲食此水者耳。”後漢書卷三十二注引荆州記也載有這段文字，唯“甘菊”作“芳菊”，從品種來看，也應該是菊花 Dendranthema morifolium。

88 甘草國老　味甘，平，無毒。**主治五藏六府寒熱邪氣，堅筋骨，長肌肉，倍力，金瘡尰，解毒**，溫中下氣，煩滿短氣，傷藏欬嗽，止渴，通經脉，利血氣，解百藥毒。爲九土之精，安和七十二種石，一千二百種草。**久服輕身延年。**一名蜜甘，一名美草，一名蜜草，一名蕗草。**生河西川谷，積沙山及上郡。**二月、八月除日採根，暴乾十日成。术、乾柒、苦參爲之使，惡遠志，反甘遂、大戟、芫花、海藻。　　河西、上郡不復通市，今出蜀漢中，悉從汶山諸夷中來。赤皮斷理，看之堅實者，是枹罕草，最佳。枹罕，羌地名。亦有火炙乾者，理多虛疏。又有如鯉魚腸者，被刀破，不復好。青州間亦有，不如。又有紫甘草，細而實，乏時可用。此草最爲衆藥之主，經方少不用者，猶如香中有沉香也。國老即帝師之稱，雖非君，爲君所宗，是以能安和草石而解諸毒也。

【箋疏】

　　甘草以滋味甘甜得名，説文云：“苷，甘草也。”廣雅云：“美丹，甘草也。”名醫別錄又有蜜甘、美草、蜜草諸名。甘草不僅味甘，又善解毒，名醫別錄稱“解百藥毒，爲九土之精，安和七十二種石，一千二百種草”，又名“國老”，陶弘景解釋説：“此草最爲衆藥之主，經方少不用者，猶如香中有沉香也。國老即帝師之稱，雖非君，爲君所宗，是以能安和草石而解諸毒也。”現代研究證實，甘草甜素（glycyrrhizin）水解釋放葡萄糖醛酸，可與含羧基、羥基毒物結合，減少其吸收，其腎上腺皮質激素樣作用，也增加機體對毒物的耐受能力。因此，儘管早期文獻中甘草品種難於確定，但視爲豆科甘草屬（Glycyrrhiza）中含甘草甜素的一類植物，應無問題。

89 **人參**　味甘，微寒、微溫，無毒。**主補五藏，安精神，定魂魄，止驚悸，除邪氣，明目，開心，益智**，治腸胃中冷，心腹鼓痛，胸脅逆滿，霍亂吐逆，調中，止消渴，通血脉，破堅積，令人不忘。**久服輕身延年。一名人銜，一名鬼蓋**，一名神草，一名人微，一名土精，一名血參。如人形者有神。**生上黨山谷及遼東**。二月、四月、八月上旬採根，竹刀刮，暴乾，無令見風。伏苓爲之使，惡溲疏，反藜蘆。　　上黨郡在冀州西南，今魏國所獻即是。形長而黃，狀如防風，多潤實而甘，俗用不入服，乃重百濟者，形細而堅白，氣味薄於上黨。次用高麗，高麗即是遼東，形大而虛軟，不及百濟。百濟今臣屬高麗，高麗所獻，兼有兩種，止應擇取之爾，實用並不及上黨者。其爲藥切要，亦與甘草同功。而易蛀蚛，唯内器中密封頭，可經年不壞。人參生一莖直上，四五葉相對生，花紫色。高麗人作人參贊曰：“三椏五葉，背陽向陰。欲來求我，椵樹相尋。”椵樹葉似桐，甚大陰廣，則多生陰地。採作甚有法，今近山亦有，但作之不好。

【箋疏】

　　陶弘景引人參贊云：“三椏五葉，背陽向陰。欲來求我，椵樹相尋。”所言生境和植株形態，所指應該是五加科

植物人參 *Panax ginseng*，這也是歷史上藥用人參的主流。但很長一段時間内，桔梗科黨參 *Codonopsis pilosula*、薺苨 *Adenophora trachelioides* 等，或以僞品，或以混淆品的方式裹夾在"人參"概念之中。

後世以人參爲滋補元陽之品，極言之如韓氏醫通云："人參煉膏，回元氣於無何有之鄉，王道也。"而本草經僅謂其"補五藏，安精神，定魂魄"而已，至於"久服輕身延年"，亦屬泛泛之論，乃至唐以前仙家傳説中，亦罕有服食人參者。人參補益元氣之説既濫觴於金元，遂爲明清醫家之保守者所詬病，如神農本草經讀云："今人輒云以人參回陽，此説倡自宋元以後，而大盛於薛立齋、張景岳、李士材輩，而李時珍本草綱目尤爲雜沓，學者必於此等書焚去，方可與言醫道。"

90 石斛　味甘，平，無毒。**主治傷中，除痹，下氣，補五藏，虛勞羸瘦，強陰，**益精，補内絶不足，平胃氣，長肌肉，逐皮膚邪熱痱氣，腳膝疼冷痹弱。**久服厚腸胃，輕身延年，**定志除驚。**一名林蘭，**一名禁生，一名杜蘭，一名石蓫。**生六安山谷水傍石上。七月、八月採莖，陰乾。**陸英爲之使，惡凝水石、巴豆，畏殭蠶、雷丸。　今用石斛出始興，生石上，細實，桑灰湯沃之，色如金，形似蚱蜢髀者爲佳。近道亦有，次。宣城間生櫟樹上者名木斛，其莖形長大而色淺。六安屬廬江，今始安亦出木斛，至虛長，不入丸散，惟可爲酒漬、煮湯用爾。俗方最以補虛，療腳膝。

【箋疏】

歷代所言石斛大致都是蘭科石斛屬（Dendrobium）植

物,但具體品種則因時代和産地而異。漢代石斛以六安出者爲道地,如范子計然謂"石斛出六安",易林亦有"南巴六安,石斛戟天"之説。按,本草綱目拾遺云:"霍石斛,出江南霍山,形較釵斛細小,色黄而形曲不直,有成球者,彼土人以代茶茗,云極解暑醒脾,止渴利水,益人氣力,或取熬膏餉客。初未有行之者,近年江南北盛行之。"又引百草鏡:"石斛,近時有一種,形短只寸許,細如燈心,色青黄,咀之味甘,微有滑涎,係出六安州及潁州府霍山縣,名霍山石斛,最佳。咀之無涎者,係生木上,不可用。"又引范瑶初云:"霍山屬六安州,其地所産石斛,名米心石斛,以其形如累米,多節類竹鞭,乾之成團。他産者不能米心,亦不成團也。"六安霍山所出石斛爲霍石斛 *Dendrobium moniliforme*,或許就是早期石斛品種。

　　明代以來,醫藥家特別看重"金釵石斛",本草綱目釋名項説:"其莖狀如金釵之股,故古有金釵石斛之稱。今蜀人栽之,呼爲金釵花。"集解項李時珍云:"石斛叢生石上。其根糾結甚繁,乾則白軟。其莖葉生皆青色,乾則黄色。開紅花。節上自生根鬚。人亦折下,以砂石栽之,或以物盛掛屋下,頻澆以水,經年不死,俗稱爲千年潤。"根據開紅花的特徵,結合所繪圖例,此種當爲金釵石斛 *Dendrobium nobile*。

91　石龍芮　味苦,平,無毒。主治風寒濕痹,心腹邪氣,利關節,止煩滿,平腎、胃氣,補陰氣不足,失精莖冷。久服輕身,明目,不老,令人皮膚光澤,有子。一名魯果能,一名地椹,一名石能,一名彭根,一名天豆。生太山川澤石邊。五月五日採子，二月、八月採皮，陰乾。大戟爲之使，畏蛇蜕、茱萸。　今出近道，子形粗，似蛇牀子而扁，非真好者，人言是蓄菜子爾。東山石上所生，其葉芮芮短小，其子狀如葶藶，黄色而味小辛，此乃實是也。

【箋疏】

根據敦煌寫本本草經集注序錄，石龍芮屬草部上品；從功效看，本草經“久服輕身，明目，不老”，名醫别錄謂其無毒，“令人皮膚光澤，有子”，也符合上品藥的特徵；因此本草經森立之、尚志鈞、曹元宇、王筠默輯本都將石龍芮列爲上品。但今天認定的毛茛科植物石龍芮 Ranunculus sceleratus，全株含有毛茛苷、原白頭翁素等，有明顯刺激性，如南方主要有毒植物記載：“石龍芮全株有毒，人誤食後，嚴重者十餘小時内死亡。”這與本草經上品藥“多服久服不傷人”不合。不特如此，名醫别錄説：“五月五日採子，二月、八月採皮。”毛茛科石龍芮爲一年生草本，植株矮小、鬚根細短，莖皮、根皮都不可能採取，與本草記載顯然不合。

新修本草云：“今用者，俗名水堇，苗似附子，實如桑椹，故名地椹。”本草拾遺也同意此説：“水堇如蘇所注，定是石龍芮，更非别草。”唐代開始，石龍芮被確定爲毛茛科植物，因爲毒性明顯，新修本草於是將其移到了草部中品。

92 **石龍芻**　味苦，微寒、微溫，無毒。主治心腹邪氣，小便不利，淋閉，風濕，鬼注惡毒，補内虚不足，痞滿，身無潤澤，出汗，除莖中熱痛，殺鬼注惡毒氣。久服補虚羸，輕身，耳目聰明,延年。**一名龍鬚,一名草續斷,一名龍珠,一名龍華,一名懸莞,一名草毒。九節多味者良。生梁州**山谷濕地。五月、七月採莖,暴乾。莖青細相連,實赤,今出近道水石處,似東陽龍鬚以作席者,但多節爾。

【箋疏】

　　石龍蒭的別名甚多,多數都與"龍"有關,似淵源於黃帝升天傳説。古今注云:"孫興公問曰:世稱黃帝鑿峴山得仙,乘龍上天,群臣援龍鬚,鬚墜地而生草,世名曰龍鬚,有之乎? 答曰:非也。有龍鬚草,一名縉雲草,故世人爲之傳,非也。"太平御覽九九四引遊名山志亦説:"龍鬚草惟東陽永嘉有,永嘉有縉雲堂,意者謂鼎湖攀龍鬚時,有墜落化而爲草,故有龍鬚之稱。"石龍蒭可以編織爲席,蜀本草圖經説:"莖如綖,叢生,俗名龍鬚草,今人以爲席者,所在有之。"

　　按,説文稱席草爲"莞",謂"可以作席",按照爾雅釋草"莞,苻蘺,其上蒚",郭璞注:"今西方人呼蒲爲莞蒲;蒚謂其頭臺首也。今江東謂之苻蘺,西方亦名蒲。中莖爲蒚,用之爲席。"此則香蒲科植物如水燭香蒲 *Typha angustifolia*、東方香蒲 *Typha orientalis* 之類。石龍蒭亦可織席,爾雅名"䔮",釋爲"鼠莞",較莞蒲細弱,郭璞注:"亦莞屬也,纖細似龍須,可以爲席,蜀中出好者。"其原植物則是燈心草科野燈心草 *Juncus setchuensis* 之類。至於名醫別錄謂石龍蒭"九節多味者良",陶弘景説"今出近道水石處,似東陽龍鬚以作席者,但多節爾",則似木賊科木賊 *Equisetum hyemale* 一類。

93　絡石　味苦，溫、微寒，無毒。**主治風熱，死肌，癰傷，口乾舌焦，癰腫不消，喉舌腫**，不通，水漿不下，大驚入腹，除邪氣，養腎，主治腰髖痛，堅筋骨，利關節。**久服輕身，明目，潤澤，好顏色，不老延年**，通神。**一名石鯪**，一名石蹉，一名略石，一名明石，一名領石，一名懸石。**生太山川谷**，或石山之陰，或高山巖石上，或生人間。正月採。杜仲、牡丹爲之使，惡鐵落、昌蒲、貝母。　不識此藥，仙俗方法都無用者，或云是石類。既云或生人間，則非石，猶如石斛等，繫石以爲名爾。

【箋疏】

　　本草經集注序錄作"落石"，據本條陶弘景説"繫石以爲名"，新修本草説"以其苞絡石木而生，故名絡石"，故仍當以"絡石"爲正名。

　　新修本草描述説："此物生陰濕處，冬夏常青，實黑而圓，其莖蔓延繞樹石側。若在石間者，葉細厚而圓短；繞樹生者，葉大而薄。人家亦種之，俗名耐冬，山南人謂之石血，療産後血結，大良。"本草綱目集解項李時珍云："絡石貼石而生。其蔓折之有白汁。其葉小於指頭，厚實木强，面青背淡，澀而不光。有尖葉、圓葉二種，功用相同，蓋一物也。蘇恭所説不誤，但欠詳耳。"從描述看，絡石包括多種蔓生植物，攀援石上或木上。一般根據植物名實圖考的描述，以夾竹桃科白花藤 *Trachelospermum jasminoides* 爲主流，石血爲其變種 *Trachelospermum jasminoides* var. *heterophyllum*。

94　千歲虆汁　味甘，平，無毒。主補五藏，益氣，續筋骨，長肌肉，去諸痹。久服輕身不飢，耐老，通神明。一名蘡薁。生太山川谷。作藤生，樹如葡萄，葉如鬼桃，蔓延木上，汁白。今俗人方藥都不復識用此，仙經數處須之，而遠近道俗咸不識此，非甚是異物，正是未研訪尋識之爾。

【箋疏】

　　千歲藟之"藟"，據說文正寫當作"虆"。說文"虆，木也"，段玉裁注："爾雅釋木'諸盧，山藟'，郭曰：'今江東呼藟爲藤。虎藟，今虎豆，纏蔓林樹而生。'中山經'畢山，其上多藟'，郭曰：'今虎豆、貍豆之屬。藟一名蔂。音耒。'按蔂者虆之省，其物在草木之間。近於草者，則爲艸部之蘽，詩之蘽也；近於木者，則爲木部之虆。釋木之山藟、虎藟也。縢、藤古今字。謂之縢者，可以爲緘縢也。虆之屬不一，統名之曰虆木。"歷代對千歲虆的名實爭論甚大，一般認爲其原植物可能是葡萄科葛藟 *Vitis flexuosa*，蘡薁則是同屬之野葡萄 *Vitis bryoniifolia*。

95　龍膽　味苦，寒、大寒，無毒。主治骨間寒熱，驚癇，邪氣，續絕傷，定五藏，殺蠱毒，除胃中伏熱，時氣溫熱，熱泄下痢，去腸中小蟲，益肝膽氣，止驚惕。久服益智不忘，輕身耐老。一名陵游。生齊朐山谷及冤句。二月、八月、十一月、十二月採根，陰乾。貫衆爲之使，惡防葵、地黃。　今出近道，吳興爲勝。狀似牛膝，味甚苦，故以膽爲名。

【箋疏】

　　本草圖經描述龍膽的植物特徵："宿根黃白色，下抽根十餘本,類牛膝。直上生苗,高尺餘。四月生葉,似柳葉而細,莖如小竹枝,七月開花如牽牛花,作鈴鐸形,青碧色。冬後結子,苗便枯。"結合所繪信陽軍草龍膽、襄州草龍膽圖例,其原植物爲龍膽科條葉龍膽 *Gentiana manshurica* 或嚴龍膽 *Gentiana manshurica* var. *yanchowensis* 一類。

96　牛膝爲君　味苦、酸,平,無毒。主治寒濕痿痹,四支拘攣,膝痛不可屈伸,逐血氣,傷熱火爛,墮胎,治傷中少氣,男子陰消,老人失溺,補中續絕,填骨髓,除腦中痛及腰脊痛,婦人月水不通,血結,益精,利陰氣,止髮白。久服輕身耐老。一名百倍。生河內川谷及臨朐。二月、八月、十月採根,陰乾。惡螢火、龜甲、陸英,畏白前。　今出近道,蔡州者最良,大柔潤,其莖有節似牛膝,故以爲名也。乃云有雌雄,雄者莖紫色而節大爲勝爾。

【箋疏】

廣雅云:"牛莖,牛膝也。"此已暗示其得名的緣由,陶弘景解説甚詳:"其莖有節似牛膝,故以爲名也。"吳普本草描述牛膝"葉如藍,莖本赤",文字雖然簡略,而特徵與今之莧科植物牛膝 *Achyranthes bidentata* 並無矛盾。由此確定,此即古代藥用牛膝之主流品種。據本草衍義"今西京作畦種,有長三尺者最佳",可見北宋時期牛膝在河南已有廣泛種植,由此奠定懷牛膝的道地藥材地位。

陶弘景開始便提到牛膝有雌雄兩種,其説亦見於肘後方卷七,有云:"雄牛膝,莖紫色者是也。"本草圖經亦附和説云:"此有二種,莖紫節大者爲雄,青細者爲雌。"類似的説法亦見於日華子本草：“懷州者長白，近道蘇州者色紫。”外臺秘要卷四十張文仲療溪毒方亦用到“雄牛膝”。按，莧科植物中色素的變化較爲普遍，據研究，在四川野生牛膝品種，植株莖葉有呈紅色者，當地稱“紅牛膝”，但此植物實際上仍爲莧科牛膝 Achyranthes bidentata，而非別種，此或即陶弘景等所説的“雄牛膝”。

97 杜仲　味辛、甘，平、溫，無毒。主治腰脊痛，補中，益精氣，堅筋骨，強志，陰下癢濕，小便餘瀝，脚中酸，疼痛不欲踐地。久服輕身能老。一名思仙，一名思仲，一名木綿。生上虞山谷，又上黨及漢中。二月、五月、六月、九月採皮。惡蛇皮、玄參。　上虞在豫州，虞、虢之虞，非會稽上虞縣也。今用出建平、宜都者①。狀如厚朴，折之多白絲爲佳。用之，薄削去上甲皮，横理切令絲斷也。

【箋疏】

　　杜仲之名不可考，本草綱目釋名説“昔有杜仲服此得道，因以名之”，恐怕是因爲思仙、思仲的別名附會而來，未見文獻出處，不敢輕信。廣雅釋草“杜仲，曼榆也”，曼榆亦不可考。名醫別錄記其別名木棉，玉篇合寫作“槤”，則是因爲枝葉内含有橡膠，折斷拉開可見多數細絲的緣故，此如古今注説：“杜仲，皮中有絲，折之則見。”由此確定其原植物爲杜仲科杜仲 Eucommia ulmoides，沒有問題。又據本草經，杜仲“主腰脊痛”，藥性論説：“能治腎冷腎腰痛也。”按，“腎”專指腰痛，廣韻：“腎，腰忽痛也。”諸病

① 者：底本作“朴者狀厚者”，據政和本草改。

源候論云:"臂腰者,謂卒然傷損於腰而致痛也。"

98 乾漆　味辛,溫,無毒、有毒。主治絶傷,補中,續筋骨,填髓腦,安五藏,五緩六急,風寒濕①痹,治欬嗽,消瘀血,痞滿,腰痛,女子疝瘕,利小腸,去蚘蟲。

生漆　去長蟲。久服輕身能老。生漢中川谷。夏至後採,乾之。半夏爲之使,畏雞子。　今梁州漆最勝,益州亦有,廣州漆性急易燥。其諸處漆桶上蓋裹,自然有乾者,狀如蜂房,孔孔隔者爲佳。生漆毒烈,人以雞子白和服之去蟲,猶有齧②腸胃者,畏漆人乃致死。外氣亦能使身肉③瘡腫,自别有療法。仙方用蟹消之爲水,錬服長生。

【箋疏】

漆樹爲漆樹科漆樹 *Toxicodendron verniciflumm*,是重要經濟植物,史記貨殖列傳説"陳夏千畞漆,齊魯千畞桑麻"等,"其人皆與千户侯等"。古代多有種植,本草圖經描述説:"木高三二丈,皮白,葉似椿,花似槐,子若牛李,木心黄。六月、七月以竹筒釘入木中取之。崔豹古今注曰,'以剛斧斫其皮開,以竹管承之,汁滴則成漆'是也。"生漆是常見的接觸性過敏原,可以引起過敏反應,此即陶説:"畏漆人乃致死,外氣亦能使身肉瘡腫。"證類本草引經驗方也專門叮囑:"怕漆人不可服。"

99 卷柏　味辛、甘,溫、平、微寒,無毒。主治五藏邪

---

①　濕:底本作"溫",據政和本草改。
②　齧:底本作"刃齒",據政和本草改。
③　身肉:底本漫漶,據政和本草補。

氣,女子陰中寒熱痛,癥瘕,血閉,絕子,止欬逆,治脫肛,散淋結,頭中風眩,痿蹶,強陰益精。久服輕身和顏色,令人好容體。一名萬歲,一名豹足,一名求股,一名交時。生常山山谷石間。五月、七月採,陰乾。今出近道,叢生石土上,細葉似柏,卷屈狀如雞足,青黃色。用之,去下近石有沙土處。

【箋疏】

　　卷柏爲卷柏科植物卷柏 *Selaginella tamariscina*、墊狀卷柏 *Selaginella pulvinata* 之類。卷柏的根能自行從土壤分離,蜷縮似拳狀,隨風移動,遇水而榮,根重新再鑽到土壤裏尋找水份,耐旱力極強,在長期乾旱後只要根系在水中浸泡後就又可舒展生長。本草綱目釋名項説:“卷柏、豹足,象形也。萬歲、長生,言其耐久也。”謝靈運山居賦謂“卷柏萬代而不殞”,乃形容其生命力強盛,故又有別名九死還魂草、長生不死草。

100 細辛　味辛,溫,無毒。主治欬逆,頭痛腦動,百節拘攣,風濕痹痛,死肌,溫中下氣,破痰,利水道,開胸中,除喉痹,齆鼻,風癇,癲疾,下乳結,汗不出,血不行,安五藏,益肝膽,通精氣。久服明目,利九竅,輕身長年。一名小辛。生華陰山谷。二月、八月採根,陰乾。曾青、桑根白皮爲之使,反梨蘆,惡狼毒、山茱萸、黃耆,畏滑石、消石。　今用東陽臨海者,形段乃好,而辛烈不及華陰、高麗者。用之去其頭節。人患口臭者,含之多效,最能除痰,明目也。

【箋疏】

　　細辛即是馬兜鈴科細辛屬(Asarum)植物没有疑問,

本草經謂細辛"生華陰山谷",范子計然亦云:"細辛出華陰,色白者善。"所指的應該是華細辛 *Asarum sieboldii*,此爲細辛的主流正品。細辛與杜衡相混,本草圖經因此詳細描述杜衡的形態特徵,此爲同屬植物杜衡 *Asarum forbesii*,形狀形似,葉多爲腎狀心形,似馬蹄,故名馬蹄香。離騷"畦留夷與揭車兮,雜杜衡與芳芷",所言杜衡即此。

　101　獨活　　味苦、甘,平,微溫,無毒。**主治風寒所擊,金瘡止痛,賁豚,癇痓,女子疝瘕。**治諸賊風,百節痛風無久新者。**久服輕身耐老。一名羌活,一名羌青,一名護羌使者,一名胡王使者,一名獨搖草。此草得風不搖,無風自動。生雍州川谷,**或隴西南安。二月、八月採根,暴乾。豚①實爲之使。　　藥名無豚實,恐是蠡實。此州郡縣並是羌活,羌活形細而多節軟潤,氣息極猛烈。出益州北部西川爲獨活,色微白,形虛大,爲用亦相似而小不如。其一莖直上,不爲風搖,故名獨活。至易蛀,宜密器藏之。

【箋疏】

列仙傳云:"山圖者隴西人也,少好乘馬,馬蹋之折腳。山中道人教令服地黄當歸羌活獨活苦參散,服之一歲而不嗜食,病癒身輕。"故事中獨活、羌活同時出現,顯然是兩物,而本草經以羌活爲獨活之別名,何以如此,實不得而知。本草經集注説:"此州郡縣並是羌地,羌活形

――――――――――

①　豚:本草經集注序錄畏惡七情表已改爲"蠡",因本條陶弘景注釋仍以"豚實"立言,故保留"豚"字未改。

細而多節，軟潤，氣息極猛烈。出益州北部西川爲獨活，色微白，形虛大，爲用亦相似，而小不如。"陶弘景所描述的羌活，與今羌活商品藥材"蠶羌"的特徵非常接近，蠶羌的原植物主要爲羌活 *Notopterygium incisum*，揮發油含量較高，與本草經集注所言"氣息極猛烈"相符。至於陶所稱的獨活，從藥材性狀和植物特徵分析，可能是傘形科獨活屬（Heracleum）植物，或即後世所稱的牛尾獨活一類。

102 茈胡爲君　味苦，平、微寒，無毒。**主治心腹，去腸胃中結氣，飲食積聚，寒熱邪氣，推陳致新**，除傷寒心下煩熱，諸痰熱結實，胸中邪逆，五藏間遊氣，大腸停積水脹及濕痹拘攣，亦可作浴湯。**久服輕身，明目，益精。一名地薰，一名山菜，一名茹草，葉一名芸蒿，辛香可食。生洪農川谷**及冤句。二月、八月採根，暴乾。半夏爲之使，惡皂莢，畏女菀、梨蘆。　今出近道，狀如前胡而強。博物志云：芸蒿，葉似邪蒿，春秋有白蒻，長四五寸，香美可食，長安及河内並有之。此茈胡療傷寒第一用。

【箋疏】

　　茈胡今通寫作"柴胡"。證類本草亦作"茈胡"，其後有小字注釋"柴字"；證類本草引本草圖經及所繪圖例，則皆作"柴胡"。按，"茈胡"之名甚古，急就篇云："灸刺和藥逐去邪，黃芩伏苓礜茈胡。"武威醫簡中也寫作"茈胡"。茈胡名稱來歷不詳，本草綱目解釋説："茈字有柴、紫二音。茈薑、茈草之茈皆音紫，茈胡之茈音柴。茈胡生山中，嫩則可茹，老則採而爲柴，故苗有芸蒿、山菜、茹草之名，而根名柴胡也。"聊備一説耳。

　　今用柴胡品種有南北兩類，皆是傘形科柴胡屬（Bupleurum）植物，北柴胡即竹葉柴胡 *Bupleurum chinense*，南柴胡爲狹葉柴胡 *Bupleurum scorzonerifolium*。但本草經、名醫別錄中的茈胡似乎不是此類。原因之一，本草經記茈胡功效"推陳致新"，名醫別錄也謂其主"大腸停積"，此皆形容瀉下通便作用，今用柴胡品種都沒有近似於大黃、芒消的瀉下活性；原因之二，名醫別錄説茈胡"葉一名芸蒿，辛香可食"，呂氏春秋謂"菜之美者，華陽之芸"，皆言芸蒿是可食之物；據博物志説"芸蒿葉似邪蒿，春秋有白蒻"，亦不符柴胡屬植物特徵。故早期文獻茈胡的原植物只能懸疑待考。

103 防葵　味辛、甘、苦，寒，無毒。主治疝瘕，腸泄，膀胱熱結，溺不下，欬逆，溫瘧，癲癇，驚邪狂走，治五藏虛氣，小腹支滿，臚脹，口乾，除腎邪，強志。久服堅骨髓，益氣輕身。中火者不可服，令人恍惚見鬼。**一名梨蓋**，一名房慈，一名爵離，一名農果，一名利茹，一名方蓋。**生臨淄川谷**及嵩高、太山、少室。三月三日採根，暴乾。北信斷，今用建平間者。云本與狼毒同根，猶如三建，今其形亦相似，但置水中不沉爾，而狼毒陳久亦不能沉矣。

【箋疏】

　　本條證類本草作"防葵"，新修本草寫本卷十三秦椒條畏惡則作"房葵"，但據本草經集注序錄兼有兩種寫法，故仍從底本用"防葵"爲名。

　　本草經中防葵屬於"久服堅骨髓,益氣輕身"的上品藥。可據陶弘景説,防葵與狼毒同根而相似,但狼毒沉水,此則不沉。遂致後世異説紛紜,難於決斷。其實不僅陶弘景這樣説,此前博物志説"房葵與狼毒相似";此後的雷公炮炙論也説:"凡使,勿誤用狼毒,緣真似防葵,而驗之有異,效又不同,切須審之,恐誤疾人。"新修本草對此不以爲然,所以孔志約在序言中批評陶弘景本草經集注"防葵狼毒妄曰同根",即指此條。

　　防葵的植物形態歷代記載分歧較大,但没有一種接近于瑞香科或者大戟科植物。吴普本草説:"莖葉如葵,上黑黄。二月生根,根大如桔梗,中紅白。六月花白,七月八月實白。"新修本草並敍述得名的緣由:"其根葉似葵花子根,香味似防風,故名防葵。"本草圖經云:"其葉似葵,每莖三葉,一本十數莖,中發一幹,其端開花,如葱花、景天輩而色白。根似防風,香味亦如之,根據時採者乃沉水。"從本草圖經所繪的"襄州防葵"藥圖看,似乎是一種傘形科植物。

　　防葵的名實不易確定,只能提出一些綫索。名醫別錄專門指出:"(防葵)中火者不可服,令人恍惚見鬼。"李時珍也很注意這句話,本草綱目還引陳延之小品方作爲參證:"防葵多服令人迷惑,恍惚如狂。"在莨菪條李時珍又説:"莨菪、云實、防葵、赤商陸,皆能令人狂惑見鬼者,昔人未有發其義者,蓋此類皆有毒,能使痰迷心竅,蔽其神明,以亂其視聽故耳。"方以智物理小識卷十二也説:"莨菪子、云實、防葵、赤商陸、曼陀羅花,皆令人狂惑見鬼。"檢千金要方卷十四有治鬼魅之四物鳶頭散,用東海

鳶頭（即由跋根）、黄牙石（一名金牙）、茛菪子、防葵四物，
酒服方寸匕，專門説，"欲令病人見鬼，加防葵一分；欲令
知鬼主者，復增一分，立有驗"。並補充説："防葵、茛菪並
令人迷惑恍惚如狂，不可多服。"令人恍惚見鬼顯然是指
藥物的致幻作用，但究竟是何種植物，仍需研究。名醫别
錄及吳普本草皆説防葵一名"利茹"，其讀音與闔茹相近，
如果這種防葵也是大戟科大戟屬或瑞香科狼毒屬之某一
植物，不排除其含有某種致幻成分。至於這種有致幻作
用的"防葵"與本草經記載的防葵之間是何關係，尚不得
而知。

　　104 **蓍實**　味苦、酸、甘①，平、寒②，無毒。主益氣，充肌
膚，明目，聰慧先知。主治陰痿，水腫③。久服不飢，不老，輕
身。生少室山谷。一名彀實。所在有之。八月、九月採實，日
乾，四十日成④。

　　葉⑤　味甘，無毒。主治小兒身熱，食不生肌，可作浴湯。
又主治惡瘡，生肉。

　　樹皮　主逐水，利小便。

　　莖　主治癮疹癢。單煮洗浴。

―――――――――

　　① 甘：據木部楮實條補。
　　② 寒：據木部楮實條補。
　　③ 主治陰痿水腫：據木部楮實條補。
　　④ 一名彀實……四十日成：底本作"八月九月採實日乾"，據政和本草卷
十二楮實條改。新修本草寫本卷十二楮實條無"四十日成"四字。
　　⑤ 葉：此下以新修本草寫本卷十二楮實條爲底本。

其皮白汁①　治②癬。此即今穀樹也。仙方採擣取汁和丹用，亦乾服，使人通神見鬼。南人呼穀紙，亦爲楮紙，作"褚"音。武陵人作穀皮衣，又甚③堅好爾。

【箋疏】

新修本草著實與楮實爲兩條，前者爲本草經藥在草部上品，後者爲名醫別錄藥在木部上品，證類本草同。據著實條蘇敬注云："此草所在有之，以其莖爲筮。陶誤用楮實爲之。本經云味苦，楮實味甘，其楮實移在木部也。"揆其意思，乃是責備本草經集注誤將著實與楮實當作一物，於是從著實條中剝離出楮實條文。森立之本草經輯本有鑑於此，根據醫心方等資料，更認爲"著實"其實是"著實"之訛，並在本草經考異中分析説："蘇敬偶睹誤作著之本，遂定爲著實。木部別造楮實條，以爲黑字之誤，半割此條文，參互錯綜，其文或與此條相同。是木部楮實條，全係蘇敬之手製新增也。且以此條墨字文及陶注移於彼，故此無別錄主治及陶注，其妄斷杜撰，可笑之甚也。"森立之的意思是説，在本草經集注中，著實、楮實實際是一條，標題或許是寫作"著實"，陶弘景按照楮實作注；後來蘇敬編新修本草，認爲這條的本草經文講的是著實，名醫別錄文講的是楮實，於是剝離成兩條，將陶注留在剝離出的楮實條下，安排在木部，只剩下著實的本草經

---

① 　其皮白汁：政和本草作"皮間白汁"。
② 　治：底本無此字，據政和本草補，原作"療"，循例改爲"治"。
③ 　甚：底本作"其"，據政和本草改。

文孤零零地留在草部。森立之此説確有道理。如此一來，輯復本草經集注蓍實與楮實應該合併爲一條。至於究竟是當初陶弘景弄錯了，將蓍草之實與楮樹（構樹）之實誤併在一條，還是後來蘇敬弄錯了，將完整的條文割裂爲兩部分，不得而知。新輯本將兩條試加歸併，聊以恢復本草經集注之舊觀。

　　蓍實爲蓍草之實，説文云："蓍，蒿屬。生千歲，百莖。易以爲數。天子蓍九尺，諸侯七尺，大夫五尺，士三尺。"古人用蓍草占卜，故神秘如此，其原植物爲菊科高山蓍草 *Achillea alpina* 及同屬近緣品種。從本草經言蓍實能"聰慧先知"，大約是指此物。至於楮實則是桑科植物構樹 *Broussonetia papyrifera* 的果實。説文"楮"與"穀"互訓，故陶弘景謂"此即今穀樹也"。穀樹是造紙的重要原料，所以陶弘景注釋云云。

105 酸棗　味酸，平，無毒。**主治腹寒熱，邪結氣聚**①**，四支酸疼，濕痹**，煩心不得眠，臍上下痛，血轉久泄，虛汗煩②渴，補中，益肝氣，堅筋大骨，助陰氣，令人肥健。**久服安五**③**藏，輕身延年。生河東**川澤。八月採實，陰乾，四十④日成。惡防己。　　今出東山間，云即是山棗樹子。子似武昌棗而味極酸，東人噉⑤之以醒睡，與此療不得眠，正反矣。

---

① 聚：底本無此字，據政和本草補。
② 煩：底本無此字，據政和本草補。
③ 五：底本無此字，據政和本草補。
④ 乾四十：底本作"卅"，據政和本草改。
⑤ 噉：底本作"敢"，據政和本草改。

【箋疏】

爾雅釋木"樲,酸棗",郭璞注:"樹小實酢,孟子曰'養其樲棗'。"本草經有酸棗,下品又有白棘一名棘針,後世注釋者對棗與酸棗,酸棗與白棘的關係頗爲糾結。按,酸棗即新修本草所説:"樹大如大棗,實無常形,但大棗中味酸者是。"爲鼠李科植物棗的變種 Ziziphus jujuba var. spinosa,較棗樹略矮小,多爲灌木狀,小枝成之字形,其托葉刺有直伸和彎曲兩種,核果較小,近球形或短距圓形。酸棗與白棘的關係,當以本草衍義所説較爲準確,即"小則爲棘,大則爲酸棗"。

106 槐子①　味苦、酸、鹹,寒,無毒。主治五内邪氣熱,止涎唾,補絶傷,五痔,火瘡,婦人乳瘕。子藏急痛,以七月七日取之,擣取汁,銅器盛之,日煎令可作丸,大如鼠矢,内竅中,三易乃②愈。又墮胎。久服明目,益氣,頭不白③,延年。

　　枝　主洗瘡,及陰囊下濕癢。

　　皮　主治爛瘡。

　　根　主治喉痹,寒熱。生河南平澤。可作神燭。景天爲之使。　槐子以多連者爲好。十月上巳日採之,新盆盛,合泥百日,皮爛爲水,核如大豆。服之令人腦滿,髮不白而長生。今④處處有。此云七月取,其子未堅,故擣絞取汁。

---

① 槐子:底本作"槐實",據本草經集注序錄改。
② 易乃:底本作"著",據政和本草改。
③ 白:底本作"日",據政和本草改。
④ 今:底本無此字,據政和本草補。

【箋疏】

　　本條新修本草、證類本草皆作"槐實"，本草經集注序錄則作"槐子"，且陶弘景注釋也由"槐子"引起，因改"槐子"爲正名。

　　爾雅釋木"櫰，槐，大葉而黑；守宫槐，葉晝聶宵炕"，郭璞注："槐樹葉大色黑者名爲櫰。"又云："槐葉晝日聶合而夜炕布者，名爲守宫槐。"槐樹是常見的庭院植物，其主要品種爲豆科槐 *Sophora japonica*。本草經未言槐子具有久服功效，名醫别錄補充説："久服明目，益氣，頭不白，延年。"但據本草經集注序錄畏惡七情表，槐子在草木部上品，森立之本草經考注因此懷疑此處的"久服"字樣乃是本草經文竄入名醫别錄中者。

107 枸杞　味苦，寒。根大寒，子微寒，無毒。**主治五内邪氣，熱中，消渴，周痹**，風濕，下胸脅氣，客熱，頭痛，補内傷，大勞噓吸，堅筋骨，強陰，利大小腸。**久服堅筋骨，輕身能老，耐寒暑。一名杞根，一名地骨，一名苟忌，一名地輔**，一名羊乳，一名卻暑，一名仙人杖，一名西王母杖。**生常山平澤**，又諸丘陵阪岸上。冬採根，春夏採葉，秋採莖①、實，陰乾。今出堂邑，而②石頭烽火樓下最多。其葉可作羹，味小苦。俗諺云"去家千里，勿食羅摩、枸杞"，此言其補益精氣，強盛陰道也。羅摩一名苦丸，葉厚大作藤生，摘之有白乳③汁，人家多種之，可生啖，亦蒸煮食也。枸杞根、實，爲服食家用，其説乃甚美，仙人之杖，遠自有旨乎也。

――――――――――

① 莖：底本無此字，據政和本草補。

② 堂邑而：底本無此三字，據政和本草補。

③ 乳：底本無此字，據政和本草補。

【箋疏】

爾雅釋木"杞,枸檵",郭璞注:"今枸杞也。"說文檵、杞皆訓作"枸杞也"。詩經四牡"集於苞杞",陸璣疏云:"杞其樹如樗。一名苦杞,一名地骨。春生作羹茹,微苦。其莖似莓,子秋熟,正赤。莖葉及子,服之輕身益氣。"所描述的即是茄科枸杞 Lycium chinense 及同屬近緣植物,古今物種基本没有混淆。枸杞別名見於本草經、名醫別錄,有杞根、地骨、枸忌、地輔、羊乳、卻暑、仙人杖、西王母杖等。

108 菴藺子　味苦,微寒、微溫,無毒。主治五藏瘀血,腹中水氣,臚脹留熱,風寒濕痹,身體諸痛,治心下堅,膈中寒熱,周痹,婦人月水不通,消食,明目。久服輕身延年不老,驅驢食之神仙。生雍州川谷,亦生上黨及道邊。十月採實,陰乾。荆子、薏苡爲之使。　狀如蒿艾之類,近道處處有。仙經亦時用之,人家種此辟蛇也。

【箋疏】

文選司馬相如子虛賦有"菴閭軒于",張揖注:"菴閭,蒿也,子可醫疾。"史記司馬相如列傳作"菴閭軒芋",索隱引郭璞云:"菴閭,蒿。子可療病也。"此皆與陶弘景注"狀如蒿艾之類"相符。本草圖經云:"春生苗,葉如艾蒿,高三二尺;七月開花,八月結實,十月採,陰乾。"根據所繪圖例,原植物大致爲菊科菴蘭 Artemisia keiskeana,或同屬白苞蒿 Artemisia lactiflora 之類。

109 薏苡人　味甘，微寒，無毒。**主治筋急拘攣，不可屈伸，風濕痹，下氣，除筋骨邪氣不仁，利腸胃，消水腫，令人能食。久服輕身益氣。其根，下三蟲。一名解蠡，**一名屋菼，一名起實，一名䔃。**生真定平澤**及田野。八月採實，採根無時。

真定縣屬常山郡，近道處處有，多生人家。交阯者子最大，彼土呼爲𧄹珠。馬援大取將還，人讒以爲真珠也。實重累者爲良，用之取中人。今小兒病蛔蟲，取根煮汁糜食之，甚香，而去蛔蟲大效。

【箋疏】

本草拾遺將薏苡分爲兩類，本草綱目沿用其説，有云：“薏苡人多種之，二三月宿根自生，葉如初生芭茅，五六月抽莖，開花結實。有兩種：一種粘牙者，尖而殼薄，即薏苡也。其米白色如糯米，可作粥飯及磨麪食，亦可同米釀酒。一種圓而殼厚堅硬者，即菩提子也，其米少，即粳㯏也。”救荒本草另列川穀條，謂：“苗高三四尺，葉似初生蜀秫葉微小，葉間叢開小黄白花，結子似草珠兒微小。”一般認爲禾本科植物川穀 *Coix lacryma-jobi* 是薏苡的野生種，薏苡 *Coix lacryma-jobi* var. *ma-yuen* 是其栽培變種。

後漢書馬援傳“常餌薏苡實，用能輕身省欲，以勝瘴氣”句李賢注引神農本草經云：“薏苡味甘，微寒。主風濕痹，下氣，除筋骨邪氣，久服輕身益氣。”與證類本草中的白字對勘，引文省略“主筋急拘攣，不可屈伸”，或許是節引的緣故，而“除筋骨邪氣”五字，證類本草作黑字名醫別錄文。此究竟是李賢所據本草經版本不同，還是本草經集注到證類本草間傳本混淆，難於定論，錄此備參。

110 車前子　味甘、鹹，寒，無毒。主治氣癃，止痛，利水道小便，除濕痹，男子傷中，女子淋瀝，不欲食，養肺，強陰益精。令人有子，明目療赤痛。久服輕身耐老。

葉及根　味甘，寒。主金瘡，止血，衄鼻，瘀血，血瘕，下血，小便赤，止煩下氣，除小蟲。一名當道，一名芣苢，一名蝦蟆衣，一名牛遺，一名勝舄。生真定平澤丘陵阪道中。五月五日採，陰乾。人家及路邊甚多，其葉搗取汁服，療泄精甚驗。子性冷利，仙經亦服餌之，令人身輕，能跳越岸谷，不老而長生也。韓詩乃言芣苢是木，似李，食其實，宜子孫，此爲謬矣。

【箋疏】

　　車前爲常見植物，常生在道旁，故有車前、當道諸名。陸璣詩疏説："馬舄一名車前，一名當道。喜在牛迹中生，故曰車前、當道也。"按，車前別名甚多，"芣苢"是雅名，詩經"採採芣苢"即是此物。"車前""當道""牛遺"皆因生長環境而來；"牛舌"與"蝦蟆衣"應該都是葉子的寫照。至於"勝舄""馬舄""牛舄"之名，恐怕也與葉子的特徵有關。據廣雅"舄，履也"，車前科植物車前 *Plantago asiatica* 或平車前 *Plantago depressa* 或大車前 *Plantago major* 之類，卵形葉片，葉脉輪廓分明，與木履相似，因此得名。

111 蛇[①]牀子　味苦、辛、甘，平，無毒。主治婦人陰中腫痛，男子陰痿，濕癢，除痹氣，利關節，癲癇，惡瘡，溫中下氣，令婦人子藏熱，男子陰強。久服輕身，好顏色，令人有子。一名

---

① 蛇：底本作"虵"，據本草經集注序錄畏惡七情表改。

蛇粟，**一名蛇米**，一名虺牀，一名思益，一名繩毒，一名棗棘，一名牆蘼。**生臨淄川谷**及田野。五月採實，陰乾。惡巴豆、牡丹、貝母。　近道田野墟落間甚多。花、葉正似蘼蕪。

【箋疏】

　　爾雅釋草“盯，虺牀”郭璞注：“蛇牀也，一名馬牀，廣雅云。”蛇牀得名的緣由不詳，從別名看，蛇粟、蛇米、虺牀，應該都有蛇有關。本草綱目釋名說：“蛇虺喜臥於下食其子，故有蛇牀、蛇粟諸名。”本草崇原進一步發揮說：“蛇，陰類也。蛇牀子性溫熱，蛇虺喜臥於中，嗜食其子，猶山鹿之嗜水龜，潛龍之嗜飛鶯。”未見實證，恐皆屬想當然耳。

　　蛇牀與蘼蕪相似，古人常用來取譬。淮南子氾論訓云：“夫亂人者，芎藭之與藁本也，蛇牀之與麋蕪也，此皆相似者。”說山訓亦云：“蛇牀似麋蕪而不能芳。”博物志云：“蛇牀亂蘼蕪，薺苨亂人參。”本草經集注也謂其“花葉正似蘼蕪”。其原植物爲傘形科蛇牀 *Cnidium monnieri*，古今品種變化不大。

112 **菟絲子**　味辛、甘，平，無毒。**主續絕傷，補不足，益氣力，肥健。**汁去面䵟，養肌，強陰，堅筋骨，主莖中寒，精自出，溺有餘瀝，口苦燥渴，寒血爲積。**久服明目，輕身延年。一名菟蘆**，一名菟縷，一名蓎蒙，一名玉女，一名赤網，一名菟纍。**生朝鮮**川澤田野，蔓延草木之上，色黃而細爲赤網，色淺而大爲菟纍。九月採實，暴乾。得酒良，署預、松脂爲之使，惡藋菌。　宜丸不宜煮，田野墟落中甚多，皆浮生藍、紵麻、蒿上。舊言“下有茯苓，上生

菟絲”,今不必爾。其莖挼以浴小兒,療熱痱用。其實,先須酒漬之一宿,仙
經、俗方並以爲補藥。

【箋疏】

幾乎所有文獻都提到菟絲無根,名醫別錄謂其“蔓延
草木之上”,本草經集注也説“田野墟落中甚多,皆浮生
藍、紵麻、蒿上”。由此知菟絲即是旋花科菟絲子屬
(Cuscuta)的寄生植物,完全没有問題。田野常見的是菟
絲子 Cuscuta chinensis,此當是“色黄而細”的赤網,至於
“色淺而大爲菟虆”者,或是日本菟絲子 Cuscuta japonica。

菟絲雖有松蘿、女蘿、蔦蘿諸名,但與詩經“蔦與女
蘿,施於松上”之“女蘿”爲同名異物,後者爲松蘿科松蘿
Usnea diffracta 之類,是與藻菌共生的地衣類植物。故
陸璣詩疏説:“今菟絲蔓連草上生,黄赤如金,今合藥菟絲
子是也,非松蘿。松蘿自蔓松上生,枝正青,與菟絲殊
異事。”

113 析冥子①　　味辛,微溫,無毒。主明目,目痛淚出,除
痹,補五藏,益精光,治心腹腰痛。久服輕身不老。一名薤蒜,
一名大戟,一名馬辛,一名大薺。生咸陽川澤及道傍。四月、
五月採,暴乾。得荆實、細辛良,惡乾薑、苦參。今處處有之,人乃言是大
薺子,俗用甚稀。

【箋疏】

呂氏春秋任地云:“孟夏之昔,殺三葉而獲大麥。”高

---

① 析冥子:底本作“薪蓂子”,據本草經集注序錄畏惡七情表改。

誘注："三葉，薺、葶歷、菥蓂也。是月之季枯死，大麥熟而可獲。"薺菜、葶藶、菥蓂皆是十字花科植物。菥蓂也被認爲是薺菜之一種，故爾雅説"菥蓂，大薺"。本草綱目菥蓂條集解項説："薺與菥蓂一物也，但分大、小二種耳。小者爲薺，大者爲菥蓂。菥蓂有毛，故其子功用相同，而陳士良之本草亦謂薺實一名菥蓂也。葶藶與菥蓂同類，但菥蓂味甘花白、葶藶味苦花黄爲異耳。或言菥蓂即甜葶藶，亦通。"

　　本草經集注謂"今人乃言是大薺子"，新修本草亦説："爾雅云是大薺，然驗其味甘而不辛也。"這句話究竟是指菥蓂味甘，還是大薺味甘，表述不清。結合本草拾遺對蘇敬的批評："大薺即葶藶，非菥蓂也。"因爲幾種葶藶子都有辛辣味，所以推測新修本草的原意，大約是指菥蓂"味甘而不辛"。但本草圖經卻將其理解爲"菥蓂味辛，大薺味甘"。菥蓂屬植物菥蓂 *Thlaspi arvense* 的種子含有芥子油苷，具有明顯辛辣刺激性；薺菜屬植物薺菜 *Capsella bursa-pastoris*，則不含此成分。此或許就是本草圖經所説"菥蓂味辛，大薺味甘"。

114 **芜蔚子**　味辛，甘，微溫、微寒，無毒。主明目益精，除水氣，治血逆大熱，頭痛心煩。久服輕身。

　　莖　主癮疹癢，可作浴湯。一名益母，一名益明，一名大札，一名貞蔚。生海濱池澤。五月採。今處處有。葉如荏，方莖，子形細長、三棱。方用亦稀。

【箋疏】

詩經"中谷有蓷"，説文訓爲"萑"，毛傳釋爲"鵻"，都與鳥有關，或許是對該物種花冠形態的描摹。至於"蓷"的具體物種，一説爲菊科菴藺，一説爲唇形科的茺蔚，後一種意見佔主流。但這種茺蔚究竟是唇形科的益母草 *Leonurus japonicus*，還是同科夏至草 *Lagopsis supina*，甚或同科之夏枯草 *Prunella vulgaris*，植物學家又有不同看法。

益母草之得名"益母"，當與其常用於産後諸疾有關。肘後方用益母草"治一切産後血病，並一切傷損"。新修本草也説："下子死腹中，主産後血脹悶。"藥理研究證實，益母草屬（Leonurus）植物含益母草鹼（leonurine），對妊娠子宫和産後子宫都有興奮作用，故可用於産後止血和子宫復舊，正與"益母"之説吻合。由此確定，茺蔚當以唇形科益母草 *Leonurus japonicus* 爲主流。

115 木香　味辛，温，無毒。**主治邪氣，辟毒疫温鬼，強志，主淋露**，治氣劣，肌中偏寒，主氣不足，消毒，殺鬼精物，温瘧蠱毒，行藥之精。**久服不夢寤魘寐，輕身致神仙**。一名蜜香。**生永昌山谷**。此即青木香也。永昌不復貢，今皆從外國舶上來，乃云大秦國。以療毒腫，消惡氣，有驗。今皆用合香，不入藥用，惟制蛀蟲丸用之，常能煮以沐浴，大佳爾。

【箋疏】

木香一名蜜香，據本草拾遺木部有蜜香，謂其"生交州，大樹節如沉香"，並引異物志説："樹生千歲，斫仆之，四五歲乃往看,已腐敗,惟中節堅貞是也。樹如椿。"從描述來看,這種植物應該是瑞香科沉香 *Aquilaria agallocha*。本草圖經沉香條也説:"交州人謂之蜜香。"木香本從永昌口岸到中國,南北朝時期"永昌不復貢,今皆從外國舶上來"。如陶弘景所言,舶來的木香叫做"青木香"。根據新修本草描述:"葉似羊蹄而長大,花如菊花,其實黃黑。"其原植物則是菊科木香 *Aucklandia lappa*,這也是後世"木香"藥材的主流品種。

116 地膚子　味苦,寒,無毒。主治膀胱熱,利小便,補中,益精氣,去皮膚中熱氣,散惡瘡疝瘕,強陰。久服耳目聰明,輕身耐老,使人潤澤。一名地葵,一名地麥。生荆州平澤及田野。八月、十月採實,陰乾。今田野間亦多,皆取莖苗爲掃帚。子微細,入補丸散用,仙經不甚須。

【箋疏】

爾雅釋草"葥,王彗",郭璞注:"王帚也,似藜,其樹可以爲埽彗,江東呼之曰落帚。"陶弘景在本草經集注中説:"今田野間亦多,皆取莖苗爲掃帚。子微細,入補丸散用。"此即藜科植物地膚 *Kochia scoparia*,救荒本草有獨掃苗,亦是此種。至於鄭樵通志昆蟲草木略引爾雅"葥,馬帚",説"即此也,今人亦用爲篲"。其説未妥,據爾雅此條郭璞注:"似蓍,可以爲埽彗。"其所指代的應該是鳶尾科蠡實 *Iris lactea* 之類,俗稱鐵掃帚者,與地膚不是一物。

117 蒺梨①子　味苦、辛，溫、微寒，無毒。**主治惡血，破癥結積聚，喉痹，乳難，身體風癢，頭痛，欬逆傷肺，肺痿，止煩下氣，小兒頭瘡，癰腫陰㿗，可作摩粉。其葉主風癢，可煮以浴。久服長肌肉，明目，輕身。一名旁通，一名屈人，一名止行，一名豺羽，一名升推，一名即棃，一名茨。生**馮翊**平澤**或道傍。七月、八月採實，暴乾。　烏頭爲之使。多生道上而葉布地，子有刺，狀如菱而小。長安最饒，人行多著木屧。今軍家乃鑄鐵作之，以布敵路，亦呼蒺梨。易云"據於蒺梨"，言其凶傷。詩云"牆有茨，不可掃也"，以刺梗穢也。方用甚稀爾。

【箋疏】

"墻有茨"見詩經鄘風，今傳本皆作"茨"，毛傳："茨，蒺藜也。"説文則引在"薺"字下，作"牆有薺"，釋作蒺藜。説文通訓定聲認爲："薺即蒺藜之合音。"至於"茨"字，説文訓爲"以茅葦蓋屋"，但爾雅則釋爲蒺藜，名醫別錄亦記蒺藜"一名茨"。無論作"薺"作"茨"，根據爾雅郭璞注説蒺藜"布地蔓生，細葉，子有三角，刺人"，其所指代的物種都是蒺藜科蒺藜 *Tribulus terrestris*。蒺藜的果實五角形近球形，由五個呈星狀排列的果瓣組成，每個果瓣上有木質化的棘刺，古代兵家模仿其形用金屬製作，用爲路障，稱爲"鐵蒺藜"，故本草經集注説："今軍家乃鑄鐵作之，以布敵路，亦呼蒺梨。"

---

① 梨:底本作"棃"，據本草經集注序錄畏惡七情表改。

118 白莫①　味甘,寒,無毒。主治寒熱,八疸,消渴,補中益氣。久服輕身延年。一名穀菜,一名白草。生益州山谷。春採葉,夏採莖,秋採花,冬採根。諸方藥不用。此乃有薪菜,生水中,人蒸食之。此乃生山谷,當非是。又有白草,葉作羹飲,甚療勞,而不用根、華。益州乃有苦菜,土人專食之,皆充健無病,疑或是此。

【箋疏】

陶弘景不識此物,本草經集注云云。新修本草乃以此爲鬼目草,有云:"此鬼目草也。蔓生,葉似王瓜,小長而五椏。實圓,若龍葵子,生青,熟紫黑,煮汁飲,解勞。"按,爾雅釋草"苻,鬼目",郭璞注:"今江東有鬼目草,莖似葛,葉圓而毛,子如耳璫也,赤色叢生。"郭璞與蘇敬所描述鬼目草,显然就是今茄科植物白英 *Solanum lyratum*。宋書五行志云:"吴孫皓天紀三年八月,建業有鬼目菜生工黄狗家,依緣棗樹,長丈餘,莖廣四寸,厚三分。"應該也是此種之類。

新修本草以来本草文獻指稱的"白英",應該就是茄科白英 *Solanum lyratum*,但白英含龍葵鹼,對消化道黏膜有較強刺激性,作用直觀,似不至於被古人認爲"無毒";從功效來看,後世中醫多以白英爲清熱解毒之品,幾乎不涉及本草經記載的"補中益氣",以及"久服輕身延年";從植株形態看,白英爲蔓生草本,球形漿果成熟時紅色,十分醒目,名醫別錄言采葉、莖、花、根藥用,獨不言用果實,也不合情理;所以本草經白英可能另有其物。

---

① 莫:底本作"英",據新修本草改,理由詳箋疏。

　　森立之輯本本條改作"白莫"，本草經考異説："'莫'原作'英'，今據本草和名正。李唐遺卷無作'白英'者。御覽作'蘩菜一名白英'，全係宋校。"本草經考注進一步説："'莫'原作'英'，訛。今據本草和名、醫心方、字類抄等正。李唐遺卷無一作'白英'者，證類有名未用鬼目下引拾遺'一名白幕'，是古本之僅存者。"檢核森立之所舉文獻，確實皆作"白莫"；不僅如此，新修本草寫本草部雖佚，但卷十八菜部尚有和寫本留存，寫本苦菜條陶弘景注"上卷上品白英下已注之"句中"白英"仍寫作"白莫"；故知新修本草確實是以"白莫"立條，由此上溯本草經集注原文應該也是"白莫"。

　　循"白莫"之名，曹元宇輯本草經引詩經"言采其莫"，陸璣疏："莫莖大如箸，赤節，節一葉，似柳葉，厚而長，有毛刺。今人繰以取繭緒。其味酢而滑，始生可以爲羹，又可生食。五方通謂之酸迷，冀州人謂之乾絳，河汾之間謂之莫。"認爲白莫可能是蓼科酸模 *Rumex acetosa* 之類。曹説證據雖然未足，仍可備一家之言。

119 白蒿　味甘，平，無毒。主治五藏邪氣，風寒濕痹，補中益氣，長毛髮令黑，療心懸，少食常飢。久服輕身，耳目聰明，不老。生中山川澤。二月採。蒿類甚多，而俗中不聞呼白蒿者，方藥家既不用，皆無復識之，所主療既殊佳，應更加研訪。服食七禽散云"白兔食之仙"，與前庵藺子同法爾。

【箋疏】

　　"蒿"是菊科蒿屬（Artemisia）植物的通名，爾雅釋草

“蘩之醜,秋爲蒿”,郭璞注:“醜,類也。春時各有種名,至秋老成,皆通呼爲蒿。”所以晏子説:“蒿,草之高者也。”析言之則有蔞蒿、莪蒿、菣蒿、青蒿、茵陳蒿、馬先蒿之類,白蒿也是其中之一。

陶弘景不識白蒿,表示:“蒿類甚多,而俗中不聞呼白蒿者,方藥家既不用,皆無復識之。”新修本草説:“此蒿葉麁於青蒿,從初生至枯,白於衆蒿,欲似細艾者,所在有之也。”開寶本草引別本云:“葉似艾,葉上有白毛麁澀,俗呼爲蓬蒿。”其原植物可能是菊科蓬蒿即大籽蒿 *Artemisia sieversiana* 之類。

120　茵陳蒿① 　味苦,平、微寒,無毒。**主治風濕,寒熱,邪氣,熱結,黃疸**,通身發黃,小便不利,除頭熱,去伏瘕。**久服輕身,益氣耐老**,面白悦長年。白兔食之仙。**生太山**及丘陵坡岸上。五月及立秋採,陰乾。　　今處處有,似蓬蒿而葉緊細,莖冬不死,春又生。惟入療黃疸用。仙經云“白蒿,白兔食之仙”,而今茵陳乃云此,恐是誤爾。

【箋疏】

茵陳蒿之得名,本草拾遺説:“苗細經冬不死,更因舊苗而生,故名因陳,後加蒿字也。”按如此説,其本名當作“因陳”。太平御覽引本草經作“因塵蒿”,引吳普本草亦作“因塵”,蓋作陳舊、陳腐之意,“陳”與“塵”相通用。書盤庚中“陳于兹”句,孔穎達疏:“古者陳塵同也,故陳爲久

---

①　陳:底本作“蔯”,據本草經集注序錄改。

之義。"如證類本草榆皮條引食療本草謂榆仁可作醬食之,"陳者尤良",為醫書中使用實例。本草經考注認為,"因陳"乃與漢書食貨志"太倉之粟陳陳相因,充溢露積於外,腐敗不可食"同義,形容新舊枝條交疊"滿地相亂,因陳然也"。

　至於廣雅釋草"因塵,馬先也",恐指馬先蒿,與茵陳蒿同名異物。根據本草經說茵陳主"黃疸,通身發黃",傷寒論茵陳蒿湯治療"一身面目俱黃",結合藥理學和資源學研究,這種茵陳蒿,當是菊科蒿屬的某一類含有茵陳香豆素等利膽成分的植物,如今用之正品茵陳蒿 *Artemisia capillaris*。

121 漏蘆　味苦、鹹,寒、大寒,無毒。**主治皮膚熱,惡瘡,疽痔,濕痺,下乳汁,**止遺溺,熱氣瘡癢如麻豆,可作浴湯。久服輕身益氣,耳目聰明,不老延年。一名野蘭。生喬山山谷。八月採根,陰乾。喬山應是黃帝所葬處,乃在上郡,今出近道亦有。療諸瘻疥,此久服甚益人,而服食方罕用之。今市人皆取苗用之。俗中取根,名鹿驪根,苦酒摩,以療瘡疥。

【箋疏】
　廣雅釋草云:"飛廉、扁蘆、伏豬,木禾也。"本草經飛廉與漏蘆各是一條,飛廉一名飛輕,名醫別錄添"一名漏蘆,一名天薺,一名伏豬,一名伏兔,一名飛雉,一名木禾";漏蘆即本條,僅言"一名野蘭"。檢飛廉條陶弘景云:"處處有,極似苦芙,惟葉下附莖,輕有皮起似箭羽,葉又多刻缺,花紫色。俗方殆無用,而道家服其枝莖,可得長生,又入神枕方。今既別有漏蘆,則非此別名爾。"顯然,別名漏蘆之飛廉與漏蘆爲同名異物。

古代漏蘆品種異常複雜,涉及菊科、玄參科、薔薇科、毛茛科的多種植物,本草圖經繪單州漏蘆、沂州漏蘆、秦州漏蘆、海州漏蘆四幅圖例,差異非常大,所以蘇頌感歎説:"一物而殊類若此,醫家何所適從?"他根據舊説,描述漏蘆"莖葉似白蒿,有莢,花黄,生莢端,莖若箸大,其子作房,類油麻房而小,七八月後皆黑,異於衆草",認爲所繪單州漏蘆圖例較爲接近,但具體品種仍難考訂。

122 茜根　味苦,寒,無毒。主治寒濕風痹,黄疸,補中,止血,内崩,下血,膀胱不足,踒跌,蠱毒。久服益精氣,輕身。可以染絳。一名地血,一名茹藘,一名茅蒐,一名蒨。**生喬山川谷。**二月、三月採根,暴乾。畏鼠姑。　此則今染絳茜草也。東間諸處乃有而少,不如西多。今俗、道、經方不甚服用,此當以其爲療少而豐賤故也,詩云"茹藘在阪"者是。

【箋疏】

爾雅釋草"茹藘,茅蒐",郭注云:"今之蒨也,可以染絳。"説文"蒐,茅蒐,茹藘。人血所生,可以染絳。從艸從鬼。"據段玉裁説,此爲會意字,注云:"人血所生者,釋此字所以從鬼也。"茜草色赤,所以傳説是人血所化,名醫別錄别名地血也是此意,説文繫傳乃云:"今醫方家謂蒐爲地血,食之補血是也。"周禮秋官云:"庶氏掌除毒蠱,以攻説禬之,嘉草攻之。"所謂"嘉草攻之",注家説以藥草熏殺,按照本草拾遺的意見,使用的藥草即是蘘荷與茜根。

之所以用茜根，大約是緣於巫術思維，以其色紅似血，故能"補血"，故能"主蠱毒"也。

茜根在本草經集注序錄畏惡七情表中即列上品，其後新修本草、證類本草亦在草部上品，但從現存本草經文來看，與上品藥定義差距甚遠，因此懷疑"久服益精氣輕身"一句本爲本草經文，後竄亂成名醫別錄文者。

123 肉從容① 味甘、酸、鹹，微溫，無毒。主治五勞七傷，補中。除莖中寒熱痛，養五藏，強陰，益精氣，多子，婦人癥瘕，除膀胱邪氣，腰痛，止痢。久服輕身。生河西山谷及代郡鴈門。五月五日採，陰乾。代郡鴈門屬并州，多馬處便有，言是野馬精落地所生。生時似肉，以作羊肉羹，補虛乏極佳，亦可生啖。芮芮河南間至多。今第一出隴西，形扁廣，柔潤，多花而味甘；次出北國者，形短而少花；巴東建平間亦有，而不如也。

【箋疏】

肉蓯蓉是列當科寄生植物，如肉蓯蓉 Cistanche deserticola、鹽生肉蓯蓉 Cistanche salsa、沙蓯蓉 Cistanche sinensis 之類。肉蓯蓉莖肉質，葉鱗片狀螺旋狀排列，形狀近似男性生殖器，五雜組乃言，"其形柔潤如肉，塞上無夫之婦時就地淫之"。本草經謂肉蓯蓉"強陰，益精氣，多子"，藥性論説其"壯陽，日御過倍"，五雜組言"此物一得陰氣，彌加壯盛，采之入藥，能強陽道，補陰益精"等，大致都是因爲外形比附而來。

---

① 肉從容：底本作"肉蓯蓉"，據本草經集注序錄改。

124 忍冬　味甘，**溫**，無毒。主治寒熱身腫。**久服輕身，長年益壽。**十二月採，陰乾。今處處皆有，似藤生，凌冬不凋，故名忍冬。人惟取煮汁以釀酒，補虚療風。仙經少用，此既長年益壽，甚可常採服。凡易得之草，而人多不肯爲之，更求難得者，是貴遠賤近，庸人之情乎？

【箋疏】

　　本條證類本草著錄爲名醫别錄藥，新輯本據太平御覽卷九九三引本草經"忍冬，味甘，久服輕身"，將其取爲本草經藥。按，忍冬又稱金銀花，新修本草云："此草藤生，繞覆草木上，苗莖赤紫色，宿者有薄白皮膜之。其嫩莖有毛，葉似胡豆，亦上下有毛，花白藥紫。"其原植物當爲忍冬科忍冬屬（Lonicera）多種植物。

125 王不留行　味苦、甘，平，無毒。**主治金瘡，止血，逐痛出刺，除風痺内寒，**止心煩，鼻衄，癰疽，惡瘡，瘻乳，婦人難産。**久服輕身耐老，增壽。生太山山谷，**二月、八月採。今處處有。人言是蓼子，亦不爾。葉似酸漿，子似菘子，而多入癰瘻方用之。

【箋疏】

　　王不留行，古今品種頗有不同。本草經集注云"葉似酸漿，子似菘子"，蜀本草圖經謂"葉似菘藍等，花紅白色，子殼似酸漿，實圓黑似菘子，如黍粟"者，似爲茄科酸漿 *Physalis alkekengi* 一類，本草圖經繪江寧府王不留行即似此。本草圖經又提到有"河北生者，葉圓花紅，與此小别"，所繪成德軍王不留行可能是蓼科蓼屬（Polygonum）植物。明確爲石竹科麥藍菜 *Vaccaria segetalis* 的王不留行,應以明代救荒本草記載最早。

126 藍實　味苦,寒,無毒。主解諸毒,殺蠱蚑、注鬼、螫毒。久服頭不白,輕身。其葉汁殺百藥毒,解狼毒、射罔毒;其莖葉可以染青。生河內平澤。此即今染縹碧所用者。至解毒,人卒不能得生藍汁,乃浣縹布汁以解之亦善。以汁塗五心,又止煩悶。尖葉者爲勝,甚療蜂螫毒。

【箋疏】

　　藍是古代植物源性染料,詩經採綠"終朝採藍,不盈一襜",所採之"藍",即作色素用者。故說文云:"藍,染青草也。""青"亦與"藍"有關,荀子勸學云:"青取之于藍而青于藍。"史記三王世家引傳亦云:"青採出於藍而質青于藍。"名醫別錄說藍之莖葉"可以染青",就是這個意思。

　　含靛藍的植物甚多,古代不同時地所言的藍亦非一種,或依據爾雅"葴,馬藍",郭璞注:"今大葉冬藍也。"邢昺疏:"今爲澱者是。"遂認爲本草經藍實爲十字花科菘藍 *Isatis indigotica* 的果實,其說恐有問題。東漢藍作爲經濟植物大量種植,太平御覽卷九九六引謝承後漢書云:"弘農楊震字伯起,常種藍自業,諸生恐震年大,助其功傭,震喻罷之。"又引趙岐藍賦序云:"余就醫偃師,道經陳留,此境人皆以種藍染紺爲業,藍田彌望,黍稷不殖,慨其遺本念末,遂作賦焉。"這種藍之果實,應即本草經之藍實。另據齊民要術序引東漢仲長統語:"斯何異蓼中之蟲,而不知藍之甘乎。"此能證明東漢之"藍"確爲蓼科之蓼藍 *Polygonum tinctorium*,而非其他。蓼藍主要分佈於北方地區,這與<u>弘農</u>楊震種藍、趙岐道經陳留見藍田彌望,<u>本草經</u>説"藍實生<u>河内</u>平澤"皆相符合。

127 **天名精**　味甘,寒,無毒。主治瘀血,血瘕欲死,下血,止血,利小便,除小蟲,去痹,除胸中結熱,止煩渴,逐水大吐下。久服輕身,耐老。一名麥句薑,一名蝦蟆藍,一名豕首,一名天門精,一名玉門精,一名彘顱,一名蟾蜍蘭,一名覲。生平原川澤,五月採。垣衣爲之使。　此即今人呼爲豨薟,亦名豨首。夏月擣汁服之,以除熱病。味至苦而云甘,恐或非是。

【箋疏】

天名精,別名甚多,<u>爾雅</u>釋草"茢薽,豕首",<u>郭璞</u>注:"本草曰彘顱,一名蟾蜍蘭。今江東呼豨首,可以燭蠶蛹。"豕首是上古常見植物,故古人用作特徵物種以指示物候,<u>呂氏春秋</u>任地引<u>后稷</u>曰"豨首生而麥無葉",<u>高誘</u>注:"豨首,草名也。至其生時,麥無葉,皆成熟也。"

<u>本草經集注</u>云:"此即今人呼爲豨薟,亦名豨首。"豨薟是菊科豨薟屬植物,如豨薟 *Siegesbeckia orientalis*、腺梗豨薟 *Siegesbeckia pubescens* 等,新鮮植株具特殊臭味,因此名字中有"豨"字。<u>陶弘景</u>的意思是,天名精一名豕首、又名彘顱,當與豨薟同屬一類。<u>新修本草</u>則不同意此看法,有云:"豨薟苦而臭,名精乃辛而香,全不相類也。"後世多根據<u>新修本草</u>的描述,將天名精的原植物確定爲菊科天名精 *Carpesium abrotanoides*。

128 **蒲黃**　味甘,平,無毒。主治心腹膀胱寒熱,利小

便,止血,消瘀血。久服輕身,益氣力,延年神仙。生河東池澤,四月採。此即蒲釐花上黃粉也,伺其有,便拂取之,甚療血,仙經亦用此。

【箋疏】

陶弘景謂蒲黃"即蒲釐花上黃粉也,伺其有,便拂取之,甚療血,仙經亦用此"。爾雅釋草云:"莞,苻蘺;其上萬。"郭璞注:"今西方人呼蒲爲莞蒲;萬,謂其頭臺首也。今江東謂之苻蘺,西方亦名蒲。中莖爲萬,用之爲席。"按,蒲釐是香蒲科植物如水燭香蒲 *Typha angustifolia*、東方香蒲 *Typha orientalis* 之類,蒲黃則是其花粉。

129 香蒲　味甘,平,無毒。主治五藏心下邪氣,口中爛臭,堅齒,明目,聰耳。久服輕身,耐老。一名睢、一名醮。生南海池澤。方藥不復用,俗人無採,彼土人亦不復識者。江南貢菁茅,一名香茅,以供宗廟縮酒,或云是薰草,又云是鷰麥,此蒲亦相類爾。

【箋疏】

説文"蒲,水草也,可以作席",詩經韓奕"其蔌維何,維筍及蒲",所言"蒲",即是香蒲,爲香蒲科植物如水燭香蒲 *Typha angustifolia*、東方香蒲 *Typha orientalis* 之類,嫩芽可食,與筍同爲菜蔬類。本草圖經記其食法:"(香蒲)春初生嫩葉,未出水時,紅白色茸茸然。周禮以爲菹,謂其始生,取其中心入地大如匕柄,白色,生啖之,甘脆。以苦酒浸,如食笋,大美,亦可以爲鮓,今人罕復有食者。"本草綱目集解項補充説:"采其嫩根,瀹過作鮓,一宿可食。亦可煠食、蒸食及曬乾磨粉作餅食。詩云‘其籔伊何，惟筍及蒲’，是矣。”

130 **蘭草**　味辛，平，無毒。主利水道，殺蠱毒，辟不祥，除胸中痰癖。久服益氣，輕身，不老，通神明。一名水香。生大吳池澤。四月、五月採。方藥、俗人并不復識用。大吳即應是吳國爾，太伯所居，故呼大吳。今東間有煎澤草，名蘭香，亦或是此也。生濕地。李云“是今人所種，似都梁香草”。

【箋疏】

説文“蘭，香草也”，徐鍇按：“本草‘蘭葉皆似澤蘭，方莖，蘭員莖、白華、紫蕚，皆生澤畔，八月華’。楚辭曰：‘浴蘭湯兮沐芳華。’本草‘蘭草辟不祥’，故潔齋以事大神也。”段注：“易曰‘其臭如蘭’，左傳曰‘蘭有國香’，説者謂似澤蘭也。”按，本草經蘭草與澤蘭爲兩條，經書及詩騷比興則止言蘭，注釋家糾結不清。蘭依説文訓爲香草，乃泛指菊科澤蘭屬（Eupatorium）多種植物，與後世所言蘭蕙，即蘭科觀賞植物蕙蘭 Cymbidium faberi 無關。本草經入藥，則將“蘭”析分爲蘭草與澤蘭兩種，一般認爲蘭草是佩蘭 Eupatorium fortunei，澤蘭則是同屬 Eupatorium japonicum 一類。故注釋家將經傳中的“蘭”訓爲澤蘭，謂“二物同名”，並無不妥；但采入藥品，則二者各是一物。

131 **雲實**　味辛、苦，溫，無毒。主治泄痢腸澼，殺蟲蠱毒，去邪惡結氣，止痛，除寒熱，消渴。

花　主見鬼精物，多食令人狂走。殺精物，下水。燒之致鬼。**久服輕身通神明,**益壽。一名員實,一名雲英,一名天豆。
生河間川谷。十月採,暴乾。今處處有。子細如葶藶子而小黑,其實
亦類莨菪。燒之致鬼,未見其法術。

【箋疏】

　　新修本草説雲實"叢生澤傍,高五六尺,葉如細槐,亦
如苜蓿,枝間微刺",蜀本草圖經也説:"葉似細槐,花黃
白,其莢如大豆,實青黃色,大若麻子。"本草綱目描述更
詳:"此草山原甚多,俗名粘刺。赤莖中空,有刺,高者如
蔓,其葉如槐。三月黃花,纍然滿枝。莢長三寸許,狀如
肥皂莢,内有子五六粒,正如鵲豆,兩頭微尖,有黃黑斑
紋,厚殼白仁,咬之極堅,重有腥氣。"後人乃結合植物名實
圖考所繪圖例,將其原植物考訂爲豆科雲實 *Caesalpinia
decapetala*。但本草經謂雲實花"主見鬼精物,多食令人
狂走",名醫別錄説"燒之致鬼",這些描述也見於莨菪子、
麻蕡等具有明確致幻作用的藥物項下。

　　李時珍注意到這一現象,本草綱目莨菪條發明項説:
"莨菪、雲實、防葵、赤商陸皆能令人狂惑見鬼,昔人未有
發其義者。蓋此類皆有毒,能使痰迷心竅,蔽其神明,以
亂其視聽故耳。"又舉例説:"唐安祿山誘奚契丹,飲以莨
菪酒,醉而坑之。又嘉靖四十三年二月,陝西游僧武如
香,挾妖術至昌黎縣民張柱家,見其妻美。設飯間,呼其
全家同坐,將紅散入飯内食之。少頃舉家昏迷,任其姦
污。復將魘法吹入柱耳中。柱發狂惑,見舉家皆是妖鬼,
盡行殺死,凡一十六人,並無血迹。官司執柱囚之。十餘
日,柱吐痰二碗許。聞其故,乃知所殺者皆其父母兄嫂妻

子姊侄也。柱與如香皆論死。世宗肅皇帝命榜示天下。觀此妖藥,亦是莨菪之流爾。方其瘈迷之時,視人皆鬼矣。"但迄今爲止,未見豆科雲實屬植物含有致幻物質的報告,因此恐怕不是本草經所提到的物種。可堪注意的是,太平御覽卷九九二引吳氏本草經説雲實"葉如麻,兩兩相值,高四五尺,大莖空中,六月花",與新修本草的描述並不相似,本草經集注也説雲實"子細如葶藶子而小黑,其實亦類莨菪"。或許本草經雲實乃是莨菪一類的植物,所含莨菪鹼、東莨菪鹼具有致幻作用。

132 徐長卿　味辛,溫,無毒。主治鬼物百精,蠱毒,疫疾,邪惡氣,溫瘧。久服強悍輕身,益氣延年。一名鬼督郵。生太山山谷及隴西。三月採。鬼督郵之名甚多,今俗用徐長卿者,其根正如細辛,小短扁扁爾,氣亦相似。今狗脊散用鬼督郵,當取其強悍宜腰腳,所以知是徐長卿,而非鬼箭、赤箭。

【箋疏】

　　本草經有徐長卿,又有石下長卿,後者被新修本草退入"有名未用"中,證類本草在卷三十。石下長卿條説:"石下長卿,味咸,平,有毒。主鬼注,精物,邪惡氣,殺百精,蠱毒,老魅注易,亡走,啼哭,悲傷恍惚。一名徐長卿。生隴西池澤山谷。"石下長卿與徐長卿條文内容大同小異,且明言"石下長卿一名徐長卿",吳普本草則説"徐長卿一名石下長卿",陶弘景對此亦感疑惑,注釋説:"此又名徐長卿,恐是誤爾。方家無用,此處俗中皆不復識也。"因二者功效相近,故本草綱目合併爲一條,釋名項李時珍説："徐長卿，人名也，常以此藥治邪病，人遂以名之。名醫別錄於有名未用復出石下長卿條，云一名徐長卿。陶弘景注云'此是誤爾，方家無用，亦不復識'。今考二條功療相似，按吳普本草云'徐長卿一名石下長卿'，其爲一物甚明，但石間生者爲良。前人欠審，故爾差舛。"從陶弘景注釋來看，儘管其對此二條有所疑惑，但在本草經集注中兩物依然各自一條。

新修本草描述徐長卿的形態："此藥葉似柳，兩葉相當，有光潤，所在川澤有之。根如細辛，微粗長，而有臊氣。"蜀本草圖經補充説："七月八月著子，似蘿摩子而小，九月苗黄，十月凋。"其原植物當爲蘿摩科徐長卿 *Cynanchum paniculatum*。

133 **升麻**　味甘、苦，平、微寒，無毒。**主解百毒，殺百精老物殃鬼，辟温疫，瘴氣，邪氣，蠱毒，**入口皆吐出。中惡腹痛，時氣毒癘，頭痛寒熱，風腫諸毒，喉痛口瘡。**久服不夭，輕身長年。一名周麻。生益州**山谷。二月、八月採根，日乾。舊出寧州者第一，形細而黑，極堅實，頃無復有。今惟出益州，好者細削，皮青綠色，謂之雞骨升麻；北部間亦有，形又虚大，黄色；建平間亦有，形大味薄，不堪用。人言是落新婦根，不必爾。其形自相似，氣色非也。落新婦亦解毒，取葉捼作小兒浴湯，主驚忤。

【箋疏】

在所有版本的證類本草中，升麻整條都被刻成黑字名醫別錄文，甚至上溯到新修本草，升麻可能也是按名醫別錄藥計數。孫星衍注意到，吳普本草謂升麻"神農甘"，

故認爲神農本草經應載此藥,且太平御覽卷九九零升麻
條引有本草經云云,遂據太平御覽輯錄經文,但刪去末句
"生益州"。森立之亦認同此意見,在本草經考異中專門
説明理由:"此條原黑字,按御覽引本草經有升麻條,其文
載證類之半,及一名,是全白字原文,故今據御覽自證類
中分析拔出,以復舊觀。"

　　漢書地理志益州郡有收靡縣,李奇注:"靡,音麻。即
升麻,殺毒藥所出也。"續漢書郡國志寫作"牧靡",引李奇
注:"靡音麻。出升麻。"從字形來看,"收"與"牧"相似,很
可能是傳寫之誤,二者應該是一正一訛。究竟原文是"牧
靡",訛成"收靡",再轉音成"升麻";還是原文是"收靡",
亦作"升麻",訛寫成"牧靡"? 因爲早期文獻中"牧靡"與
"收靡"兩見,故説法有二。一説"牧靡"是"牡麻"之音轉,
即大麻科大麻 *Cannabis sativa* 的雄性植株;多數學者則
認爲"收靡"爲藥物升麻,即毛茛科植物升麻 *Cimicifuga
foetida*。今以後説爲妥當,還可結合本草記載補充證據。
文獻強調"收(牧)靡"是一種解毒藥,如水經注卷三六:
"繩水又東,涂水注之。水出建寧郡之牧靡南山。縣山並
即草以立名。山在縣東北烏句山南五百里,山生牧靡,可
以解毒,百卉方盛,鳥多誤食烏喙,口中毒,必急飛往牧靡
山,啄牧靡以解毒也。"此則與本草謂升麻"主解百毒",各
種毒物毒氣"入口皆吐出"的功效相吻合。

134 旋花　味甘,溫,無毒。主益氣,去面皯黑色,媚好。
其根　味辛,主腹中寒熱邪氣,利小便。久服不飢,輕身。
一名筋根花,一名金沸,一名美草。生豫州平澤。五月採,陰

乾。東人呼爲山薑,南人呼爲美草。根似杜若,亦似高良薑。腹中冷痛,煮
服甚效。作丸散服之,辟穀止飢。近有人從南還,遂用此術與人斷穀,皆得
半年、百日不飢不瘦,但志淺嗜深,不能久服爾。其葉似薑,花赤色,殊辛
美,子狀如豆蔻,此旋花之名,即是其花也。今山東甚多。

【箋疏】

　　本草經有旋花,又有旋覆花,前者一名金沸,後者一
名金沸草,於是糾結交錯,衆説紛紜。按照今天植物學家
的意見,旋花爲旋花科打碗花屬植物旋花 Calystegia
sepium 之類,旋覆花爲菊科旋覆花 Inula japonica 之
類。旋花是纏繞草本,旋覆花是直立草本,形態差別極
大,古代本草學家未能目睹真實物種,僅從文字推考,遂
致糾纏不清。

　　至於陶弘景謂“東人呼爲山薑”,據本草經集注描述
形態云:“其葉似薑,花赤色,殊辛美,子狀如豆蔻,此旋花
之名,即是其花也。今山東甚多。”此則既非旋花科旋花,
亦非菊科旋覆花,乃是薑科山薑屬(Alpinia)植物,故新修
本草批評説:“陶所證真山薑爾。”

135 蠡實　味甘,平、溫,無毒。主治皮膚寒熱,胃中熱
氣,風寒濕痹,堅筋骨,令人嗜食,止心煩滿,利大小便,長肌膚
肥大。**久服輕身。**

　　花、葉　去白蟲,治喉痹,多服令人溏泄。一名荔實,一名
劇草,一名三堅,一名豕首。生河東川谷。五月採實,陰乾。方
藥不復用,俗無識者。天名精亦名豕首也。

【箋疏】

月令"荔挺出"乃是仲冬之候，諸家辯論不休。根據名醫別錄蠡實一名荔實，説文云："荔，草也，似蒲而小，根可以作刷。"廣雅釋草云："馬薤，荔也。"新修本草一語道破："此即馬藺子也。"本草圖經描述説："葉似薤而長厚，三月開紫碧花，五月結實作角子，如麻大而赤色有棱，根細長，通黄色，人取以爲刷。三月採花，五月採實，並陰乾用。"故知蠡實即是荔草之實，原植物爲鳶尾科馬藺 *Iris pallasii* var. *chinensis*。

136 水萍　味辛、酸，寒，無毒。**主治暴熱身癢，下水氣，勝酒，長鬚髮，止消渴，下氣。以沐浴，生毛髮。久服輕身。一名水花**，一名水白，一名水蘇。**生雷澤池澤。**三月採，暴乾。此是水中大萍爾，非今浮萍子。藥錄云"五月有花，白色"，即非今溝渠所生者。楚王渡江所得，非斯實也。

【箋疏】

"萍"與"蘋"爲兩類。説文"苹，萍也，無根，浮水而生者"，此即陶弘景言"浮萍子"，新修本草所稱之"水上小浮萍"，原植物爲浮萍科青萍 *Lemna minor*、紫萍 *Spirodela polyrhiza* 一類。蘋是爾雅、説文所言的"大萍"，陶弘景謂本草經水萍即此。本草經集注云："此是水中大萍爾，非今浮萍子。藥錄云'五月有花，白色'，即非今溝渠所生者。"本草拾遺也説："大者曰蘋，葉圓闊寸許，葉下有一點如水沫，一名芣菜。"這種"蘋"顯然是一種水生有花植物，應該是水鼈科植物水鼈 *Hydrocharis dubia*，本草圖經所

描繪的水萍即此。柳宗元的詩句"春風無限瀟湘意,欲採
蘋花不自由",蘋花即是水鱉所開的白花,又呼作"白
蘋花"。

137 姑活① 　味甘,溫,無毒。主治大風邪氣,濕痹寒痛。
久服輕身,益壽耐老。一名冬葵子。生河東。方藥亦無用此者,
乃有固活丸,即是野葛一名爾。此又名冬葵子,非葵菜之冬葵子,療體
乖異。

【箋疏】

　　姑活由新修本草退入有名未用中,僅補充一句:"別
錄一名雞精也。"新輯本根據經文"久服輕身,益壽耐老",
列在草木部上品。按,陶弘景已不識姑活,故注釋云云,
其所言"固活",乃是鉤吻的別名,名醫別錄云:"折之青烟
出者名固活。"因爲鉤吻本草經別名野葛,所以陶弘景也
不肯定固活丸中所用的究竟是鉤吻(野葛),還是姑活;同
樣的道理,水經注引神農本草提到"地有固活、女疏、銅
芸、紫苑之族",也未必就是此處的姑活。

138 翹根② 　味甘,寒、平,有小毒。主下熱氣,益陰精,
令人面悦好,明目。久服輕身,耐老。以作蒸飲酒病人。生嵩
高平澤。二月、八月採。方藥不復用,俗無識者。

---

① 姑活:此條以新修本草寫本卷二十爲底本。
② 翹根:此條以新修本草寫本卷二十爲底本。

【箋疏】

翹根由新修本草退入有名未用中,新輯本根據經文"久服輕身耐老",列在草木部上品。按,傷寒論"傷寒瘀熱在裹,身必黃,麻黃連軺赤小豆湯主之",處方中用到連軺,通常認爲是連翹根,本草綱目謂即本草經之翹根,因此將翹根合併入連翹條。釋名項李時珍説:"連軺亦作連苕,即本經下品翹根是也。唐蘇恭修本草,退入有名未用中,今並爲一。"此一家之言,不足爲據者。

139 屈草① 味苦,微寒,無毒。**主治胸脅下痛,邪氣,腸間寒熱,陰痹。久服輕身益氣,耐老。生漢中川澤**,五月採。方藥不復用,俗無識者。

【箋疏】

屈草由新修本草退入有名未用中,新輯本根據經文"久服輕身益氣,耐老",列在草木部上品。

140 牡荆實 味苦,溫,無毒。主除骨間熱,通利胃氣,止欬,下氣。生河間、南陽、宛朐山谷,或平壽都鄉高堤岸上,牡荆生田野。八月、九月採實,陰乾。防風爲之使,惡石膏。 河間、宛朐、平壽並在北,南陽在西。論蔓荆,即應是今作杖搥之荆,而復非見。其子殊細,正如小麻子,色青黃,荆子實小大如②此也。牡荆子乃出北方,如烏豆大,正圓黑。仙術多用牡荆,今人都無識之者。李當之藥録乃注

---

① 屈草:此條以新修本草寫本卷二十爲底本。
② 如:底本無此字,據政和本草補。

溲疏下云："溲①疏一名陽櫨，一名牡荆，一名空疏，皮白中空，時有節。子似枸杞子，赤色，味甘苦，冬月熟。俗乃無識者。當此實是真，非人籬域陽櫨也。"按如此説，溲疏主療與牡荆都不同，其形類乖異，恐乖實理。而仙方用牡荆，云能通神見鬼，非唯其實，乃枝葉並好。又云："有荆樹必枝枝相對，此是牡荆；有不對者，即非牡荆。"既爲父②，則不應有子，如此並莫詳虚實，須更博訪乃詳之爾。

【箋疏】

按照段玉裁的意見，説文荆與楚爲轉注，廣雅釋木云："楚，荆也。"荆的種類亦多，儘管廣雅言"牡荆，曼荆也"，本草則分作兩條。蔓荆實載本草經，牡荆則載名醫別録。

涉及蔓荆、牡荆的名實，陶弘景表示"莫詳虚實"，蜀本草批評他"匪惟不别蔓荆，亦不知牡荆爾"，通常以新修本草的意見爲準。關於牡荆，新修本草説："此即作棰杖荆是也。實細，黄色，莖勁作樹，不爲蔓生，故稱之爲牡，非無實之謂也。"本草綱目集解項李時珍説："牡荆處處山野多有，樵采爲薪。年久不樵者，其樹大如碗也。其木心方，其枝對生，一枝五葉或七葉。葉如榆葉，長而尖，有鋸齒。五月杪間開花成穗，紅紫色。其子大如胡荽子，而有白膜皮裹之。蘇頌云葉似蓖麻者，誤矣。有青、赤二種：青者爲荆，赤者爲楉。嫩條皆可爲筥囤。古者貧婦以荆爲釵，即此二木也。"按此意見，這種枝幹粗大的牡荆爲馬鞭草科植物黄荆 *Vitex negundo*，灌木或小喬木，小枝方

---

① 溲：底本無此字，據政和本草補。
② 父：政和本草作"牡"。

形，葉對生，掌狀五出複葉，小葉邊緣有鋸齒，圓錐花序頂
生及側生。至於蔓荊，新修本草説：“蔓荊苗蔓生，故名蔓
荊。生水濱，葉似杏葉而細，莖長丈餘，花紅白色。”按其所
言，則是與牡荊同屬的植物蔓荊 *Vitex trifolia*，及其變種單
葉蔓荊 *Vitex trifolia* var. *simplicifolia* 之類。

141 秦椒　味辛，溫，生溫熟寒，有毒。**主治風邪氣，溫
中，除寒痹，堅齒長髮，明目**，治喉痹，吐逆，疝瘕，去老血，産
後餘①疾，腹痛，出汗，利五藏。**久服輕身，好顏②色，能老增
年，通神。生太山川谷**及**秦嶺上**，或琅邪。八月、九月採實。惡
栝樓、防葵，畏雌黃。　　今從西來。形似椒而大，色黃黑，味亦頗有椒氣，或
呼爲大椒。又云即今樗樹子，而樗子是豬椒，恐謬。

【箋疏】

　　爾雅釋木“檓，大椒”，郭璞注：“今椒樹叢生，實大者
名檓。”本草經有秦椒、蜀椒，二者的關係歷代文獻糾結不
清。范子計然云：“蜀椒出武都，赤色者善；秦椒出天水、
隴西，細者善。”至本草圖經亦含混其説，蜀椒條云：“蜀
椒，生武都川谷及巴郡，今歸、峽及蜀川、陝洛間人家多作
園圃種之。高四五尺，似茱萸而小，有針刺。葉堅而滑，
可煮飲食，甚辛香。四月結子，無花，但生於葉間，如小豆
顆而圓，皮紫赤色，八月采實，焙乾。此椒江淮及北土皆
有之，莖實都相類，但不及蜀中者皮肉厚、腹裏白、氣味濃

---

① 餘：底本作“除”，據政和本草改。
② 顏：底本無此字，據政和本草補。

烈耳。服食方單服椒紅補下,宜用蜀椒也。"秦椒條云:"秦椒,生泰山川谷及秦嶺上或琅邪,今秦、鳳及明、越、金、商州皆有之。初秋生花,秋末結實,九月、十月采。"本草圖經秦椒條繪有越州秦椒和歸州秦椒,蜀椒條繪有蜀椒,從圖例來看,秦椒、蜀椒間似無特別之差別。故當以本草衍義之論較爲合理:"秦椒,此秦地所實者,故言秦椒。大率椒株皆相似,秦椒但葉差大,椒粒亦大而紋低,不若蜀椒皺紋高爲異也。然秦地亦有蜀種椒。如此區別。"言下之意,秦椒、蜀椒本是一種,皆是芸香科花椒 *Zanthoxylum bungeanum*,產地不同而稍有區別。

142 蔓荆實　味苦、辛,微寒、平、溫,無毒。**主治筋骨間寒熱,濕痹,拘攣,明目堅齒,利九竅,去白蟲**、長蟲,主治風頭痛,腦鳴,目淚出,益氣。**久服輕身能老,**令人光①澤,脂緻,長鬚髮。**小荆實亦等。生益州②**。惡烏頭、石膏。　小荆即應是牡荆。牡荆子大於蔓荆子,而反呼爲小荆,恐或以樹形爲言,復不知蔓荆樹若高大耳。

【箋疏】

新輯本牡荆實與蔓荆實的排列順序乃根據本草經集注序錄畏惡七情表而來,牡荆在前,蔓荆在後,中間還插入秦椒;新修本草則調整爲蔓荆實與牡荆實前後連續,秦椒移在中品。從陶弘景注釋來看,詳於牡荆而略於蔓荆,

---

① 光:底本作"蔓",據政和本草改。
② 生益州:政和本草無此三字。

確實是牡荆實居蔓荆實之前。至於蔓荆實的名實討論，詳牡荆實條。

143 女貞實 味苦、甘，平，無毒。主補中，安五藏，養精神，除百疾。久服肥健，輕身不老。生武陵川谷，立夏[①]採。葉茂盛，凌冬不凋，皮青[②]肉白，與秦皮爲表裏。其樹以[③]冬生而可愛，諸處時有。仙經亦服食之，俗方不復用，市人亦無識者。

【箋疏】

山海經東山經"又東二百里曰太山，上多金玉楨木"，郭璞注："女楨也，葉冬不凋。"漢書引司馬相如子虚賦"豫章女貞"，顏師古注："女貞樹冬夏常青，未嘗凋落，若有節操，故以名焉。"本草圖經描述説："其葉似枸骨及冬青，木極茂盛，凌冬不凋，花細青白色。九月而實成，似牛李子。立冬採實，暴乾。"結合所繪女貞實圖例，所指代的應該就是木犀科植物女貞 *Ligustrum lucidum*，或同屬近緣植物。

144 蕤核 味甘，溫、微寒，無毒。主治心腹邪結氣，明目，目痛赤傷[④]，淚出，治目腫眥爛，齆鼻，破心下結淡痞氣。久服輕身益氣，不飢。生函谷川谷及巴西。七月採實。今從北方

---

① 夏：政和本草作"冬"。
② 青：底本無此字，據政和本草補。
③ 以：底本作"似"，據政和本草改。
④ 目痛赤傷：政和本草作"目赤痛傷"。

來,云出彭城間。形如烏豆大,圓而扁,有文理,狀似胡桃桃核①。今人皆合殼用爲分兩,此乃應破取人秤之。醫方唯以療眼,仙經以合守中丸也。

【箋疏】

"蕤"是草木花下垂的樣子,或説爲草木繁盛的樣子,本草經蕤核涉及的物種,依説文正寫作"桵"或"棫",皆訓作"白桵"。爾雅釋木"棫,白桵",郭璞注:"桵,小木,叢生有刺,實如耳璫,紫赤可啖。"西京賦"梓棫楩楓"句薛綜注:"棫,白蕤也。"可見"桵"寫作"蕤",也是淵源有自。白桵的植物特徵以本草圖經描述最詳,其略云:"其木高五七尺,莖間有刺。葉細似枸杞而尖長,花白,子紅紫色,附枝莖而生,類五味子。六月成熟,五月、六月採實,去核殼陰乾。"救荒本草蕤核樹條略同,結合兩書所繪圖例,可確定其原植物爲薔薇科單花扁桃木 *Prinsepia uniflora*。

145 辛夷　味辛,温,無毒。主治五藏身體寒熱②,風頭腦痛,面䵟,温中解肌,利九竅,通鼻塞③涕出,治面腫引④齒痛,眩冒,身洋洋⑤如在車船之上者,生鬚髮,去白蟲。久服下氣,輕身明目,增年能老。可作膏藥。用之去中心及外毛,毛射入肺,令人欬。一名辛矧,一名喉⑥桃,一名房木。生漢中川

---

① 似胡桃桃核:底本作"形胡桃",據政和本草改。
② 熱:底本作"風",據政和本草改。
③ 塞:底本作"寒",據政和本草改。
④ 引:底本作"弘",據政和本草改。
⑤ 洋洋:政和本草作"兀兀"。
⑥ 喉:政和本草作"侯"。

谷。九月採實，暴乾。穷窮爲之使，惡五石脂，畏昌蒲、黃連、石膏、黃
環。　今出丹陽近道。形如桃子，小時氣辛香，即離騷所呼辛夷者也。

【箋疏】

九歌“乘赤豹兮從文狸，辛夷車兮結桂旗”，注：“辛
夷，香草也。言山鬼出入乘赤豹從神狸，結桂與辛夷以爲
車旗，言有香潔也。”本草經“一名辛矧，一名候桃，一名房
木”，陶弘景注：“今出丹陽近道，形如桃子，小時氣辛香，
即離騷所呼辛夷者。”

一般而言，辛夷泛指木蘭科木蘭屬（Magnolia）多種
植物，但在唐宋詩歌中多指花冠爲紅色或紅紫色的物種。
如王維辛夷塢説“木末芙蓉花，山中發紅蕚”，白居易題靈
隱寺紅辛夷花戲酬光上人説“紫粉筆含尖火焰，紅胭脂染
小蓮花”，皮日休揚州看辛夷花説“應爲當時天女服，至今
猶未放全紅”，陸游東園小飲説“高枝濯濯辛夷紫，密葉深
深躑躅紅”。但也包括白花者，白居易代春贈説“山吐晴
嵐水放光，辛夷花白柳梢黃”，王安石書堂説“辛夷花發白
如雪，萬國春風慶曆時”。

從本草記載來看，宋代特別強調以紫色者入藥，如本
草圖經云：“木高數丈，葉似柿而長。正月二月生花，似著
毛小桃子，色白帶紫，花落無子，至夏復開花，初出如筆，
故北人呼爲木筆花。”本草衍義更説：“有紅、紫二本，一本
如桃花色者，一本紫者，今入藥當用紫色者。”所指代的物
種可能是紫花玉蘭 Magnolia liliiflora、望春玉蘭
Magnolia biondii、武當木蘭 Magnolia sprengeri 之類。
正因爲此，晚近乃以這類花冠帶紫色者爲“辛夷”。

146 蘇合　味甘,溫,無毒。主辟惡,殺鬼精物,溫瘧,蠱毒,癇痓,去三蟲,除邪,不夢忤魘脈①,通神明②。久服輕身長年。生中臺川谷。俗傳云是師子矢,外國説不爾。今皆從西域來,真者雖別,亦不復入藥,唯供合好香耳。

【箋疏】

　　蘇合香是外來香料,其來歷衆説不一。法苑珠林卷三六蘇合香條雜引諸書,續漢書曰:"大秦國合諸香煎其汁謂之蘇合。"廣誌曰:"蘇合香出大秦國,或云蘇合國。國人採之,筰其汁以爲香膏,乃賣其滓與賈客。或云:合諸香草,煎爲蘇合,非自然一種物也。"傳子曰:"西國胡言,蘇合香者,獸所作也,中國皆以爲怪。"所謂"獸所作",大約就是"獅子屎"的委婉説法。按,蘇合香爲金縷梅科植物蘇合香樹 *Liquidambar orientalis* 分泌的樹脂。集韻云:"棪,木名,膠可和香爲蘇合。"其説則近之。

147 榆皮　味甘,平,無毒。主治大小便不通,利水道,除邪氣,腸胃邪熱氣,消腫。性滑利。久服輕身不飢,其實尤良。治小兒頭瘡痂③疕。

　　華　主小兒瘸,小便不利,傷熱。一名零榆。生潁川山谷。二月採皮,取白暴乾,八月採實,並勿令中濕,濕則傷人。此即今榆樹耳,剝取皮,刮除上赤,亦可臨時用之。性至滑利。初生莢④,人

---

①　不夢忤魘脈:政和本草作"令人無夢魘"。
②　通神明:政和本草在"久服"兩字後。
③　痂:底本無此字,據政和本草補。
④　莢:底本作"葉",據政和本草改。

以作麋羹輩，令人睡眠，<u>嵇公</u>所謂"榆令人瞑"也。斷穀乃屑其皮，並檀皮服之，即所謂不飢者也。

【箋疏】

　　榆是榆科榆屬（Ulmus）多種植物的泛稱，一般將 *Ulmus pumila* 訂名爲榆樹，此即<u>爾雅釋木</u>"榆，白枌"，<u>郭璞</u>注"枌榆先生葉，卻著莢，皮色白"者。<u>博物志</u>言"啖榆則眠不欲覺"，<u>嵇康養生論</u>因此説："豆令人重，榆令人瞑，合歡蠲忿，萱草忘憂，愚智所共知也。"

本草經集注·第三草木部上品

本草經集注·第四草木部中品

華陽 陶隱居 撰

當歸　防風　秦朻　黃耆　吳茱萸　黃芩　黃連　五味
決明子　營實　白兔藿　勺藥　桔梗　穹窮　藦蕪　稾本
麻黃　葛根　前胡　知母　大青　貝母　栝樓　丹參　景天
厚朴　玄參　沙參　苦參　續斷　竹葉　枳實　山茱萸　桑
根白皮　松蘿　白棘　棘刺花　狗脊　萆解　菝葜　石韋
通草　瞿麥　敗醬　木蘭　秦皮　橘柚　白芷　杜若　杜衡
桑上寄生　黃蘗　白微　支子　合歡　衛矛　沉香　紫葳
蘪黃　紫草　紫菀　白鮮　薇銜　枲耳實　茅根　百合　酸
漿　王孫　爵牀　白前　百部根　薺苨　高良薑　惡實　莎
草根　大小薊根　薰草　襄草　船虹　王瓜　馬先蒿　牡蒿
茛蓎子　艾葉　井中苔及萍　垣衣　海藻　昆布　葒草　陟
釐　乾薑　嬰桃

（本草經六十九種，名醫別錄二十三種）

148 當歸　味甘、辛，溫、大溫，無毒。**主治欬逆上氣，溫
瘧寒熱洗洗在皮膚中，婦人漏下，絕子，諸惡瘡瘍，金瘡。煮飲
之。**溫中止痛，除客血內塞，中風，痓汗不出，濕痹，中惡，客氣
虛冷，補五藏，生肌肉。**一名乾歸。生隴西川谷。**二月、八月

採根，陰乾。惡藺茹，畏昌蒲、海藻、牡蒙。　今隴西叨陽黑水當歸，多肉少枝，氣香，名馬尾當歸，稍難得；西川北部當歸，多根枝而細；歷陽所出，色白而氣味薄，不相似，呼爲草當歸，闕少時乃用之，方家有云真當歸，正謂此，有好惡故也。俗用甚多，道方時須爾。

【箋疏】

當歸古名"薜"，爾雅釋草"薜，山蘄"，郭璞注："廣雅曰：山蘄，當歸。當歸今似蘄而粗大。"至於當歸得名的緣由，陳承重廣補注神農本草并圖經解釋説："氣血昏亂者服之即定，即使氣血各有所歸，則可以於産後備急，於補虚速效，恐聖人立當歸之名，必因此出矣。"其説或非，當歸在古代恐怕也如蘼蕪、辟芷之類，是騷人詠歎起興的香草之一，取思歸之意，如崔豹古今注云："相招贈之以文無，文無亦名當歸也。"以當歸隱喻歸来，文獻屢見不鮮，三國志吳志太史慈傳云："曹公聞其名，遺慈書，以篋封之。發省無所道，但貯當歸。"晉書五行志云："魏明帝太和中，姜維歸蜀，失其母。魏人使其母手書呼維令反，並送當歸以譬之。維報書曰：良田百頃，不計一畝，但見遠志，無有當歸。"在這些故事中都以"當歸"寄寓回歸之意。

本草圖經認爲："當歸芹類也，在平地者名芹，生山中而粗大者名當歸也。"蘇頌之説雖然受到本草綱目批評："當歸本非芹類，特以花葉似芹，故得芹名。"但古代當歸爲傘形科物種，應該没有問題，具體物種則很混亂。蓋當歸得名既有所取譬，則各地皆有以類似香草稱作"當歸"者，陶弘景注釋已揭示當時品種混亂情況，其中至少提到了三種當歸，有黑水所出馬尾當歸、西川北部當歸以及歷陽所出的草當歸，其中產於安徽的所謂"歷陽當歸"雖在當時有"草當歸""真當歸"諸名，但陶弘景對其內在品質持懷疑態度，本草經集注序錄專門說："江東已來，小小雜藥多出近道，氣力性理不及本邦。假令荊、益不通，則全用歷陽當歸、錢塘三建，豈得相似？所以療病不及往人，亦當緣此故也。"直到明代，如本草綱目所說"今陝、蜀、秦州、汶州諸州人多栽蒔爲貨，以秦歸頭圓、尾多色紫，氣香肥潤者名馬尾歸，最勝他處"，傘形科當歸屬植物當歸 *Angelica sinensis* 乃成爲藥用主流。

　　又有可注意者，太平御覽卷九八九引博物志云："神農經曰：下藥治病，謂大黃除實，當歸止痛。"此亦見陶弘景"包綜諸經"之前，若干神農本草經傳本並行，面貌各異。張華所引之本，當歸在下品，所記功效有"止痛"二字；陶弘景整理本則在中品，將"溫中止痛"視爲名醫別錄文。

149 防風　味甘、辛，溫，無毒。主治大風，頭眩痛，惡風、風邪，目盲無所見，風行周身，骨節疼痹，煩滿，脅痛脅風，頭面去來，四支攣急，字乳，金瘡，內痙。**久服輕身。**

　　葉　主治中風熱汗出。**一名銅芸，**一名茴草，一名百枝，一名屏風，一名藺根，一名百蜚。**生沙苑**川澤及邯鄲、琅邪、上蔡。二月、十月採根，暴乾。惡乾薑、梨蘆、白斂、芫花，殺附子毒。

郡縣無名沙苑。今第一出彭城、蘭陵，即近琅邪者，鬱州互市亦得之；次出襄陽、義陽縣界，亦可用，即近上蔡者。惟實而脂潤，頭節堅如蚯蚓頭者爲好。俗用療風最要，道方時用。

【箋疏】

防風因功效得名,陶弘景謂"俗用療風最要",本草經集注列療風通用藥第一名,名醫別錄記其別名"屏風",皆是此意。新唐書許胤宗傳云:"胤宗仕陳爲新蔡王外兵參軍,王太后病風不能言,脉沉難對,醫家告術窮。胤宗曰:餌液不可進。即以黃耆、防風煮湯數十斛,置牀下,氣如霧,熏薄之,是夕語。"此即日華子本草言防風"治三十六般風"者。

又,防風一名"茴草",集韻云:"茴,藥草防風葉也。一曰茴香。"本草經考注解釋説:"蓋回者,花爲傘狀,衆萼相繞回之義。"可注意的是,新修本草説:"(防風)子似胡荽而大,調食用之,香。"酉陽雜俎説:"青州防風子可亂畢撥。"對此李時珍大爲不解,在蓽撥條提出疑問:"蓽茇氣味正如胡椒,其形長一二寸,防風子圓如胡荽子,大不相佯也。"不特如此,白孔六帖引金鑾密記説"白居易在翰林,賜防風粥一甌,食之口香七日",今天所用的傘形科防風 *Saposhnikovia divaricata*,無論根還是種子,都没有這樣濃烈的香氣,也不能如新修本草所説"調食用之"。或許這種一名茴草的防風,就是傘形科植物小茴香 *Foeniculum vulgare*,或同屬近緣植物。

150 **秦朻**①膠字　味苦、辛,平、微溫,無毒。**主治寒熱邪氣,寒濕風痹,肢節痛,下水,利小便**,療風無問久新,通身攣急。**生飛烏山谷。**二月、八月採根,暴乾。昌蒲爲之使。　飛烏或

---

①　朻:底本作"尤",據本草經集注序錄畏惡七情表改。

是地名，今出甘松、龍洞、鼉陵，長大黃白色爲佳。根皆作羅文相交，中多銜土，用之熟破除去。方家多作"秦膠"字，與獨活療風常用，道家不須爾。

【箋疏】

秦朻，今通寫作"秦艽"。按，此"艽"字在文獻中寫法各異。據證類本草所引新修本草的意見："本作札，或作糺、作膠，正作艽也。"所引蕭炳四聲本草説："本經名秦瓜。"日華子本草説："又名秦瓜。"而本草經集注序錄療風通用寫作"秦膠"，畏惡七情表作"秦朻"。孫星衍本草經輯本則寫作"秦艼"，解釋説："按説文云'艼，艸之相丩者'，玉篇作艼，居包切，云秦艼藥，艽同。"

本草經原本是否如孫星衍所説寫作"秦艼"，或未必然，但從語源學角度分析，孫的意見確實是正確的。如陶弘景説"（秦艽）根皆作羅文相交"，龍膽科秦艽 *Gentiana macrophylla*、麻花秦艽 *Gentiana straminea*、粗莖秦艽 *Gentiana crassicaulis* 等，鬚根多條，扭結或粘結成一個圓柱形的根，此即秦艽得名的本意，指根糾結交纏的樣子，直到今天，秦艽還有"麻花秦艽""左扭""左擰"等俗名。故如孫星衍的意見，説文丩部的"艼"字，很可能就是秦艽的本字。説文："艼，艸之相丩者。从艸从丩。丩亦聲。"段玉裁説"艸相糾繚，故从艸丩，不專謂秦艼也"，未必準確。玉篇將"艼"簡化爲"艼"。可能"艼"或"艼"太不常見，形符兼音符的"丩"被訛寫成了"九"，於是本義爲"遠荒"的"艽"成了此藥的正式名稱。至於新修本草説"本作札"，恐怕是"本作朻"的訛寫，與"艼"意思相同。至於"秦瓜""秦爪"，恐怕也是糾結的"糾"字的異體訛變而成。

151 黃耆　味甘,微溫,無毒。主治癰疽,久敗瘡,排膿止痛,大風癩疾,五痔鼠瘻,補虛,小兒百病,婦人子藏風邪氣,逐五藏間惡血,補丈夫虛損,五勞羸瘦,止渴,腹痛,泄利,益氣,利陰氣。生白水者冷補。其莖葉療渴及筋攣、癰腫、疽瘡。**一名戴糝,**一名戴椹,一名獨椹,一名芰草,一名蜀脂,一名百本。**生蜀郡山谷,**白水、漢中,二月、十月採,陰乾。　　惡龜甲。　　第一出隴西叨陽,色黃白,甜美,今亦難得;次用黑水宕昌者,色白,肌膚麁,新者亦甘,溫補;又有蠶陵白水者,色理勝蜀中者而冷補。又有赤色者,可作膏貼用,消癰腫。俗方多用,道家不須。

【箋疏】

　　黃耆,後世俗寫作黃芪,又有添形符作黃蓍者。本草綱目釋名云:"耆,長也。黃耆色黃,爲補藥之長,故名。今俗通作黃芪,或作蓍者,非矣。蓍乃蓍龜之蓍,音尸。"考五十二病方疽病方正寫作"黃蓍",馬繼興解釋説:"上古音蓍與耆均脂部韻。蓍爲書母,耆爲群母,此二字在古籍中也多互通。如楚辭九懷'耆蔡兮踴躍',楚辭補注引文選'耆'作'蓍'。又,耆與芪上古音均群母紐,芪爲支部韻,耆爲脂部韻。故芪與耆通假。"如此,則作黃耆、黃蓍皆通。

　　早期黃耆原植物信息不足,但從産地來看,黃耆産地主要集中在四川、甘肅、陝西一帶,如本草經説"生蜀郡山谷",名醫別錄謂出"白水、漢中",太平御覽卷九九一引秦州記云:"隴西襄武縣出黃耆。"陶弘景則按産地及藥材形狀將黃耆分爲三類，從描述來看，此三地所產黃耆存在明顯的品質差別。按，<u>川陝甘寧</u>地區有多種豆科黃芪屬（Astragalus）植物，除膜莢黃芪 Astragalus membranaceus 外，尚有多花黃芪 Astragalus floridus、梭果黃芪 Astragalus ernestii、塘谷耳黃芪 Astragalus tongolensis、金翼黃芪 Astragalus chrysopterus 等，則知六朝時期藥用黃芪主要來源於黃芪屬多種植物。又據<u>梁書諸夷列傳天監五年鄧至國</u>"遣使獻黃耆四百斤"，<u>南史</u>同。所謂"<u>鄧至國</u>"，據<u>梁書</u>云："居<u>西涼州</u>界，羌別種也。"其地在今<u>甘肅</u>西部，揆其所出，大約也是以上諸種黃芪之一。

152 吳茱萸　味辛，溫、大熱，有小毒。**主溫中下氣，止痛，欬逆，寒熱，除濕，血痹，逐風邪，開腠理**，去淡冷，腹內絞痛，諸冷實不消，中惡，心腹痛，逆氣，利五藏。

根　殺三蟲。

根白皮　殺蟯蟲，治喉痹，欬逆，止泄注，食不消，女子經產餘血，治白癬。**一名藙。生<u>上谷</u>川谷及<u>冤句</u>。**九月九日採，陰乾。蓼實爲之使，惡丹參、消石、白惡，畏紫石英。　此即今食茱萸，礼記亦名藙，而俗中呼爲藙子。當是不識藙字，藙字似藙字，仍以相傳。其根南行、東行者爲勝。道家去三尸方亦用之。

【箋疏】

文獻往往單稱茱萸，而本草經則有山茱萸和吳茱萸兩種。説文云："萸，茱萸，茮屬。"爾雅釋木"椒榝醜，菜"，<u>郭璞</u>注："菜，萸子聚生成房貌。今<u>江東</u>亦呼菜。榝似茱萸而小,赤色。”所謂“聚生成房”,當是吳茱萸菁葖果果瓣稍分離的樣子,由此確定,“茱萸”主要指吳茱萸。原植物是芸香科吳茱萸 *Evodia rutaecarpa*,或同屬近緣物種。

　　本條陶弘景注“礼記名藙”云云。按,礼記内則“三牲用藙”,鄭玄注:“藙,煎茱萸也。漢律會稽獻焉。爾雅謂之檓。”陸德明釋文:“似茱萸而實赤小。”則茱萸亦稱“檓”,故新修本草批評説:“爾雅釋木云:‘椒檓醜,梂。’陸氏草木疏云:‘椒,檓屬。’亦有檓名,陶誤也。”

153 黃芩

黃芩　味苦,平、大寒,無毒。主治諸熱,黃疸,腸澼泄利,逐水,下血閉,惡瘡,疽蝕,火瘍,治熱,胃中熱,小腹絞痛,消穀,利小腸,女子血閉,淋露下血,小兒腹痛。一名腐腸,一名空腸,一名内虛,一名黃文,一名經芩,一名妬婦。其子主腸澼膿血。生秭歸川谷及冤句。三月三日採根,陰乾。山茱萸、龍骨爲之使,惡葱實,畏丹參、牡丹、梨蘆。　秭歸屬建平郡,今第一出彭城,鬱州亦有之。圓者名子芩爲勝,破者名宿芩,其腹中皆爛,故名腐腸,惟取深色堅實者爲好。俗方多用,道家不須。

【箋疏】

　　按照説文正寫,“菳,黃菳也”,段玉裁注:“本艸經、廣雅皆作黃芩,今藥中黃芩也。”又,“芩,草也”,段注:“小雅‘呦呦鹿鳴,食野之芩’,傳曰:‘芩,艸也。’陸璣云:‘芩艸莖如釵股,葉如竹,蔓生澤中下地鹹處,爲草真實,牛馬皆喜食之。’按如陸説,則非黃芩藥也。許君黃菳字從金聲,詩野芩字從今聲,截然分別,他書亂之,非也。”如此則中藥黃芩正寫當作黃菳,但東漢初黃芩藥名基本已寫如“黃芩"字,這有武威醫簡文字爲證。

　　黄芩别名甚多,本草經一名腐腸,吴普本草、名醫别錄又名空腸、内虚等,廣雅釋草云:"菇葿、黄文、内虚,黄芩也。"陶弘景説:"圓者名子芩爲勝,破者名宿芩,其腹中皆爛,故名腐腸,惟取深色堅實者爲好。"按,黄芩以根入藥,藥材有條芩與枯芩兩種,一般認爲生長年限較短者根圓錐形,飽滿堅實,内外黄色,外表有絲瓜網紋,此即陶説的"子芩""黄文"之名亦由此而來。年限過長則藥材體大而枯心甚或空心,内色棕褐,陶説"宿芩",别名"腐腸""空腸""内虚"皆本於此,由此證明從本草經以來藥用黄芩品種變化不大,基本都是唇形科黄芩屬(Scutellaria)植物。

154 黄連　味苦,寒、微寒,無毒。**主治熱氣,目痛眥傷泣出,明目,腸澼,腹痛,下利,婦人陰中腫痛**,五藏冷熱,久下泄澼膿血。止消渴,大驚,除水利骨,調胃厚腸,益膽,治口瘡。**久服令人不忘。一名王連。生**巫陽川谷及蜀郡、太山,二月、八月採。黄芩、龍骨、理石爲之使,惡菊花、芫花、玄參、白鮮,畏欵冬,勝烏頭,解巴豆毒。　巫陽在建平。今西間者色淺而虚,不及東陽、新安諸縣最勝;臨海諸縣者不佳。用之當布裹挼去毛,令如連珠。俗方多療下利及渴,道方服食長生。

【箋疏】

　　黄連爲毛茛科植物,品種古今變化不大,主流品種有三:黄連 *Coptis chinensis*、三角葉黄連 *Coptis deltoidea* 和雲連 *Coptis teeta*,商品上依次稱爲味連、雅連和雲連。漢晉之際巴蜀是黄連的主要産地,不僅本草言"黄連生巫陽川谷及蜀郡、太山”，范子計然也説：“黃連出蜀郡，黃肥堅者善。”左思蜀都賦謂“風連莚蔓於蘭皋”，風連即黃連，莚蔓即蔓延，形容黃連生長茂盛，劉逵注“風連出岷山，一日出廣都山”，廣都在今四川成都雙流區。川産黃連主要是黃連 *Coptis chinensis* 和三角葉黃連 *Coptis deltoidea*。

　　證類本草黃連居草部上品之下，上溯至千金翼方卷二之新修本草目録，黃連仍在上品，但本草經集注序録殘卷之畏惡七情表黃連則在草部中品，由此證明黃連在神農本草經中原屬中品，新修本草調整爲上品。再看本草經所記黃連功效，只説“久服令人不忘”，並没有輕身長生等字樣，亦符合中品藥的定義，因此，森立之、尚志鈞、王筠默、馬繼興的本草經輯本將黃連列在中品，自有其合理性。但有意思的是，抱朴子内篇仙藥記仙藥之上者，其中有黃連；不僅如此，江淹黃連頌也説：“黃連上草，丹砂之次，禦孽辟妖，長靈久視。驂龍行天，馴馬匹地。鴻飛以儀，順道則利。”如本草經集注序録所言，陶弘景時代本草經傳本甚多，不僅藥數參差，而且“三品混糅”。比較可能的情況是，葛洪、江淹所見本，黃連確實屬於上品，而陶弘景整理定本則是中品，新修本草再根據別傳本將黃連修訂爲上品。

155 五味[①]　味酸，溫，無毒。**主益氣**，欬逆上氣，勞傷羸瘦，補不足，**強陰**，益男子精，養五藏，除熱，生陰中肌。一名會及，一名玄及。**生齊山山谷及代郡**。八月採實，陰乾。從容爲之

---

　① 五味：底本作“五味子”，據本草經集注序録皆作“五味”改。

使,惡萎蕤,勝烏頭。　今第一出高麗,多肉而酸甜;次出青州、冀州,味過酸,其核並似豬腎;又有建平者少肉,核形不相似,味苦,亦良。此藥多膏潤,烈日暴之,乃可擣篩,道方亦須用。

【箋疏】

説文"荎,荎藸也",爾雅釋草"荎,荎藸",郭璞注:"五味也,蔓生,子叢在莖頭。"本草圖經描述説:"春初生苗,引赤蔓於高木,其長六七尺,葉尖圓似杏葉,三四月開黄白花,類小蓮花,七月成實,如豌豆許大,生青熟紅紫。"按其所言,應該就是木蘭科五味子 Schisandra chinensis 及同屬近緣植物。五味子因其果實五味具足而得名,新修本草謂"五味,皮肉甘酸,核中辛苦,都有鹹味,此則五味具也",即是此意。本草經考注有論云:"凡草木之實味之多,無過之者,故名'味',後從艸作'荎'。"

有意思的是,爾雅釋木又重出"荎,荎藸"條。郝懿行注意到,齊民要術卷十引皇覽冢記説:"孔子塚塋中樹百,皆異種,魯人世世無能名者。人傳言:孔子弟子異國人,持其國樹來種之。故有柞、枌、雒離、女貞、五味、毚檀之樹。"太平御覽卷九百九十引聖賢塚墓記亦説:"孔子墓上五味樹。"如此則别有木本之五味。按,五味子既以具足五味得名,自然界能滿足此條件者當然不止木蘭科五味子一類,不排除某類木本植物的莖葉花實也因爲五味具足而得"五味"之名。更可注意的是,本草經、名醫别錄所記藥物别名,一般都會包括此物雅名,即見於説文、爾雅的名稱,獨五味子僅言别名會及、玄及,而没有提到荎或荎藸。故也不排除將"荎,荎藸"釋爲五味,只是郭璞一家之言。

156 決明子　味鹹、苦、甘，平、微寒，無毒。**主治青盲，**
目淫膚，赤白膜，眼赤痛，淚出，治脣口青。久服益精光，輕身。
生龍門川澤。石決明**生豫章。**十月十日採，陰乾百日。著實爲
之使，惡大麻子。　龍門乃在長安北，今處處有。葉如茳芏，子形似馬蹄，
呼爲馬蹄決明。用之當擣碎。又別有草決明，是萋蒿子，在下品中也。

石決明　味鹹，平，無毒。**主治目障翳痛，青盲。久服益**
精，輕身。生南海。俗云是紫貝，定小異，亦難得。又云是鰒魚甲，附石
生，大者如手，明耀五色，内亦含珠。人今皆水漬紫貝以熨眼，頗能明。此
一種本亦附見在決明條，甲既是異類，今爲副品也。

【箋疏】

爾雅釋草："薢茩，芵光。"郭璞注："芵明也，葉黃銳，
赤華，實如山茱萸。"邢疏云："藥草芵明也，一名芵芘，一
名芵明。"這一段文字一直被引在本草決明子條後，但從
郭璞的描述來看，似非豆科 Cassia 屬植物。另據廣雅"羊
蹢躅，芵光也"，"芵明，羊角也"。其所謂"芵光"或許是杜
鵑花科 Rhododendron 屬植物，而廣雅"芵明"方爲本草之
決明子。但即便如此，本草經之決明子也未必是今天所
用的小決明 Cassia tora、決明 Cassia obtusifolia，或望江
南 Cassia occidebtalis 之類。

一般而言，因功效得名的藥物同名異物現象最爲嚴
重，即以決明子爲例，本品因能明目得名，吳普本草決明
子一名草決明，一名羊明，本草經青葙子亦名草決明，名
醫別錄又附錄石決明，即陶弘景所言"附見在決明條"者。

新修本草乃將石决明從决明子條中分出,安排在卷十六蟲魚部。

至於石决明,如新修本草云:"此物是鰒魚甲也,附石生,狀如蛤,唯一片無對,七孔者良。今俗用者,紫貝全别,非此類也。"所謂"鰒魚",説文"鰒,海魚名",段玉裁注:"郭注三倉曰:鰒似蛤,一偏著石。廣志曰:鰒無鱗,有殼,一面附石。細孔雜雜,或七或九。本草曰:石决明一名鰒魚。"石决明是鮑魚科多種鮑魚的殼,所謂"孔",指殼上通透的呼水孔口,能符合七孔、九孔者,主要有皺紋盤鮑 *Haliotis discus*、雜色鮑 *Haliotis diversicolor*。

157 營實 味酸,溫、微寒,無毒。**主治癰疽,惡瘡,結肉,跌筋,敗瘡,熱氣,陰蝕不瘳,利關節。久服輕身益氣。**

根 止泄利腹痛,五藏客熱,除邪逆氣,疽癩,諸惡瘡,金瘡傷撻,生肉復肌。**一名牆薇,一名牆麻,一名牛棘,**一名牛勒,一名薔蘼,一名山棘。**生零陵川谷**及蜀郡。八月、九月採,陰乾。營實即是牆薇子,以白花者爲良。根亦可煮釀酒,莖、葉亦可煮作飲。

【箋疏】

營實是薔薇科植物野薔薇 *Rosa multiflora* 之類的果實。本草經集注云:"營實即是牆薇子,以白花者爲良。"嘉祐本草引蜀本圖經也説:"即薔薇也。莖間多刺,蔓生,子若杜棠子,其花有百葉、八出、六出,或赤、或白者,今所在有之。"

爾雅釋草"蘠蘼,虋冬",郭璞注:"門冬,一名滿冬,本草云。"説文亦云："蘠，蘠蘼，夢冬也。"檢本草經天門冬別名顛勒，没有"一名蘠蘼"，反倒是營實條名醫別録提到別名"蘠蘼"。李時珍在天門冬條釋名項按語説："蘠蘼乃營實苗，而爾雅指爲夢冬，蓋古書錯簡也。"本草綱目的意見確有道理，但錯簡則未必，爾雅義疏直接將"蘠蘼，夢冬"解釋爲薔薇，郝懿行説："説文云'蘠蘼，夢冬也'，即今薔薇。本草'營實一名墙薇，一名墙麻'，別録'一名蘠蘼'。蘼、麻、夢聲相轉，蘼、薇古音同也。"至於"夢冬""滿冬""門冬"，郝懿行進一步引申："郭引本草'一名滿冬'，今本草無'滿冬'之名，蓋古本有之也。夢、滿聲亦相轉。釋文又引中山經'條谷之山，其草多芍藥、蕎冬'，郭注以蕎今作門爲俗。按，門借聲，蕎俗作耳。"按照郝懿行的意見，山海經中山經中的蕎冬也是薔薇，而非通常説的天門冬，此又可以備一説者。

158 白兔藿 味苦，平，無毒。主治蛇虺、蜂蠆、猘狗、菜、肉、蠱毒，鬼注，風注，諸大毒不可入口者，皆消除之。又去血，可末着痛上，立消。毒入腹者，煮飲之即解。**一名白葛。生交州山谷。**此藥療毒，莫之與敵，而人不復用，殊不可解。都不聞有識之者，想當似葛爾。須別廣訪交州人，未得委悉。

【箋疏】

　　從功效看，白兔藿乃是作用強大的解毒藥，本草經謂其能主"蛇、虺、蜂、蠆、猘狗、菜、肉、蠱毒、鬼注"，名醫別録補充説"諸大毒不可入口者，皆消除之"，"毒入腹者，煮飲之即解"。其解毒範圍，幾乎涵蓋古人能認知的所有類型生物毒素,所以陶弘景説:"此藥療毒,莫之與敵。"

　　陶弘景不識此物,遺憾地表示:"都不聞有識之者,想當似葛爾。須别廣訪交州人,未得委悉。"後人根據新修本草説"此草荆襄間山谷大有,苗似蘿摩,葉圓厚,莖俱有白毛,與衆草異,蔓生,山南俗謂之白薟,用療毒有效",認爲可能是蘿摩科牛皮消 Cynanchum auriculatum 之類。但從名稱來看,本品名"藿",據文選李善注引説文釋作"豆之葉也"。豆葉通常爲三出複葉,别名之"葛"也是三出複葉,而牛皮消則爲單葉,似難吻合。故也有研究認爲,白兔藿或許是豆科葛屬物種,結合産地交廣,將原植物推定爲越南葛藤 Pueraria montana。

　　159 勺①藥　味苦、酸,平、微寒,有小毒。**主治邪氣腹痛,除血痹,破堅積,寒熱疝瘕,止痛,利小便,益氣**,通順血脉,緩中,散惡血,逐賊血,去水氣,利膀胱、大小腸,消癰腫,時行寒熱,中惡,腹痛、腰痛。一名白木,一名餘容,一名犁食,一名解倉,一名鋋。**生中岳川谷**及丘陵。二月、八月採根,暴乾。須丸爲之使,惡石斛、芒消,畏消石、鱉甲、小薊,反梨蘆。　今出白山、蔣山、茅山最好,白而長大,餘處亦有而多赤,赤者小利。俗方以止痛,乃不減當歸。道家亦服食之,又煮石用之。

【箋疏】

　　山海經中多處提到芍藥,如繡山"其草多芍藥、芎藭",條谷之山"其草多芍藥、門冬",勾檷之山"其草多芍

---

①　勺:底本作"芍",據本草經集注序録改。

藥”，洞庭之山“其草多菨、蘪蕪、芍藥、芎藭”。郭璞注：“芍藥一名辛夷，亦香草之屬。”廣雅釋草“欒夷，芍藥也”，王念孫疏證説：“欒夷即留夷。欒、留聲之轉也。張注上林賦云：留夷，新夷也。新與辛同。王逸注楚辭九歌云：辛夷，香草也。”這種“一名辛夷”的芍藥，是否即是今天毛茛科植物芍藥 *Paeonia lactiflora*，並没有强有力的證據。詩經溱洧中“維士與女，伊其相謔，贈之以芍藥”，注釋家也糾結於此“芍藥”是調和之劑還是香草。這篇詩屬於鄭風，描述的是春秋時期鄭國（在今河南境）三月上巳的活動場景，單從花期來看，這種芍藥似乎也不是今天所言的毛茛科植物芍藥。

　　本草經成書於漢代，所涉及藥物的别名、功用，多數能與當時流行的經傳相通。芍藥條則例外，包括名醫别錄在内，都没有提到别名辛夷、欒夷之類；包括陶弘景在内，注釋家也没有談起“天下至美”的芍藥之醬。可值得注意的是，芍藥條名醫别錄記其别名“白木”，太平御覽卷九九〇引吳普本草“一名白朮”，據廣雅釋草“白朮，牡丹也”。如此推測“白木”當爲“白朮”之訛。牡丹亦稱“木芍藥”，其原植物爲毛茛科芍藥屬的 *Paeonia suffruticosa* 没有爭議，由此反推本草經之芍藥應該也是同屬之 *Paeonia lactiflora*。

160 桔梗　味辛、苦，微溫，有小毒。**主治胸脅痛如刀刺，腹滿腸鳴幽幽，驚恐悸氣**，利五藏腸胃，補血氣，除寒熱風痹，溫中消穀，療喉咽痛，下蠱毒。一名利如，一名房圖，一名白藥，一名梗草，一名薺苨。**生**嵩高山谷及宛句。二八月採根,暴乾。節皮爲之使,畏白及、龍膽、龍眼。　　近道處處有,葉名隱忍。二三月生,可煮食之。桔梗療蟲毒甚驗,俗方用此,乃名薺苨。今別有薺苨,能解藥毒,所謂亂人參者便是。非此桔梗,而葉甚相似,但薺苨葉下光明、滑澤、無毛爲異,葉生又不如人參相對者爾。

【箋疏】

　　桔梗作爲藥物的淵源甚古,莊子、戰國策中皆用來舉例。莊子徐無鬼説:"藥也,其實堇也,桔梗也,雞癰也,豕零也,是時爲帝者也。"注:"藥有君臣,此數者,視時所宜,迭相爲君,何可勝言。"意思是説,藥無貴賤,根據情況,都可以成爲處方中的君藥。這與素問至真要大論"主病之謂君"的意見相合,而非本草經僵硬地強調"上藥爲君"。蘇軾周教授索枸杞因以詩贈錄呈廣倅蕭大夫詩"雞癰桔梗一稱帝,堇也雖尊等臣僕",即用此典故。戰國策齊策云:"今求柴胡、桔梗於沮澤,則累世不得一焉。及之蒿黍、梁父之陰,則車而載耳。"此則言桔梗、柴胡的生境爲山谷而非川澤,與本草經所記一致。

　　説文云:"桔,桔梗也。"針對"桔"字從木,段玉裁解釋:"桔梗草類,本草經在草部,而字從木者,草亦木也。"名醫別錄記桔梗一名薺苨,陶弘景專門解釋云:"桔梗療蟲毒甚驗,俗方用此,乃名薺苨。今別有薺苨,能解藥毒,所謂亂人參者便是。非此桔梗,而葉甚相似,但薺苨葉下光明、滑澤、無毛爲異,葉生又不如人參相對者爾。"新修本草補充説:"薺苨、桔梗,又有葉差互者,亦有葉三四對者,皆一莖直上;葉既相亂,惟以根有心、無心爲別爾。"按,桔梗爲桔梗科植物桔梗 *Platycodon grandiflorus*,薺苨爲同科沙參屬植物薺苨 *Adenophora trachelioides*。本草綱目集解項李時珍説:"桔梗、薺苨乃一類,有甜苦二種,故本經桔梗一名薺苨,而今俗呼薺苨爲甜桔梗也。"薺苨長於解毒,故名醫別錄又言桔梗一名白藥,恐是專門指甜桔梗一名薺苨,一名白藥。

161 芎藭[①]　味辛,溫,無毒。**主治中風入腦,頭痛,寒痹,筋攣緩急,金瘡,婦人血閉,無子**,除腦中冷動,面上游風去來,目淚出,多涕唾,忽忽如醉,諸寒冷氣,心腹堅痛,中惡,卒急腫痛,脅風痛,溫中内寒。一名胡藭,一名香果,其葉名蘼蕪。**生武功川谷、斜谷西嶺**。三月、四月採根,暴乾。白芷爲之使,惡黃連。　今惟出歷陽,節大莖細,狀如馬銜,謂之馬銜芎藭。蜀中亦有而細,人患齒根血出者,含之多差。苗名蘼蕪,亦入藥,別在下説。俗方多用,道家時須爾。胡居士云:武功去長安二百里,正長安西,與扶風狄道相近;斜谷是長安西嶺下,去長安一百八十里,山連接七百里。

【箋疏】

"芎",説文正寫作"营",從艸宮聲,"营藭,香草也",或體從"弓"作"芎"。按,"营"不見於經傳,山海經及漢賦多作"芎藭",武威醫簡三處用此,皆寫作"弓窮"。至於本草經集注序錄寫作"芎藭",亦見於史記司馬相如列傳"芎藭昌蒲",因此據改。

芎藭是傘形科植物,早期來源複雜,產地不同,物種各異,因此常在"芎"字前冠以地名以示區別。如名醫別

---

① 芎藭:底本作"芎藭",據本草經集注序錄改。

錄提到芎藭的別名"胡窮",吴普本草謂其"或生胡無桃山陰",所以本草綱目釋名説:"以胡戎者爲佳,故曰胡藭。"此外則有京芎、台芎、撫芎、雲芎等,而最著名者爲川芎。本草圖經説:"今關陜、蜀川、江東山中多有之,而以蜀川者爲勝。"並繪有"永康軍芎藭",宋代永康軍即是四川都江堰市,也是今天川芎的道地産區。隨著川産芎藭道地性的形成,"川芎"一詞甚至成爲芎藭的代名詞,而不一定特指川産的芎藭,其物種也固定爲傘形科川芎 *Ligusticum chuanxiong*。

162 **蘪蕪** 味辛,溫,無毒。主治欬逆,定驚氣,辟邪惡,除蠱毒,鬼注,去三蟲。久服通神。主治身中老風,頭中久風,風眩。**一名薇蕪**,一名茳蘺,芎藭苗也。**生雍州**川澤及冤句。四月、五月採葉,暴乾。今出歷陽,處處亦有,人家多種之。葉似蛇牀而香,騷人藉以爲譬,方藥用甚稀。

【箋疏】

蘪蕪與芎藭的關係歷來兩説,本草經中芎藭與蘪蕪各是一條,名醫别録則補充説:"芎藭,其葉名蘪蕪。"又云:"蘪蕪,一名茳蘺,芎藭苗也。"且不論魏晉名醫們的意見是否正確,但在漢代文獻中芎藭、蘪蕪肯定分指兩種植物,證據有三:本草經記芎藭産地爲"武功川谷",而蘪蕪産地爲"雍州川澤",並不相同。史記司馬相如列傳"穹窮昌蒲,江離蘪蕪"句,司馬貞索隱詳引諸家注説以後,作結論説:"則芎藭、藁本、江離、蘪蕪並相似,非是一物也。"淮南子氾論訓云:"夫亂人者,芎藭之與藁本也,蛇牀之與蘪蕪也，此皆相似者。”此皆見芎藭、蘪蕪不是一物。本草經所稱的蘪蕪只能大致推測爲傘形科植物。至於五十二病方兩處用到“蘪蕪本”，即蘪蕪的根，似不能徑以芎藭釋之。

魏晉開始，不特醫家，各種注説皆視芎藭、江蘺、蘪蕪爲一物，博物志卷四云：“芎藭，苗名江蘺，根曰芎藭。”史記索隱引藥對云：“蘪蕪一名江蘺，芎藭苗也。”山海經郭璞注：“芎藭一名江蘺。”後漢書馮衍傳“攢射干雜蘪蕪兮”句李賢注：“蘪蕪似蛇牀而香，其根即芎藭也。”這種根名芎藭苗爲蘪蕪的植物，應該也是傘形科植物，但未必就是今天的川芎 *Ligusticum chuanxiong*。

163 藁本　味辛、苦，**溫**、微溫、微寒，無毒。**主治婦人疝瘕，陰中寒腫痛，腹中急，除風頭痛，長肌膚，悦顔色**，辟霧露，潤澤，療風邪嚲曳，金瘡，可作沐藥面脂。

實　主風流四支。**一名鬼卿，一名地新**，一名微莖。**生崇山山谷**。正月、二月採根，暴乾，三十日成。惡䕡茹。　俗中皆用芎藭根鬚，其形氣乃相類，而桐君藥錄説芎藭苗似藁本，論説花實皆不同，所生處又異。今東山别有藁本，形氣甚相似，惟長大爾。

【箋疏】

淮南子氾論訓云：“夫亂人者，芎藭之與藁本也，蛇牀之與蘪蕪也，此皆相似。”故歷代本草家頗注意藁本與芎藭的區别，如本草經集注説：“俗中皆用芎藭根鬚，其形氣乃相類，而桐君藥錄説芎藭苗似藁本，論説花實皆不同，所生處又異。今東山别有藁本，形氣甚相似，惟長大爾。”

新修本草云：“薰本莖葉根味與芎藭小別，以其根上苗下似藁根，故名藁本。”從本草圖文來看，歷代所用應該主要是傘形科藁本屬植物，當以藁本 *Ligusticum sinense* 爲主流。

164 **麻黄**　味苦，溫、微溫，無毒。**主治中風傷寒頭痛，溫瘧，發表出汗**，去邪熱氣，**止欬逆上氣**，除寒熱，**破癥堅積聚**，五藏邪氣緩急，風脅痛，字乳餘疾，**止好唾**，通腠理，疏傷寒頭疼，解肌，泄邪惡氣，消赤黑斑毒。不可多服，令人虚。一名卑相，**一名龍沙，**一名卑鹽。**生晉地**及河東。立秋採莖，陰乾令青。厚朴爲之使，惡辛夷、石韋。　今出青州、彭城、榮①陽、中牟者爲勝，色青而多沫。蜀中亦有，不好。用之折除節，節止汗故也。先煮一兩沸，去上沫，沫令人煩。其根亦止汗，夏月雜粉用之。俗用療傷寒，解肌第一。

【箋疏】

麻黄載於本草經，武威醫簡亦有使用，傷寒雜病論用之尤多，本草經謂其功能“發表出汗，止欬逆上氣”，在使用上，陶弘景提出“先煮一兩沸，去上沫，沫令人煩”，以上描述正與麻黄鹼發汗、平喘、中樞興奮及心血管活性相吻合，由此知古用麻黄即是含麻黄鹼的麻黄科麻黄屬（Ephedra）植物。

酉陽雜俎續集卷九最早描述麻黄的植物形態：“麻黄莖端開花，花小而黄，簇生，子如覆盆子，可食。至冬枯死如草，及春卻青。”麻黄種子呈漿果狀，假花被發育成革質

---

① 榮：底本作“榮”，據大觀本草改。

假種皮，包圍種子，最外面爲紅色肉質苞片，多汁可食，俗稱"麻黄果"，在常見麻黄屬植物中，惟有草麻黄 *Ephedra sinica* 的雌球花單生枝頂，最與段成式説"莖端開花"相符，其餘各種花皆生於節上。

165 **葛根** 味甘，平，無毒。主治消渴，身大熱，嘔吐，諸痹，起陰氣，解諸毒，治傷寒中風頭痛，解肌發表出汗，開腠理，療金瘡，止痛脅風痛。

生根汁 大寒。治消渴，傷寒壯熱。

葛穀 主下利十歲已上。

葉 主治金瘡，止血。

花 主消酒。一名雞齊根，一名鹿藿，一名黄斤。生汶山川谷。五月採根，曝乾。殺冶葛、巴豆、百藥毒。　即今之葛根，人皆蒸食之。當取入土深大者，破而日乾之。生者搗取汁飲之，解溫病發熱。其花并小豆花乾末，服方寸匕，飲酒不知醉。南康、盧陵間最勝，多肉而少筋，甘美，但爲藥用之，不及此間爾。五月五日日中時，取葛根爲屑，療金瘡斷血爲要藥，亦療瘧及瘡，至良。

【箋疏】

葛在上古是重要的經濟作物，纖維可以紡布，根葉則供食用，此即周書所言："葛，小人得其葉以爲羹，君子得其材以爲絺綌，以爲君子朝廷夏服。"本草主要以根入藥，兼用其花、實、葉。葛的種類復雜，大致都是豆科葛屬植物。陶弘景已經注意到葛根食用與藥用品種的不同，本草經集注云："即今之葛根，人皆蒸食之。當取入土深大者，破而日乾之。生者搗取汁飲之，解溫病發熱。其花並

小豆花乾末,服方寸匕,飲酒不知醉。<u>南康</u>、<u>廬陵</u>間最勝,
多肉而少筋,甘美,但爲藥用之,不及此間爾。"雖無植物
特徵的記載,但大意説<u>江西南康</u>、<u>廬陵</u>所出葛根,味甘美
宜於食用,"此間"當指<u>陶弘景</u>所在的<u>茅山</u>一帶,入藥佳而
食用非宜。按野葛 *Pueraria lobata* 根中黃酮類物質含
量可達 12%,有豆腥氣,滋味不佳,而甘葛藤 *Pueraria*
thomsonii 根中黃酮類物質遠較野葛低,一般在 2% 左右,
至於食用葛 *Pueraria edulis*,含量更可低至 1%。因此,
藥用葛根的確應該以 *Pueraria lobata* 爲主流。

166 前胡　味苦,微寒,無毒。主治痰滿,胸脅中痞,心
腹結氣,風頭痛,去痰實,下氣。治傷寒寒熱,推陳致新,明目,
益精。二月、八月採根,暴乾。半夏爲之使,惡皂莢,畏梨蘆。　前胡
似茈胡而柔軟,爲療殆欲同,而<u>本經</u>上品有茈胡而無此,晚來醫乃用之,亦
有畏惡,明畏惡非盡出<u>本經</u>也。此近道皆有,生下濕地,出<u>吳興</u>者爲勝。

【箋疏】

　　不解前胡因何得名,<u>唐韻</u>以"湔"爲前胡的專名,<u>廣韻</u>
因之,也説:"湔,湔葫。"<u>本草綱目</u>亦表示"名義未解"。
按,<u>陶弘景</u>以來諸家即以柴胡作比,<u>本草經</u>謂柴胡"主治
心腹,去腸胃中結氣,飲食積聚,寒熱邪氣,推陳致新",<u>名
醫別錄</u>説前胡"治傷寒寒熱,推陳致新",確實如<u>陶弘景</u>所
言"前胡似茈胡而柔軟,爲療殆欲同"者。可能最初前胡
只是柴胡之別種,名稱用"前"加以區別。"前"可通"翦",
<u>周禮春官</u>"木路,前樊鵠纓",<u>鄭玄</u>注:"前,讀爲緇翦之翦。
翦,淺黑也。木路無龍勒,以淺黑飾韋爲樊。"如此則前胡

似指根色"外黑裏白"(日華子本草),或外皮"蒼黑"(雷公炮炙論)。還有一種可能,以"湔"爲正字,指川西都江堰以下湔水流域所出者。

167 知母　味苦,寒,無毒。**主治消渴熱中,除邪氣,肢體浮腫,下水,補不足,益氣,**治傷寒,久瘧,煩熱,脅下邪氣,膈中惡及風汗,内疸。多服令人泄。**一名蚳母,一名連母,一名野蓼,一名地參,一名水參,一名水浚,一名貨母,一名蝭母,**一名女雷,一名女理,一名兒草,一名鹿列,一名韭逢,一名兒踵草,一名東根,一名水須,一名沈燔,一名蕁。**生河内川谷。**二月、八月採根,曝乾。今出彭城。形似菖蒲而柔潤,葉至難死,掘出隨生,須枯燥乃止。甚療熱結,亦主瘧熱煩也。

【箋疏】

　　知母别名極多,説文云:"芪,芪母也。"廣雅釋草云:"芪母、兒踵,東根也。"與此相關的名稱還有知母、蚳母、蝭母、提母、莐母等,據王念孫疏證説:"芪、莐、知、蝭、蚳、提,古聲並相近也。"説文云:"蕁,茺藩也。"或從艾作"薅",徐鍇按云:"本草即知母藥也,形似昌蒲而柔潤,葉至難死,掘出隨生,須枯燥乃止,味苦寒,一名蝭母。"爾雅釋草"薅,茺藩",郭璞注:"生山上,葉如韭。一曰提母。"名醫别録知母一名沈燔,一名蕁,用爾雅意;一名兒草,一名兒踵草,用廣雅意。其原植物應該就是百合科知母 *Anemarrhena asphodeloides* 之類,古今品種基本無變化。

168 大青　味苦，大寒，無毒。主治時氣頭痛，大熱口瘡。三四月採莖，陰乾。療傷寒方多用此，本經又無。今出東境及近道。長尺許，紫莖。除時行熱毒爲良。

【箋疏】

大青即後世常用之"大青葉"，名醫別錄僅用其莖，新修本草乃言"用葉兼莖"。根據本草綱目的描述，大青"高二三尺，莖圓，葉長三四寸，面青背淡，對節而生，八月開小花，紅色成簇，結青實大如椒顆，九月色赤"，其原植物當是馬鞭草科大青 *Clerodendrum cyrtophyllum*。至於藍實條名醫別錄説"其莖葉可以染青"，而本條陶弘景則言大青"本經所無"，這是早期"藍"的來源未包括馬鞭草科大青的緣故。

169 貝母　味辛、苦，平、微寒，無毒。主治傷寒煩熱，淋瀝、邪氣、疝瘕，喉痹，乳難，金瘡風痙，治腹中結實，心下滿，洗洗惡風寒，目眩項直，欬嗽上氣，止煩熱渴，出汗，安五藏，利骨髓。**一名空草**，一名藥實，一名苦花，一名苦菜，一名商草，一名勤母。**生晉地**。十月採根，暴乾。厚朴、白微爲之使，惡桃花，畏秦椒，礬石、莽草，反烏頭。　今出近道。形似聚貝子，故名貝母。斷穀，服之不飢。

【箋疏】

詩經載馳"陟彼阿丘，言採其蝱"，毛傳云："蝱，貝母也。"又云："採其蝱者，將以療疾。"爾雅言"莔，貝母"，説文同。段玉裁注云："釋艸、説文作莔。'莔'，正字；'蝱'，假借字也。"廣雅云:"貝父,藥實也。"按,"父"、"母"可以互用,如手足之"母指"亦稱"父指",則"貝母""貝父"爲一物。

貝母以根的特徵得名,"貝"正形容其小根如聚貝狀,但其地上部分的形態特徵古代卻有兩説。陸璣詩疏云:"蝱,今藥草貝母也。其葉如栝樓而細小,其子在根下如芋子,正白,四方連纍相著,有分解也。"按其所形容,這種植物當是葫蘆科土貝母 *Bolbostemma paniculatum*。郭璞注爾雅云:"根如小貝圓而白花,葉似韭。"其説略接近百合科植物,但與今用之貝母屬(Fritillaria)物種,如暗紫貝母 *Fritillaria unibracteata*、卷葉貝母 *Fritillaria cirrhosa*、梭砂貝母 *Fritillaria delavayi*、浙貝母 *Fritillaria thunbergii* 等相去甚遠。

170 栝樓①　**味苦,寒,無毒。主治消渴,身熱煩滿,大熱,補虛安中,續絕傷**,除腸胃中痼熱,八疸,身面黃,唇乾口燥,短氣,通月水,止小便利。**一名地樓,**一名果贏,一名天瓜,一名澤姑。

實　名黃瓜,主治胸痹,悦澤人面。

莖、葉　治中熱傷暑。**生洪農川谷**及山陰地,入土深者良,生鹵地者有毒。二月、八月採根,曝乾,三十日成。苟杞爲之使,惡乾薑,畏牛膝、乾漆,反烏頭。　出近道,藤生,狀如土瓜而葉有叉。毛詩云"果贏之實,亦施于宇",其實今以雜作手膏用。根入土六七尺,大二三圍者,服食亦用之。

———————

①　栝樓:底本作"栝樓根",據本草經集注序錄改。

【箋疏】

本草圖經云："栝樓生洪農山谷及山陰地,今所在有之。實名黃瓜,詩所謂'果蓏之實'是也。根亦名白藥,皮黃肉白。三四月内生苗,引藤蔓,葉如甜瓜葉,作叉,有細毛。七月開花,似葫蘆花,淺黃色。實在花下,大如拳,生青,至九月熟,赤黃色。二月、八月採根,刮去皮,曝乾,三十日成。其實有正圓者,有鋭而長者,功用皆同。"此即葫蘆科植物栝樓 *Trichosanthes kirilowii*,爲常見物種。

171 **丹參**　味苦,微寒,無毒。**主治心腹邪氣,腸鳴幽幽如走水,寒熱積聚,破癥除瘕,止煩滿,益氣**,養血,去心腹痼疾,結氣,腰脊強,腳痺,除風邪留熱。久服利人。**一名郤蟬草**,一名赤參,一名木羊乳。**生桐柏山川谷**及**太山**。五月採根,暴乾。畏鹹水,反梨蘆。　此桐柏山是淮水源所出之山,在義陽,非江東臨海之桐柏也。今近道處處有。莖方有毛,紫花,時人呼爲逐馬。酒漬飲之療風痺。道家時有用處,時人服多眼赤,故應性熱;今云微寒,恐爲謬矣。

【箋疏】

丹參因根赤色得名,故名醫別錄又名"赤參",吴普本草並載其形態云:"莖葉小方,如荏有毛,根赤,四月華紫,三月五月採根陰乾。"荏即白蘇,陶弘景亦説:"莖方有毛,紫花,時人呼爲逐馬。"按其描述,應該就是唇形科丹參屬(Salvia)植物,古今品種變化不大。所謂"逐馬",乃與茛菪子條説"走及奔馬"一樣,形容腳力健壯,所以四聲本草云:"酒浸服之,治風軟腳,可逐奔馬,故名奔馬草。"鄭樵通志則説："俗謂之逐馬，言驅風之快也。"

172 景天 味苦、酸，平，無毒。主治大熱火瘡，身熱煩，邪惡氣，諸蠱毒，痂疕，寒熱風痹，諸不足。

花 主女人漏下赤白，輕身明目。久服通神不老。一名戒火，一名火母，一名救火，一名據火，一名慎火。生太山川谷。四月四日、七月七日採，陰乾。今人皆盆盛養之於屋上，云以辟火。葉可療金瘡止血，以洗浴小兒，去煩熱，驚氣。廣州城外有一樹，云大三四圍，呼爲慎火樹。江東者甚細小。方用亦稀。其花入服食。衆藥之名，此最爲麗。

【箋疏】

　　景天爲常見物種，本草圖經云："春生苗，葉似馬齒而大，作層而上，莖極脆弱。夏中開紅紫碎花，秋後枯死，亦有宿根者。"此即景天科植物景天 *Sedum erythrostictum*。傳説種植景天可以辟火，此俗不知因何而來，荊楚歲時記云："春分日，民並種戒火草於屋上。"景天的別名如戒火、火母、救火、據火、慎火，皆與此有關，可見歷史悠久。又因爲辟火，所以搗涂治療各種與"火"有關的瘡癬腫毒，比如丹毒、赤游丹之類，體徵上可見皮膚紅斑、紅綫的感染性淋巴管炎等疾病。

173 厚朴 味苦，溫、大溫①，無毒。主治中風，傷寒，頭

---

①　大溫：底本無此二字，據政和本草補。

痛,寒熱,驚悸①,氣血痹,死肌,去三蟲,溫中益氣,消淡下氣,治霍亂及腹痛,脹滿,胃中冷逆,胸中嘔逆不止,泄利,淋露,除驚,去留熱,止②煩滿,厚腸胃。一名厚皮,一名赤朴。其樹名榛,其子名逐折③。治鼠瘻,明目,益氣。**生交趾、宛朐**。三月、九月、十月採皮,陰乾。乾薑爲之使,惡澤寫、寒水石、消石。　今出建平、宜都。極厚、肉紫色爲好,殼薄而白者不如。用之削去④上甲錯皮。俗方多用,道家不須也。

【箋疏】

　　說文"朴"與"樸"爲兩字。"朴,木皮也";"樸,木素也"。徐鍇云:"今藥有厚朴,一名厚皮,是木之皮也;古質樸字多作樸。"

　　早期文獻對厚朴原植物的描述比較含混,難於確定品種,本草經、名醫別錄載其產地有二:交趾、宛朐,宛朐在今山東菏澤,未見山東省有木蘭科厚朴 *Magnolia officinalis* 分佈的記載,或是指其他植物。值得注意者,名醫別錄還提到厚朴"其樹名榛,其子名逐折",並說逐折的功效是:"療鼠瘻,明目,益氣。"而名醫別錄有名未用中又重出逐折條云:"逐折,殺鼠,益氣,明目。一名百合、厚實。生木間,莖黃,七月實黑,如大豆。"對比功效,兩處的"逐折"應該同是一物,而逐折條陶弘景注釋卻說:"杜仲子亦名逐折。"這究竟是"逐折"條的文字竄入厚朴條,還

---

①　悸:底本無此字,據政和本草補。

②　止:政和本草作"心"。

③　折:底本作"楊",據政和本草改。

④　削去:底本作"失",據政和本草改。

是漢代所用的厚朴本來就是樺木科植物榛的樹皮，不得
而知，但名醫別錄説逐折"七月實黑如大豆"，應該不是木
蘭科植物。

174 玄參　味苦、鹹，微寒，無毒。**主治腹中寒熱積聚，
女子産乳餘疾，補腎氣，令人目明**，主治暴中風，傷寒身熱，支
滿狂邪，忽忽不知人，溫瘧洒洒，血瘕，下寒血，除胸中氣，下
水，止煩渴，散頸下核，癰腫，心腹痛，堅癥，定五藏。久服補
虚，明目，強陰益精。**一名重臺**，一名玄臺，一名鹿腸，一名正
馬，一名咸，一名端。**生河間川谷及冤句**。三月、四月採根，暴
乾。惡黃耆、乾薑、大棗、山茱萸，反梨蘆。　今出近道，處處有。莖似人參
而長大，根甚黑，亦微香。道家時用，亦以合香。

【箋疏】

廣雅釋草云："鹿腸，玄參也。"本草經名重臺，名醫別
錄則有玄臺、鹿腸、正馬、咸、端諸名。太平御覽卷九九一
引吴普本草對玄參的形態頗有記載："玄參一名鬼藏，一
名正馬，一名重臺，一名鹿腹，一名端，一名玄臺。二月
生，葉如梅毛，四四相值，似芍藥，黑莖，莖方，高四五尺，
華赤，生枝間，四月實黑。"其中"葉如梅毛"句，疑爲"葉如
梅有毛"。從描述來看比較接近於玄參科華北玄參
Scrophularia moellendorffii 和北玄參 *Scrophularia
buergeriana* 之類，而"重臺"的別名似乎是形容華北玄參
疏離的頂生穗狀花序。

175 沙參　味苦，微寒，無毒。**主治血積驚氣，除寒熱，**

補中，**益肺氣**，治胃痹心腹痛，結熱邪氣，頭痛，皮間邪熱，安五藏，補中。**久服利人。一名知母**，一名苦心，一名志取，一名虎鬚，一名白參，一名識美，一名文希。**生河内川谷及冤句般陽續山**，二月、八月採根，暴乾。惡防己，反梨蘆。今出近道。叢生，葉似枸杞，根白實者佳。此沙參并人參是爲五參，其形不盡相類，而主療頗同，故皆有參名。又有紫參，正名牡蒙，在下①品。

【箋疏】

本條據證類本草引文説："此沙參并人參是爲五參，其形不盡相類，而主療頗同，故皆有參名。又有紫參，正名牡蒙，在中品。"按，本草經集注序錄畏惡七情表紫參在下品，新修本草將之調整爲中品，可能因此將"下"字修改爲"中"。再從語言邏輯來看，沙參在中品沒有問題，如果紫參也在中品，似乎沒有必要特別對"在中品"予以强調。

本草經載有六種以"參"爲名的藥物，陶弘景之所以將紫參屏除在外，乃是以前五種對應五行的緣故。沙參一名白參，一名北沙參，五行屬金，故經言"益肺氣"。本草圖經描述沙參的形態云："苗長一二尺以來，叢生崖壁間，葉似枸杞而有叉牙，七月開紫花，根如葵根，筋許大，赤黄色，中正白實者佳。"其原植物與今用南沙參即桔梗科植物輪葉沙參 *Adenophora tetraphylla* 或沙參 *Adenophora stricta* 基本一致。

---

① 下：底本作"中"，據本草經集注序錄畏惡七情表，紫參在下品，因據改。

176 苦參　味苦,寒,無毒。主治心腹結氣,癥瘕積聚,黃疸,溺有餘瀝,逐水,除癰腫,補中,明目止淚,養肝膽氣,安五藏,定志益精,利九竅,除伏熱腸澼,止渴,醒酒,小便黃赤,治惡瘡、下部䘌,平胃氣,令人嗜食、輕身。一名水槐,一名苦識,一名地槐,一名菟槐,一名驕槐,一名白莖,一名虎麻,一名岑莖,一名祿白,一名陵郎。生汝南山谷及田野。三月、八月、十月採根,暴乾。玄參爲之使,惡貝母、漏蘆、菟絲子,反梨蘆。　今出近道處處有。葉極似槐樹,故有槐名,花黃,子作莢,根味至苦惡。病人酒漬飲之多差。患疥者,一兩服亦除,蓋能殺蟲。

【箋疏】

本草圖經云:"苦參生汝南山谷及田野,今近道處處皆有之。其根黃色,長五七寸許,兩指粗細。三五莖並生,苗高三二尺巳來。葉碎青色,極似槐葉,故有水槐名,春生冬凋。其花黃白,七月結實如小豆子。"苦參古今品種變化不大,豆科植物苦參 *Sophora flavescens* 一直是藥用主流。

苦參藥用歷史悠久,史記扁鵲倉公列傳,云:"齊中大夫病齲齒,臣意灸其左大陽明脉,即爲苦參湯,日嗽三升,出入五六日,病已。得之風,及臥開口,食而不嗽。"所描述的應該是齲齒症狀,治療用苦參湯,乃與苦參所含苦參鹼、氧化苦參鹼對引致齲齒的厭氧菌之殺菌作用有關。

177 續斷　味苦、辛,微溫,無毒。主治傷寒,補不足,金瘡,癰傷,折跌,續筋骨,婦人乳難,崩中漏血,金瘡血内漏,止痛,生肌肉及踠傷,惡血,腰痛,關節緩急。久服益氣力。一名龍豆，**一名屬折**，一名接骨，一名南草，一名槐。**生常山山谷。**
七月、八月採，陰乾。地黃爲之使，惡雷丸。　　按桐君藥錄云：續斷生蔓
延，葉細，莖如茬，大根本黃白有汁，七月、八月採根。今皆用莖葉，節節斷，
皮黃皺，狀如雞腳者，又呼爲桑上寄生。恐皆非真。時人又有接骨樹，高丈
餘許，葉似蒴藋，皮主療金瘡，有此接骨名，疑或是。而廣州又有一藤名續
斷，一名諾藤，斷其莖，器承其汁飲之，療虛損絕傷；用沐頭，又長髮。折枝
插地即生，恐此又相類。李云是虎薊，與此大乖，而虎薊亦自療血爾。

【箋疏】

　　因功效得名的藥物在不同時期，甚至同一時期不同
地域品種有別，續斷算是典型。續斷因能治"金瘡、癰傷、
折跌，續筋骨"得名。別名"接骨"，直接描述功效；又名
"屬折"，説文"屬，連也"，廣雅"屬，續也"，也是"續斷"的
意思。

　　續斷在漢代爲常用中藥，五十二病方、武威醫簡中皆
見使用，急就篇亦記有藥名。從別名來看，本草經"一名
龍豆"，名醫別錄"一名槐"。考廣雅："褢，續斷"，王念孫
疏證："槐與褢同。"則本草經、名醫別錄的續斷似乎是指
一種豆科植物。至於陶弘景注引桐君藥錄謂續斷"葉細
莖如茬"，按"茬"即唇形科白蘇，此科特徵之一爲莖方形、
葉對生。這種細葉、方莖、蔓生的續斷，不詳所指。或許
亦是唇形科植物。陶弘景又説："而廣州又有一藤名續
斷，一名諾藤，斷其莖，器承其汁飲之，療虛損絕傷，用沐
頭，又長髮。折枝插地即生，恐此又相類。"這種藤本的續
斷，直到清代仍見記載，李調元南越筆記卷十四記嶺南藤
類有數百種之多，其中"有涼口藤，狀若葛，葉如枸杞，去

地丈餘，絶之更生，中含清水，渴者斷取飲之甚美，沐髮令長。一名斷續藤，常飛越數樹以相續”。李調元描述的這種斷續藤，其莖中有水，絶之更生，沐髮令長等情況，與陶弘景説“廣州有藤名續斷”完全一致，可證爲一物。又考海藥本草含水藤條引交州記云：“生嶺南及諸海山谷，狀若葛，葉似枸杞，多在路，行人乏水處，便吃此藤，故以爲名。”本草綱目拾遺買麻藤條引粤志云：“買麻藤，其莖中多水，渴者斷而飲之，滿腹已，餘水尚淋漓半日。”由此證明，陶弘景所稱“諾藤”，即買麻藤科植物買麻藤 *Gnetum parvifolium*。

　　唐宋之間，續斷品種混亂更加嚴重，涉及品種至少包括唇形科、菊科多種植物，如本草圖經所繪越州續斷，非常接近菊科大薊 *Cirsium japonicum*。明代開始，續斷藥用品種漸漸統一，四川成爲道地産區，如本草蒙筌説“陝蜀最盛”，本草綱目説“今人所用從川中來”，結合滇南本草描述説：“續斷，一名鼓槌草，又名和尚頭。”又云：“鼓槌草，獨苗對葉，苗上開花似槌。”一般認爲，別名“鼓槌草”“和尚頭”，是對其球形頭狀花序的形容，故定其爲川續斷科的川續斷 *Dipsacus asper*，這才是今天藥用之主流。

178 竹葉篁①竹葉　　味辛②，平、大寒，無毒。主治欬逆上氣，溢筋，惡瘍，殺小蟲，除煩熱，風痓，喉痹，嘔逆。

---

① 篁：底本作“芹”。
② 辛：政和本草作“苦”。

根　作湯,益氣,止渴,補虛下①氣,消毒。

汁　主治風痓痺。

實　通神明,輕身益氣。生益州。

淡竹葉　味辛,平、大寒。主治胸中淡熱,欬逆上氣。

其瀝　大寒。治暴中風,風②痺,胸中大熱,止煩悶。

其皮茹　微寒。治嘔啘,溫氣,寒熱,吐血,崩中,溢筋。

苦竹葉及瀝　治口瘡,目痛,明目③,通利九竅。

竹笋　味甘,無毒。主治消渴,利水道,益氣。可久食。乾笋燒服,治五痔血。竹類甚多,此前一條云是箽④竹,次用淡、苦耳。又一種薄殼者名甘竹葉,最勝。又有實中竹、笙⑤竹,又有筀竹,並以笋爲佳,於葉無用。凡取⑥竹瀝,唯用淡竹耳。竹實出藍田,江東乃有花而無實,故鳳鳥不至;而頃來斑斑有實,狀如小麥,堪可爲飯。

【箋疏】

　　本草經以竹葉立條,本草經集注將箽竹葉、淡竹葉、苦竹葉併入,其中"箽竹葉"接在本草經"竹葉"標題之後,表示本草經竹葉及其下之根、實,皆是箽竹之葉、根、實。"淡竹葉"另起,包括瀝、皮茹;"苦竹葉"另起,作"苦竹葉及瀝",包括竹笋。陶弘景對此有專門説明:"竹類甚多,此前一條云是箽竹,次用淡、苦耳。又一種薄殼者名甘竹

---

① 下:底本無此字,據政和本草補。

② 風:底本無此字,據政和本草補。

③ 目痛明目:底本作"明眼痛",據政和本草改。

④ 箽:底本作"葺",據政和本草改。

⑤ 笙:政和本草作"箽"。

⑥ 取:底本無此字,據政和本草補。

葉,最勝。又有實中竹、筀竹,並以笋爲佳,於葉無用。”

　　本條包括禾本科竹亞科的多種植物,本草圖經云：“篁竹、淡竹、苦竹,本經並不載所出州土,今處處有之。竹之類甚多,而入藥者惟此三種,人多不能盡別。”一般認爲,篁竹約是桂竹 *Phyllostachys bambusoides* 之類,淡竹爲 *Phyllostachys nigra* var. *henonis*,苦竹爲 *Pleioblastus amarus*。

　　179 枳實　味苦、酸,寒、微寒①,無毒。**主治大風在皮膚中如麻豆苦瘵,除寒熱,熱結,止利,長肌肉,利五藏,益氣輕身**,除胸脅淡癖,逐停水,破結實,消脹滿,心下急,痞痛,逆氣,脅風痛,安胃氣,止溏泄,明目。**生河内川澤**。九月、十月採,陰乾。今處處有。採破令乾,用之除中核,微炙令香。亦如橘皮,以陳者爲良。枳樹枝莖及皮,治水脹,暴風骨節疼急。枳實俗方多用,道家不須。

　　【箋疏】

　　早期枳實品種,據本草經説“生河内川澤”,其地在今河南武陟縣,從分佈來看,應該是指芸香科枸橘 *Poncirus trifoliate*；如本草圖經所繪之成州枳實、汝州枳殼,皆三出複葉,枝上有長大的扁刺,應該就是枸橘。但宋代實際使用的枳實、枳殼品種,似乎並不是圖像所見的枸橘。本草圖經説：“近道所出者,俗呼臭橘,不堪用。”所謂“近道”,指首都汴梁（今河南開封）附近,由芸香科植物的分佈看,這一帶也只有枸橘,即蘇頌認爲不堪用的“臭橘”。

　　　---

①　微寒：底本無此二字,據政和本草補。

而本草圖經描述枳實、枳殼藥材，特別提到"皆以翻肚如盆口脣狀"，這應該是同科植物酸橙 *Citrus aurantium*。後來本草品匯精要所繪汝州枳殼，即是此種。

180 山茱萸　味酸，平、微溫，無毒。主治心下邪氣，寒熱，溫中，逐寒溫濕痺，去三蟲，腸胃風邪，寒熱疝瘕，頭腦風，風氣去來，鼻塞，目黃，耳聾，面皰，溫中，下氣，出汗，強陰益精，安五①藏，通九竅，止小便利。久服輕身，明目，強力，長年。一名蜀棗，一名雞足，一名思益，一名魃實。生漢中山谷及琅邪、宛朐、東海承縣。九月、十月採實，陰乾。蓼實爲之使，惡桔梗、防風、防己。　今出近道諸山中。大樹，子初熟未乾，赤色，如胡蘺子，亦可噉；既乾後，皮甚薄，當合核爲用爾。

【箋疏】

山茱萸本草經一名蜀棗，太平御覽引作"蜀酸棗"，本草綱目亦作"蜀酸棗"，李時珍解釋説："今人呼爲肉棗，皆象形也。"入藥用其果肉部分，因此又名"棗皮"。本草圖經云："今海州亦有之。木高丈餘，葉似榆，花白。子初熟未乾赤色，似胡蘺子，有核，亦可噉；既乾，皮甚薄。九月、十月採實，陰乾。"此即山茱萸科山茱萸 *Cornus officinalis*。

181 桑根白皮　味甘，寒，無毒。主治傷中，五勞六極，

---

①　五：底本無此字，據政和本草補。

贏瘦,崩中,脉絕,補虛益氣,去脈①中水氣,止唾血,熱渴,水腫,腹滿,臚脹,利水道,去寸白。可以縫金創。採無時。出土上者殺人。續斷、桂、麻子爲之使。

葉　主除寒熱,出汗。

汁　解蜈蚣毒。

桑耳　味甘,有毒。黑者主女子漏下赤白汁,血病②,癥瘕積聚,腹③痛,陰陽寒熱,無子,月水不調。其黃熟陳白者,止久泄,益氣,不飢。其④金色者,治澼癖⑤飲,積聚,腹痛,金創。一名桑菌,一名木勢。

五木耳　名檽,益氣不飢,輕身強志。生犍爲山谷⑥。六月多雨時採木耳,即暴乾。東行桑根乃易得,而江邊多出土,不可輕信。桑耳,斷穀方云木檽,又呼爲桑上寄生。此云五木耳,而不顯四者是何木。案⑦,老桑樹生燥耳,有黃、赤、白者;又多雨時亦生軟濕者,人採以作菹,皆無復藥用。

【箋疏】

　　桑樹是重要經濟作物,習見物種,種類繁多。爾雅釋木云"桑辨有葚,梔",邢昺疏引犍爲舍人注云:"桑樹一半有葚半無葚,爲梔。"桑樹有雌雄異株,亦有雌雄同株者,此或以雌雄異株者爲"梔"。又云"女桑,桋桑",郭璞注:

---

① 脈:政和本草作"肺"。

② 病:底本無此字,據政和本草補。

③ 腹:政和本草作"陰"。

④ 其:底本無此字,據政和本草補。

⑤ 澼癖:政和本草作"癖"。

⑥ 山谷:底本無此二字,據政和本草補。

⑦ 案:底本作"桑",據政和本草改。

"今俗呼桑樹小而條長者爲女桑。"一般認爲,這種"女桑"爲桑之柔嫩者。又云"檿桑,山桑",郭注:"似桑,材中作弓及車轅。"這種"檿桑",或釋爲柘,或釋爲桑之別種。本草拾遺云:"葉椏者名雞桑,最堪入用。"本草綱目集解項李時珍説:"桑有數種:有白桑,葉大如掌而厚;雞桑,葉花而薄;子桑,先椹而後葉;山桑,葉尖而長。"這些桑多數爲桑科桑屬植物,但品種多樣,除桑科植物桑 *Morus alba* 以外,還包括同屬雞桑 *Morus australis*、華桑 *Morus cathayana*、蒙桑 *Morus mongolica* 及其變種等。

　　本草經集注不僅循本草經以桑根白皮立條,條内還包括桑葉、桑耳,並附錄五木耳。桑耳是銀耳科或木耳科真菌寄生在桑樹上的子實體,其中"黑者"云云是白字本草經文,名醫別錄進一步補充云云。五木耳是寄生於五種木本植物上的木耳,桑耳只是其中之一,乃附錄於此條。

182 松蘿　味苦、甘,平,無毒。主治嗔怒邪氣,止虛汗,出風頭[1],女子陰寒腫痛,治淡熱,温瘧,可爲吐湯,利水道。一名女蘿。生熊耳山川谷松樹上。五月採,陰乾。東山甚多,生雜樹上,而以松上者爲真。毛詩云"蔦與女[2]蘿,施于松上"。蔦是寄生,以桑上者爲真,不用松上[3]者,此互有異同爾。

---

① 出風頭:政和本草作"頭風"。
② 女:底本無此字,據政和本草補。
③ 上:底本無此字,據政和本草補。

【箋疏】

　　松蘿亦稱松上寄生,本草綱目集解項李時珍説:"按毛萇詩注云'女蘿,兔絲也',吳普本草'兔絲一名松蘿'。陶弘景謂蔦是桑上寄生,松蘿是松上寄生。陸佃埤雅言:'蔦是松柏上寄生,女蘿是松上浮蔓。'又言:'在木爲女蘿,在草爲兔絲。'鄭樵通志言:'寄生有二種,大曰蔦,小曰女蘿。'陸璣詩疏言:'兔絲蔓生草上,黃赤如金,非松蘿也。松蘿蔓延松上生枝正青,與兔絲殊異。'羅願爾雅(翼)云:'女蘿色青而細長,無雜蔓。故山鬼云被薜荔兮帶女蘿,謂青長如帶也。兔絲黃赤不相類。然二者附物而生,有時相結。故古樂府云:南山冪冪兔絲花,北陵青青女蘿樹。由來花葉同一心,今日枝條分兩處。唐樂府云:兔絲故無情,隨風任顛倒。誰使女蘿枝,而來強縈抱。兩草猶一心,人心不如草。'據此諸説,則女蘿之爲松上蔓,當以二陸、羅氏之説爲的。其曰兔絲者,誤矣。"按,松蘿是松蘿科物種如松蘿 *Usnea diffracta*、長松蘿 *Usnea longissima* 之類,是附生在樹幹、山崖上的地衣體。因爲具有寄生性,所以詩人比興往往與桑寄生 *Taxillus chinensis*、菟絲 *Cuscuta chinensis* 等寄生植物混爲一談。

　　183　白棘　味辛,寒,無毒。主治心腹①痛,癰腫潰膿,止痛,決刺結,治丈夫虛損,陰痿,精自出,補腎氣,益精髓。**一名棘鍼**,一名棘刺。**生雍州川谷**。李云"此是酸棗②樹針",今人用天門

---

① 腹:底本無此字,據政和本草補。
② 酸棗:底本作"桑",據政和本草改。

冬苗①代之,非真也。

【箋疏】

　　爾雅釋木"樲,酸棗",郭璞注:"樹小實酢,孟子曰養其樲棗。"本草經有酸棗,又有白棘,一名棘針,後世注釋者對棗與酸棗,酸棗與白棘的關係頗爲糾結。按,酸棗實爲鼠李科棗的變種 *Ziziphus jujuba* var. *spinosa*,較棗樹爲矮小,多爲灌木狀,小枝成之字形,其托葉刺有直伸和彎曲兩種,核果較小,近球形或短距圓形。酸棗與白棘的關係,當以本草衍義所説較爲準確,即"小則爲棘,大則爲酸棗"。

　　至於爾雅釋草"髦,顛蕀",太平御覽引孫炎注:"一名白棘。"此白棘與本條之白棘恐是同名異物者,本草經集注説:"李云'此是酸棗樹針',今人用天門冬苗代之,非真也。"則當時確實有以天門冬當本草經白棘者。"今人"以後皆是陶弘景意見,陶引李當之語以駁時人。

184 棘刺花　味苦,平,無毒②。主治金創,内漏,明目。冬至後百廿日採之。

　　實　主明目③,心腹痿痹,除④熱,利小便。生道傍,四月採。一名菥蓂,一名馬⑤胸,一名刺原。又有棗針,療腰痛,喉

---

① 苗:底本無此字,據政和本草補。
② 平無毒:底本作"無毒平",據政和本草倒乙。
③ 目:底本無此字,據政和本草補。
④ 除:底本無此字,據政和本草補。
⑤ 馬:底本無此字,據政和本草補。

痹不通①。此一條又相違越,恐李所②言多是。然復道其花一名蔣蒬,此恐亦是③一物,不關棗刺也。今俗人④皆用天門冬苗,吾亦不許,門冬苗⑤乃是好作飲,益人,正自不可當棘刺爾。

【箋疏】

急就篇第二十一"槐檀荊棘葉枝扶",顏師古注:"棘,酸棗之樹也。一名樲。"棘是酸棗之類,所以說文也說:"小棗叢生者。从並朿。"段玉裁注:"此言小棗,則上文謂常棗可知。小棗樹叢生,今亦隨在有之。未成則爲棘而不實,已成則爲棗。"棗字條段玉裁說:"棘卽棗也,析言則分棗、棘,統言則曰棘。周禮外朝九棘三槐,棘正謂棗。"本條言棘刺,當即鼠李科棗的變種 *Ziziphus jujuba* var. *spinosa* 上的棘刺,即陶弘景提到的"棗刺"。但本草經另有白棘條,此處則以"棘刺花"爲名,再加上蔣蒬之類的別名,似乎又不是指酸棗的花,故陶弘景迷惑。

185 **狗脊** 味苦、甘,平,微溫,無毒。**主治腰背強,關機緩急,周痹,寒濕膝痛,頗利老人**,治失溺不節,男子腳弱腰痛,風邪淋露,少氣,目暗,堅脊,利俯仰,女子傷中,關節重。**一名百枝**,一名強膂,一名扶蓋,一名扶筋。**生常山川谷**。二月、八月採根,暴乾。萆薢爲之使,惡敗醬。 今山野處處有,與菝葜相似而小

---

① 痹不通:底本作"痛了",據政和本草改。
② 李所:政和本草作"俚"。
③ 道其花一名蔣蒬此恐別是:底本文字錯亂,據政和本草改。
④ 人:此後底本有"不"字,據政和本草刪。
⑤ 門冬苗:底本無此三字,據政和本草補。

異。其莖葉小肥,其節疏,其莖大直,上有刺,葉圓有赤脉。根凹凸龍嵸如羊角,細強者是。

【箋疏】

廣雅釋草"菝挈,狗脊也",玉篇"菝葜,狗脊根也",博物志也説:"菝葜與草薢相亂,一名狗脊。"本草經集注謂"今山野處處有,與菝葜相似而小異",並描述説:"其莖葉小肥,其節疏,其莖大直,上有刺,葉圓有赤脉。根凹凸龍嵸如羊角,細強者是。"陶弘景的説法乃本於吳普本草"如草薢,莖節如竹,有刺,葉圓赤,根黃白,亦如竹根,毛有刺",此皆與廣雅等字書之説一脉相承。但今用狗脊爲蕨類植物,與百合科菝葜屬(Smilax)物種差別極大,何得相似,頗不可解。或許狗脊以象形得名,其根莖與菝葜、草薢近似,都是"凹凸龍嵸"似狗之脊骨,遂致混淆。唐人施肩吾句"池塘已長雞頭葉,籬落初開狗脊花",蕨類植物狗脊自然無花,詩人所吟詠的恐怕就是菝葜一類。因爲似狗脊骨,名醫別錄記狗脊功效"堅脊利俯仰",別名強膂、扶筋皆是此意。又名"扶蓋",本草綱目認爲是"扶筋",但別名已有扶筋,不應該重複。此"蓋"或許是膝蓋的意思,但"膝蓋"一詞書證出現較晚,姑且備一説。

新修本草不同意陶説,明確指出:"此藥苗似貫衆,根長多岐,狀如狗脊骨,其肉作青綠色,今京下用者是。陶所説乃有刺草薢,非狗脊也,今江左俗猶用之。"由此知唐代所用狗脊肯定是蕨類植物,如烏毛蕨科植物狗脊蕨 *Woodwardia japonica* 之類。後來本草圖經又説"今方亦用金毛者",乃是以蚌殼蕨科的金毛狗脊 *Cibotium barometz* 爲正品,該植物根莖表面密被光亮的金黄色茸毛,故又名金毛狗脊。

186 萆解[①]　味苦、甘,平,無毒。**主治腰背痛強,骨節風寒濕周痹,惡瘡不瘳,熱氣**,傷中,恚怒,陰痿失溺,關節老血,老人五緩。一名赤節。**生真定山谷。**二月、八月採根,暴乾。薏苡爲之使,畏葵根、大黄、茈胡、牡蠣、前胡。　　今處處有,亦似菝葜而小異,根大,不甚有角節,色小淺。

【箋疏】

　　今用萆薢以薯蕷科綿萆薢 *Dioscorea septemloba* 爲主,博物志云:"菝葜與萆薢相似。"所言與萆薢相似的菝葜,則恐是指百合科無刺菝葜 *Smilax mairei* 之類,通常稱作"紅萆薢"。按,萆薢載本草經,菝葜見名醫別錄,陶弘景論萆薢云:"今處處有,亦似菝葜而小異,根大,不甚有角節,色小淺。"又論菝葜云:"此有三種,大略根、苗並相類。菝葜莖紫,短小,多細刺,小減萆薢而色深。"這似乎可以認爲陶弘景能够區分百合科菝葜屬(Smilax)與薯蕷科薯蕷屬(Dioscorea)植物,但何者爲菝葜屬植物,何者爲薯蕷屬植物,則難於斷言。從本草圖經所繪幾幅萆薢圖例來看,實包含兩類萆薢在内,由此看來,萆薢與菝葜相混,直到宋代依然如此。

187 菝葜　味甘,平、溫,無毒。主治腰背寒痛,風痹,益

---

①　解:底本作"薢",據本草經集注序錄改。

血氣，止小便利。生山野。二月、八月採根，暴乾。此有三種，大略根、苗並相類。菝葜莖紫，短小，多細刺，小減萆薢而色深，人用作飲。

【箋疏】

　　菝葜爲百合科植物菝葜 *Smilax china* 之類。宋人張耒有食菝葜苗詩，基本根據本草内容發揮，詩云："江鄉有奇蔬，本草記菝葜。驅風利頑痺，解疫補體節。春深土膏肥，紫筝迸玉裂。烹之芼薑橘，盡取無可輟。應同玉井蓮，已過貓頭苗。異時中州去，買子攜根撥。免令食蔬人，區區美薇蕨。"按，救荒本草記菝葜屬可食植物甚多，如牛尾菜"採嫩葉煠熟，水浸淘淨，油鹽調食"，即牛尾菜 *Smilax riparia*；粘魚鬚"採嫩筝葉煠熟，油鹽調食"，即華東菝葜 *Smilax sieboldii* 或近似種；金剛刺"採葉煠熟，水浸淘淨，油鹽調食"，即菝葜 *Smilax china*；山梨兒"採果食之"，菝葜 *Smilax china* 或近似種。以上又可以作爲張耒詩的注腳。

188 石韋　味苦、甘，平，無毒。**主治勞熱，邪氣，五癃閉不通，利小便水道**，止煩下氣，通膀胱滿，補五勞，安五藏，去惡風，益精氣。**一名石䖢**，一名石皮。用之去黄毛，毛射人肺，令人欬不可療。**生華陰山谷**石上，不聞水及人聲者良。二月採葉，陰乾。杏人爲之使，得昌蒲良。　蔓延石上，生葉如皮，故名石韋。今處處有。以不聞水聲、人聲者爲佳。出建平者，葉長大而厚。

【箋疏】

　　本草圖經云："叢生石上，葉如柳，背有毛而斑點如皮，故以名。"本草綱目集解項説："多生陰崖險罅處。其葉長者近尺，闊寸餘，柔韌如皮，背有黄毛。亦有金星者，名金星草，葉凌冬不凋。又一種如杏葉者，亦生石上，其性相同。"所指代的皆是蕨類植物水龍骨科石韋 *Pyrrosia lingua* 之類。

189 通草　味辛、甘，平，無毒。**主去惡蟲，除脾胃寒熱，通利九竅、血脉、關節，令人不忘**，治脾疸，常欲眠，心煩，噦出音聲，療耳聾，散癰腫，諸結不消，及金瘡惡瘡，鼠瘻，踒折，齆鼻息肉，墮胎，去三蟲。**一名附支**，一名丁翁。**生石城**山谷及山陽。正月採枝，陰乾。今出近道。繞樹藤生，汁白。莖有細孔，兩頭皆通，含一頭吹之，則氣出彼頭者良。或云即藆藤莖。

【箋疏】

　　通草因莖木中通而得名，後世則分化爲通草與木通兩類，各自又有若干品種來源。本草經没有描述通草的物種特徵，本草經集注説："繞樹藤生，汁白。莖有細孔，兩頭皆通，含一頭吹之，則氣出彼頭者良。或云即藆藤莖。"陶弘景提示其爲木質藤本，新修本草進一步説："此物大者徑三寸，每節有二三枝，枝頭有五葉。其子長三四寸，核黑穰白，食之甘美。"則大致確定其原植物爲木通科木通 *Akebia quinata*，可能也包括三葉木通 *Akebia trifoliate* 之類。

　　這一物種是木質藤本，南唐陳士良食性本草説"莖名木通"，此爲第一次出現"木通"之名；稍後不久，日華子本草直接用木通立條，到了宋代，本草圖經乃明確説"今人謂之木通”。將本草經的通草稱爲“木通”，其實是因爲另外的物種佔用了“通草”之名，這就是本草拾遺提到的通脱木，所謂“葉似萆麻，心中有瓢，輕白可愛，女工取以飾物”，並説“今俗亦名通草”。通脱木原植物爲五加科通脱木 Tetrapanax papyriferum，其莖髓很容易脱離，因此有“通脱”“活莌”之名。爾雅釋草“離南，活莌”郭璞注“草生南方，高丈許，似荷葉，莖中有瓢正白”，即是此種。

這種通脱木“通草”，在宋代成爲主流，故本草圖經説“俗間所謂通草，乃通脱木也”，蘇頌因此還特別指出：“古方所用通草，皆今之木通，通脱（木）稀有使者。”按，通脱木 Tetrapanax papyriferum，其實是灌木或小喬木，或許是專用柔弱疏鬆的莖髓，比較符合於“草”的特徵，所以取代相對木質化的木通 Akebia quinata 之木質藤莖。

190 **瞿麥** **味苦、辛，寒，無毒。主治關格諸癃結，小便不通，出刺，決癰腫，明目去臀，破胎墮子，下閉血，養腎氣，逐膀胱邪逆，止霍亂，長毛髮。一名巨句麥，一名大菊，一名大蘭。生太山川谷。**立秋採實，陰乾。蘘草、牡丹爲之使，惡桑螵蛸。　今出近道。一莖生細葉，花紅紫赤可愛，合子、葉刈取之，子頗似麥，故名瞿麥。此類乃有兩種，一種微大，花邊有叉椏；未知何者是，今市人皆用小者；復一種葉廣相似而有毛，花晚而甚赤[①]。按經云“採實”，中子至細，燥熟便脱盡，今市人惟合莖、葉用，而實正空殼無復子爾。

---

① 　此句中“未知何者是，今市人皆用小者”，疑錯簡在“復一種葉廣相似而有毛”之前，原文應爲：“此類乃有兩種，一種微大，花邊有叉椏；復一種葉廣相似而有毛，花晚而甚赤；未知何者是，今市人皆用小者。”

【箋疏】

　　説文云："蘧,蘧麥也。"又,"菊,大菊,蘧麥。"爾雅釋草"大菊,蘧麥",郭注："一名麥句薑,即瞿麥。"引文中的蘧、菊、大菊,所指代的都應該是包括瞿麥 *Dianthus superbus*、石竹 *Dianthus chinensis* 在内的石竹科石竹屬(Dianthus)植物。按,今天所稱的菊科植物菊花,按照説文當寫作"蘜花",説文云："蘜,日精也,以秋花。"今天所寫的"菊"字,其實是石竹科瞿麥一類的植物。或許是蘜花因其觀賞性較爲流行,漸漸佔用了寫法簡易的"菊"字,本來可以寫作"菊麥"的蘧麥,只得改用另一個同音字"瞿"來代替,遂稱爲"瞿麥"。本草經別名"巨句麥","巨句"急呼爲"蘧";名醫別錄一名"大蘭",森立之本草經考注認爲"蘭即爲菊之草體訛字",其説過於突兀,存此備參。

　　191　敗醬　味苦、咸,平、微寒,無毒。**主治暴熱,火瘡赤氣,疥瘙,疽痔,馬鞍熱氣**,除癰腫,浮腫,結熱,風痹不足,産後疾痛。**一名鹿腸**,一名鹿首,一名馬草,一名澤敗。**生江夏川谷**。八月採根,暴乾。出近道,葉似狶薟,根形似此胡,氣如敗豆醬,故以爲名。

【箋疏】

　　敗醬因植株特殊氣味而得名,即陶弘景説"氣如敗豆醬,故以爲名"者。古今品種變化不大,應該都是敗醬科敗醬屬(Patrinia)植物。新修本草説："葉似水莨及薇銜,叢生,花黃根紫,作陳醬色。"當爲黃花敗醬 *Patrinia scabiosifolia*。本草綱目集解項描述説：“處處原野有之，俗名苦菜，野人食之。江東人每採收儲焉。春初生苗，深冬始凋。初時葉布地生，似菘菜葉而狹長，有鋸齒，綠色，面深背淺。夏秋莖高二三尺而柔弱，數寸一節，節間生葉，四散如傘。顛頂開白花成簇，如芹花、蛇牀子花狀。結小實成簇。其根白紫，頗似柴胡。”此即白花敗醬 *Patrinia villosa*。

192 木蘭　味苦，寒，無毒。**主治身有大熱在皮膚中，去面熱赤皰酒皶①，惡風癲②疾，陰下癢濕，明耳目，療中風傷寒，及癰疽水腫，去臭氣。**一名林蘭，一名杜蘭。皮似桂而香。**生零陵山谷**，生太山。十二月採皮，陰乾。零陵諸處皆有。狀如楠樹，皮甚薄而味辛香。今益州有，皮厚，狀如厚朴，而氣味爲勝。故蜀都賦云“木蘭棳桂”也。今東人皆以山桂皮當③之，亦相類。道家用合香，亦好也。

【箋疏】

　　離騷中多次以木蘭起興，著名的句子如“朝飲木蘭之墜露兮，夕餐秋菊之落英”；“朝搴阰之木蘭兮，夕攬洲之宿莽”。王逸注：“木蘭去皮不死，宿莽遇冬不枯。”木蘭也是重要的建材，三輔黄圖謂阿房宫前殿以木蘭爲梁，磁石爲門。司馬相如長門賦云：“刻木蘭以爲榱兮，飾文杏以爲梁。”李善注曰：“木蘭，似桂木。”述異記云：“木蘭川在

---

① 酒皶：底本作“皶酒”，據政和本草倒乙。
② 癲：政和本草作“癲”。
③ 當：底本作“檔”，據政和本草改。

潯陽江中,多木蘭樹。昔吳王闔閭植木蘭於此,用構宮殿也。七里洲中有魯班刻木蘭爲舟,舟至今在洲中,詩家云木蘭舟出於此。"本草家描述中,大多提到木蘭與桂相似,名醫別錄謂"皮似桂而香",尤其本草圖經説"木高數丈,葉似菌桂葉,亦有三道縱文,皮如板桂,有縱橫文,香味劣於桂",結合所繪春州木蘭,推斷其原植物爲樟科天竺桂 *Cinnamomum pedunculatum* 之類。

193 秦皮　味苦,微寒、大寒,無毒。主治風寒濕痹,洗洗寒氣,除熱,目中青翳白膜,治①男子少精,婦人帶下,小兒癇,身熱。可作洗目湯。久服頭不白,輕身,皮膚光澤,肥大有子。一名岑皮,一名石檀。生盧②江川谷,生宛朐。二月、八月採皮,陰乾。大戟爲之使,惡茱萸。　俗是樊槻皮,而水漬以和墨書,青色不脱,徹③青,且亦殊薄,恐不必爾。俗方以療目,道術家亦有用處。

【箋疏】

淮南子俶真訓云:"夫梣木色青翳,而蠃瘀蝸睆,此皆治目之藥也。"高誘注:"梣木,苦歷木名也,生於山,剝其皮以水浸之,正青。用洗眼,愈人目中膚翳。"秦皮浸水色青,新修本草説:"此樹似檀,葉細,皮有白點而不粗錯,取皮水漬便碧色,書紙看皆青色者是。俗見味苦,名爲苦樹。亦用皮療眼,有效。以葉似檀,故名石檀也。"本草圖經並以此作爲秦皮的鑒別特徵,有云:"取皮漬水便碧色,

---

① 治:底本無此字,據政和本草補。
② 盧:底本作"膚",據政和本草改。
③ 徹:政和本草作"微"。

書紙看之青色,此爲真也。"按,秦皮的水浸液有螢光,由此確定其爲木犀科梣屬植物,如小葉梣 *Fraxinus bungeana* 或白臘樹 *Fraxinus chinensis* 之類,古今一致,沒有變化。

194 假蘇① 味辛,溫,無毒。主治寒熱鼠瘻,瘰癧生瘡,結聚氣破散之,下瘀血,除②濕痹。一名鼠蓂,一名薑芥。生漢中川澤。方藥亦不復用。

【箋疏】

名醫別錄一名薑芥,吳普本草名荊芥,後遂以荊芥爲正名。齊民要術云:"紫蘇、薑芥、薰菜,與荏同時,宜畦種。"可見當時已有栽種者。本草綱目集解項李時珍説:"荊芥原是野生,今屬世用,遂多栽蒔。二月布子生苗,炒食辛香。方莖細葉,似獨帚葉而狹小,淡黃綠色。八月開小花,作穗成房,房如紫蘇房,內有細子如葶藶子狀,黃赤色,連穗收採用之。"結合本草圖經所繪成州假蘇與岳州荊芥圖例,所表現的都是唇形科植物裂葉荊芥 *Schizonepeta tenuifolia* 之類。

假蘇,新修本草在菜部,蘇敬注釋云:"此藥即菜中荊芥是也,姜、荊聲訛耳。先居草部中,今人食之,錄在菜部也。"故新輯本將其恢復爲草木部。

---

① 假蘇:此條以新修本草寫本卷十八爲底本。
② 除:底本無此字,據政和本草補。

195 白芷 味辛,溫,無毒。主治女人漏下赤白,血閉,陰腫,寒熱,風頭侵目淚出,長肌膚,潤澤,可作面脂,治風邪,久渴,吐嘔,兩脅滿,風痛,頭眩目癢。可作膏藥、面脂、潤顏色。**一名芳香**,一名白茝,一名囂,一名莞,一名苻蘺,一名澤芬。葉名蒿麻,可作浴湯。**生河東川谷**下澤。二月、八月採根,暴乾。當歸爲之使,惡旋復花。 今出近道,處處有,近下濕地,東間甚多。葉亦可作浴湯,道家以此香浴,去尸蟲,又用合香也。

【箋疏】

　　白芷在古代是著名的香藥,本草圖經云:"今所在有之,吳地尤多。根長尺餘,白色,粗細不等,枝斡去地五寸已上。春生葉,相對婆娑,紫色,闊三指許。花白微黃,入伏後結子,立秋後苗枯。二月、八月採根暴乾。以黃澤者爲佳,楚人謂之蒥。九歌云'辛夷楣兮葯房',王逸注云:'葯,白芷是也。'"按,藥用白芷爲傘形科植物大活 *Angelica dahurica* 的栽培變種,本草經別名芳香,吳普本草、名醫別錄一名澤香,陶弘景注釋説:"葉亦可作浴湯,道家以此香浴,去尸蟲,又用合香也。"因大活不具香味,其氣臭濁,故知自古以來所用白芷皆其栽培變種。

196 杜若 味辛,微溫,無毒。主治胸脅下逆氣,溫中,風入腦户,頭腫痛,多涕淚出,眩倒目眩眩,止痛,除口臭氣。**久服益精,明目,輕身**,令人不忘。**一名杜衡**,一名杜蓮,一名白連,一名白芩,一名若芝。**生武陵川澤**及冤句。二月、八月採根,暴乾。得辛夷、細辛良,惡茈胡、前胡。 今處處有。葉似薑而有文理,根似高良薑而細,味辛香。又絕似旋復根,殆欲相亂,葉小異爾。楚詞云"山中人兮芳杜若",此者一名杜衡,今復別有杜衡,不相似。

【箋疏】

　　據説文,"若"除"擇菜"義外,還是一種香草杜若的專名。本草經集注謂杜若"葉似薑而有文理,根似高良薑而細,味辛香",如此頗似薑科植物,後世本草皆沿用其説。新修本草云:"杜若苗似廉薑,生陰地,根似高良薑,全少辛味。"蜀本草圖經云:"苗似山薑,花黄赤,子赤色,大如棘子,中似豆蔻。今出硤州、嶺南者甚好。"按如其説,杜若即薑科植物高良薑 *Alpinia officinarum*。

197　杜衡　味辛,溫,無毒。主治風寒欬逆。香人衣體。生山谷。三月三日採根,熟洗,暴乾。根、葉都似細辛,惟氣小異爾。處處有之。方藥少用,惟道家服之,令人身衣香。山海經云可療瘻。

【箋疏】

　　爾雅云:"杜,土鹵。"郭璞注:"杜衡也,似葵而香。"此即馬兜鈴科植物杜衡 *Asarum forbesii*,與細辛同屬,形狀形似,葉多爲腎狀心形,似馬蹄,故名馬蹄香。山海經説杜衡"可以走馬",郭璞注:"帶之令人便馬,或曰馬得之而健走。"荀子云:"故天子大路越席,所以養體也,側載睾芷,所以養鼻也。"爾雅翼因此發揮説:"古者天子大輅,側載睾芷,所以養鼻。明車上亦有香草,此衡既便于馬,或當亦載之衡歟。"

198　桑上寄生　味苦、甘,平,無毒。主治腰痛,小兒背強,癥腫,安胎,充肌膚,堅髮齒,長鬚眉,主治金創,去痹,女子崩中,內傷不足,產後餘疾,下乳汁。

　　其實　明目,輕身通神。一名寄屑,一名寓木,一名宛童,一名蔦①。生弘農川谷桑樹上。三月三日採莖、葉,陰乾。桑上者名桑上寄生耳,詩人云"施於松上",方家亦有用楊上、楓上者,則各隨其樹名之,形類猶是一,但根津所因處爲異法。生樹枝間,寄根在皮節之內,葉圓青赤,厚澤易折,旁自生枝節。冬夏生,四月華白,五月實赤,大如小豆。今處處皆有,以出彭城爲勝。俗人呼皆爲續斷用之。按本經續斷別在中品藥,所主療不同,豈只是一物,市人使混亂,無復能甄識之者。服食方云是桑檽,與此說又爲不同耳。

【箋疏】

　　張衡思玄賦云"桑末寄夫根生兮,卉既凋而已毓",這是對寄生植物生態的準確刻畫。寄生的雅名爲"蔦",據說文"從艸鳥聲",爲形聲字,蜀本草說:"諸樹多有寄生,莖葉並相似,云是烏鳥食一物,子、糞落樹上,感氣而生。"其右文"鳥"或許因此而來。

　　諸家本草對桑上寄生的意見並不一致,但所指稱者爲桑寄生科的植物無疑。桑寄生科植物種類極多,中國分佈有十一個屬六十六個種及十餘個變種,較難準確指認品種。桑寄生科下分桑寄生亞科與槲寄生亞科,通志昆蟲草木略卷七六云:"寄生生於木上,有兩種:一種大者,葉如石榴;一種小者,葉如麻黃。其實皆相似。云是鳥糞感木而生。"葉大者爲桑寄生類,小葉者爲槲寄生類。不過古人的立場與今天不太一樣,除了植株的分類學特

---

　　①　蔦:底本作"葛",據政和本草改。

性外，更多的文獻强調寄生植物的宿主，大都以桑樹上的寄生爲正品，此如本草衍義所説：“古人當日惟取桑上者，實假其氣耳。”李時珍亦云：“人言川蜀桑多，時有生者，他處鮮得。須自采或連桑采者乃可用。世俗多以雜樹上者充之，氣性不同，恐反有害也。”如此看來，似乎還是應該以桑樹爲寄主的桑寄生亞科的品種爲正。

199 黃蘗①　味苦，寒，無毒。主治五藏腸胃中結氣熱，黃疸，腸痔，止泄利，女子漏下赤白，陰陽蝕瘡，治驚氣在皮間，肌膚熱赤起，目熱赤痛，口瘡。久服通神。一名檀桓。

根名檀桓。主治心腹百病，安魂魄，不飢渴。久服輕身延年，通神。生漢中山谷及永昌。惡乾漆。　今出邵陵者，輕薄色深爲勝；出東山者，厚重而色淺。其根於道家入木芝品，今人不知取服之。又有一種小樹，狀如石榴，其皮黃而苦，俗呼爲子蘗，亦②主口瘡。又一種小樹，至多刺，皮亦黃，亦主口瘡。

【箋疏】

“蘗”正寫當作“檗”，説文“檗，黃木也”，徐鍇云：“黃木，即今藥家用黃檗也。”以其色黃，故稱黃檗，今則寫作黃柏。將檗木寫作“蘗木”，不僅是文字正俗之分，甚至可能直接涉及本品的名實。檗木古來皆用爲染料，即張揖注子虛賦所言“檗皮可染者”。曾慥類説卷四七雌黃條云：“古人寫書皆用黃紙，以檗染之，所以辟蠹，故曰黃

---

①　黃蘗：底本作“蘗木”，據本草經集注序錄改。政和本草亦名“蘗木”，後有小字“黃蘗也”。
②　亦：底本作“赤”，據政和本草改。

卷。"其原植物爲芸香科黄皮樹 *Phellodendron chinense*，樹皮中含有可以染黄的小檗鹼。但黄皮樹爲高大喬木，可達十五米以上，很難想象作爲喬木的"檗木"字，在既有形符"木"的基礎上，還會被加上"艸"頭，寫成"蘗木"。這種可能性確實不大，如果東漢確用"蘗"來指代檗木，其原植物則可能包含有同樣含有小檗鹼的小檗科小檗屬（Berberis）植物在内，因爲後者一般爲兩三米的小灌木，"檗"字加"艸"作"蘗"，方具有合理性。

　　兩種"檗木"混淆的情況在陶弘景時代仍然存在，本草經集注云："其根於道家入木芝品，今人不知取服之。又有一種小樹，狀如石榴，其皮黄而苦，俗呼爲子蘗，亦主口瘡。又一種小樹，多刺，皮亦黄，亦主口瘡。"陶弘景提到"道家入木芝品"的那種檗木，亦見抱朴子内篇仙藥："千歲黄蘗木下根，有如三斛器，去本株一二丈，以細根相連狀如縷，得末而服之，盡一枚則成地仙不死也。"這種檗木應該是芸香科黄檗屬（Phellodendron）植物，而陶説植株低矮，如石榴樹，有刺的檗木則是小檗科小檗屬（Berberis）植物。

　　200 白微[①]　味苦、鹹，平、大寒，無毒。**主治暴中風，身熱肢滿，忽忽不知人，狂惑邪氣，寒熱酸疼，溫瘧洗洗，發作有時，**治傷中淋露，下水氣，利陰氣，益精。一名白幕，一名薇草，一名春草，一名骨美。久服利人。**生平原川谷。**三月三日採根，陰乾。惡黄耆、乾薑、乾漆、大棗、山茱萸。　近道處處有。根狀似牛

---

① 微：底本作"薇"，據本草經集注序録畏惡七情表改。

膝而短小爾。方家用多療驚邪,風狂,注病。

【箋疏】

　　本草圖經云:"莖葉俱青,頗類柳葉。六七月開紅花,八月結實。根黃白色,類牛膝而短小。三月三日採根,陰乾用。"救荒本草描述更詳:"白薇,一名白幕,一名薇草,一名春草,一名骨美。生平原川谷,並陝西諸郡及滁州,今鈞州密縣山野中亦有之。苗高一二尺,莖葉俱青,頗類柳葉而闊短,又似女萎腳葉,而長硬毛澀,開花紅色,又云紫花,結角似地梢瓜而大,中有白瓤,根狀如牛膝根而短,黃白色。"結合兩書所繪圖例,此即蘿藦科植物白薇 *Cynanchum atratum*,或同屬近緣植物。

201 支①子　味苦,寒、大寒,無毒。**主治五內邪氣,胃中熱氣,面赤酒皰、齇鼻,白癩、赤癩、瘡瘍,**目熱赤痛,胸中心大小腸大熱,心中煩悶,胃中熱氣。**一名木丹,**一名越桃。**生南陽川谷。**九月採實,暴乾。解躑躅毒。　處處有,亦兩三種小異,以七道者爲良。經霜乃取之。今皆入染用,於藥甚稀。玉支,即羊躑躅②也。

【箋疏】

　　梔子是古代重要經濟作物,主要用作黃色染料。史記貨殖列傳說:"若千畝巵茜,千畦薑韭,此其人皆與千戶侯等。"又說:"巴蜀亦沃野,地饒巵薑。"梔子是常見物種,

---

① 支:底本作"枝",政和本草作"梔",據本草經集注序錄畏惡七情表改。
② 羊躑躅:底本作"躑躅萌",據政和本草改。

本草圖經説："梔子生南陽川谷,今南方及西蜀州郡皆有之。木高七八尺,葉似李而厚硬,又似樗蒲子。二三月生白花,花皆六出,甚芬香,俗説即西域詹匐也。夏秋結實如訶子狀,生青熟黃,中人深紅。九月採實,暴乾。南方人競種以售利。貨殖傳云'卮茜千石,亦比千乘之家',言獲利之博也。此亦有兩三種,入藥者山梔子,方書所謂越桃也,皮薄而圓小,刻房七棱至九棱爲佳。其大而長者,乃作染色,又謂之伏尸梔子,不堪入藥用。"此即茜草科山梔子 *Gardenia jasminoides* 及其同屬近緣植物,古今品種變化不大。

202 合歡　味甘,平,無毒。主安五藏,和心志,令人歡樂無憂。久服輕身明目,得所欲。生益州山谷。嵇公養生論云:"合歡蠲忿,萱草忘憂。"詩人又有萱草,皆云即今鹿①葱,不入藥用。至於合歡,舉俗無識之者,當以其非治病之功,稍見輕略,遂致永謝。猶如長生之法,人罕敦尚,亦爲遺棄也。洛陽華林苑中猶云合歡如丁林,唯不來江左耳。

【箋疏】

　　新修本草云:"此樹生葉似皂莢、槐等,極細。五月花發,紅白色。所在山澗中有之,今東西京第宅山池間亦有種者,名曰合歡,或曰合昏。秋實作莢,子極薄細爾。"合歡即豆科植物合歡 *Albizia julibrissin*,爲常見物種,古今没有變化。合歡的葉子有夜合現象,晚間聚攏,以減少熱

---

①　鹿:底本作"麻",據政和本草改。

量和水分的散失。遭遇大風大雨時，合歡葉也會逐漸合攏，以防柔嫩的葉片受到暴風雨的摧殘。本草拾遺解説其得名之緣由，"葉至暮即合，故云合昏也"，應該是正確的。其別名夜合，也由此得來。

　　"合歡"或許只是"合昏"讀音之訛，但顯然"合歡"的名字更容易接受和傳播，再因爲"合歡"二字的美好聯想，於是有了"合歡蠲忿"的説法，本草經謂合歡"利心志，令人歡樂無憂"，恐怕也是這樣來的。蜀本草音義別有解釋説："樹似梧桐，枝弱葉繁，互相交結。每一風來，輒似相解，了不相牽綴。樹之階庭，使人不忿。"古人取類比象思維，於兹可見一斑。

203　衛矛　味苦，寒，無毒。主治女子崩中下血，腹滿汗出，除邪，殺鬼毒蠱注[①]，中惡，腹痛，去白蟲，消皮膚風毒腫，令陰中解。一名鬼箭。生霍山山谷。八月採，陰乾。山野處處有。其莖有[②]三羽，狀如箭羽，俗皆呼爲鬼箭，而爲用甚稀，用之削取皮羽。

【箋疏】

　　衛矛是衛矛科衛矛 *Euonymus alatus*、栓翅衛矛 *Euonymus phellomanes* 之類，植物特徵非常明顯，其小枝常有二至四列寬闊排列的木栓翅，既像有棱的矛頭，又似箭的尾羽，所以一名衛矛，別名鬼箭，日華子本草徑稱爲"鬼箭羽"。本草圖經云："衛矛，鬼箭也，出霍山山谷，

---

① 蠱注：底本作"注蠱"，據政和本草倒乙。
② 有：底本無此字，據政和本草補。

今江淮州郡或有之。三月以後生莖，苗長四五尺許，其幹有三羽，狀如箭翎，葉亦似山茶，青色。八月、十一月、十二月採條莖，陰乾。"衛矛形態特殊，如本草衍義形容"葉絕少，其莖黃褐色，若檗皮，三面如鋒刃"，故"人家多燔之遣祟"，正與本草經説衛矛"除邪，殺鬼毒蠱注"，一脈相承，乃由形狀與名稱比附而來。

204　沉香、薰陸香、雞舌香、藿香、詹糖香、楓香并微溫。悉治風水毒腫，去惡氣。薰陸、詹糖去伏尸。雞舌、藿香治霍亂，心痛。楓香治風癮疹癢毒。此六種香皆合香家要用，不正復入藥，唯治惡核毒腫，道方頗有用處。詹糖出晉安岑州，上真淳澤者難得，多以其皮及蠱①蟲屎雜之，唯輕者爲佳，其餘無甚真僞，而有精粗耳。外國用波津香明目，白檀消風腫，其青木香別在上品。

【箋疏】

據新修本草沉香、薰陸香、雞舌香、藿香、詹糖香、楓香共六種香藥合併爲一條敍述，目錄則以沉香爲標題，開寶本草乃拆分爲各條，所幸新修本草卷十二木部上品尚存寫本，故能了解本草經集注的原貌。根據本條陶弘景注提到"其青木香別在上品"，青木香即新輯本第 115 條的木香，從陶注語義來看，隱含有沉香在中品的意思，因此新輯本將本條從新修本草木部上品退爲草木部中品。

古代沉香主要是國產與進口兩類，國產沉香來源於瑞香科白木香 *Aquilaria sinensis*，產地即本草衍義所説

---

① 蠱：底本作"柘"，據政和本草改。

"嶺南諸郡悉有之,旁海諸州尤多",進口者爲同屬植物沉香 Aquilaria agallocha,出自東南亞國家,所用皆爲含樹脂的木材。薰陸香,據南方草木狀云:"薰陸香出大秦,在海邊有大樹,枝葉正如古松,生於沙中。盛夏,樹膠流出沙上,方採之。"今天瞭解,乳香、薰陸香可能來源於橄欖科乳香屬不同植物的樹脂,因爲非中國所産,古人不能分別,含混其說。雞舌香其實是丁香,如本草圖經說:"京下老醫或有謂雞舌香與丁香同種,花實叢生,其中心最大者爲雞舌香,擊破有解理如雞舌,此乃是母丁香,療口臭最良,治氣亦效。"原植物爲桃金娘科丁香 Syzygium aromaticum,花蕾又稱"公丁香",丁香的果實爲"母丁香"。早期藿香主要作香料熏衣或作香粉外用,國内藿香的規模化種植應該開始於宋代,本草圖經云:"藿香舊附五香條,不著所出州土,今嶺南郡多有之,人家亦多種植。二月生苗,莖梗甚密,作叢,葉似桑而小薄。六月、七月採之暴乾,乃芬香,須黃色然後可收。"據本草圖經所繪蒙州藿香圖例,其品種當即今用唇形科廣藿香 Pogostemon cablin。詹糖香本從外國進口,梁書諸夷傳記盤盤國"(中大通)六年八月,復使送菩提國真舍利及畫塔,並獻菩提樹葉、詹糖等香"。新修本草提示,詹糖香乃是以詹糖樹枝葉煎取製得。據植物名實圖考卷三十三說:"今寧都州香樹形狀正同,俗亦采枝葉爲香料,開花如桂,結紅實如天竹子而長圓,圖以備考。"根據圖例,確認這種詹糖樹原植物爲樟科紅果釣樟 Lindera erythrocarpa,亦即名醫別錄之釣樟根皮。楓香大約是金縷梅科植物楓香樹 Liquidambar formosana 分泌的香脂。

205 紫葳　味酸,微寒,無毒。主治婦人產①乳餘疾,崩中,癥瘕,血閉,寒熱,羸瘦,養胎。

莖葉　味苦,無毒。主治痿蹶,益氣。一名陵苕,一名茇華。生西海川谷及山陽。李云是瞿麥根,今方用至少。博物志云:"郝晦行華草於太行山北,得紫葳華。"必當奇異。今瞿麥華乃可愛,而處處有,不應乃在太行山。且標其莖葉②,恐亦非瞿麥根。詩云"有苕之華",郭云凌霄藤,亦恐非也。

【箋疏】

　　經學家與本草家都爲紫葳的名實爭論不休,推考原因乃在於詩經、爾雅之間的名物糾結,而本草記載同樣含混。名醫別錄紫葳一名陵苕,一名茇華,若按照爾雅釋草的説法:"苕,陵苕。黃華蔈,白華茇。"則紫葳應該就是爾雅提到的"苕"。可是詩經"苕之華",陸璣詩疏卻説:"苕,一名陵時,一名鼠尾。似王芻,生下濕水中,七八月中華紫,似今紫草花,可染皂。"根據"一名鼠尾""可染皂",對應於爾雅則是釋草之"葝,鼠尾",郭注:"可以染皂。"不特如此,名醫別錄有鼠尾草,記其別名有葝、陵翹,也相吻合。如此一來,本草之紫葳與鼠尾草,爾雅之苕與葝,糾纏不清。不特如此,爾雅苕與葝皆爲草,本草紫葳卻在木部,也難説清緣由。

　　廣雅釋草又別有説法:"芘葳、陵苕,薩麥也。"即使按照廣雅疏證的修訂,"芘葳、麥句薑,薩麥也",紫葳也與薩

---

① 產:底本無此字,據政和本草補。
② 葉:底本作"華",據文義改。政和本草此句作"且有樹其莖葉"云云。

麥聯繫在一起。本草方面，不僅吳普本草記紫葳一名瞿麥，陶弘景也引述李當之的意見説："李云是瞿麥根。"但陶並不以此爲然，質疑云："博物志云：'郝晦行華草於太行山北，得紫葳華。'必當奇異，今瞿麥華乃可愛，而處處有，不應乃在太行山，且標其莖葉，恐亦非瞿麥根。"

郭璞注爾雅釋草"苕，陵苕"句，據新修本草引文作："一名陵時，又名凌霄。"今本無"又名凌霄"，但據陶弘景注提到"詩云'有苕之華'，郭云凌霄，亦恐非也"，以紫葳爲凌霄花，確實出於郭璞的主張。新修本草即據此引申："此即凌霄花也，及莖葉俱用。按爾雅釋草云：'苕，一名陵苕。黄花蔈；白華芨。'郭云：'一名陵時，又名凌霄。'本經云'一名陵苕、芨華'，即用花，不用根也。山中亦有白花者。按瞿麥花紅，無黄、白者。且紫葳、瞿麥，皆本經所載，若用瞿麥根爲紫葳，何得復用莖葉？體性既與瞿麥乖異，生處亦不相關。郭云凌霄，此爲真説也。"

唐以前的意見只能存而不論，新修本草將紫葳指定爲凌霄花，即紫葳科紫葳 *Campsis grandiflora*，後世基本遵從。本草綱目集解項李時珍云："凌霄野生，蔓才數尺，得木而上，即高數丈，年久者藤大如杯。春初生枝，一枝數葉，尖長有齒，深青色。自夏至秋開花，一枝十餘朵，大如牽牛花，而頭開五瓣，赭黄色，有細點，秋深更赤。八月結莢如豆莢，長三寸許，其子輕薄如榆仁、馬兜鈴仁。其根長亦如兜鈴根狀。秋後采之，陰乾。"所描述者即是本種。

206 蕪荑　味辛①,平,無毒。主治五内邪氣,散皮膚骨節中淫淫溫②行毒,去三蟲,化食,逐寸白,散腹③中喎喎喘息④。一名無姑,一名薇薞。生晉山⑤川谷。三月採實,陰乾。

今唯出高麗。狀如榆莢,氣臭如犰,彼人皆以作醬食之。性殺虫,以置物中亦辟蛀,但患其臭。

【箋疏】

蕪荑是古代常用調味品,急就篇"蕪荑鹽豉醯酢醬",顏師古注:"蕪荑,無姑之實也。無姑一名橁榆,生於山中,其莢圓厚,剝取樹皮合漬而乾之,成其辛味也。爾雅曰'無姑,其實夷',故謂之蕪荑也。"據齊民要術,榆分三種:"按今世有刺榆,木甚牢肕,可以爲犢車材;梜榆,以爲車轂及器物;山榆,人可以爲蕪荑。凡種榆者,宜種刺、梜兩種,利益爲多;其餘軟弱,例非佳木也。"本草衍義云:"蕪荑,有大小兩種。小蕪荑即榆莢也。採取人,醞爲醬,味尤辛。入藥當用大蕪荑,別有種。"小蕪荑爲榆科植物榆樹 *Ulmus pumila* 的果實,大蕪荑則是同屬植物大果榆 *Ulmus macrocarpa*。觀察本草圖經所繪之蕪荑圖例,能看出小枝上的木栓翅,亦指向大果榆。又,據說文"梗,山枌榆。有束,莢可爲蕪夷者",此即是齊民要術提到的刺榆,原植物爲榆科刺榆 *Hemiptelea davidii*,亦用其果

---

① 辛:底本無此字,據政和本草補。
② 溫:底本無此字,據政和本草補。
③ 腹:政和本草作"腸"。
④ 息:底本作"出",據政和本草改。
⑤ 晉山:底本無此二字,據政和本草補。

實加工爲蕪荑。

207 **紫草**　味苦，寒，無毒。**主治心腹邪氣，五疸，補中益氣，利九竅，通水道，治腹腫脹滿痛。以合膏，療小兒瘡及面皶。一名紫丹，一名紫芺。生碭山山谷及楚地。**三月採根，陰乾。今出襄陽，多從南陽、新野來，彼人種之，即是今染紫者，方藥家都不復用。博物志云：平氏陽山紫草特好，魏國以染色，殊黑。比年東山亦種，色小淺於北者。

【箋疏】

　　紫草是重要的植物性染料，包括紫草科紫草亞科紫草族下紫草屬（Lithospermum）、軟紫草屬（Arnebia）、滇紫草屬（Onosma）的多種植物，含有紫草色素，可用於染紅或紫色。爾雅釋草"藐，茈草"，廣雅釋草"茈莫，茈草也"，皆與本草及諸家注釋相合。列仙傳說昌容"能致紫草，賣與染家"。紫草早有栽種，齊民要術有"種紫草法"，北方産量大而質量高。

208 **紫菀**　味苦、辛，溫，無毒。**主治欬逆上氣，胸中寒熱結氣，去蠱毒，痿蹷，安五藏，治欬唾膿血，止喘悸，五勞體虛，補不足，小兒驚癇。一名紫蒨，一名青菀。生房陵山谷及真定、邯鄲。**二月、三月採根，陰乾。欵冬爲之使，惡天雄、瞿麥、雷丸、遠志，畏茵陳。　　近道處處有，生布地，花亦紫，本有白毛，根甚柔細。有白者名白菀，不復用。

【箋疏】

　　"菀"是紫菀的專名，説文云："菀，茈菀，出漢中房

陵。"玉篇也説："菀，茈菀，藥名。"急就篇"牡蒙甘草菀藜
蘆"句，顏師古注："菀謂紫菀、女菀之屬。"本草圖經説：
"三月内布地生苗葉，其葉三四相連，五月、六月内開黄、
紫、白花，結黑子。本有白毛，根甚柔細。二月、三月内取
根陰乾用。"此即菊科植物紫菀 *Aster tataricus*，應是歷代
藥用主流品種。

209 **白鮮**　味苦、鹹，寒，無毒。**主治頭風，黄疸，欬逆，
淋瀝，女子陰中腫痛，濕痹死肌，不可屈伸，起止行步，**治四支
不安，時行腹中大熱飲水，欲走大呼，小兒驚癇，婦人產後餘
痛。**生上谷川谷**及**冤句**。四月、五月採根，陰乾。惡桑螵蛸、桔
梗、伏苓、萆薢。　　近道處處有，以蜀中者爲良。俗呼爲白羊鮮，氣息正似
羊膻，或名白膻。

【箋疏】

　　本草綱目釋名説："鮮者，羊之氣也。此草根白色，作
羊膻氣，其子纍纍如椒，故有諸名。"按，"鮮"本是魚名，引
申爲新鮮、鮮美、鮮艷等，與腥膻没有關聯，故本草經考注
認爲是"羴"的假借，説文"羴，羊臭也，或從亶作羶"，其説
可從。名醫別錄謂白鮮"四月、五月采根，陰乾"，今則抽
取木心僅用根皮，故名白鮮皮。

　　與敗醬一樣，白鮮也是因特殊的氣味得名，如本草經
集注所言："俗呼爲白羊鮮，氣息正似羊膻，或名白膻。"本
草圖經説："苗高尺餘，莖青，葉稍自如槐，亦似茱萸。四
月開花淡紫色，似小蜀葵。根似蔓菁，皮黄白而心實。四
月、五月採根，陰乾用。"其原植物爲芸香科白鮮 *Dictamnus*

dasycarpus，古今没有大變化。

210 **薇銜**　味苦，平、微寒，無毒。主治風濕痹歷節痛，驚癎吐舌，悸氣賊風，鼠瘻癰腫，暴癥，逐水，治痿蹶。久服輕身明目。**一名麋銜**，一名承膏，一名承肌，一名無心，一名無顚。**生漢中**川澤及冤句、邯鄲。七月採莖、葉，陰乾。得秦皮良。　俗用亦少。

【箋疏】

　　薇銜一名麋銜，是黄帝内經提到的少數藥物之一。黄帝内經素問病能論治療"酒風"，岐伯曰："以澤瀉、朮各十分、麋銜五分，合，以三指撮，爲後飯。"本經逢原云："鹿銜，本經專主風濕痹，歷節痛，素問同澤、朮治酒風身熱懈惰，汗出如浴，惡風少氣之病，亦取其能除痹著血脈之風濕也。"又云："陝人名爲鹿胞草，言鹿食此，即能成胎。其性溫補下元可知。今吳興山中間亦産此。每于初夏，群鹿引子銜食乃去，洵爲確真無疑。"

　　各家對薇銜形態描述不一，原植物不詳。滇南本草別有鹿銜草，一名鹿含草，植物名實圖考卷十七紫背鹿銜草條説："生昆明山石間。如初生水竹子，葉細長，莖紫，微有毛；初生葉背亦紫，得濕即活。人家屋瓦上多種之。夏秋間，梢端葉際作扁苞，如水竹子，中開三圓瓣碧藍花。絨心一簇，長三四分，正如翦繒綃爲之；上綴黄點，耐久不斂；蘚花苔繡，長伴階除；秋雨蕭條，稍堪拈笑。"此則爲鹿蹄草科植物鹿蹄草 *Pyrola calliantha* 之類，與黄帝内經、本草經以來的薇銜，似非一物。

211 **枲耳實**　味苦、甘，溫。葉，味苦、辛，微寒。有小毒。主治風頭寒痛，風濕周痹，四支拘攣痛，惡肉死肌，膝痛，溪毒。久服益氣，耳目聰明，強志輕身。一名胡枲，一名地葵，一名葹，一名常思。**生安陸川谷**及**六安田野**。實熟時採。此是常思菜，僧人皆食之，以葉覆麥作黃衣者。一名羊負來，昔中國無此，言從外國逐羊毛中來，方用亦甚稀。

【箋疏】

　　詩經周南"采采卷耳，不盈頃筐"，毛傳云："卷耳，苓耳也。"爾雅釋草"菤耳，苓耳"，郭注云："廣雅云枲耳也，亦云胡枲。江東呼常枲，或曰苓耳。形似鼠耳，叢生如盤。"檢廣雅釋草云："苓耳、葹、常枲、胡枲，枲耳也。"本草經枲耳實，"一名胡枲，一名地葵"，名醫別錄補充"一名葹，一名常思"，對照名稱來看，此與詩經的卷耳應該同是一物。本草經集注説："此是常思菜，僧人皆食之，以葉覆麥作黃衣者。一名羊負來，昔中國無此，言從外國逐羊毛中來，方用亦甚稀。"羊負來的典故見於博物志："洛中人有驅羊入蜀者，胡葸子著羊毛，蜀人取種，因名羊負來。"菊科蒼耳 *Xanthium sibiricum* 的果實爲瘦果，總苞外面疏生鉤狀的刺，很容易粘在衣服或者頭髮上，完全符合"羊負來"的特徵；所謂"以葉覆麥作黃衣"，黃衣是釀酒、作醬發酵過程中表面所生的黃色霉塵，民間至今仍用蒼耳葉、黃花蒿來製作酒麴；所以從新修本草開始，就直接將枲耳實稱作"蒼耳"了。

212 **茅根**　味甘，寒，無毒。主治勞傷虛羸，補中益氣，除瘀血、血閉，寒熱，利小便，下五淋，除客熱在腸胃，止渴，堅筋，婦人崩中。久服利人。**其苗主下水。一名蘭根，一名茹根，一名地菅，一名地筋，一名兼杜。生楚地山谷**田野。六月採根。此即今白茅菅，詩云"露彼菅茅"。其根如渣芹，甜美。服食此斷穀甚良，俗方稀用，惟療淋及崩中爾。

【箋疏】

　　說文"茅"與"菅"互訓，段玉裁注："按統言則茅菅是一，析言則菅與茅殊。許菅茅互訓，此從統言也。陸璣曰'菅似茅而滑澤，無毛，根下五寸中有白粉者，柔韌宜爲索，漚乃尤善矣'，此析言也。"本草綱目集解項說得更加詳細："茅有白茅、菅茅、黃茅、香茅、芭茅數種，葉皆相似。"謂白茅"短小，三四月開白花成穗，結細實。其根甚長，白軟如筋而有節，味甘，俗呼絲茅，可以苫蓋及供祭祀苞苴之用，本經所用茅根是也"；謂菅茅"只生山上，似白茅而長，入秋抽莖，開花成穗如荻花，結實尖黑，長分許，粘衣刺人。其根短硬如細竹根，無節而微甘，亦可入藥，功不及白茅，爾雅所謂白華野菅是也"。所言"白茅"，通常指禾本科白茅屬植物白茅 *Imperata cylindrical*，及其變種大白茅 *Imperata cylindrical* var. *major*，菅茅爲菅屬植物菅 *Themeda villosa* 及同屬近緣物種。本草經集注云："此即今白茅菅。"所言爲白茅，入藥用其根莖，故稱"白茅根"，簡稱"茅根"。

213 百合　味甘，平，無毒。**主治邪氣腹脹，心痛，利大小便，補中益氣，除浮腫臚脹，痞滿，寒熱，通身疼痛，及乳難，**

喉痹,止涕淚。一名重箱,一名摩羅,一名中逢花,一名強瞿。
生荊州川谷。二月、八月採根,曝乾。近道處處有。根如胡蒜,數十
片相累。人亦蒸煮食之,乃言初是蚯蚓相纏結變作之。俗人皆呼爲"強
仇",仇即瞿也,聲之訛爾。亦堪服食。

【箋疏】

　　百合的鱗莖由數十片鱗瓣相合而成,如陶弘景所形
容"根如胡蒜,數十片相累",因此得名百合。本草綱目進
一步解釋説:"百合之根,以衆瓣合成也。或云專治百合
病故名,亦通。其根如大蒜,其味如山藷,故俗稱蒜腦藷。
顧野王玉篇亦云乃百合蒜也。此物花、葉、根皆四向,故
曰強瞿。凡物旁生謂之瞿,義出韓詩外傳。"歷代藥用大
致都是百合科百合屬(Lilium)植物,一般以大花白色的
Lilium brownii var. *viridulum* 爲百合,花橙色有紫色斑
點的 *Lilium lancifolium* 爲卷丹。

214 **酸漿**　味酸,平、寒,無毒。**主治熱煩滿,定志益氣,
利水道。產難,吞其實立產。**一名醋漿。**生荊楚川澤**及人家
田園中。五月採,陰乾。處處人家多有。葉亦可食,子作房,房中有
子,如梅李大,皆黃赤色。小兒食之能除熱,亦主黃病,多效。

【箋疏】

　　爾雅釋草"葴,寒漿",郭璞注:"今酸漿草,江東呼曰
苦葴。"本草衍義云:"酸漿今天下皆有之,苗如天茄子,開
小白花,結青殼,熟則深紅;殼中子大如櫻,亦紅色;櫻中
復有細子,如落蘇之子,食之有青草氣。"此即茄科植物酸

漿 *Physalis alkekengi* var. *franchetii*，救荒本草名姑娘菜，有云：“俗名燈籠兒，又名掛金燈，本草名酸漿，一名醋漿。**生荆楚川澤及人家田園中**，今處處有之。苗高一尺餘，苗似水莨而小，葉似天茄兒葉窄小，又似人莧葉，頗大而尖，開白花，結房如囊，似野西瓜，蒴形如撮口布袋；又類燈籠樣，囊中有實，如櫻桃大，赤黃色。味酸，性平、寒，無毒。葉味微苦。別條又有一種三葉酸漿草，與此不同，治證亦別。”所描述的也是本種。

215 **王孫**　**味苦，平，無毒。主治五藏邪氣，寒濕痹，四支疼酸，膝冷痛，治百病，益氣。吳名白功草，楚名王孫，齊名長孫，一名黃孫，一名黃昏，一名海孫，一名蔓延。生海西川谷及汝南城郭垣下。**今方家皆呼名黃昏，又云牡蒙，市人亦少識者。

【箋疏】

　　急就篇“牡蒙甘草菀藜蘆”句，顏師古注：“牡蒙，一名黃昏。”王應麟補注：“本草：吳名白功草，楚名王孫，齊名長孫，一名黃孫，一名黃昏，一名海孫，一名蔓延。藥對有牡蒙，此一物。”按，本草經集注序錄“凡藥不宜入湯酒者”清單中有牡蒙，而牡蒙卻非藥物正名，只是在紫參條本草經文有“一名牡蒙”，以及王孫條陶弘景注提到“今方家皆呼名黃昏，又云牡蒙”。但本草經集注與新修本草對這兩處牡蒙的意見頗不一致。陶弘景在紫參條說：“今方家皆呼爲牡蒙。”沙參條也說：“又有紫參，正名牡蒙，在中（下）品。”意牡蒙乃是紫參的“正名”。蘇敬在王孫條卻說：“小品述本草牡蒙，一名王孫；藥對有牡蒙無王孫，此則一物明矣。"則以王孫爲牡蒙，與顏師古的意見一致。

王孫與牡蒙的關係，年代久遠，已不得而詳。蜀本草簡單描述王孫的形態"葉似及己而大，根長尺餘，皮肉亦紫色"，李時珍又補充説"王孫葉生顛頂，似紫河車葉"，後人根據本草綱目所繪不準確的圖例，推測王孫是百合科巴山重樓 *Paris bashanensis* 之類。

216 爵牀　味鹹，寒，無毒。主治腰脊痛，不得著牀，俯仰艱難，除熱，可作浴湯。生漢中川谷及田野。

【箋疏】

本條無陶弘景注，恐是遺落。新修本草云："此草似香菜，葉長而大，或如荏且細。生平澤熟田近道傍，甚療血脹下氣。又主杖瘡，汁塗立差。俗名赤眼老母草。"本草綱目集解項説："原野甚多。方莖對節，與大葉香薷一樣。但香薷搓之氣香，而爵牀搓之不香微臭，以此爲别。"其原植物爲爵牀科爵牀 *Rostellularia procumbens*。

217 白前　味甘，微溫，無毒。主治胸脅逆氣，欬嗽上氣。此藥出近道。似細辛而大，色白，易折。主氣嗽方多用之。

【箋疏】

白前主流品種一直是蘿摩科植物柳葉白前 *Cynanchum stauntonii*，也使用同屬芫花葉白前 *Cynanchum glaucescens*。

218 百部根　微溫。主治欬嗽上氣。山野處處有,根數十相連,似天門冬而苦強,亦有小毒。火炙酒漬飲之,療欬嗽。亦主去蝨,煮作湯,洗牛、犬蝨即去。博物志云:九真有一種草似百部,但長大爾,懸火上令乾,夜取四五寸短切,含嚥汁,勿令人知,主暴嗽甚良,名爲嗽藥。疑此是百部,恐其土肥潤處,是以長大爾。

【箋疏】

　　陶弘景説:"山野處處有,根數十相連,似天門冬而苦強。"抱朴子内篇仙藥云:"楚人呼天門冬爲百部,然自有百部草,其根俱有百許,相似如一也,而其苗小異也。真百部苗似拔揆,唯中以治欬及殺虱耳。"按照葛洪的説法,這種與天門冬相混淆的真百部應該就是百部科百部屬(Stemona)植物。百部所含生物鹼滅虱作用確切,酊劑效果尤其顯著。

　　不僅百部混天門冬,天門冬也混百部,通志云:"百部曰婆婦草,能去諸蟲,可以殺蠅蟥。其葉似薯蕷,根似天門冬,故天門冬亦有百部之名,二物足以相紊。"如本草圖經所繪的峽州百部,顯然就是百合科羊齒天門冬 *Asparagus filicinus*,而滇南本草所載百部似乎也爲羊齒天門冬。看來羊齒天門冬自宋代以來,一直誤作百部使用,爲西南地區百部的主要品種之一。

219 薺苨　味甘,寒。主解百藥毒。根、莖都似人參,而葉小異,根味甜。絶能殺毒,以其與毒藥共處,而毒皆自然歇,不正入方家用也。

【箋疏】

　　薺苨爲桔梗科薺苨 *Adenophora trachelioides* 及同

屬近緣植物,是人參的著名僞品之一,藥名譜乃稱其爲
"賊參"。陶弘景説"根、莖都似人參,而葉小異",按,薺苨
的地上部分(莖)顯然有別於人參,所以新修本草在人參
條批評説:"陶説人參苗乃是薺苨、桔梗,不悟高麗贊也。"

220 高良薑　大溫。主暴冷,胃中冷逆,霍亂腹痛。出高
良郡,人腹痛不止,但嚼食亦效。形氣與杜若相似,而葉如山薑。

【箋疏】

　　高良薑因產地得名,原植物爲薑科高良姜 *Alpinia*
officinarum 或和山姜 *Alpinia japonica*,也包括大高良
姜 *Aipinia galanga* 在内,後者的果實即是紅豆蔻。

221 惡實　味辛,平。主明目,補中,除風傷。根、莖治
傷寒,寒熱汗出,中風面腫,消渴熱中,逐水。久服輕身耐老。
生魯山平澤。方藥不復用。

【箋疏】

　　惡實乃因其果實得名,故本草綱目釋名項説:"其實
狀惡而多刺鉤,故名。"原植物爲菊科牛蒡 *Arctium*
lappa,古今没有變化。牛蒡之名見於名醫別録,李時珍
説:"其根葉皆可食,人呼爲牛菜,術人隱之,呼爲大力也。
俚人謂之便牽牛。河南人呼爲夜叉頭。"因爲名稱中涉及
"牛",於是用"大力"影射之,故其果實入藥也稱爲"大
力子"。
　　牛蒡,唐代以來即作菜蔬食用,本草拾遺説"根可作

茹食之",宋人高翥山行即事有句云:"屋角盡懸牛蒡菜,
籬根多發馬蘭花。"食療本草謂"作脯食之良",山家清供
有牛蒡脯的做法:"孟冬後採根去皮淨洗,煮毋失之過,槌
區,壓以鹽、醬、茴、蘿、薑、椒、熟油諸料研細一兩,火焙
乾。食之如肉脯之味。"

222 莎草根① 味甘,微寒,無毒。主除胸中熱,充皮毛。
久服利人,益氣,長鬚眉。一名薃,一名侯莎。其實名緹。生
田野,二月、八月採。方藥亦不復用。離騷云"青莎雜樹,繁草薆靡",古
人爲詩多用之,而無識者,乃有鼠蓑,療體異此。

【箋疏】

爾雅釋草"薃,侯莎。其實媞",郭璞注:"夏小正曰:
薃也者,莎薢。媞者,其實。"郝懿行爾雅義疏引説文"莎,
鎬侯也",證明爾雅此句應斷句爲"薃侯,莎";段玉裁説文
解字注莎字下,也注意到"許讀爾雅鎬侯爲句"。其説或
許有理,但從名醫別錄所記莎草別名來看,魏晉人讀爾雅
確實作"薃,侯莎"。

莎草根乃是莎草科植物莎草 *Cyperus rotundus* 根狀
莖膨大呈紡錘狀的部分,唐代開始稱爲"香附子",後來簡
稱作"香附"。本草綱目釋名説:"其根相附連續而生,可
以合香,故謂之香附子。上古謂之雀頭香。按江表傳云,
魏文帝遣使於吳求雀頭香即此。"以香附子作香,見清異
錄,云:"香附子,湖湘人謂之回頭青,言就地劃去,轉首已

① 莎草根:醫心方諸藥和名作"莎草"。

青。用之之法,砂盆中熟擦去毛,作細末,水攪,浸澄一日夜去水,膏熬稠捏餅,微火焙乾,復浸。如此五七遍入藥,宛然有沉水香味,單服尤清。"但客觀言之,香附並没有很濃郁的香氣。三國志吳志吳主傳裴松之注引江表傳云:"魏文帝遣使求雀頭香。"資治通鑒卷六九亦記此事,胡三省注:"本草以香附子爲雀頭香,此物處處有之,非珍也,恐别是一物。"結合陶弘景説"無識者",名醫别錄之莎草根恐未必是今天南方地區非常常見的"香附子"。

223 大小薊根　味甘,温,主養精保血。

大薊　主治女子赤白沃,安胎,止吐血,衄鼻,令人肥健。五月採。大薊是虎薊,小薊是貓薊,葉並多刺相似。田野甚多,方藥不復用,是賤之故。大薊根甚療血,亦有毒。

【箋疏】

説文云:"薊,芺也。"又:"芺,草也。味苦,江南食以下氣。"看不出與後世大薊、小薊有何聯繫。爾雅釋草:"术,山薊。楊,枹薊。"根據郭璞注,前者爲蒼术、白术一類,"似薊而生山中",後者"似薊而肥大,今呼之馬薊"。本草拾遺謂"薊門以薊爲名,北方者勝也",薊門即是薊丘,在今北京地面,史記樂毅列傳云:"樂毅報遺燕惠王書曰:薊丘之植,植於汶篁。"張守節正義:"幽州薊地西北隅,有薊丘。"檢夢溪筆談云:"余使虜,至古契丹界,大薊芺如車蓋,中國無此大者,其地名薊,恐其因此也,如楊州宜楊、荆州宜荆之類。"其説正與陳藏器合。

本草綱目釋名項解釋説:"薊猶髻也,其花如髻也。

曰虎、曰貓，因其苗狀猙獰也。曰馬者，大也。"由此瞭解，薊很可能是菊科薊屬、刺兒菜屬、飛廉屬多種植物的泛稱。最初可能根據植株大小，針刺多少，生於山地或者平原，簡單分作大小兩類。早期本草雖然有大薊、小薊之名，並不分條，本草綱目也是在"大薊、小薊"標題下分別記載大薊根、小薊根的功用。

224 薰草[1]　味甘，平，無毒。主明目，止淚，治泄精，去臭惡氣，傷寒頭痛，上氣，腰痛。一名蕙草。生下濕地，三月採，陰乾，脫節者良。俗人呼鷰草，狀如茅而香者爲薰草，人家頗種之。藥錄云：葉如麻，兩兩相對。山海經云：薰草，麻[2]葉而方莖，赤[3]花而黑實，氣如蘼蕪，可以止癘。今市人皆用鷰草，此則非。今詩書家多用蕙語，而竟不知是何草。尚其名而迷其實，皆此類也。

【箋疏】

　　本草綱目將薰草與開寶本草之零陵香合併，釋名項説："古者燒香草以降神，故曰薰、曰蕙。薰者薰也，蕙者和也。漢書云'薰以香自燒'是矣。或云，古人祓除，以此草薰之，故謂之薰。亦通。范成大虞衡志言，零陵即今永州，不出此香，惟融、宜等州甚多，土人以編席薦，性煖宜人。謹按，零陵舊治在今全州。全乃湘水之源，多生此香，今人呼爲廣零陵香者，乃真薰草也。若永州、道州、武岡州，皆零陵屬地也。今鎮江、丹陽皆蒔而刈之，以酒灑

---

①　薰草：此條以新修本草寫本卷二十爲底本。
②　麻：底本作"麻草"，據政和本草改。
③　赤：底本作"亦"，據政和本草改。

制貨之，芬香更烈，謂之香草，與蘭草同稱。楚辭云‘既滋蘭之九畹，又樹蕙之百畝’，則古人皆栽之矣。張揖廣雅云：‘薰，熏也，其葉謂之蕙。’而黃山谷言‘一幹數花者爲蕙’，蓋因不識蘭草、熏草，强以蘭花爲分别也。鄭樵修本草，言蘭即蕙，蕙即零陵香，亦是臆見，殊欠分明。但蘭草、蕙草，乃一類二種耳。”則薰草即是唇形科植物羅勒 *Ocimum basilicum* 之類，其説可參。

225 襄草①　味甘②、苦，寒，無毒。主溫瘧③寒熱，酸嘶邪氣，辟不祥。生淮南山谷。

【箋疏】

此條陶弘景無注釋，新修本草亦不識，本草綱目則將本品合併入襄荷條，李時珍説：“别録菜部襄荷，謂根也；草部襄草，謂葉也。其主治亦頗相近，今併爲一云。”按，襄荷通常認爲是薑科植物襄荷 *Zingiber mioga*，李時珍的意見聊備一説耳。

226 船虹　味酸，無毒。主治下氣，止煩滿。可作浴湯藥，色黃。生蜀郡，立秋取。方④藥不用，俗人無識者。

227 王瓜　味苦，寒，無毒。主治消渴，内痹，瘀血，月閉

---

① 襄草：此條以新修本草寫本卷二十爲底本。
② 甘：底本無此字，據政和本草補。
③ 瘧：底本作“生”，據政和本草改。
④ 方：底本作“古”，據政和本草改。

寒熱,酸疼,益氣,愈聾,治諸邪氣,熱結,鼠瘻,散癰腫留血,婦
人帶下不通,下乳汁,止小便數不禁,逐四支骨節中水,療馬骨
刺人瘡。**一名土瓜**。生魯地平澤田野及人家垣牆間。三月採
根,陰乾。今土瓜生籬院間亦有,子熟時赤,如彈丸大。根今多不預乾,臨
用時乃掘取。不堪入大方,正單行小小爾。禮記月令云"王瓜生",此之謂
也。鄭玄云菝葜,殊爲繆矣。

【箋疏】

急就篇"遠志續斷參土瓜",顏師古注:"土瓜一名菲,
一名芍。"按,顏注取廣雅"土瓜,芍也",而未用本草經王
瓜"一名土瓜"爲注。復檢爾雅釋草,至少三條與王瓜、土
瓜有關,"鉤,藤瓜",郭注:"鉤瓟也,一名王瓜。實如瓝
瓜,正赤,味苦。"又"菲,芍",郭注:"即土瓜也。"又"黃,菟
瓜",郭注:"菟瓜似土瓜。"儘管如此,仍不能明王瓜、土瓜
的物種。

新修本草描述王瓜:"此物蔓生,葉似栝樓,圓無叉
缺,子如梔子,生青熟赤,但無棱爾。根似葛,細而多糁。
北間者累累相連,大如棗,皮黃肉白,苗子相似,根狀不
同。"本草圖經意見大致相同,由葉圓無叉缺,並結合本草
圖經所繪均州王瓜圖例來看,這種王瓜更可能是葫蘆科
赤瓟 *Trichosanthes dubia*。至於土瓜則可能是葉有裂缺
的同屬植物王瓜 *Trichosanthes cucumeroides*。

228 **馬先蒿**　　味苦,平,無毒。**主治寒熱鬼注,中風濕
痹,女子帶下病,無子。一名馬屎蒿。生南陽川澤。**方云一名爛
石草,主惡瘡,方藥亦不復用。

【箋疏】

　　馬先蒿名實爭論極大，新修本草釋爲茺蔚一類，有云："此葉大如茺蔚，花紅白色，實八月、九月熟，俗謂之虎麻是也。一名馬新蒿。所在有之。茺蔚苗短小，子夏中熟，而初生二種極相似也。"原植物大約是脣形科益母草 *Leonurus japonicus*，或近緣物種。嘉祐本草則引詩經蓼莪"匪莪伊蔚"句，陸璣疏："牡蒿也。三月始生，七月華，華似胡麻華而紫赤，八月爲角，角似小豆角，鋭而長。一名馬新蒿是也。"結合爾雅釋草"蔚，牡菣"，釋曰："蔚，即蒿之雄無子者。"推定爲牡蒿一類，即菊科之牡蒿 *Artemisia japonica*。因爲本草經一名"馬屎蒿"，本草綱目釋名項李時珍認爲："蒿氣如馬矢，故名。馬先，乃馬矢字訛也。"循此特徵，馬先蒿的原植物又被確定爲玄參科返顧馬先蒿 *Pedicularis resupinata*，因爲全株有特殊氣味，所以別名馬尿蒿、馬尿泡、馬尿燒、馬屎蒿等。植物名實圖考則將陸璣的描述解讀爲角蒿，有謂："馬新蒿即角蒿。唐本草角蒿係重出，李時珍但以陸釋牡蒿爲非，而不知所述形狀即是角蒿，則亦未細審。今以馬先蒿爲正，而附角蒿諸説於後。"根據吳其濬所繪圖例，這種馬先蒿爲紫葳科植物角蒿 *Incarvillea sinensis*。而廣雅釋草又説："因塵，馬先也。"似乎是指菊科茵陳 *Artemisia capillaries* 之類植物。

　　這種爭論很難取得一致意見，"馬先蒿"或許與"車前草"一樣，最初只是路邊常見的某些蒿類植物不特定稱呼，漢代以來注釋家根據各自采風所得，對物種加以界定；因時代、地域、認知水準不同，詮解也千差萬別。

229 牡蒿① 味苦，溫，無毒。主充肌膚，益氣，令人暴肥，不可久服，血脉滿盛。生田野。五月、八月採。方藥不復用。

【箋疏】

新修本草云："齊頭蒿也，所在有之。葉似防風，細薄無光澤。"牡蒿一名齊頭蒿，本草綱目釋名項解釋説："爾雅：蔚，牡菣。蒿之無子者。則牡之名以此也。諸蒿葉皆尖，此蒿葉獨蒼而秃，故有齊頭之名。"集解項李時珍説："齊頭蒿三四月生苗，其葉扁而本狹，末箬有秃歧。嫩時可茹。鹿食九草，此其一也。秋開細黄花，結實大如車前實，而内子微細不可見，故人以爲無子也。"此即菊科植物牡蒿 *Artemisia japonica*。

230 莨蓎子② 味苦、甘，寒，有毒。主治齒痛出蟲，肉痹拘急，使人健行，見鬼，治癲狂風癇，顛倒拘攣。多食令人狂走。久服輕身③，走及奔馬，強志益力，通神。一名橫唐，一名行唐。生海濱川谷及雍州。五月採子。今處處亦有。子形頗似五味核而極小。惟入療癲狂方用。尋此乃不可多食過劑爾，久服自無嫌。通神健行，足爲大益，而仙經不見用。狼唐，今方家多作"莨蓎"也。

【箋疏】

莨蓎兩字異寫甚多，如莨蘠、蕳蘠、莨蓎、浪蕩、狼唐，甚至包括别名橫唐、行唐在内，這些異寫和别名應該都是

---

① 牡蒿：此條以新修本草寫本卷二十爲底本。
② 莨蓎子：此條以新修本草敦煌本卷十爲底本。
③ 身：底本無此字，據政和本草補。

記音,今則以"莨菪"爲規範寫法。本草綱目釋名項解釋
説"其子服之,令人狂浪放宕,故名",應該是正確的;莨菪
的中樞神經系統活性,可能也是表示行爲放浪詞彙"浪
蕩"的語源。

　　本草圖經云:"苗莖高二三尺,葉似地黄、王不留行、
紅藍等,而三指闊,四月開花,紫色,苗、莢、莖有白毛。五
月結實,有殼作罌子狀,如小石榴,房中子至細,青白色,
如米粒。一名天仙子。五月採子,陰乾。"此即茄科植物
莨菪 *Hyoscyamus niger*,所含莨菪鹼類生物鹼具明顯中
樞活性,本草經以來談論莨菪"見鬼""令人狂走"等,即是
藥物引起的致幻作用。

　　231 艾葉　味苦,微溫,無毒。主灸百病。可作煎,止下
利,吐血,下部䘌瘡,婦人漏血,利陰氣,生肌肉,辟風寒,使人
有子。一名冰臺,一名醫草。生田野。三月三日採,暴乾。作
煎勿令見風。擣葉以灸百病,亦止傷血。汁又殺蚘蟲,苦酒煎葉,療癬
甚良。

【箋疏】

　　爾雅釋草"艾,冰臺",郭璞注:"今艾草。"詩經采葛
"彼采艾兮",毛傳:"艾所以療疾。"太平御覽卷九九七引
師曠占云:"歲疫,病草先生。病草者,艾也。"其"病草"乃
是已病之草的意思,與名醫別錄記別名"醫草"相同。

　　關於艾,以孟子離婁上"七年之病求三年之艾也"最
爲有名,這是一句比喻,所以蘇東坡詩説:"願儲醫國三年
艾,不作沅湘九辯文。"孟子下一句説"苟爲不畜,終身不

得",乃知"三年艾"非指三年生的艾,而是儲存三年的艾,
本草圖經説"採葉暴乾,經陳久方可用"亦是此意。本草
綱目説:"凡用艾葉,須用陳久者,治令細軟,謂之熟艾。
若生艾灸火,則傷人肌脉。故孟子云:'七年之病,求三年
之艾。'揀取淨葉,揚去塵屑,入石臼內木杵搗熟,羅去渣
滓,取白者再搗,至柔爛如綿爲度。用時焙燥,則灸火得
力。"陳久之艾乃是作灸用,故通常説的藥物"六陳",枳
殼、陳皮、半夏、麻黄、吴茱萸、狼毒,並没有包括陳艾
在內。

232 井中苔及萍　大寒。主治漆瘡,熱瘡,水腫。

井中藍　殺野葛、巴豆諸毒①。廢井中多生苔、萍,及磚土間生
雜草、萊藍,既解毒,在井中者彌佳,不應復别是一種名井中藍。井底泥至
冷,亦療湯火灼瘡。井華水,又服煉法用之。

233 垣衣　味酸,無毒。主治黄疸心煩,欬逆血氣,暴熱
在腸胃,金瘡內塞。久服補中益氣,長肌好顔色。一名昔邪,
一名烏韭,一名垣嬴,一名天韭,一名鼠韭。生古垣牆陰或屋
上。三月三日採,陰乾。方藥不甚用,俗中少見有者,離騷亦有昔邪,
或云即是天蒜②爾。

【箋疏】

　　新修本草云:"此即古牆北陰青苔衣也。其生石上者

---

①　井中藍殺野葛巴豆諸毒:據本草經集注序錄畏惡七情表,"殺巴豆、冶
葛諸毒"爲井中藍之畏惡。

②　天蒜:據名醫别錄垣衣一名天韭,此言天蒜,疑是"天韭"之訛。

名昔邪,一名烏韭。江南少牆,陶故云少見。本經載之,
屋上者名屋遊,在下品,形並相似,爲療略同。別錄云:主
暴風口喋,金瘡,酒漬服之效。"據本草綱目集解項李時珍
説:"此乃磚牆城垣上苔衣也。生屋瓦上者,即爲屋遊。"
此即真蘚科植物銀葉真蘚 *Bryum argenteum* 之類。

234 海藻　味苦、鹹,寒,無毒。**主治瘻瘤氣,頸下核,破
散結氣,癰腫,癥瘕堅氣,腹中上下鳴,下十二水腫,治皮間積
聚,暴潰,留氣熱結,利小便。一名落首,一名薅。生東海池
澤。**七月七日採,暴乾。反甘草。　生海島上,黑色如亂髮而大少許,
葉大都似藻葉。又有石帆,狀如柏,療石淋。又有水松,狀如松,療溪毒。

【箋疏】

説文云:"藻,水草也。"藻是水生藻類植物的通名。
按照爾雅釋草,海洋中的藻類又被稱作"薅",即:"薅,海
藻。"郭璞注:"藥草也。一名海蘿,如亂髮,生海中。本草
云。"廣雅釋草云:"海蘿,海藻也。"本草經集注謂"生海島
上,黑色如亂髮而大少許,葉大都似藻葉",即循此而來。
其所指代的主要是馬尾藻科馬尾藻屬的藻類,如羊棲菜
Sargassum fusiforme、海蒿子 *Sargassum pallidum*、馬
尾藻 *Sargassum enerve* 等。

海生藻類種類繁多,名醫別錄海藻一名薅,據爾雅釋
草"薅,石衣",郭璞注:"水苔也,一名石髮,江東食之。或
曰薅葉似韭而大,生水底,亦可食。"廣雅釋草云:"石髮,
石衣也。"按,如果以薅爲石髮、石衣,則如郭説是水苔,即
陟釐之類,爲雙星藻科水綿屬(Spirogyra)的藻類;如果薅

是海藻，則是馬尾藻之類。**本草圖經乃云**："蕁與蓴皆是海藻之名；石髮別是一類，無疑也。"即將爾雅釋草"蕁，石衣"割裂，以蕁爲海藻，以石衣、石髮爲陟釐，此亦不得已而爲之者。

235 **昆布**　**味鹹，寒，無毒。主治十二種水腫，癭瘤，聚結氣，瘻瘡。一名綸布**①**。生東海。**今惟出高麗，繩把索之如卷麻，作黃黑色，柔韌可食。爾雅云"綸似綸，組似組，東海有之"，今青苔、紫菜皆似綸，此昆布亦似組，恐即是也。凡海中菜皆療癭瘤結氣，青苔、紫菜輩亦然。乾苔性熱，柔苔甚冷也。

【箋疏】

本條證類本草著錄爲名醫別錄藥，新輯本據太平御覽卷九九二引本草經"綸布，一名昆布，味酸寒，無毒，主十二種水腫、癭瘤，聚結氣，瘻瘡，生東海"，將其取爲本草經藥，因本草經集注序錄稱昆布，故仍以昆布爲正名，補充"一名綸布"。

爾雅釋草云："綸似綸，組似組，東海有之。"青絲綬帶爲"綸"，較寬闊者爲"組"。因"綸布，一名昆布"，故陶弘景引爾雅爲注釋。陶所説即是昆布科昆布 *Laminaria japonica* 之類，本草拾遺言"葉如手大"者，則是翅藻科藻類鵝掌菜 *Ecklonia kurome*。

236 **菈草**　**味鹹，微寒，無毒。主治消渴，去熱，明目，益**

① 一名綸布：底本無此四字，據太平御覽引本草經補。

氣。一名鴻薈。如馬蓼而大,生水傍,五月採實。此類甚多,今生下濕地,極似馬蓼,甚長大。詩稱"隰有游龍",注云:葒草。郭景純云:即蘢古也。

【箋疏】

　　爾雅釋草"紅,蘢古,其大者蘬",郭璞注:"俗呼紅草爲蘢鼓,語轉耳。"這是沼澤常見的蓼科植物紅蓼 *Polygonum orientale* 一類,爲常見物種,詩經"隰有游龍"即此。

237 陟釐　味甘,大溫,無毒。主治心腹大寒,溫中消穀,強胃氣,止泄利。生江南池澤。此即南人用作紙者,方家惟合斷下藥用之。

【箋疏】

　　陟釐爲雙星藻科水綿屬(Spirogyra)多種藻類,可作造紙原料,故陶弘景言"此即南人用作紙者"。據太平御覽卷一千引拾遺記云:"晉武帝欲觀書,司空張華撰博物志進武帝。帝嫌煩,令削之,賜側理紙萬張。王子年云:側理,陟釐也。此紙以水苔爲之,溪人語訛,謂之側理,今名苔紙。取水中苔造,紙青黃色,體澀,其苔水中石上生,如毛,綠色。"陟釐紙隱隱有海苔紋,故元代顧瑛詩"方若陟釐紙,粉縹帶苔青"也。

238 乾薑　味辛,溫、大熱,無毒。主治胸滿,欬逆上氣,溫中,止血,出汗,逐風濕痹,腸澼下利,寒冷腹痛,中惡霍亂,脹滿,風邪諸毒,皮膚間結氣,止唾血。**生者尤良。**乾薑,今惟出臨海、章安,兩三村解作之。蜀漢薑舊美,荊州有好薑,而並不能作乾者。凡作乾薑法,水淹三日畢,去皮,置流水中六日,更去皮,然後曬乾,置甕缸中,謂之釀也。

　　生薑　味辛,微溫。主治傷寒頭痛鼻塞,欬逆上氣,止嘔吐。**久服去臭氣,通神明。生犍爲川谷**及荊州、揚州,九月採。秦椒爲之使,惡黃芩、天鼠矢,殺半夏、莨菪毒。

【箋疏】

　　薑的原植物爲薑科 *Zingiber officinale*,品種古今皆無變化。薑藥用、食用其根莖,現代按採用部位、乾燥程度、加工方法的不同,大致分嫩薑、生薑、乾薑三類:嫩薑,爲薑的嫩芽,主要用作蔬茹,又稱仔薑、紫薑、茈薑、薑芽;生薑,爲薑的新鮮根莖,烹飪、入藥皆用之,又稱菜薑、母薑、老薑;乾薑,爲薑根莖的乾燥品,藥用爲主,可進一步加工爲薑炭、炮薑。薑的品種雖古今無變化,但具體藥材規格,尤其"乾薑"的定義,則頗有不同。

　　但早期文獻之"乾薑",其實並不是生薑的直接乾燥品,而別有一套製作工藝。本草經集注説:"乾薑今惟出臨海、章安,兩三村解作之。蜀漢薑舊美,荊州有好薑,而並不能作乾者。凡作乾薑法,水淹三日畢,去皮,置流水中六日,更去皮,然後曬乾,置甕缸中,謂之釀也。"就工藝本身而言,的確不是簡單的乾燥,這種"乾薑"的作法,直到宋代依然存在,本草圖經載漢州乾薑法云:"以水淹薑三日,去皮,又置流水中六日,更刮去皮,然後曝之令乾,釀於甕中,三日乃成也。"李石續博物志卷六作乾薑法略同："水淹三日畢，置流水中六日，更去皮，然後曝乾，入甕瓶，謂之釀也。"這種"乾薑"的作法甚至流傳外邦，日本稻田宣義炮炙全書卷二有造乾薑法，其略云："以母薑水浸三日，去皮，又置流水中六日，更刮去皮，然後曬乾，置瓷缸中釀三日乃成也。"

畢竟"乾薑"的作法太過繁瑣，商家不免偷工省料，炮炙全書造乾薑法中專門告誡説："藥肆中以母薑略煮過，然後暴之令乾，名之乾薑售，非是。"而事實上，將生薑稍加處理後曝乾充作"乾薑"的情況，宋代已然，本草圖經説："秋採根，於長流水洗過，日曬爲乾薑。"在蘇頌看來，這種"乾薑"的作法與前引"漢州乾薑法"並行不悖。

但宋代醫家似乎也注意到這兩種作法的"乾薑"藥效有所不同，於是在處方中出現"乾生薑"這一特殊名詞，如婦人良方卷十二引博濟方醒脾飲子，原方用"乾薑"，其後有論云："後人去橘皮，以乾生薑代乾薑，治老人氣虛大便秘，少津液，引飲，有奇效。"宋元之際用"乾生薑"的處方甚多，不煩例舉，湯液本草則對以乾生薑代替"乾薑"專有解釋："薑屑比之乾薑不熱，比之生薑不潤，以乾生薑代乾薑者，以其不僭故也。"這裏所説的"乾生薑"，正是生薑的乾燥品，亦即今用之"乾薑"。

明代本草綱目在生薑條後雖然附載"乾生薑"，但語焉不詳，乾薑條説："以母薑造之。今江西、襄、均皆造，以白淨結實者爲良，故人呼爲白薑，又曰均薑。凡入藥並宜炮用。"這樣的記載看不出"乾薑"的來歷。相反，年代稍晚的本草乘雅半偈論"乾生薑"與"乾薑"的製作，最不失二者本意:"社前後新芽頓長,如列指狀,一種可生百指,皆分歧而上,即宜取出種薑,否則子母俱敗。秋分採芽,柔嫩可口,霜後則老而多筋,乾之,即曰乾生薑。乾薑者,即所取薑種,水淹三日,去皮,放置流水中漂浸六日,更刮去皮,然後曬乾,入瓷缸中,覆釀三日乃成,以白淨結實者爲良,故人呼爲白薑,入藥則宜炮用。"

大約清代開始,醫家藥肆逐漸忘記"乾薑"的本意,原來繁瑣的"乾薑"製作工藝逐漸淘汰,宋元尚被稱爲"乾生薑"的藥材,成爲"乾薑"的主要來源,名字也變成了"乾薑"。本草崇原云:"乾薑用母薑曬乾,以肉厚而白淨、結實明亮如天麻者爲良,故又名白薑。"這與此前本草乘雅半偈以乾薑爲白薑的説法截然不同,同時期的本草求真、本草從新、本草思辯錄、得配本草等諸家本草皆用"母薑曬乾爲乾薑"之説,這也是今天藥用乾薑的標準製法。

239 嬰桃①　味辛,平,無毒。主止泄、腸②澼,除熱,調中,益脾氣,令人好色美志。一名牛桃,一名英豆。實大如麥,多毛。四月採,陰乾。此非今果實櫻桃,形乃相似,而實乖異,山間乃時有,方藥亦不復用爾。

【箋疏】

此當是與嬰桃同屬之薔薇科植物山櫻桃 *Prunus*

---

① 嬰桃:此條以新修本草寫本卷二十爲底本。
② 腸:底本作"腹",據政和本草改。

tomentosa，救荒本草名野櫻桃，有云：“樹高五六尺，葉似李葉更尖，開白花，似李子花，結實比櫻桃又小，熟則色鮮紅。味甘，微酸。”

本草經集注·第四草木部中品

本草經集注·第五草木部下品

華陽陶隱居撰

大黃　蜀椒　蔓椒　巴豆　莽草　郁核　甘遂　亭歷
大戟　澤漆　芫華　蕘華　旋復華　鉤吻　狼毒　鬼臼　萹
蓄　商陸　女青　白附子　天雄　烏頭　附子　側子　藥實
根　皂莢　蜀漆　半夏　款冬　牡丹　防己　黃環　巴戟天
石南草　女苑　地榆　五茄　澤蘭　紫參　蜀羊泉　積雪草
藋菌　羊躑躅　茵芋　射干　鳶尾　由跋根　雷丸　貫衆
青葙子　狼牙　梨蘆　赭魁　及己　連翹　白頭翁　藺茹
苦芙　羊桃　羊蹄　白斂　白及　蛇全　草蒿　石下長卿
赤赭　占斯　飛廉　淫羊藿　虎掌　欒花　杉材　楠材　蘆
根　薑草　鼠姑　鹿藿　牛扁　陸英　蠱草　恒山　夏枯草
烏韭　蚤休　虎杖根　石長生　鼠尾草　馬鞭草　馬勃　雞
腸草　蛇莓汁　苧根　狼跋子　蒴藋　弓弩弦　敗蒲席　敗
船茹　敗鼓皮　敗天公　半天河　地漿　屋遊　牽牛子　虜
舌　練石草　弋共　釣樟根皮　溲疏　別羇　淮木　舉樹皮
楝實　柳華　桐葉　梓白皮　釣藤　紫真檀木

（本草經七十九種，名醫別錄三十八種）

240 大黃^①將軍　味苦,寒、大寒,無毒。主下瘀血,血閉,寒熱,破癥瘕積聚,留飲宿食,蕩滌腸胃,推陳致新,通利水穀,調中化食,安和五藏,平胃下氣,除痰實,腸間結熱,心腹脹滿,女子寒血閉脹,小腹痛,諸老血留結。一名黃良。**生河西山谷及隴西**。二月、八月採根,火乾。黃芩爲之使,所無畏。　今採益州北部汶山及西山^②者,雖非河西、隴西,好者猶爲紫地錦色,味甚苦澀,色至濃黑。西川陰乾者勝;北部日乾,亦有火乾者,皮小焦不如而耐蛀堪久。此藥至勁利,粗者便不中服。最爲俗方所重,道家時用以去痰疾,非養性所須也。將軍之號,當取其駿快矣。

【箋疏】

　　大黃以色得名,名醫別錄、吳普本草皆有別名"黃良",廣雅釋草云:"黃良,大黃也。"本草經謂其有"蕩滌腸胃,推陳致新"之功,又名"將軍",吳普本草名"中將軍",陶弘景解釋說:"此藥至勁利,粗者便不中服。最爲俗方所重,道家時用以去痰疾,非養性所須也。將軍之號,當取其駿快也。"

　　吳普本草對大黃的植物形態描述甚詳,其略云:"二月花生,生黃赤葉,四四相當,黃莖,高三尺許;三月華黃;五月實黑。三月采根,根有黃汁。"本草圖經云:"正月內生青葉,似蓖麻,大者如扇。根如芋,大者如碗,長一二尺,傍生細根如牛蒡,小者亦如芋。四月開黃花,亦有青紅似蕎麥花者。莖青紫色,形如竹。二月、八月採根,去黑皮,火乾。"陶弘景談到大黃藥材"好者猶爲紫地錦色",

---

①　大黃:此條以政和本草卷十爲底本。
②　西山:疑爲"西川"之訛,與後文"西川陰乾者勝"合。

再結合本草經以來歷代醫方本草對大黃瀉下作用的強調，可以毫無疑問地肯定此種大黃是蓼科大黃屬（Rheum）掌葉組植物，所含結合型蒽醌口服後具有接觸性瀉下作用。至於早期藥用大黃的具體來源，難於確指，但根據產地分析，今用三個主要品種，即掌葉大黃 *Rheum palmatum*、唐古特大黃 *Rheum tanguticum*、藥用大黃 *Rheum officinale* 應該都包括在內。

241 蜀椒　味辛，溫、大熱，有毒。**主治邪氣欬逆，溫中，逐骨節皮膚死肌，寒濕痹痛，下氣**，除五藏六腑寒冷，傷寒，溫瘧，大風，汗不出，心腹留飲宿食，止腸澼下利，泄精，字乳餘疾，散風邪瘕結，水腫，黃疸，鬼注蠱毒，殺蟲魚毒。**久服之頭不白，輕身增年。**開腠理，通血脉，堅齒髮，調關節，耐寒暑，可作膏藥。多食令人乏氣，口閉者殺人。一名巴椒，一名蘆①藙。**生武都川谷**及巴郡。八月採實，陰②乾。杏人爲之使，畏橐吾。出蜀都北部西川③，人家種之，皮肉厚，腹裏白，氣味濃。江陽、晉原及建平間亦有而細赤，辛而不香，力勢不如巴郡。巴椒有毒不可服，而此爲一名，恐不爾。又有秦椒，黑色，在上④品中。

---

① 蘆：政和本草作“蕳”。

② 陰：底本無此字，據政和本草補。

③ 西川：政和本草無此二字。底本此後尚有一字，漫漶不可識，政和本草亦無，因刪去。

④ 上：政和本草作“中”，據本草經集注序錄畏惡七情表秦椒在上品，新修本草雖將秦椒調整爲中品，新修本草寫本此處仍保持“上品”，宋人乃校訂爲“中”字。

凡用椒，皆火微熬之令汗出，謂爲汗椒，令有力勢。椒目①冷利去水，則入藥不得相雜耳。

【箋疏】

孝經援神契言"椒薑禦濕"，本意可能是調味之用。此爲芸香科花椒屬植物的果實，因爲物種和産地不同，名目甚多，漢代以秦椒、蜀椒爲大宗，大抵以花椒 *Zanthoxylum bungeanum* 爲主流。

242 蔓椒　味苦，溫，無毒。主治風寒濕痹，歷節疼痛，除四支厥氣，膝痛。一名豕椒，一名豬椒②，一名彘椒，一名狗椒。生雲中山川谷及丘冢間。採莖、根，煮釀酒③。山野處處有，俗呼爲樛，似樧薰，小不香耳。一名豨殺④。可以蒸病出汗。

【箋疏】

"蔓椒"即是蔓生的椒類，本草綱目集解項李時珍説："蔓椒野生林箐間，枝軟如蔓，子葉皆似椒，山人亦食之。爾雅云'椒、樧醜莍'，謂其子叢生也。陶氏所謂樛子，當作莍子，諸椒之通稱，非獨蔓椒也。"按其所言，蔓椒應是與花椒等同科屬的木質藤本，比如枝葉披散狀若藤蔓的竹葉椒 *Zanthoxylum armatum*，今天通常稱作"藤椒"之

---

①　目：底本作"自"，文義甚通，然新修本草按語乃據椒目立言，因據政和本草改。

②　一名豬椒：底本無此四字，據政和本草補。

③　酒：底本無此字，據政和本草補。

④　殺：政和本草作"椒"。

類。但植物學家多根據植物名實圖考説蔓椒"枝軟如蔓，葉上有刺"，並結合其所繪蔓椒圖例，確定其爲芸香科植物兩面針 *Zanthoxylum nitidum*。但兩面針不僅莖枝有刺，其小葉中脉上下兩面均有鈎狀皮刺，特徵非常顯著，按理説不會被古人忽略，瞭解原植物的圖繪者也不會無視這一特徵，而關於蔓椒的文獻和圖例，除了植物名實圖考以外，都没有提到葉兩面具鈎刺。

243 **巴豆** 味辛，溫，生溫熟寒，有大毒。**主治傷寒，溫瘧，寒熱，破癥瘕結堅積聚，留飲淡癖，大腹水脹，蕩練五藏六府，開通閉塞，利水穀道，去惡肉，除鬼蠱毒注邪物，殺蟲魚，女子月閉，爛胎，金創膿血，不利丈夫陰，殺斑苗毒。可練餌之，益血脉，令人色好，變化與鬼神通。一名巴椒。生巴郡川谷。**八月採，陰乾之。用去心、皮。芫花爲之使，惡蘘草，畏大黄、黄連、梨蘆。　出巴郡。似大豆，最能利人，新者佳。用之皆①去心皮乃秤。又熬令黄黑，别擣如膏，乃合和丸散耳。道方亦有練餌法，服之乃言神仙。人吞一枚便欲死，而鼠食之，三年重卅斤，物性乃有相耐如此耳。

【箋疏】

　　巴豆因産地得名，范子計然云："巴菽出巴郡。"蜀地亦有産出，故五十二病方寫作"蜀菽"。至於本草經別名"巴椒"，次條蜀椒亦名"巴椒"，陶弘景覺得費解，有云："巴椒有毒不可服，而此爲一名，恐不爾。"按，巴豆條的"巴椒"應是"巴菽"或"巴叔"之訛。馬王堆醫書雜療方寫

---

① 之皆：底本作"皆之"，據政和本草倒乙。

作"巴叔",淮南子作"巴菽",廣雅云:"巴未,巴豆也。"

　　本草經極強調巴豆的瀉下作用,謂"蕩練五藏六腑,開通閉塞,利水穀道",這與芒硝、大黃條所言之"推陳致新",顯然更上一層樓,如果借助現代藥理學概念,意味著巴豆瀉下的效能(efficacy)遠在芒硝、大黃之上。陶弘景也説:"似大豆,最能利人。"本草圖經對植株形態描述亦非常具體:"巴豆出巴郡川谷,今嘉、眉、戎州皆有之。木高一二丈,葉如櫻桃而厚大,初生青,後漸黃赤,至十二月葉漸凋,二月復漸生,至四月舊葉落盡,新葉齊生,即花發成穗,微黃色。五六月結實作房,生青,至八月熟而黃,類白豆蔻,漸漸自落,即收之。一房共有三瓣,一瓣有實一粒,一房共實三粒也。戎州出者,殼上有縱文,隱起如綫,一道至兩三道,彼土人呼爲金綫巴豆,最爲上等,它處亦稀有。"巴豆作爲強效能的瀉劑,原植物爲大戟科巴豆 *Croton tiglium*,古今品種應該没有多大的變化。

244 莽草　味辛,苦,溫,有毒。主治頭風癰腫,乳癰,疝瘕,除結氣疥瘙,蟲疽瘡,殺蟲魚。治喉痹不通,乳難。頭風癢,可用沐,勿近目。一名葞,一名春草。生上谷山谷及宛朐。五月採葉,陰乾。上谷遠在幽州,今東間諸山處處皆有,葉青新烈者良。人用擣以和米内水中,魚吞即死浮出,人取食之無妨。莽草字亦作"茵"字,今俗呼爲茵草也①。

【箋疏】

　　爾雅釋草"葞,春草",郭璞注:"一名芒草,本草云。"

---

① 茵草也:底本作"网青",據政和本草改。

莽草是一種有毒植物，和芫花一樣，也可以毒殺蟲魚，山海經謂其"可以毒魚"，周禮用之熏殺蠹物。但莽草名實爭論甚大，如果按照本草衍義説"如石南，枝梗乾則縐，揉之，其嗅如椒"，似爲木蘭科植物窄葉茴香 Illicium lanceolatum。全株尤其是果實、根皮等含有中樞毒性物質，引起驚厥、震顫、幻覺等，常死於呼吸衰竭。本草圖經所繪福州莽草，所表現的或許是窄葉茴香的葉片。但令人費解者，"蕳"字從艸，莽草、芒草、春草，皆以"草"爲名，山海經也專門説"有草焉"，本草卻在木部。通常認定的莽草原植物木蘭科窄葉茴香也是灌木至小喬木，與"草"相去甚遠，或許早期文獻所言莽草另有其物。

　　本草綱目乃將莽草從木部移到草部，集解項引范子計然云："莽草出三輔，青色者善。"其他則無所發明。植物名實圖考云："江西、湖南極多，通呼爲水莽子。根尤毒，長至尺餘。俗曰水莽兜，亦曰黄藤。浸水如雄黄色，氣極臭。園圃中漬以殺蟲，用之頗亟。其葉亦毒，南贛呼爲大茶葉，與斷腸草無異。夢溪筆談所述甚詳，宋圖經云無花實，未之深考。"植物名實圖考繪有莽草圖例，或認爲其原植物爲衛矛科雷公藤 Tripterygium wilfordii 一類。

245 郁核① 　味酸，平，無毒。主治大腹水腫，面目四支浮腫，利小便水道。

　　根 　主齒齦腫，齲齒，堅齒，去白蟲。一名爵李，一名車下

---

①　郁核：政和本草作"郁李人"。

李,一名棣。**生高山川谷**及丘陵上。五月、六月採根。山野處處有。子熟赤色,亦可噉之。

鼠李　主治寒熱,瘰癧瘡。

皮　味苦,微寒,無毒。主除身皮熱毒。一名牛李,一名鼠梓,一名梎①。生田野,採無時。此條又附見,今亦在副品限也②。

【箋疏】

　　郁李一名爵李,一名車下李,一名棣。廣雅釋木云:"山李、爵某、爵李,鬱也。"對比兩書所言,應該同是一物,但其名稱之正寫,究竟是郁李還是鬱李,實在無法確定。詩經何彼穠矣"唐棣之華"句,陸璣疏:"唐棣,奧李也,一名雀梅,亦曰車下李。所在山中皆有,其花或白或赤,六月中成實,大如李,子可食。"此與陶弘景説郁李"山野處處有,子熟赤色,亦可噉之"相合,結合本草家的描述,郁李當爲薔薇科櫻屬中矮生櫻亞屬的植物,如郁李 *Cerasus japonica*、歐李 *Cerasus humilis* 之類,晚近將榆葉梅 *Amygdalus triloba*、長梗扁桃 *Amygdalus pedunculata* 也作爲郁李,後兩種植株較高大,則有失車下李的本意。

　　據陶弘景注,鼠李爲郁核的副品。爾雅釋木"楰,鼠梓",郭璞注:"楸屬也,今江東有虎梓。"又云"休,無實李",郭璞注:"一名趙李。"與本草鼠李皆是一類。本草圖經云:"鼠李即烏巢子也。本經不載所出州土,但云生田野,今蜀川多有之。枝葉如李,子實若五味子,色瑿黑,其

---

① 梎:政和本草作"禆"。

② 此條又附見今亦在副品限也:政和本草無此句。

汁紫色，味甘苦，實熟時採，日乾。九蒸，酒漬服，能下血。
其皮採無時。"本草衍義云："鼠李即牛李子也。木高七八
尺，葉如李，但狹而不澤。子於條上四邊生，熟則紫黑色，
生則青。葉至秋則落，子尚在枝。是處皆有，故經不言所
出處。今關陝及湖南、江南北甚多。"此即鼠李科植物鼠
李 *Rhamnus utilis* 及同屬近緣物種。

246 **甘遂**　**味苦、甘**①**，寒、大寒，有毒。主治大腹，疝瘕，
腹滿，面目浮腫，留**②**飲宿食，破癥堅積聚，利水穀道，下五水，
散膀胱留熱，皮中痞，熱氣腫滿。一名主田**，一名甘藁，一名陵
藁，一名陵澤，一名重澤。生中山川谷。二月採根，陰乾。瓜蒂
爲之使，惡遠志，反甘草。　中山在代郡，先第一本出太山，江東比來用京
口者，大不相似。赤皮者勝，白皮者都下亦有，名草甘遂，殊惡。蓋謂贗僞
之草耳，非言草石之草。

【箋疏】

廣雅釋草云："陵澤，甘遂也。"本草圖經說："苗似澤
漆，莖短小而葉有汁，根皮赤肉白，作連珠，又似和皮甘
草。二月採根，節切之，陰乾。以實重者爲勝。"特徵明
確，此即大戟科植物甘遂 *Euphorbia kansui*。

另據本草經集注說："江東比來用京口者，大不相似。
赤皮者勝，白皮者都下亦有，名草甘遂，殊惡。蓋謂贗僞
草耳，非言草石之草。"這種"草"甘遂，新修本草補充說：

---

①　甘：底本無此字，據政和本草補。
②　留：底本無此字，據政和本草補。

"所謂草甘遂者,乃蚤休也,療體全別。真甘遂苗似澤漆;草甘遂苗一莖,莖六七葉,如蓖麻、鬼白葉,生食一升亦不能利,大療癰疽蛇毒。且真甘遂皆以皮赤肉白,作連珠,實重者良。亦無皮白者,皮白乃是蚤休,俗名重臺也。"此則爲百合科蚤休 *Paris polyphylla* 一類。

247 亭歷① 　味辛、苦,寒、大寒,無毒。**主治癥瘕積聚結氣,飲食寒熱,破堅逐邪,通利水道,**下膀胱水,腹②留熱氣,皮間邪水上出,面目腫,身暴中風熱痱癢,利小腹。久服令人虛。**一名大室,一名大適,一名丁歷,一名蕇蒿③。生藁城平澤**及田野。立夏後採實,陰乾。得酒良。榆皮爲之使,得酒良,惡彊蠶、石龍芮。　出彭城者最勝,今近道亦有。母即公薺,子細黃至苦,用之當熬也。

【箋疏】

葶藶是常見植物,故月令用來作爲物候標誌,即所謂"孟夏之月靡草死"者,鄭玄注:"舊説云靡草,薺、葶藶之屬。"孔穎達疏:"以其枝葉靡細,故云靡草。"急就篇"亭歷桔梗龜骨枯",顏師古注:"亭歷,一名丁歷,一名蕇,一名狗薺。"爾雅釋草"蕇,亭歷",郭璞注:"實、葉皆似芥,一名狗薺。"本草經集注謂"母即公薺",不詳其意,據經典釋文云:"今江東人呼爲公薺。"郝懿行爾雅義疏認爲,公薺"即狗薺,聲之轉也"。

---

① 亭歷:政和本草作"葶藶"。
② 腹:政和本草作"伏"。
③ 蒿:底本無此字,據政和本草補。

本草經謂葶藶"主癥瘕積聚結氣，飲食寒熱，破堅逐邪，通利水道"，此即淮南子繆稱訓説"亭歷愈脹"之意。本經疏證引申説："於此可見腫而不脹，非上氣喘逆者，非葶藶所宜矣。"宋代開始，葶藶子分作苦甜兩種，其中苦葶藶子主要是十字花科植物獨行菜 *Lepidium apetalum*，甜葶藶子則爲同科印度蔊菜 *Rorippa indica* 之類。韓非子難勢篇云："味非飴蜜也，必苦菜亭歷也。"張祐雜曲歌辭云："自君之出矣，萬物看成古。千尋葶藶枝，爭奈長長苦。"也以苦葶藶作比興，由此知葶藶子古以苦味者爲正品。

248 大戟　味苦、甘，寒、大寒，有小毒。**主治蠱毒，十二水，腹滿急痛積聚，中風皮膚疼痛，吐逆，頸腋癰腫，頭痛，發汗，利大小腸。**一名邛鉅。生常山。十二月採根，陰乾。反甘草。　近道處處有，至猥賤也。

【箋疏】

爾雅釋草"蕎，邛鉅"，郭璞注："今藥草大戟也，本草云。"與本草經大戟一名邛鉅合。按照李時珍的説法，大戟之得名，乃是因爲"其根辛苦，戟人咽喉"的緣故。次條澤漆據名醫別錄説爲大戟苗，"生時摘葉有白汁"，且"能齧人肉"，這與所含二萜醇酯類刺激性有關。結合蜀本草圖經云："苗似甘遂高大，葉有白汁，花黄。根似細苦參，皮黄黑，肉黄白。"本草綱目集解項説："大戟生平澤甚多。直莖高二三尺，中空，折之有白漿。葉長狹如柳葉而不圓，其梢葉密攢而上。"確定大戟科植物大戟 *Euphorbia pekinensis* 應該是大戟的正品來源。

249 澤漆①　味苦、辛，微寒，無毒。主治皮膚熱，大腹水氣，四支面目浮腫，丈夫陰氣不足，利大小腸，明目，身輕。一名漆莖。大戟苗也。生太山川澤。三月三日、七月七日採莖葉②，陰乾。小豆爲之使，惡署預。　此是大戟苗，生時摘葉有白汁，故名澤漆，亦能嚙人肉。

【箋疏】

廣雅釋草"桼莖，澤漆也"，桼爲漆之本字，與名醫別錄澤漆一名漆莖同。按照名醫別錄的意見，大戟、澤漆是一種植物的兩個部分，大戟用根，澤漆是苗（即地上部分）。這種情況在本草經中並非孤例，常山與蜀漆也是類似關係，而且與大戟、澤漆的情況一樣，可以各有產地，常山"生益州川谷及漢中"，蜀漆"生江林山川谷及蜀漢中"。因此，澤漆的原植物應該與大戟一樣，都是大戟科大戟 *Euphorbia pekinensis*。

但李時珍不同意此意見，本草綱目集解項説："別錄、陶氏皆言澤漆是大戟苗，日華子又言是大戟花，其苗可食。然大戟苗泄人，不可爲菜。今考土宿本草及寶藏論諸書，並云澤漆是貓兒眼睛草，一名綠葉綠花草，一名五鳳草。江湖原澤平陸多有之。春生苗，一科分枝成叢，柔莖如馬齒莧，綠葉如苜蓿葉，葉圓而黃綠，頗似貓

---

① 漆：底本作"柒"，俗字，據政和本草改。
② 莖葉：底本無此二字，據政和本草補。

睛,故名貓兒眼。莖頭凡五葉中分,中抽小莖五枝,每枝
開細花青綠色,復有小葉承之,齊整如一,故又名五鳳
草、綠葉綠花。掐莖有白汁粘人,其根白色有硬骨。或
以此爲大戟苗者,誤也。五月采汁,煮雄黃,伏鍾乳,結
草砂。據此,則澤漆是貓兒眼睛草,非大戟苗也。今方
家用治水蠱、腳氣有效。尤與神農本文相合。自漢人集
別錄,誤以爲大戟苗,故諸家襲之爾,用者宜審。"後世皆
用本草綱目之説,以本草經澤漆爲大戟科植物澤漆
Euphorbia helioscopia,與大戟 *Euphorbia pekinensis* 不
同種。

250 芫華　味辛、苦,溫、微溫,有小毒。**主治欬逆上氣,
喉鳴喘**①**,咽腫,短氣,蠱毒,鬼瘧,疝瘕,癰腫,殺蟲魚**,消胸中
淡水,喜唾,水腫,五水在五藏皮膚,及腰痛,下寒毒肉毒。久
服令人虛。**一名去水**,一名毒魚,一名牡②芫。

　　其根　名蜀桑根,療疥瘡。可用毒魚。**生淮源川谷**。三
月三日採華,陰乾。決明爲之使,反甘草。　　近道處處有,用之微熬,不
可近眼③。

【箋疏】

　　爾雅釋木"杬,魚毒",與名醫別錄芫花一名毒魚相
合,應該同是一物。本草圖經描述説:"今在處有之。宿
根舊枝,莖紫,長一二尺。根入土深三五寸,白色,似榆

---

① 喘:底本無此字,據政和本草補。
② 牡:政和本草莫作"杜"。
③ 眼:底本作"明也",據政和本草改。

根。春生苗葉,小而尖,似楊柳枝葉。二月開紫花,頗似紫荊而作穗,又似藤花而細。三月三日採,陰乾。其花須未成蕊,蒂細小,未生葉時收之。葉生花落,即不堪用。”結合所繪<u>滁州</u>芫花、<u>綿州</u>芫花圖例,其原植物爲瑞香科芫花 *Daphne genkwa*,古今没有變化。芫花所含二萜原酸酯類毒性強烈,芫花酯甲據報導有毒魚作用,此亦<u>本草經</u>所言“殺魚蟲”。

251　蕘華　味苦、辛,寒、微寒,有毒。主治傷寒,溫瘧,下十二水,破積聚,大堅,癥瘕,蕩滌腸胃中留癖飲食,寒熱邪氣,利水道,治淡飲欬嗽。生<u>咸陽</u>川谷及<u>河南</u><u>中牟</u>。六月採花,陰乾。<u>中牟</u>者,平①時惟從河上來,形似芫花而極細,白色。比來隔絶,殆不可得。

【箋疏】

<u>本草經集注</u>謂蕘花“形似芫花而極細,白色”,<u>新修本草</u>不同意此説,有云:“此藥苗似胡荽,莖無刺,花細,黄色,四月、五月收,與芫花全不相似也。”<u>蜀本草圖經</u>云:“苗高二尺許,生崗原上,今所在有之,見用<u>雍州</u>者好。”<u>本草圖經</u>付闕,則<u>蘇頌</u>應不識此物。

<u>本草綱目</u>集解項<u>李時珍</u>説:“按<u>蘇頌</u>圖經言:<u>絳州</u>所出芫花黄色,謂之黄芫花。其圖小株,花成簇生,恐即此蕘花也。生時色黄,乾則如白,故<u>陶氏</u>言細白也。”從<u>本草圖經</u>所繪<u>絳州</u>芫花圖例來看,原植物當是瑞香科河朔蕘

---

①　牟者平:底本無此三字,據<u>政和本草</u>補。

花 *Wikstroemia chamaedaphne*，或蕘花 *Wikstroemia canescens* 一類，後世遂以此爲蕘花。

252 旋復①花　味鹹、甘，溫、微溫，冷利，有小毒。**主治結氣，脅下滿，驚②悸，除水，去五藏間寒熱，補中下氣**，消胸上痰結，唾如膠漆，心脅痰水，膀胱留飲，風氣濕痹，皮間死肉，目中眵膜，利大腸，通血脉，益色澤。**一名金沸草，一名盛椹，一名戴椹。**

根　主風溫③。**生平澤④川谷。**五月採花，日乾，二十日成。出近道下濕地，似菊花而大。又別有旋復⑤根，出河南，來北國亦有，形似穹窮，唯合旋復膏⑥用之，餘無正所入也，非此旋伏根也。

【箋疏】

旋復花今寫作"旋覆花"。説文："葍，盜庚也。"爾雅釋草"葍，盜庚"，郭璞注："旋葍似菊。"本草綱目釋名説："蓋庚者金也，謂其夏開黃花，盜竊金氣也。"蜀本草圖經云："旋覆花葉似水蘇，花黃如菊，今所在皆有，六月至九月采花。"本草圖經描述更詳："旋覆花生平澤川谷，今所在有之。二月已後生苗，多近水傍，大似紅藍而無刺，長一二尺已來，葉如柳，莖細。六月開花如菊花，小銅錢大，

---

① 復：政和本草作"覆"。
② 驚：底本無此字，據政和本草補。
③ 溫：政和本草作"濕"。
④ 平澤：地名無"平澤"，或誤。
⑤ 復：政和本草作"葍"。
⑥ 膏：底本作"藁"，據政和本草改。

深黄色。上黨田野人呼爲金錢花，七月、八月採花，暴乾，二十日成。今近都人家園圃所蒔金錢花，花葉並如上説，極易繁盛，恐即經旋覆也。"此即菊科植物旋覆花 *Inula japonica*。

253 鉤吻①　味辛，溫，有大毒。**主治金創，乳痓，中惡風，欬逆上氣，水腫，殺鬼注蠱毒②，破癥積，除腳膝痹痛③，四支拘攣，惡瘡疥蟲，殺鳥獸。一名野葛**，折之青烟出者名固活。其熱一宿④，不入湯。**生傅高山谷及會稽東野。**半夏爲之使，惡黄芩。　五符中亦云，鉤吻是野葛，言其入口則鉤人喉吻。或言"吻"作"挽"字，牽挽人腹而絶之。覈⑤事言，乃是兩物。野⑥葛是根，狀如牡丹，所生處亦有毒，飛鳥不得集之，今人用合膏服之無嫌。鉤吻別是一草，葉似黄精而莖紫，當心抽花，黄色，初生既極類黄精，故以爲殺生之對也。或云鉤吻是毛茛，此本經及後説皆參錯不同，未詳定云何。又有一物名陰命，赤色，著木懸其子，生山海中，最有大毒，入口即殺人。

【箋疏】

　　鉤吻的得名，如陶弘景所推測："言其入口則鉤人喉吻。"由此，下咽即能斃命，或者服用後令咽喉部產生強烈不適感的物質，都有可能被稱爲"鉤吻"。而"鉤吻"急呼

---

　　①　鉤吻：底本此條後附錄秦鉤吻，政和本草無，今將秦鉤吻移入卷七有名無實中。

　　②　逆上氣水腫殺鬼注蠱毒：底本無此句，據政和本草補。

　　③　痛：底本無此字，據政和本草補。

　　④　其熱一宿：政和本草作"甚熱"。

　　⑤　覈：底本作"竅"，據政和本草改。

　　⑥　野：底本無此字，據政和本草補。

爲"莨"，广雅释草"莨，鉤吻也"，即由此而来。

漢代以來，鉤吻便是典型的毒藥，本草經謂其有大毒，論衡言毒也説："草木之中有巴豆、野葛，食之湊滿，頗多殺人。"但漢代文獻有關鉤吻的記載甚爲簡略，僅金匱要略果實菜穀禁忌篇云："鉤吻與芹菜相似，誤食之殺人。"又證類本草引葛洪方云："鉤吻與食芹相似，而生處無他草，其莖有毛，誤食之殺人。"從形態特徵推測，這種鉤吻當是毛茛科毛茛 *Ranunculus japonicus* 一類植物。陶弘景言"或云鉤吻是毛茛"，亦印證此説。

漢代鉤吻以兩爲計量單位，如魏伯陽周易參同契云："冶葛、巴豆一兩入喉，雖周文兆著，孔丘占相，扁鵲操針，巫咸叩鼓，安能蘇之？"魏晉則以尺寸計量，如博物志云："魏武習啖野葛，至一尺。"南州異物志説："取冶葛一名鉤吻數寸。"在古方書中，全草、果實的劑量多以重量計算，而較長的根及根莖、木質藤本、樹皮類藥材則以長度計量。計量單位的不同，提示魏晉時期藥用鉤吻除毛茛科鉤吻外，還包括其他科屬植物，而藥用部位則以藤莖或根爲主。

魏晉文獻對鉤吻植物的記載相當含混，且多牴牾之處，即以各家對其葉形的描述爲例。博物志載魏文帝所記諸物相似亂真者，據新修本草引文作"鉤吻葉似鳧葵"，太平御覽引文卻作"鉤吻草與堇菜相似"，四庫全書本又作"與荇華相似"，三説難辨是非。吳普本草則謂鉤吻葉似葛，肘後方又云似食芹，雷公炮炙方卻説："鉤吻葉似黃精而尖頭處有兩毛若鉤。"異説紛呈，陶弘景亦不能辨，故本草經集注云："本經及後説皆參錯不同，未詳定云何。"

　　其中葉似葛的鉤吻，吳普本草稱作秦鉤吻，有云："秦
鉤吻，一名毒根，一名野葛，生南越山或益州，葉如葛，赤
莖，大如箭，方根黃色。"其原植物似爲漆樹科毒漆藤
Toxicodendron radicans，這種植物的乳液可以引起漆
瘡。本草經鉤吻一名野葛，或許也包括此類植物在内。

　　另有一種與黃精相似而"善惡"相反的鉤吻，文獻記
載較多，如博物志引神農經説："藥物有大毒，不可入口鼻
耳目者，即殺人，凡六物焉，一曰鉤吻，似黃精不相連，根
苗獨生者是也。"又引黃帝問天老："太陽之草名曰黃精，
餌而食之，可以長生；太陰之草名曰鉤吻，不可食，入口立
死。"陶弘景亦云："鉤吻葉似黃精而莖紫，當心抽花，黃
色，初生既極類黃精，故以爲殺生之對也。"本草圖經説：
"江南人説黃精苗葉稍類鉤吻，但鉤吻葉頭極尖而根細。"
這種葉似黃精的鉤吻，據中國高等植物圖鑒記載，當爲百
部科金剛大 *Croomia japonica*，亦稱黃精葉鉤吻。

　　最有名的鉤吻品種爲胡蔓草，南方草木狀云："冶葛，
毒草也。蔓生，葉如羅勒，光而厚，一名胡蔓草，置毒者多
雜以生蔬進之，悟者速以藥解，不爾半日輒死。"胡蔓草的
原植物爲馬錢科胡蔓藤 *Gelsemiumelegans*。太平御覽俚
條引南州異物志云："廣州南有賊曰俚，此賊在廣州之南
蒼梧、郁林、合浦、寧浦、高涼五郡中央，地方數千里，其處
多野葛爲鉤吻。"這與胡蔓藤主要分佈兩廣、福建相符。
兩廣地區至今仍有胡蔓藤誤食或投毒的報告，這是各種
鉤吻中毒性最強烈的一種，但從分佈來看，應該不是本草
經的鉤吻物種。

254 狼毒　味辛,平,有大毒。主治欬逆上氣,破積聚飲食,寒熱水氣,脅下積癖,惡瘡鼠瘻疽蝕,鬼精蠱毒,殺飛鳥走獸。一名續毒。生秦亭山谷及奉高。二月、八月採根,陰乾。陳而沉水者良。大豆爲之使,惡麥句薑①。　秦亭在隴西,亦出宕昌,乃言止有數畝地生,蝮蛇食其根,故爲難得。亦用太山者,今用出漢中及建平。云與防葵同根類,但置水中沉者便是狼毒,浮者則是防葵。俗用稀,亦難得,是療腹内要藥爾。

【箋疏】

　　狼毒品種複雜,主流品種有瑞香狼毒和狼毒大戟兩類,前者原植物是瑞香科狼毒 *Stellera chamaejasme*,後者主要來源於大戟科狼毒大戟 *Euphorbia fischeriana* 和月腺大戟 *Euphorbia ehracteolata*。

　　狼毒生秦亭山谷,陶弘景説“亦出宕昌”,經謝宗萬先生調查,甘肅武威、宕昌所産狼毒爲瑞香科 *Stellera chamaejasme*,今稱“瑞香狼毒”,或“紅狼毒”。陶弘景在描述狼毒的時候,專門提到“蝮蛇食其根,故爲難得”,後世本草皆不以爲然。新修本草嘲笑説:“秦隴寒地,原無蝮蛇。復云數畝地生,蝮蛇食其根,謬矣。”而現代動物學證實,棕色田鼠 *Microtus maudarinus* 喜食瑞香狼毒的塊根,而田鼠又是蝮蛇的食物,於是有“蝮蛇食其根”的傳説。此更證明瑞香狼毒確係古用狼毒品種。

―――――――

①　惡麥句薑:此後本草經集注序錄畏惡七情表還有“是天名精”四字,無關畏惡,故删去。

255 鬼臼　味辛，溫、微溫，有毒。**主殺蠱毒，鬼注精物，辟惡氣不祥，逐邪，解百毒**，治欬嗽喉結，風邪煩惑，失魄妄見，去目中膚翳，殺大毒。不入湯。**一名爵犀，一名馬目毒公，一名九臼**，一名天臼，一名解毒。**生九真山谷**及冤句。二月、八月採根。畏垣衣。　　鬼臼如射干，白而味甘溫，有毒。主風邪、鬼注、蠱毒，九臼相連，有毛者良。一名九臼，生山谷，八月採，陰乾。又似鉤吻。今馬目毒公如黃精，根臼處似馬眼而柔潤。鬼臼似射干、朮蘆，有兩種：出錢塘、近道者味甘，上有叢毛，最勝；出會稽、吳興者，乃大，味苦，無叢毛，不如。略乃相似而乖異。毒公今方家多用鬼臼，少用毒公，不知此那復頓爾乖越也。

【箋疏】

　　鬼臼乃是植物根狀莖，每年生一節，凹陷呈臼狀，數枚相連，因此得名，臼甚多，乃有別名"九臼"。能形成如此凹臼的植物甚多，遂有同名異物現象。如本草圖經所繪舒州鬼臼，當是小檗科植物八角蓮 *Dysosma versipellis* 或六角蓮 *Dysosma pleiantha* 之類；而齊州鬼臼則似爲鳶尾科射干屬（Belamcanda）或鳶尾屬（Iris）植物。

　　因爲鬼臼名字中有"鬼"字，道書用來殺鬼。如六朝道經洞神八帝元變經"餌藥通神"篇用到六種藥名帶"鬼"字的藥物，其中有鬼臼，注云："鬼扇根是此藥，世間常用易識，故不復委細注之。"鬼扇項下又説："又名方扇，是苗處山澤中，偏饒此藥，故不復言。"雖未明言，也可以推想，其地上部分一定如本草圖經所繪舒州鬼臼一樣，莖生葉盾狀著生，才會有"鬼扇"這樣的名字。由此也可確定其原植物爲八角蓮 *Dysosma versipellis* 之類。

256 萹蓄① 　味苦，平，無毒。**主治浸淫疥瘙疽痔，殺三蟲**，治女子陰蝕。**生東萊山谷。**五月採，陰乾。處處有，布地生，花節間白，葉細綠，人亦呼爲萹竹。煮汁與小兒飲，療蚘蟲有驗。

【箋疏】

　　説文"萹，萹茿也"，段玉裁注："茿、蓄疊韻，通用。本草經亦作萹蓄。"按，爾雅釋草"竹，萹蓄"，郭璞注："似小藜，赤莖節，好生道傍，可食，又殺蟲。"齊民要術引爾雅則作"茿，萹蓄"。此即蓼科植物萹蓄 *Polygonum aviculare*，因其"葉細綠如竹"，因此有竹之名。

　　太平御覽卷九九八茿條引本草經云："萹蓄，一名萹竹。"此名不見於證類本草白字、黑字，陶弘景注則提到"人亦呼爲萹竹"，并不言"萹竹"出自本草經。此或太平御覽將本草經集注内容視爲本草經者。

257 商陸 　味辛、酸，平，有毒。**主治水脹疝瘕痹，熨除癰腫，殺鬼精物**，治胸中邪氣，水腫痿痹，腹滿洪直，疏五藏，散水氣。如人形者有神。**一名葛根，一名夜呼。生咸陽川谷。**近道處處有。方家不甚乾用，療水腫，切生根雜生鯉魚煮作湯。道家乃散用及煎釀，皆能去尸蟲，見鬼神。其實亦入神藥。花名葛花，尤良。

【箋疏】

　　爾雅釋草"蓫薚，馬尾"，郭璞注："廣雅曰'馬尾，商陸'。本草云'別名薚'。今關西亦呼爲薚，江東呼爲當

---

① 　萹蓄：本草經集注序録作"篇蓄"，據説文"萹"爲正字，故不改。

陸。"關於藥名文字演變,爾雅義疏結合字書與本草詮解云:"蕩,説文作募,云'艸。枝枝相值,葉葉相當'。釋文'薚,他六反';'蕩,呂、郭他羊反'。然則薚蕩合聲爲當,以其枝葉相當,因謂之當陸矣。易之'莧陸夬夬',陸即當陸。廣雅作蔏陸,云'常蓼、馬尾,蔏陸也'。説文'蓳,艸也'。玉篇'蓳柳,當陸別名'。又云:'蓟,蓳陸也。'蓳、蔏、當、蓟、柳、陸,音俱相近。商與常,蓼與陸,古音又同也。"

本草圖經云:"商陸俗名章柳根。生咸陽山谷,今處處有之,多生於人家園圃中。春生苗,高三四尺,葉青如牛舌而長,莖青赤,至柔脆。夏秋開紅紫花,作朵,根如蘆蔔而長,八月、九月内採根,暴乾。"此即商陸科植物商陸 *Phytolacca acinosa*,爲常見物種。商陸可能有一定的致幻作用,本草經謂如人形者有神"殺鬼精物",名醫別錄説"如人形者有神",陶弘景亦説"見鬼神"。本草圖經乃説:"取花陰乾百日,擣末,日暮水服方寸匕,臥思念所欲事,即於眼中自覺。"

258 **女青**　味辛,平,有毒。主治蠱毒,逐邪惡氣,殺鬼,溫瘧,辟不祥。一名雀瓢,蛇銜根也。生朱崖。八月採,陰乾。
若是蛇銜根,不應獨生朱崖。俗用是草葉,別是一物,未詳孰是。術云,帶此屑一兩,則疫癘不犯,彌宜識真者。

【箋疏】

"女青"一詞主要見於道教,正一派經典女青鬼律稱"大道垂律,女青所傳,三五七九,長生之本"。女青作爲掌管地下諸鬼的神祇也出現在魏晉以來鎮墓文中。道教女青與本草經藥物女青有無聯繫,不得而詳,但觀察本草經女青"主蠱毒,逐邪惡氣,殺鬼,溫瘧,辟不祥",似乎也有關聯。女青"辟不祥"的具體使用實例,如證類本草引紫靈南君南岳夫人内傳治卒死方云:"擣女青屑一錢,安喉中。以水或酒送下,立活也。"又引肘後方也用女青辟瘟疫:"正月上寅日,搗女青末,三角絳囊盛,繫前帳中,大吉。"陶弘景也説:"術云,帶此屑一兩,則疫癘不犯。"

　　至於女青的具體物種,名醫別錄説是蛇衘根,陶弘景不以爲然,但也提不出更多的物種信息,本草經集注云:"若是蛇衘根,不應獨生朱崖。俗用是草葉,别是一物,未詳孰是。"新修本草則説:"此草即雀瓢也。葉似蘿摩,兩葉相對,子似瓢形,大如棗許,故名雀瓢。根似白薇。生平澤。莖葉並臭。其蛇衘根,都非其類。又别錄云'葉嫩時似蘿摩,圓端大莖,實黑,莖葉汁黃白',亦與前説相似。若是蛇衘根,何得苗生益州,根在朱崖,相去萬里餘也?别錄云'雀瓢白汁,主蠱蛇毒',即女青苗汁也。"從此記載來看,新修本草提到的女青應該是蘿摩科植物地梢瓜 *Cynanchum thesioides* 之類。至於蘿摩,爲新修本草新增,并引陸璣"幽州謂之雀瓢"。但蘇敬明確説:"雀瓢是女青别名。葉蓋相似,以葉似女青,故兼名雀瓢。"其原植物爲蘿摩科蘿摩 *Metaplexis japonica*,與女青小别,不應視爲重出。

259 白附子　主治心痛血痹,面上百病,行藥勢。生蜀郡。三月採。此物乃言出芮芮,久絶,俗無復真者,今人乃作之獻用。

【箋疏】

"芮芮"亦稱"蠕蠕",亦稱"柔然",南齊書則稱"塞外雜胡",南北朝時期佔有西北廣大地區。新修本草謂其"形似天雄",海藥本草説"苗與附子相似",本草綱目描述其形態特徵説:"根正如草烏頭之小者,長寸許,乾者皺文有節。"由此看來,這種白附子似乎是毛茛科的黃花烏頭 *Aconitum coreanum*,習稱關白附者,與今用之天南星科植物獨角蓮 *Typhonium giganteum* 完全不同。

260 天雄　味辛、甘,溫、大溫,有大毒。**主治大風,寒濕痺,歷**①**節痛,拘攣緩急,破積聚,邪氣,金創,強筋骨,輕身健行,**治頭面風去來疼痛,心腹結積,關節重,不能行步,除骨間痛,長陰氣②,強志,令人③武勇,力作不倦。又墮胎。**一名白幕。生少室**山谷。二月採根,陰乾。遠志爲使,惡腐婢。　今採用八月中旬。天雄似附子,細而長者便是。長者乃至三四寸許。此與烏頭、附子謂爲三建,本並出建平,故謂爲三建。今宜都佷山最好,謂爲西建,錢塘間者謂爲東建,氣力劣弱④不相似,故曰西水猶勝東白也。其用灰殺之,時有冰強者,并不佳。

【箋疏】

本草經集注云:"天雄似附子,細而長便是,長者乃至三四寸許。"此説被多數文獻接受,不僅彰明縣附子記附

---

① 歷:底本無此字,據政和本草補。
② 除骨間痛長陰氣:底本作"長氣",據政和本草改。
③ 令人:底本無此二字,據政和本草補。
④ 劣弱:底本無此二字,據政和本草補。

和説"又附而長者爲天雄",直到中藥大辭典天雄條也只是含混地説:"爲附子或草烏頭之形長而細者。"而事實上,烏頭屬植物的子根幾乎没有呈條形者,陶弘景云云,其實是源於對名醫別錄"(烏喙)長三寸已上爲天雄"一語的誤解。按,烏頭、烏喙一物二名,或説烏喙是烏頭之兩歧者亦無不妥。天雄的本意疑是指烏頭(喙)之長大者,重廣補注神農本草并圖經的論述最爲得體:"但天雄者,始種烏頭,而不生諸附子、側子之類,經年獨生,長大者是也。蜀人種之忌生此,以爲不利。"此即説未結附子之獨條烏頭爲天雄。李時珍的看法亦同,本草綱目集解項云:"天雄乃種附子而生出或變出,其形長而不生子,故曰天雄。其長而尖者,謂之天錐,象形也。"此外,賓退錄對天雄的來歷別有看法,有云:"(古涪志)云:天雄與附子類同而種殊,附子種近漏籃,天雄種如香附子。凡種必取土爲槽,作傾邪之勢,下廣而上狹,實種其間,其生也與附子絶不類,雖物性使然,亦人力有以使之。此又楊説所未及也,審如志言,則附子與天雄非一本矣,楊説失之。"按趙與時所説的這種天雄頗可能是毛茛科同屬植物鐵棒錘 *Aconitum szechenyianum* 之類,其根爲紡錘形,少有子根,應該是"天雄"的另一個來源。

261 烏頭　味辛、甘,溫、大熱,有毒①。主治中風②,惡

---

① 有毒:政和本草作"有大毒"。
② 風:底本無此字,據政和本草補。

風洗洗，出汗，除寒濕痹①，欬逆上氣，破積聚寒熱，消胸上淡冷食不下，心腹冷疾臍間痛，肩胛痛不可俯仰，目中痛不可力視。又墮胎。**其汁煎之名射罔，殺禽獸。**

射罔　味苦，有大毒。治尸注癥堅，及頭風痹痛。**一名奚毒，一名即子，一名烏喙**②。

烏喙　味辛，微溫，有大毒。主治風濕，丈夫腎濕，陰囊癢，寒熱歷節，制引腰痛，不能行步，癰腫膿結。又墮胎。**生朗陵川谷。**正月、二月採，陰乾。長三寸以上爲天雄。莽草爲之使，反半夏、栝樓、貝母、白斂、白及。惡梨蘆。　今採用四月，烏頭與附子同根，春時莖初生，有腦形似烏鳥之頭，故謂之烏頭。有兩歧共蒂狀如牛角，名烏喙，喙即烏之口也。亦以八月採，搗筭莖取汁，日煎爲射罔。獵人以傅箭，射禽獸，中人亦死，宜速解之③。

【箋疏】

　　先秦文獻中"菫"可能是某類有毒植物的總名，多數注家釋爲烏頭類植物，國語晉語"驪姬受福，乃寘鴆於酒，寘菫于肉"，賈逵注："菫，烏頭也。"爾雅"芨，菫草"，郭璞注："即烏頭也，江東呼爲菫。"莊子徐無鬼"藥也其實菫也"，成玄英疏："菫，烏頭也，治風痹。"但據五十二病方菫、毒菫、烏喙並見，故後世注經者懷疑菫非烏頭，看來是正確的。儘管如此，五十二病方、西漢萬物以及急就篇中提到的"烏喙"，則毫無疑問爲毛茛科烏頭屬（Aconitum）

---

①　濕痹：底本作"溫"，據政和本草改。
②　烏喙：底本無此二字，據政和本草補。
③　今採用四月……宜速解之：此段底本文字錯亂，不能卒讀，據政和本草錄文。

的植物。

儘管歷代本草家對烏頭與附子、天雄等的關係糾結不清，但所言烏頭基本都是毛茛科烏頭屬（Aconitum）植物。本草圖經繪有多幅烏頭圖例，暗示品種來源多樣，宋代以來川烏頭 *Aconitum carmichaeli* 的子根成爲附子的主要來源，其主根也就是烏頭的主流品種，後來稱爲“川烏頭”，其他烏頭品種則被歸爲“草烏頭”。

至於烏喙，直到漢代，烏喙基本與後世所言烏頭等義，指烏頭植物的主根，醫方多用此名，故本草經烏頭一名烏喙。名醫別錄開始，烏頭、烏喙分化爲兩條，陶弘景解釋説：“烏頭與附子同根，春時莖初生，有腦形似烏鳥之頭，故謂之烏頭。有兩歧共蒂狀如牛角，名烏喙，喙即烏之口也。”新修本草則有不同意見：“烏喙，即烏頭異名也。此物同苗，或有三歧者，然兩歧者少。縱天雄、附子有兩歧者，仍依本名。如烏頭兩歧，即名烏喙，天雄、附子若有兩歧者，復云何名之？”後世遂漸漸統一稱爲“烏頭”。

262 附子　味辛、甘，溫、大熱，有大毒。**主治風寒欬逆，邪氣，溫中，金創，破癥堅積聚，血瘕，寒濕踒躄，拘攣膝痛，不能行步**，腳疼冷弱，腰脊風寒，心腹冷痛，霍亂轉筋，下利赤白，堅肌骨，強陰。又墮胎，爲百藥長。**生犍爲山谷**及廣漢。八①月采爲附子，春采爲烏頭。地膽爲之使，惡吳公，畏防風、甘草、黃耆、人參、烏韭、大豆。　附子以八月上旬採，八角者良。凡用三建，皆熱灰炮

---

① 八：政和本草作“冬”。

令拆，勿過焦。唯薑附湯生用之。俗方每①用附子，皆須甘草，或人參、乾薑相配者，正以制其毒故也。

【箋疏】

烏頭類藥物開始分化，大約開始於西漢，淮南子繆稱訓云：“天雄、烏喙，藥之凶毒也，良醫以活人。”至東漢初，武威醫簡同時出現附子、烏喙、天雄之名，本草經亦以附子、烏頭、天雄爲三物，其中提到“烏頭一名烏喙”。其後名醫別錄在烏頭條附錄射罔、烏喙，又新增側子條。這些烏頭類藥物之間的關係，歷代説法不一。

本草經三物分生三處，經云“附子生犍爲山谷”，“烏頭生朗陵川谷”，“天雄生少室山谷”，對此陶弘景頗不理解，注釋説：“凡此三建，俗中乃是同根，而本經分生三處，當各有所宜故也。”“今則無別矣。”其實，産地的不同正暗示了品種的差別。魏晉以後，漸漸將三者視爲同一植物，代表性説法即謝靈運山居賦所云“三建異形而同出”。但各類藥物之間的關係，各家看法又有不同。廣雅云：“奚毒，附子也。一歲爲萴子，二歲爲烏喙，三歲爲附子，四歲爲烏頭，五歲爲天雄。”此主張用生長年限來區别。博物志云：“物有同類而異用者，烏頭、天雄、附子一物，春夏秋冬採之各異。”此則認爲是採收時間的不同所造成，與名醫別錄説“冬採爲附子，春採爲烏頭”相合。吳普本草説烏頭：“正月始生，葉厚，莖方中空，葉四面相當，與蒿相似。”而説烏喙“形如烏頭，有兩歧相合，如烏頭之喙，名曰

---

① 　每：底本作“動”，據政和本草改。

烏喙也";側子"是附子角之大者";附子"皮黑肌白"。

　　附子採收後須經特殊加工處理,本草圖經云:"本只種附子一物,至成熟後有此四物,收時仍一處造釀方成。釀之法:先於六月內,踏造大、小麥麴,至收採前半月,預先用大麥煮成粥,後將上件麴造醋,候熱淋去糟。其醋不用太酸,酸則以水解之。便將所收附子等去根鬚,於新潔甕內淹浸七日,每日攪一遍,日足撈出,以彌疏篩攤之,令生白衣。後向慢風日中曬之百十日,以透乾為度。若猛日曬,則皺而皮不附肉。其長三二寸者,為天雄,割削附子傍尖芽角為側子,附子之絕小者亦名為側子。元種者,母為烏頭,其餘大、小者皆為附子,以八角者為上。如方藥要用,須炮令裂,去皮臍使之。"

　　本草圖經特別提到,"綿州彰明縣多種之,惟赤水一鄉者最佳",故趙與時賓退錄卷三中所載楊天惠彰明縣附子記是研究烏頭、附子名實的重要文獻,其說較上述諸家為詳:"其莖類野艾而澤,其葉類地麻而厚,其花紫,葉黃,蕤長包而圓蓋。"又云:"蓋附子之品有七,實本同而末異,其種之化者為烏頭,附烏頭而旁生者為附子,又左右附而偶生者為鬲子,又附而長者為天雄,又附而尖者為天佳,又附而上出者為側子,又附而散者為漏藍。皆脈絡連貫,如子附母,而附子以貴,故獨專附名,自餘不得與焉。凡種一而子六七以上,則其實皆小,種一而子二三,則其實稍大,種一而子特生,則其實特大。附子之形,以蹲坐正節角少為上,有節多鼠乳者次之,形不正而傷缺風皺者為下。附子之色,以花白為上,鐵色次之,青綠為下。天雄、烏頭、天佳,以豐實過握為勝,而漏藍、側子,園人以乞役夫,不足數也。"此所描述的植物形態,以及主產地四川歷代相沿的栽種優勢,並結合本草圖經龍州烏頭圖例,可以確定,宋代以來附子的正宗來源就是毛茛科川烏頭 *Aconitum carmichaeli* 子根的加工品。

263 側子　味辛,大熱,有大毒。主癰腫,風痹歷節,腰腳疼冷,寒熱,鼠瘻。又墮胎。此即附子邊角之大者脱取之,昔時不用,比來醫家①以療腳氣多驗。凡此三建,俗中乃是同根,而本經分生三處,當各有所宜故也。方云"少室天雄,朗陵烏頭",皆稱本土,今則無别矣。少室山連嵩高②,朗陵縣屬豫州汝南郡,今在北國。

【箋疏】

　　側子雖然不見於本草經,但也淵源久遠。説文"荝,烏喙也",鹽鐵論誅秦云:"雖以進壤廣地,如食荝之充腸也,欲其安存,何可得也?"這與太平御覽卷九九零引春秋後語云,"臣聞飢人之所以不食烏喙者,以爲雖偷充腹,而與死人同患也",都是"飲鴆止渴"的意思,此"荝"與烏喙、烏頭自然是一類。

　　側子來源於烏頭,但究竟是烏頭根的哪一部分,則有兩種説法。本草經集注謂"此即附子邊角之大者脱取之",按其説則爲附子上的側根或加工附子時切削的邊角。新修本草説法不同:"側子,只是烏頭下共附子、天雄同生。小者側子,與附子皆非正生,謂從烏頭傍出也。以

---

① 家:底本無此字,據政和本草補。
② 高:底本無此字,據政和本草補。

小者爲側子，大者爲附子。"彰明附子記亦認同此說，謂側子是附子之小者或子根位置形狀特殊者。按川烏頭 *Aconitum carmichaeli* 植物子根爲附子，而附子雖有若干瘤狀突起，俗稱丁包，但其上只有鬚根而基本不生側根。因此古代商品中的側子，應該是附子加工過程中削下的丁包，或個頭較小的附子，故本草圖經的看法十分正確："割削附子傍尖芽角爲側子，附子之絕小者亦名爲側子。"側子主要是附子削下的邊角，隨著附子加工工藝的改變，其來源成了問題，甚至以個頭小的附子充側子，因本品不出於本草經，後世使用本來就少，且又與晚起的漏籃子相混，遂被淘汰。

264 藥實根　味辛，溫，無毒。主治邪氣，諸痹疼酸，續絕傷，補骨髓。一名連木。生蜀郡山谷。採無時。

【箋疏】

本條陶弘景無注釋，應是不識。新修本草云："此藥子也，當今盛用，胡名那綻，出通州、渝州。本經用根，恐誤載根字。子，味辛平，無毒。主破血，止利，消腫，除蠱注蛇毒。樹生，葉似杏，花紅白色，子肉味酸甘，用其核人。"本草圖經疑此即黃藥之實。本草綱目殊不以此爲然，黃藥子條集解項說："唐蘇恭言藥實根即藥子，宋蘇頌遂以爲黃藥之實。然今黃藥冬枯春生，開碎花無實。蘇恭所謂藥子，亦不專指黃藥，則蘇頌所言亦未可憑信也。"諸家異說紛紜，不能確指，總以闕疑爲妥。

265 皂莢　味辛、鹹，溫，有小毒。**主治風痹，死肌，邪氣，風頭淚出，下水**①，**利九竅，殺鬼精物**，治腹脹滿，消穀，破欬嗽，囊結，婦人胞不落，明目，益精。可爲沐藥，不入湯。**生雍州川谷**及魯鄒縣。如豬牙者良。九月、十月採莢，陰②乾。青葙子爲之使，惡麥門冬，畏空青、人參、苦參。　今處處有，長尺二者良。俗人見其皆有蟲孔而未嘗見蟲形，皆言不可近，令人惡病，殊不耳。其蟲狀如草菜③上青蟲，莢微欲黑便出，所以難見耳。但取生者看④，自知之也。

【箋疏】

　　皂莢是皂樹的果實，含皂莢皂苷，具表面活性作用，能够浣洗去污，其原植物是豆科皂莢樹 *Gleditsia sinensis*。有意思的是，名醫別錄在皂莢條補充説"如豬牙者良"；陶弘景則有不同意見，説"長尺二者良"；新修本草折中之，既言"豬牙皂莢最下"，又説尺二寸者"粗大長虛而無潤"，而取"長六七寸圓厚節促直者"爲優。本草綱目乃説皂莢有三："皂樹高大，葉如槐葉，瘦長而尖，枝間多刺，夏開細黄花。結實有三種：一種小如豬牙；一種長而肥厚，多脂而粘；一種長而瘦薄，枯燥不粘。以多脂者爲佳。"受此影響，早期植物學家在豆科皂莢 *Gleditsia sinensis* 物種之外，另立一個新物種，即豬牙皂 *Gleditsia officinalis*。晚近經過實地調查，才發現同一株皂莢樹上，可以結出大中小三種類型的莢果。其中豬牙皂是普

---

① 下水：政和本草無此二字。
② 陰：底本無此字，據政和本草補。
③ 菜：底本作"采"，據政和本草改。
④ 看：底本無此字，據政和本草補。

通皂莢樹因衰老、受傷等原因,結出發育不正常的果實,
原植物都是皂莢 *Gleditsia sinensis*。

266 蜀漆　味辛,平、微溫,有毒。**主治瘧及欬逆寒熱,
腹中癥堅,痞結,積聚,邪氣,蠱毒,鬼注**,治胸中邪結氣,吐出
之。**生江林山川谷**,生蜀漢中。恒山苗也。五月採葉,陰乾。
栝樓爲之使,惡貫衆。　　猶是恒山苗,而所出又異者,江林山即益州江陽山
名,故是同處爾。彼人採仍縈結作丸,得時燥者,佳矣。

【箋疏】

　　蜀漆與恒山的關係,就跟芎藭與蘼蕪關係一樣,名醫
別錄謂芎藭"其葉名蘼蕪",蘼蕪爲"芎藭苗也";謂蜀漆
"常(恒)山苗也",本草衍義補充常(恒)山乃"蜀漆根也"。
但本草經芎藭、蘼蕪,蜀漆、恒山,各自立條,產地也不完
全相同,是否同物,尚難定論。也與芎藭、蘼蕪的情況類
似,魏晉以後,恒山與蜀漆被視爲同一植物的不同部位,
恒山爲根,蜀漆是其葉。

267 半夏　味辛,平,生微寒、熟溫,有毒。**主治傷寒寒
熱,心下堅,下[①]氣,喉咽腫痛,頭眩,胸脹,欬逆,腸鳴,止汗**,消
心腹胸中膈淡熱滿結,欬嗽上氣,心下急痛堅痞,時氣嘔逆,消
癰腫,胎墮,治痿黃,悅澤面目。生令人吐,熟令人下。用之湯
洗令滑盡。**一名地文,一名水玉,一名守田,一名示姑。生槐
里川谷**。五月、八月採根,暴乾。射干爲之使,惡皂莢,畏雄黃、生薑、

---

① 下:底本無此字,據政和本草補。

乾薑、秦皮、龜甲,反烏頭。　　槐里屬扶風,今第一出青弋①,吳中亦有。以肉白者爲佳,不厭陳久,用之皆湯洗十許過,令滑盡,不爾戟人咽喉。方中有半夏,必須生薑者,亦以制其毒故也。

【箋疏】

　　半夏之名始見於禮記月令:"仲夏之月,鹿角解,蟬始鳴,半夏生,木堇榮。"呂氏春秋、淮南子皆同,急就篇"半夏皂荚艾囊吾"句,顏師古注:"半夏五月苗始生,居夏之半,故爲名也。"顯然,這種半夏是因爲生於夏曆五月而得名,這與後世所用天南星科植物半夏的生物學特性不符,或許別是一物。

　　魏晉文獻中的半夏應與今種接近,名醫別錄提到"生令人吐,熟令人下,用之湯洗令滑淨"。陶弘景也説:"用之皆先湯洗十許過,令滑盡,不爾戟人咽喉。"現代研究提示,生半夏所含2,4-二羥基苯甲醛葡萄糖苷對黏膜有刺激作用,可以催吐,受熱後此成分破壞,其他耐熱成分則有止嘔作用。至於兩書提到的洗令"滑"盡,這當是形容半夏塊莖中所含黏液細胞之黏液質。此外,吳普本草則在植物特徵上對半夏有所描述:"一名和姑,生微邱,或生野中。葉三三相偶,二月始生,白花圓上。"這基本符合今用天南星科半夏 *Pinellia ternata* 特徵。

268　款冬②　味辛、甘,溫,無毒。主治欬逆上氣,善喘,

---

　　①　弋:底本作"戈",地名無"青戈",疑是"弋"之訛,因改。政和本草作"州"。

　　②　款冬:底本作"款冬花",據本草經集注序錄畏惡七情表改。

喉痹,諸驚癇,寒熱邪氣,消渴,喘息呼吸。**一名橐吾,一名顆東,一名虎鬚,一名菟奚,一名氐冬。生**常山山谷及**上**黨水傍。十一月採花,陰乾。杏人爲之使,得紫苑良,惡皂莢、消石、玄參,畏貝母,辛夷、麻黃、黃芩、黃連、青葙。　第一出河北,其形如宿蕚未舒者佳,其腹裏有絲;次出高麗、百濟,其花乃似大菊花;次亦出蜀北部宕昌,而並不如。其冬月在冰下生,十二月、正月旦取之。

【箋疏】

　　款冬有悠久的藥用歷史,漢代兩本蒙學書凡將篇和急就篇皆提到其名。急就篇"款東貝母薑狼牙",顏師古注:"款東即款冬也,亦曰款凍,以其凌寒叩冰而生,故爲此名也。生水中,華紫赤色,一名兔奚,亦曰顆東。"款冬花以菊科植物款冬花 *Tussilago farfara* 爲正品,通常早春開花,先花後葉,凌寒耐冬,遂有諸名。本草綱目釋名説:"按述征記云,洛水至歲末凝厲時,款冬生於草冰之中,則顆凍之名以此而得。後人訛爲款冬,乃款凍爾。款者至也,至冬而花也。"

　　爾雅釋草"菟奚,顆凍",郭璞注:"款凍也,紫赤華,生水中。"款冬非水生植物,花生水中爲奇怪,本草圖經云:"冰、水字近,疑一有誤。"引傅咸款冬賦序云:"余曾逐禽,登於北山,於時仲冬之月也,冰凌盈谷,積雪被崖,顧見款冬煒然,始敷華豔。"於是斷言:"當是生於冰下爲正也。"按,藝文類聚卷八一引郭璞爾雅圖贊款冬云:"吹萬不同,陽煦陰蒸。款冬之生,攉穎堅冰。物體所安,焉知渙凝。"可見蘇頌的質疑爲正確。款冬雖耐寒,如抱朴子外篇廣譬説:"凝冰慘栗,而不能凋款冬之華。"但所謂"其冬月在冰下生”,也是誇張其詞。

269 牡丹　味辛、苦,寒,微寒,無毒。**主治寒熱**,中風瘛瘲,痙、驚癎邪氣,除癥堅,瘀血留舍腸胃,安五藏,療癰瘡,除時氣,頭痛,客熱,五勞,勞氣,頭、腰痛,風噤。癲疾。**一名鹿韭,一名鼠姑。生巴郡山谷**及漢中。二月、八月採根,陰乾。畏菟絲子。　今東間亦有。色赤者爲好,用之去心。按,鼠婦亦名鼠姑,而此又同,殆非其類,恐字誤。

【箋疏】

　　“牡丹”一詞最早見於醫方本草,而非經傳詞章。東漢初年的武威醫簡,處方中既有牡丹又有芍藥,寫作“勺藥”或“勺樂”,其應用基本與本草經記載吻合。本草經牡丹“除癥堅,瘀血留舍腸胃”,醫簡療瘀方,牡丹與乾當歸、芎藭、漏蘆、桂、蜀椒、蝱合用;芍藥“主邪氣腹痛,除血痹”,醫簡治伏梁裏膿在胃腸之外,芍藥與大黃、黃芩、消石等合用。此不僅證明本草經的年代與武威醫簡接近,也可以確定,兩種文獻所涉及的牡丹與芍藥,名實基本一致。

　　醫書以外,廣雅首次同時出現牡丹與芍藥。“欒夷,芍藥也”;“白荣,牡丹也”。如芍藥條箋疏所説,“欒夷,芍藥也”,代表漢以前的芍藥,恐怕不是今天毛茛科芍藥 *Paeonia lactiflora* 或者牡丹 *Paeonia suffruticosa*,而是某種未知的香草。“白荣,牡丹也”,與名醫別錄芍藥“一名白木”、吳普本草“一名白尗”對應,或許是今天毛茛科芍藥屬植物的混稱。

廣雅"白茶,牡丹也",乃是以牡丹爲中心,將今天所稱之芍藥 *Paeonia lactiflora* 包括在内。古今注云:"芍藥有二種,有草芍藥、木芍藥。木者花大而色深,俗呼爲牡丹,非也。"則是以芍藥爲中心,將今天所稱之牡丹 *Paeonia suffruticosa* 包括在内。至於崔豹説木芍藥"俗呼爲牡丹非也",所指的"牡丹"乃是人工培育出來的重瓣觀賞牡丹品種。關於本草經之牡丹與芍藥,藥用牡丹一直都是牡丹 *Paeonia suffruticosa* 的野生品種;而芍藥即是 *Paeonia lactiflora*,與漢以前文獻提到的"芍藥"無關。

270 **防己**　味辛、苦,平、溫,無毒。**主治風寒,溫瘧,熱氣,諸癎,除邪,利大小便,**治水腫風腫,去膀胱熱,傷寒,寒熱邪氣,中風手腳攣急,**止**泄,散癰腫惡結,諸蝸疥癬,蟲瘡,通腠理,利九竅。**一名解離。**文如車輻理解者良。**生漢中川谷。**二月、八月採根,陰乾。殷孽爲之使,惡細辛,畏草解,殺雄黄毒。　今出宜都、建平,大而青白色、虛軟者好,黯黑冰強者不佳。服食亦須之。是療風水家要藥爾。

【箋疏】

不詳防己因何得名,本草正義説:"名曰防己者,以脾爲己土,喜燥惡濕,濕淫於内,則氣化不行,而水失故道,爲腫爲瘡,爲腳氣,皆己土受邪之病,而此能防堤之,是爲古人命名之真義。"此穿鑿附會之言,不必當真。或認爲"防己"其實是"防巳"的訛寫,説文"巳爲蛇,象形",看似能通,但本草經、名醫別錄並未強調防己辟蛇的功效,只能備一家之説。本草經説防己"一名解離",名醫別錄云

“文如車輻理解者良”，吳普本草亦説：“木防己一名解離，一名解燕。如葛藝蔓延，如芃白根外黄，似桔梗内黑，文如車輻解。”按此描述，其根的横斷面外黄内黑如車輻，即剖面具放射狀的網紋，由此可以推斷此種防己應該是馬兜鈴科植物的漢防己，原植物爲異葉馬兜鈴 *Aristolochia hetrophylla* 之類，而非防己科的植物。

　　吳普本草最早提到“木防己”的名字，究竟是防己的別稱，還是指另一種“木本的”防己，從性狀描述看，似乎還是指異葉馬兜鈴 *Aristolochia hetrophylla*。至遲到唐代，又出現“漢防己”的名字，千金要方有“褚澄漢防己散，治水腫上氣”，藥性論同時列出漢防己與木防己的作用特點。漢防己可能是漢中所出防己的簡稱，如蜀椒、川續斷一樣，更可能是爲區别木防己而特别加以産地“漢（中）”前綴。如此一來，唐代的所謂“木防己”，就不再是異葉馬兜鈴 *Aristolochia hetrophylla*，而可能是防己科的某些植物，後世使用的青藤 *Sinomenium acutum*、木防己 *Cocculus orbiculatus* 可能都包括在内。至於千金要方卷十五之陟釐丸用到漢中木防己，此究竟是漢防己還是木防己，或者另是一物，毫無綫索可尋，只能存疑。明清以後，防己以粉性强爲優，稱爲“粉防己”，其原植物爲防己科石蟾蜍 *Stephania tetrandra*。

271 黄環　味苦，平，有毒。主治蠱毒，鬼注鬼魅，邪氣在藏中，除欬逆寒熱[1]。一名凌泉，一名大就。生蜀郡山谷。

---

[1]　熱：底本作“勢”，據政和本草改。

三月採根，陰乾。鳶尾爲之使，惡伏苓。　似防己，亦作車輻理解，蜀都賦所云"青珠黃環"者。或云是大戟花，定非也。俗用甚稀，市人尟有識者。

【箋疏】

　　蜀都賦形容蜀中物産"異類衆彩，於何不育"，具體則有"青珠黃環，碧砮芒消"之類。陶弘景認爲"青珠"即是本草經之青琅玕，因爲青珠是礦物，而黃環屬草木，故陶弘景批評左思説："黃環乃是草，苟取名類而種族爲乖。"但黃環究竟是何物，歷代説法不一。

　　陶弘景説黃環"似防己，亦作車輻理解"，新修本草補充説："此物襄陽、巴西人謂之就葛，作藤生，根亦葛類。所云'似防己，作車輻解'者近之。人取葛根，誤得食之，吐利不止，用土漿解乃差，此真黃環也。"新修本草狼跋子條云："此今京下呼黃環子爲之，亦謂度穀，一名就葛。陶云出交廣，今交廣送入太常正是黃環子，非餘物爾。"此則近於防己科千金藤 *Stephania japonica* 之類。至於二孫按語引夢溪筆談補筆談謂黃環是紫藤，其説已先見於新修本草，謂："其子作角生，似皂莢。花實與葛同時矣。今園庭種之，大者莖徑六七寸，所在有之，謂其子名狼跋子。今太常科劍南來者，乃雞屎葛根，非也。"這種"雞屎葛根"即是豆科紫藤 *Wisteria sinensis*。但如吳其濬在植物名實圖考中所言："據唐本草注及沈括補筆談，即今之朱藤也。南北園庭多種之，山中有紅紫者，色更嬌豔。其花作苞，有微毛。作蔬案酒極鮮香。救荒本草藤花菜即此。李時珍以爲唐宋本草不收，殆未深考。又，陶隱居云狼跋子能毒魚，今朱藤角經霜迸裂，聲厲甚，子往往墜入園池，未見魚有死者。"紫藤並非大毒之物,恐非是。

272 巴戟天　味辛、甘,微溫,無毒。**主治大風,邪氣,陰 痿不起,強筋骨,安五藏,補中,增志,益氣**,治頭面遊風,小腹 及陰中相引痛,下氣,補五勞,益精,利男子。**生巴郡**及下邳山 谷。二月、八月採根,陰乾。覆盆爲之使,惡朝生、雷丸、丹參。　今 亦用建平、宜都者,狀如牡丹而細,外赤内黑,用之打去心。

【箋疏】

　　巴戟天因生巴地得名,乃是巴蜀著名藥材,文選左思 蜀都賦鋪陳巴地物産,"其中則有巴菽巴戟,靈壽桃枝", 劉良注:"巴戟,巴戟天也。"華陽國志巴志謂:"其藥物之 異者有巴戟天、椒;竹木之瑱者有桃支、靈壽。"所説亦相 吻合。今以茜草科植物巴戟天 *Morinda officinalis* 爲巴 戟天的正品來源,但此種分佈在兩廣,應非古代巴戟天物 種。結合物種分佈與四川藥用情況,巴戟天有可能是木 蘭科鐵箍散 *Schisandra propinqua*,或茜草科四川虎刺 *Damnacanthus officinarum* 之類。

273 石南草①　味辛、苦,平,有毒。**主養腎氣,内傷陰 衰,利筋骨皮毛**,治腳弱,五藏邪氣,除熱。女子不可久服,令 思男。**實**　殺蠱毒,破積聚,逐風痺。**一名鬼目。生華陰山谷。** 二月、四月採葉,八月採實,陰乾。五茄爲之使。　今廬江及東間皆

---

① 草:政和本草無此字。

有之。葉狀如枇杷葉。方用亦稀。

【箋疏】

　　石南名實爭論甚大,本草經集注説"葉狀如枇杷葉",新修本草則説"葉似篃草,凌冬不凋,以葉細者爲良",還特別指出"其江山巳南者,長大如枇杷葉,無氣味,殊不任用"。蜀本草則説:"今市人多以瓦韋爲石韋,以石韋爲石南,不可不審之。"石韋爲蕨類植物,可謂衆説紛紜。

　　宋代開始,關於石南的描述漸漸統一,本草衍義云:"石南葉狀如枇杷葉之小者,但背無毛,光而不皺。正二月間開花。冬有二葉爲花苞,苞既開,中有十五餘花,大小如椿花,甚細碎。每一苞約彈許大,成一球。一花六葉,一朵有七八毬,淡白綠色,葉末微淡赤色。花既開,藥滿花,但見藥,不見花。花纏罷,去年綠葉盡脱落,漸生新葉。"此即薔薇科石南 *Photinia serrulata*,應該沒問題,這一物種甚至有可能就是本草經記載的原種。白居易詩:"可憐顔色好陰涼,葉翦紅箋花撲霜。傘蓋低垂金翡翠,熏籠亂搭繡衣裳。春芽細炷千燈焰,夏蕊濃焚百和香。見説上林無此樹,只教桃柳占年芳。"通常題作"石榴樹",據全唐詩卷四三九"一作石楠樹"。薔薇科石南幼葉微紅,初夏開花,傘房花序頂生,小花白色,有特殊氣味,果實紅色,與詩歌描述者基本吻合;而石榴葉綠色,花紅豔,完全没有香味,顯然不是。

　　更有意思的是,石南花的氣味被描述爲"有一種精液的味道",據解釋與石南花的揮發成分中可能含有的三甲胺(trimethylamine),與精液中所含精胺(spermine)等胺類物質結構類似所引起的。而這一現象又正好與名醫別錄說石南"女子不可久服,令思男"吻合。石南果實頂端有花脱落的痕迹,略似眼睛,本草經别名"鬼目",或許由此而來。

274 女菀① 味辛,溫,無毒。**主治風寒洗洗,霍亂,泄利,腸鳴上下無常處,驚癇,寒熱百疾**,治肺傷欬逆,出汗,久寒在膀胱,支滿,飲酒夜食發病。一名白菀,一名織女菀,一名茆。**生漢中**川谷或山陽。正月、二月採,陰乾。畏鹵鹹。　比來醫方都無復用之。市人亦少有,便是欲絶。别復有白菀似紫菀,非此之别名也。

【箋疏】

　女菀載本草經,吳普本草與名醫别錄皆記其别名白菀,新輯本藥名據本草經集注序錄寫作"女菀",其他各處仍用"菀"字。

　按,紫菀條陶弘景注:"有白者名白菀,不復用。"紫菀花紫色,此白花爲白菀的意思。但女菀條陶弘景卻説:"比來醫方都無復用之。市人亦少有,便是欲絶。别復有白菀似紫菀,非此之别名也。"意思是説,似紫菀的白菀,與本條女菀一名白菀,屬於同名異物。新修本草不同意陶弘景的看法,紫菀條説:"白菀即女菀也。療體與紫菀同。無紫菀時亦用白菀。"女菀條説:"白菀即女菀,更無别者,有名未用中浪出一條。無紫菀時亦用之,功效相似

---

① 菀:底本作"菀",據本草經集注序錄畏惡七情表改。

也。"急就篇"牡蒙甘草菀藜蘆"句，顏師古注"菀謂紫菀、女菀之屬"，應該也是以紫菀、女菀爲一類的意思。後世一般都循此意見，將紫菀、女菀（白菀）視爲近似之物。本草綱目循本草經以"女菀"立條，圖例則用"女菀即白菀"爲標題。集解項李時珍説："白菀，即紫菀之色白者也。雷斅言，紫菀白如練色者，名羊鬚草，恐即此物也。"這種女菀一般認爲是菊科女菀屬植物女菀 *Turczaninowia fastigiata*。

275 地榆　味苦、甘、酸，微寒，無毒。主治婦人乳痓痛，七傷，帶下病，止痛，除惡肉，止汗，療金瘡，止膿血，諸瘻惡瘡，熱瘡，消酒，除消渴，補絕傷，産後內塞，可作金瘡膏。**生桐柏及冤句山谷**①。二月、八月採根，暴乾。得髮良，惡麥門冬。　今近道處處有，葉似榆而長，初生布地，而花、子紫黑色如豉，故名玉豉。一莖長直上，根亦入釀酒。道方燒作灰，能爛石也。乏茗時用葉作飲亦好。

【箋疏】

地榆是常見物種，本草圖經描述説："今處處有之。宿根，三月內生苗，初生布地，莖直，高三四尺，對分出葉。葉似榆少狹，細長作鋸齒狀，青色。七月開花如椹子，紫黑色。根外黑裏紅，似柳根。二月、八月採，暴乾。葉不用，山人乏茗時，採此葉作飲亦好。"此即薔薇科地榆 *Sanguisorba officinalis* 一類植物，古今品種變化不大。

---

①　生桐柏及冤句山谷：疑當作"生桐柏山谷及冤句"，"及"字以後爲名醫別錄文。此後各例同。

276 五茄① 味辛、苦,溫、微寒,無毒。**主治心腹疝氣**,腹痛,益氣,療躄,小兒不②能行,疽瘡,陰蝕,男子陰痿,囊下濕,小便餘③瀝,女人陰癢及腰脊痛,兩腳疼痹風弱,五緩虛羸,補中益精,堅筋骨,強志意。久服輕身耐老。**一名豺漆**,一名豺節。五葉者良。**生漢中**及宛朐。五月、七月採莖,十月採根,陰乾。遠志爲之使,畏蛇皮、玄參。 今近道處處有,東間彌多。四葉者亦好。煮根莖釀酒,至益人。道家用此作灰,亦以煮石,與地榆並有秘法。"茄"字或作"家"字者也。

【箋疏】

　　"茄"見説文,本義爲芙蕖莖,從艸加聲。五茄何以用此字爲名不得而知,但讀音一定是"加",故陶弘景説:"茄字或作家字者也。"後來茄字以"且"上聲爲主要讀音,"五茄"遂改寫爲"五加"。五加大致都是五加科五加屬植物,名醫別錄強調"五葉者良",蜀本草圖經所言"樹生小叢,赤蔓,莖間有刺,五葉生枝端,根若荆根,皮黄黑,肉白骨硬",當即今用之細柱五加 Acanthopanax gracilistylus 之類。

277 澤蘭 味苦、甘,微溫,無毒。**主治乳婦内衄**,中風餘疾,大腹水腫,身面四支浮腫,骨節中水,金瘡,癰腫瘡膿,産後金瘡内塞。**一名虎蘭**,一名龍棗,一名虎蒲。**生汝南**諸大澤

---

① 五茄:政和本草作"五加皮"。
② 不:底本作"立",據政和本草改。
③ 餘:底本作"飲",據政和本草改。

傍。三月三日採，陰乾。防己爲之使。　今處處有，多生下濕地。葉微香，可煎油。或生澤傍，故名澤蘭，亦名都梁香，可作浴湯。人家多種之而葉小異。今山中又有一種甚相似，莖方，葉小強，不甚香。既云澤蘭又生澤傍，故山中者爲非，而藥家乃採用之。

【箋疏】

本草經有蘭草，又有澤蘭，"澤蘭"當是澤生蘭草的意思，故言"生汝南諸大澤傍"。既然是蘭草（指菊科佩蘭 *Eupatorium fortunei*）之類，也應該有香味，本草經集注説"葉微香"，此即與蘭草同屬的菊科植物 *Eupatorium japonicum*，中文名圓梗澤蘭。陶弘景還提到一種，"今山中又有一種甚相似，莖方，葉小強，不甚香"，這種生於山中，與澤蘭略相似，但莖方形無香味的則是唇形科植物地瓜兒苗 *Lycopus lucidus*。

新修本草不同意陶説，謂"澤蘭莖方，節紫色，葉似蘭草而不香，今京下用之者是"。所談論的卻是被陶弘景否定的唇形科地瓜兒苗 *Lycopus lucidus*。後來嘉祐本草新補地筍，謂其"即澤蘭根也"，這是指地瓜兒苗具環節的圓柱狀地下橫走根莖。因此本草綱目將地筍併入澤蘭條，釋名項李時珍説："此草亦可爲香澤，不獨指其生澤旁也。齊安人呼爲風藥，吳普本草一名水香，陶氏云亦名都梁，今俗通呼爲孩兒菊，則其與蘭草爲一物二種，尤可證矣。其根可食，故曰地筍。"此後的研究者皆贊同李時珍的意見，以唇形科地瓜兒苗 *Lycopus lucidus* 或毛葉地瓜兒苗 *Lycopus lucidus* var. *hirtus* 作爲澤蘭的正品來源。

278 **紫參**　味苦、辛,寒、微寒,無毒。**主治心腹積聚,寒熱邪氣,通九竅,利大小便**,治腸胃大熱,唾血、衄血,腸中聚血,癥腫,諸瘻,**止渴,益精**。**一名牡蒙**,一名衆戎,一名童腸,一名馬行。**生河西及冤句山谷**。三月採根,火炙使紫色。畏辛夷。　今方家皆呼爲牡蒙,用之亦少。

【箋疏】

　　紫參爲本草經六參之一,金匱要略治療下利肺痛有紫參湯,用紫參、甘草二物。唐以前關於紫參原植物的信息極少,新修本草描述其形態説:"葉似羊蹄,紫花青穗,皮紫黑,肉紅白,肉淺皮深,所在有之。"本草圖經亦説:"苗長一二尺,根淡紫色如地黄狀,莖青而細,葉亦青似槐葉,亦有似羊蹄者。五月開花,白色似葱花,亦有紅紫而似水莊者。"結合所繪晉州紫參圖例,此當爲蓼科植物拳參 *Polygonum bistorta*,因其根皮紫褐色,故名紫參。

279 **蜀羊泉**　味苦,微寒,無毒。**主治頭秃惡瘡,熱氣,疥瘙痂癬蟲**,治齲齒,女子陰中内傷,皮間實積。**一名羊泉**,一名羊飴。**生蜀郡川谷**。方藥亦不復用,彼土人時有採識者。

【箋疏】

　　本草經集注説:"方藥亦不復用,彼土人時有採識者。"新修本草認爲即是漆姑草,有云:"此草俗名漆姑。葉似菊,花紫色,子類枸杞子,根如遠志,無心有糝。苗主小兒驚,兼療漆瘡,生毛髮,所在平澤皆有之。"

　　可注意的是,陶弘景在名醫別錄藥杉材條,因爲杉材可以洗漆瘡，乃順便提到"又有漆姑，葉細細，多生石邊，亦療漆瘡"云云。這與新修本草所言漆姑草應該是一物，但陶弘景並不認爲這種漆姑草就是本草經的蜀羊泉。本草拾遺也以蜀羊泉與漆姑草爲兩物，漆姑草條云："杉木注陶云'葉細細，多生石間'。按，漆姑草如鼠迹大，生階墀間陰處，氣辛烈。主漆瘡，接碎傅之，熱更易。亦主溪毒瘡。蘇云'此蜀羊泉'，羊泉是大草非細者，乃同名耳。"

　　但後世多接受新修本草的意見，將二者視爲一物。本草圖經外類老鴉眼睛草條云："葉如茄子菜，故名天茄子。或云即漆姑草也。漆姑即蜀羊泉，已見本經，人亦不能決識之。"救荒本草青杞條云："青杞，本草名蜀羊泉，一名兼泉，一名羊飴，俗名漆姑。生蜀郡山谷，及所在平澤皆有之，今祥符縣西田野中亦有。苗高二尺餘，葉似菊葉稍長，花開紫色，子類枸杞子，生青熟紅，根如遠志，無心有糝。味苦，性微寒，無毒。"根據所繪青杞圖例，此種蜀羊泉大致爲茄科植物裂葉龍葵 *Solanum septemlobum*，今天一般以此爲蜀羊泉的正品來源。至於老鴉眼睛草則可能是同屬植物龍葵 *Solanum nigrum*。

　280 **積雪草**　味苦，寒，無毒。**主治大熱，惡瘡癰疽，浸淫赤熛，皮膚赤，身熱。生荆州川谷。**方藥亦不用，想此草當寒冷爾。

【箋疏】

　　積雪草載本草經，是名實糾紛較大的品種。陶弘景已不能識，只是顧名思義地加注釋説："方藥亦不用，想此草當寒冷爾。"唐代則以一種圓形葉子的蔓生草本爲積雪草,新修本草説:"此草葉圓如錢大,莖細勁,蔓延生溪澗側,搗傅熱腫丹毒,不入藥用。荆楚人以葉如錢,謂爲地錢草,徐儀藥圖名連錢草,生處亦稀。"本草拾遺云:"東人呼爲連錢,生陰處,蔓延地,葉如錢。"酉陽雜俎云:"地錢葉圓,莖細有蔓,一曰積雪草,一曰連錢草。"三書所言積雪草,或連錢,或地錢,應該同是一物,原植物或許是後來植物名實圖考所繪之傘形科積雪草 Centella asiatica。至於本草圖經所繪積雪草,葉對生,披針形,不詳所指,顯然不是傘形科積雪草,也不是唇形科活血丹 Glechoma longituba,後者有較長的葉柄,葉形爲心形或腎形。

281　藋菌　味鹹、甘,平、微溫,有小毒。主治心痛,溫中,去長蟲,白癬,蟯蟲,蛇螫毒,癥瘕諸蟲,疽蝸,去蚘蟲、寸白,惡瘡。一名藋蘆。生東海池澤及渤海章武。八月採,陰乾。得酒良,畏雞子。　出北來,此亦無有。形狀似菌,云鸛屎所化生,一名鸛菌。單末之,豬肉臛和食,可以遣蚘蟲。

【箋疏】

　　急就篇"雷矢藋菌蓋兔盧",顏師古注:"藋菌,一名藋蘆,生東海池澤及渤海章武。此藋蘆之地所生菌也。舊云是鸛矢所化,故其爲藥毒烈,而去腹中痼病焉。"藋菌在漢代應該也是常見之物,不僅急就篇有此,茶經引凡將篇也有"蜚廉藋菌荈詫"之句,但除了簡單的畏惡資料,醫方幾乎没有留下使用的實例。新修本草云:"藋菌今出渤海,蘆葦澤中鹹鹵地自然有此菌爾,亦非是鸛屎所化生

也。其菌色白輕虛，表裹相似，與衆菌不同。"按此説法，
雚菌乃是生長在鹽鹼環境的某種菌類。

282 羊躑躅　味辛，溫，有大毒。**主治賊風在皮膚中淫
淫痛**①**，溫瘧，惡毒諸痹**，邪氣鬼注蠱毒。一名玉支。**生太行山
谷**及淮南山。三月採華，陰乾。近道諸山皆有之。花黃②似鹿葱，羊
誤食其葉，躑躅而死，故以爲名。不可近眼。

【箋疏】

　　"躑躅"與"浪蕩"一樣，都表示一種特殊精神狀態下
的軀體行爲，作爲藥名，則是對服藥以後産生效應的刻
畫，此即古今注所言："羊躑躅花黃，羊食之則死；羊見之
則躑躅分散，故名羊躑躅。"本草經集注亦云："羊誤食其
葉，躑躅而死。"羊躑躅是杜鵑花科杜鵑屬（Rhododendron）
的物種，所含杜鵑花素有較强的中樞活性，本草經集注描
述的毒性反應皆指向本類物質。

　　本草綱目集解項李時珍綜述諸家意見後指出："韓保
升所説似桃葉者最的。其花五出，蕊瓣皆黃，氣味皆惡。
蘇頌所謂深紅色者，即山石榴名紅躑躅者，無毒，與此别
類。張揖廣雅謂躑躅一名決光者，誤矣。決光，決明也。
按，唐李紳文集言：駱谷多山枇杷，毒能殺人，其花明豔，
與杜鵑花相似，樵者識之。其説似羊躑躅，未知是否，要亦
其類耳。"現代植物學依據此説，將鬧羊花 *Rhododendron*

---

①　皮膚中淫淫痛：底本作"皮中淫痛"，據政和本草改。
②　黃：政和本草作"苗"。

molle 確定爲羊躑躅的對應物種。需説明者，杜鵑屬其他植物，如映山紅 *Rhododendron pulchrum* 之類，也含有杜鵑花素，並不如本草綱目所言"無毒"。

283 茵芋　味苦，溫、微溫，有毒。**主治五藏邪氣，心腹寒熱，羸瘦，如瘧狀，發作有時，諸關節風濕**①**痹痛**，治久風濕走四支②，腳弱。一名芫草③，一名卑共。**生太山川谷。**三月三日採葉，陰乾。好者出彭城，今近道亦有。莖葉狀如莽草而細軟耳，用之皆連細莖。方用甚稀，唯以合療風酒散用之。

【箋疏】

　　本草經集注云："莖葉狀如莽草而細軟，取用之皆連細莖。"本草圖經云："春生苗，高三四尺，莖赤。葉似石榴而短厚，又似石南葉。四月開細白花，五月結實。三月、四月、七月採葉連細莖，陰乾用。"此即芸香科植物茵芋 *Skimmia reevesiana*，爲常見物種。唐代醫方中茵芋頗爲常用，有茵芋丸、茵芋酒等，明代以後則罕爲人知，故李時珍在本草綱目發明項感歎説："茵芋、石南、莽草皆古人治風妙品，而近世罕知，亦醫家疏缺也。"

284 射干　味苦，平、微溫，有毒。**主治欬逆上氣，喉痹咽痛，不得消息，散結氣，腹中邪逆，食飲大熱**，老血在心肝脾

---

① 濕：底本作"溫"，據政和本草改。
② 久風濕走四支：底本作"久風"，據政和本草改。
③ 芫草：政和本草作"莞草"。

間，欬唾，言語氣臭，散胸中熱①氣。久服令人虛。**一名烏扇，一名烏蒲，一名烏翣，一名烏吹，一名草薑。生南陽川谷**，生田野。三月三日採根，陰乾。此即是烏翣根，庭壇多種之。黃色，亦療毒腫。方多作"夜②干"字，今"射"亦作"夜"音。乃言其葉是鳶尾，而復有鳶頭，此蓋相似耳，恐非。烏翣即其葉名矣。又別有射干，相似而花白莖長，似射人之執③竿者，故阮公詩云"射干臨增城"。此不入藥用，根亦無塊，惟有其質④。

【箋疏】

射干一名烏扇，一名烏翣，一名烏蓬，翣、蓬都有扇子的意思，其原植物爲鳶尾科射干 *Belamcanda chinensis*。鳶尾科植物葉片寬劍形，葉子基部鞘狀，互相嵌迭，通常排列成扇狀，因此有諸名。故陶弘景説"烏翣者即其葉名矣"，本草拾遺説"葉如烏翅"，本草圖經進一步解釋，"葉似蠻薑，而狹長橫張，疏如翅羽狀，故一名烏翣，謂其葉耳"。鳶尾爲同科植物鳶尾 *Iris tectorum*，葉形與射干接近，略似鳶隼尾部羽毛的樣子，鳶尾之名可能就是因此而得。烏與鳶都是鳥，本草經考注説："烏扇、烏蒲等之'烏'字，與鳶尾、鳶頭之'鳶'字同，其葉似烏羽、烏尾，故或云'鳶'，或云'烏'，蓋因地異名。"其説甚是。

---

① 熱：底本無此字，據政和本草補。
② 夜：底本無此字，據政和本草補。
③ 執：底本作"熱"，據政和本草改。
④ 惟有其質：底本無此四字，據政和本草補。

285 **鳶尾**　味苦，平，有毒。**主治蠱毒，邪氣**[①]，**鬼注諸毒，破癥瘕積聚，大水，下三蟲**，治頭眩，殺鬼魅。一名烏園。**生九疑山谷**。五月採。方家云是夜干苗，無鳶尾之名，主療亦異，此當別一種物。方亦有用鳶頭者，即應是其根，療體相似，而本[②]草不顯之。

【箋疏】

　　本草經鳶尾與射干各是一條，而廣雅釋草"鳶尾、烏蓮，射干也"，則是以鳶尾與射干爲一物。從本草記載來看，射干名烏扇、烏蒲、烏翣，鳶尾名烏園，名稱存在一定聯繫，本草經考注謂"射干之急呼爲鳶"，"烏園急呼亦爲鳶"，似有道理。

　　按，鳶尾科幾種常見植物如鳶尾、射干之類，形態接近，所以本草經集注説："方家云是射干苗，無鳶尾之名，主療亦異，當別一種物。"射干條説："人言其葉是鳶尾，而復又有鳶頭，此蓋相似爾，恐非。"言下之意，當時確有將二者混淆者。新修本草乃澄清之云："此草葉似射干而闊短，不抽長莖，花紫碧色，根似高良薑，皮黃肉白。有小毒，嚼之戟人咽喉，與射干全別。人家亦種，所在有之。射干花紅，抽莖長，根黃有白。"蘇敬説鳶尾"花紫碧色"，其原植物遂被考訂爲鳶尾屬鳶尾 *Iris tectorum*，本草圖經説射干花"黃紅色"，乃是射干屬射干 *Belamcanda chinensis*。

---

① 毒邪氣：底本作"邪"，據政和本草改。
② 本：底本作"木"，據政和本草改。

286 由跋根①　主毒腫結熱。本出始興，今都下亦種之。狀如烏翣而布地，花紫色，根似附子。苦酒摩塗腫，亦效。不入餘藥。

【箋疏】

陶弘景謂由跋"狀如烏翣而布地，花紫色，根似附子"，烏翣是射干的別名，開紫花者即是鳶尾 *Iris tectorum*，陶弘景所描述的由跋即指向此種。新修本草對此非常不以爲然，多處指責。半夏條説："半夏所在皆有，生平澤中者名羊眼半夏，圓白爲勝，然江南者大乃徑寸，南人特重之，頃來互用，功狀殊異。問南人，説苗乃是由跋，陶注云虎掌極似半夏，注由跋乃説鳶尾，於此注中似説由跋。三事混淆，陶終不識。"虎掌條説："陶云虎掌似半夏，即由來以由跋爲半夏；釋由跋苗，全説鳶尾，南人至今猶用由跋爲半夏也。"由跋條更明確説："由跋根，尋陶所注，乃是鳶尾根，即鳶頭也。由跋，今南人以爲半夏，頓爾乖越，非惟不識半夏，亦不知由跋與鳶尾也。"孔志約新修本草序説陶弘景"合由跋於鳶尾"，即緣於此。

無法判斷蘇敬的意見正確與否，但按照新修本草的意思，虎掌、由跋實爲一物，即所謂虎掌"是由跋宿者"，而"由跋是新根"。既然蘇敬所説的虎掌爲魔芋，則由跋當是魔芋一年生最多二年生的幼苗，這由陳藏器本草拾遺對由跋的描述可爲證明："由跋苗高一二尺，似苣蒻，根如雞卵，生林下，所謂由跋也。"苣蒻正寫作"蒟蒻"，爲開寶本草新載，本草圖經天南星條云："今由跋苗高一二

---

① 由跋根：政和本草作"由跋"。

尺,莖似蒟蒻而無班,根如雞卵。"乃知由跋確是魔芋 *Amorphophallus rivieri* 的幼苗,並以其較小的塊莖冒充半夏。

　　而陶弘景誤從何來呢? 檢千金要方卷十四有治鬼魅之四物鳶頭散,用東海鳶頭、黃牙石、莨菪子、防葵四物,東海鳶頭下有注釋:"即由跋根。"據外臺秘要云,此方出自陳延之小品方,故陶弘景應該見過。比較可能的情況是,陶弘景根據此方云東海鳶頭即由跋,就自作主張地認爲鳶尾、鳶頭同是一物,所以斷定鳶尾就是由跋,而陶認定的鳶尾即是鳶尾科植物鳶尾 *Iris tectorum*,故描述由跋"狀如鳥翼"。

287 雷丸　味苦、鹹,寒、微寒,有小毒。主殺三蟲,逐毒氣,胃中熱。利丈夫,不利女子。作膏摩,除小兒百病。逐邪氣,惡風,汗出,除皮中熱結,積聚,蠱毒,白蟲、寸白自出不止。久服令陰痿。一名雷矢,一名雷實。赤者殺人。生石城山谷及漢中土中。八月採根,暴乾。荔實、厚朴爲之使,惡葛根。　今出建①平、宜都間。累累相連如丸。本經云"利丈夫",別錄云"久服陰痿",於事相反。

【箋疏】

　　雷丸與茯苓、豬苓類似,爲多孔菌科雷丸 *Polyporus mylittae* 的菌核,多生竹林下,寄生在病竹的根部,所以新修本草説"雷丸竹之苓也。無有苗蔓,皆零無相連者"。

---

① 　建:底本作"達",據政和本草改。

288 貫衆　味苦,微寒,有毒。主治腹中邪熱氣,諸毒,殺三蟲,去寸白,破癥瘕,除頭風,止金創。

花　治惡瘡,令人泄。**一名貫節,一名貫渠,一名百頭,一名虎卷,一名扁苻,**一名伯萍,一名藥藻,此謂草鴟①頭。**生玄山山谷**及宛朐、**少室山。**二月、八月採根,陰乾。藋菌爲之使。

近道亦有。葉如大蕨,其根形色毛芒全似老鴟頭,故呼爲草鴟頭。

【箋疏】

據本草經貫衆一名虎卷,本草經考注認爲:"'卷'即'拳'假借,初生葉似屈手形而毛茸聳然,故名曰虎卷也。"按,爾雅翼云:"蕨生如小兒拳,紫色而肥。"埤雅云:"蕨狀如大雀拳足,又如人足之蹳也。"與"虎卷"一樣,都是在描述蕨類植物幼葉捲曲的特殊形態,由此確定本草經貫衆爲蕨類植物應無問題。不僅如此,在本草經中,貫衆又有別名"百頭",這與另一味可以肯定爲蕨類植物的狗脊在本草經中別名"百枝"一樣,也是形容其葉簇生的狀態,此即如李時珍所言:"其根一本而衆枝貫之,故草名鳳尾,根名貫衆、貫節、貫渠。"但品種無法確考。

但奇怪的是,魏晉文獻所稱的"貫衆"似爲一種種子植物,名醫別錄特別提到:"(貫衆)花,療惡瘡,令人泄。"吳普本草也説:"貫衆,葉青黃,兩兩相對,莖黑毛聚生,冬夏不死,四月華白,七月實黑,聚相連卷旁行生。三月、八月採根,五月采葉。"以上兩書皆言貫衆有花,吳普本草並謂結實黑色,此顯然爲種子植物而非蕨類。至於郭璞注

---

① 鴟:底本作"鵄",據政和本草改,本條各處"鴟"字皆同。

爾雅,雖未明言花實,但其描述的植物特徵如莖有黑毛,常綠小草本,布地生等,基本與吳普本草類似,應同指一物。不過據陶弘景描述,貫衆"葉如大蕨,其根形色毛芒,全似老鴟頭,故呼爲草鴟頭",仍指向蕨類植物。從兹以後,儘管來源複雜,但蕨類植物一直是貫衆的藥用主流,所以本草圖經説"(貫衆)少有花者",乃是針對名醫別錄、吳普本草立言。

289 青葙子 味苦,微寒,無毒。主邪氣,皮膚熱,風瘙身癢,殺三蟲,惡瘡疥蝨,痔蝕,下部䘌瘡。其子名草決明,治唇口青。一名草蒿,一名萋蒿。生平谷道傍。三月採莖葉[①],陰乾。五月、六月採子。處處有。似麥柵花,其子甚細。後又有草蒿,別本亦作草藁[②],今即主治殊相類,形名又相似,極足爲疑,而實兩種。

【箋疏】

從本草經青葙一名草蒿、一名萋蒿來看,本品似乎是"蒿"類植物,本草經集注説:"似麥柵花,其子甚細。後又有草蒿,別本亦作草藁,今即主治殊相類,形名又相似,極足爲疑,而實兩種。"大致也有類似的看法。新修本草描述説:"此草苗高尺許,葉細軟,花紫白色,實作角,子黑而扁光,似莧實而大,生下濕地,四月、五月採。荆襄人名爲崑崙草。"則另是一種植物,與後世所用莧科青葙 *Celosia argentea* 的特徵也不太一致。齊民要術卷十菜茹條引廣

---

① 葉:底本無此字,據政和本草補。
② 藁:底本無此字,據政和本草補。

志曰:"蕺,根以爲菹,香辛。"據玉篇"蕺,青蕺子",莧科青蕺子也没有香辛之味。三國志管寧傳裴松之注引魏略云:"(青牛先生)常食青蕺、芫華,年似如五六十者,人或親識之,謂其已有百餘歲矣。"這位青牛先生所服食的青蕺,恐怕也不是今種。

　　莧科青蕺 Celosia argentea 最早見於本草圖經的描述:"二月内生青苗,長三四尺,葉闊似柳細軟,莖似蒿,青紅色。六月、七月内生花,上紅下白。子黑光而扁,有似莨菪。根似蒿根而白,直下,獨莖生根。六月、八月採子。"所繪滁州青蕺子即是本種。

290 狼牙[①]　味苦、酸,寒,有毒。**主治邪氣熱氣,疥瘙惡瘍[②],瘡痔,去白蟲。一名狼牙,一名狼齒,一名狼子,一名犬牙。生淮南[③]川谷及宛朐。**八月採根,暴乾。中濕腐爛[④]生衣者,殺人。無箟爲之使,惡地榆、棗肌。　近道處處有之,其根牙亦似獸之牙齒也。

【箋疏】

　　狼牙亦稱牙子,以根芽象形得名。蜀本草圖經説:"苗似蛇莓而厚大,深綠色,根萌芽若獸之牙。今所在有之。"結合本草圖經所繪江寧府牙子圖例,確定其原植物爲薔薇科仙鶴草(龍牙草)Agrimonia pilosa,其根狀莖色

① 狼牙:底本作"牙子",據本草經集注序錄畏惡七情表改。
② 瘍:底本無此字,據政和本草補。
③ 南:底本作"方",據政和本草改。
④ 爛:底本無此字,據政和本草補。

白而尖,形狀如獸牙。仙鶴草含有鶴草酚(Agrimophol),具有祛絛蟲的作用,與本草經謂牙子"去白蟲",日華子本草説"殺腹藏一切蟲"相合。

291 梨蘆[①]　**味辛**、苦,**寒**、微寒,**有毒**。**主治蠱毒,欬逆,泄利腸澼,頭瘍,疥瘙,惡瘡,殺諸蟲毒,去死肌**,治噦逆,喉痹不通,鼻中息肉,馬刀爛瘡。不入湯。**一名葱苒**,一名葱菼,一名山葱。**生太山山谷**。三月採根,陰乾。黄連爲之使,反細辛、芍藥、五參,惡大黄。　近道處處有。根[②]下極似葱而多毛。用之止剔取根,微炙之。

【箋疏】

本草圖經云:"藜蘆生泰山山谷,今陝西、山南東西州郡皆有之。三月生苗,葉青,似初出棕心,又似車前。莖似葱白,青紫色,高五六寸,上有黑皮裹莖,似棕皮。其花肉紅色,根似馬腸根,長四五寸許,黄白色。二月、三月採根,陰乾。"此即百合科藜蘆 *Veratrum nigrum* 及同屬近緣植物。

急就篇"牡蒙甘草菀藜蘆",顔師古依本草爲注:"藜蘆,一名葱菼,一名山葱。"廣雅"藜蘆,葱蒴也",與本草經作"葱苒"稍異。按,藜蘆根莖似葱可層層剝離,故别名多與葱有關,除葱苒、葱菼、山葱以外,吴普本草還名葱葵,陶弘景也説,"根下极似葱而多毛"。據玉篇"蒴,葱也",

① 梨蘆:底本作"棃蘆",據本草經集注序錄改。
② 根:底本作"本",據政和本草改。

故似當依廣雅以作“蔥蒴”爲正。

292 赭魁　味甘,平,無毒。主治心腹積聚,除三蟲。生
山谷。二月採。狀如小芋子,肉白皮黃,近道亦有。

【箋疏】

夢溪筆談云:“本草所論赭魁,皆未詳審。今赭魁南
中極多,膚黑肌赤,似何首烏。切破,其中赤白理如檳榔。
有汁赤如赭,南人以染皮製靴,閩、嶺人謂之餘糧,本草禹
餘糧注中所引,乃此物也。”李時珍同意此意見,本草綱目
集解項補充説:“赭魁,閩人用入染青缸中,云易上色。”根
據赭魁鞣製皮革,製作染料的描述,這種赭魁應該就是薯
蕷科植物薯莨 *Dioscorea cirrhosa*。

新修本草認爲陶弘景所言“狀如小芋子,肉白皮黃”
者乃是黃獨,此即同屬植物黃獨 *Dioscorea bulbifera*。杜
甫乾元中寓居同谷縣作歌七首有句“長鑱長鑱白木柄,我
生托子以爲命,黃獨無苗山雪盛,短衣數挽不掩脛”,其中
“黃獨”也作“黃精”,後村詩話云:“往時儒者不解黃獨義,
改爲黃精,學者承之。以余考之,蓋黃獨是也。本草赭魁
注:黃獨,肉白皮黃,巴、漢人蒸食之,江東謂之土芋。余
求之江西,謂之土卵,煮食之類芋魁云。”按,黃獨亦有毒,
需處理後才能食用,故本草拾遺説“以灰汁煮食之”。

293 及己　味苦,平,有毒。主治諸惡瘡疥痂瘻蝕,及牛
馬諸瘡。今人多用以合瘡疥膏,甚驗。

【箋疏】

新修本草云："此草一莖，莖頭四葉，葉隙著白花。好生山谷陰虛軟地，根似細辛而黑，有毒，入口使人吐血。今以當杜衡，非也。"杜衡條又云："今俗以及己代之，謬矣。及己獨莖，莖端四葉，葉間白花，殊無芳氣。有毒，服之令人吐，惟療瘡疥，不可亂杜衡也。"李時珍亦認同此意見，本草綱目杜衡條發明項云："古方吐藥往往用杜衡者，非杜衡也，乃及己也。及己似細辛而有毒，吐人。昔人多以及己當杜衡，杜衡當細辛，故爾錯誤也。"又記及己別名獐耳細辛，釋名項說："及己名義未詳。二月生苗，先開白花，後方生葉三片，狀如獐耳，根如細辛，故名獐耳細辛。"從描述來看，此即金粟蘭科植物及己 *Chloranthus serratus*，沒有疑問。

294 連翹　味苦，平，無毒。主治寒熱鼠瘻，瘰癧，癰腫，惡瘡，癭瘤，結熱，蠱毒，去白蟲。一名異翹，一名蘭華，一名折根，一名軹，一名三廉。生太山山谷。八月採，陰乾。處處有，今用莖連花實也。

【箋疏】

連翹之得名，按照新修本草的說法，乃是其果實"似椿實之未開者，作房翹出眾草"，但如何算"翹出眾草"，則含混不明；本草衍義否認說，"連翹亦不至翹出眾草"，只是"其子折之，其間片片相比如翹"，是否符合連翹命名之本意，亦不能斷言。

從新修本草對連翹的描述來看，"大翹葉狹長如水蘇,花黃可愛,生下濕地,著子似椿實之未開者,作房翹出衆草",頗接近金絲桃科植物長柱金絲桃 *Hypericum ascyron*,本草圖經所繪鼎州連翹也接近此種。救荒本草連翹條云:"今密縣梁家沖山谷中亦有。科苗高三四尺,莖稈赤色,葉如榆葉大,面光,色青黃,邊微細鋸齒,又似金銀花葉,微尖艄,開花黃色可愛,結房狀似梔子,蒴微匾而無棱瓣,蒴中有子如雀舌樣,極小,其子折之,間片片相比如翹,以此得名。"由所繪圖例看,顯然就是長柱金絲桃。由此看來,唐宋直到明初,長柱金絲桃 *Hypericum ascyron* 一直是連翹藥用的主流品種。

本草圖經除了附和新修本草的議論以外,還提到:"今南中醫家説云,連翹蓋有兩種,一種似椿實之未開者,殼小堅而外完,無附蕚,剖之則中解,氣甚芬馥,其實才乾,振之皆落,不著莖也。"所繪澤州連翹圖例,所表現的似乎就是木犀科連翹 *Forsythia suspensa*,這一品種從明代後期開始,成爲藥用連翹的主流。

295 白頭翁　味苦,溫,無毒,有毒。主治溫瘧狂易寒熱,癥瘕積聚,癭氣,逐血止痛,療金瘡,鼻衄。一名野丈人,一名胡王使者,一名奈何草。生嵩①山山谷及田野,四月採。處處有。近根處有白茸,狀似人白頭,故以爲名。方用亦療毒利。

【箋疏】

白頭翁是因象形而得的藥名,但究竟是植物的哪一

---

① 嵩:底本作"高",本草圖經云"生嵩山山谷",似當以作"嵩"爲正,太平御覽卷九九〇引本草經亦作"生嵩山",因據改。

部分狀似"白頭老翁"，本草經集注與新修本草有不同看法。陶弘景説白頭翁"近根處有白茸，狀似人白頭，故以爲名"，而蘇敬謂白頭翁的果實"大者如雞子，白毛寸餘，皆披下以纛頭，正似白頭老翁"，二者顯然不同。陶弘景所言，乃是以莖基部有白色毛茸而得名，這一描述特徵性不強，毛茛科白頭翁 *Pulsatilla chinensis*、薔薇科委陵菜 *Potentilla chinensis*、翻白草 *Potentilla discolor*、菊科毛大丁草 *Gerbera piloselloides*、祁州漏盧 *Rhaponticum uniflorum* 等，基本都能符合，由此爲後世白頭翁品種混亂埋下伏筆。蘇敬強調果實被白毛，結合"莖頭一花紫色，似木菫花"的特徵，基本可以確定爲毛茛科的白頭翁 *Pulsatilla chinensis*。白頭翁果實爲瘦果，多數聚合成頭狀，密被長柔毛，瘦果頂端有宿存白色羽毛狀細長花柱，外形與白頭老翁相似，完全可以肯定爲此種。證類本草引外臺秘要説用白頭翁根搗爛治陰癩，"一宿當作瘡"。這應該是毛茛科白頭翁所含白頭翁素的致炎作用，由此也爲品種推定提供旁證。

　　本條證類本草白字"無毒"，黑字"有毒"，此可證明本草經有藥物毒性有無的記載，只是在傳寫過程中，當名醫別錄毒性意見與本草經一致時，被混寫成了黑字，後世輯本皆作爲名醫別錄文處理；此條因爲兩書意見不統一，遂留下朱墨分書的痕迹。

296 藺茹　味辛、酸，寒、微寒，有小毒。**主治蝕惡肉敗瘡死肌，殺疥蟲，排膿惡血，除大風熱氣，善忘不樂，**去熱痹，破癥瘕，除息肉。一名屈据，一名離婁。**生代郡川谷。**五月採根,陰乾。黑頭者良。甘草爲之使,惡麥門冬。　今第一出高麗,色黃,初斷時汁出凝黑如漆,故云漆頭;次出近道,名草藺茹,色白,皆燒鐵爍頭令黑以當漆頭,非真也。葉似大戟,花黃,二月便生,根亦療瘡。

【箋疏】

藺茹藥用歷史悠久,素問腹中論寫作"䕡茹",王冰注引本草"主散惡血",當即此物。或説䕡茹爲茜草,而茜草名"茹䕡",顯然不同。且本草經云藺茹"排膿惡血",正與王冰注相合;此外,證類本草將素問此條注釋附錄於藺茹條下,皆可作爲佐證。

狼毒與藺茹在記載中頗多糾結。陶弘景描述藺茹説:"色黃,初斷時汁出凝黑如漆,故云漆頭;次出近道,名草藺茹,色白,皆燒鐵爍頭令黑以當漆頭,非真也。葉似大戟,花黃,二月便生。"按其所説,當是大戟科狼毒大戟 *Euphorbia fischeriana* 或同屬植物。藺茹後世罕用,本草綱目狼毒條説:"狼毒出秦晉地,今人往往以草藺茹爲之,誤矣。"以藺茹冒充狼毒,並不開始於明代,據正倉院藥物記載,日本正倉院所藏唐代狼毒藥材,經鑒定即爲大戟科大戟屬植物,由此見藺茹混狼毒,由來已久。這種狼毒後來稱爲"狼毒大戟",或"白狼毒"。

297 苦芺　微寒。主治面目、通身漆瘡。處處有之。儋人取莖生食之。五月五日採,暴乾。燒作灰以療金瘡,甚驗。

【箋疏】

説文:"芺,草也,味苦,江南食以下氣。"爾雅釋草

"鉤，芺"，<u>郭璞</u>注："大如拇指，中空，莖頭有臺，似薊。初生可食。"又，"芺，薊，其實荂"，<u>説文</u>同，<u>郭璞</u>注："芺與薊莖頭皆有蓊臺名荂，荂即其實。"苦芺顯然與薊一樣是菊科植物，具體品種説者不一，通常指爲菊科蒙山萵苣 *Lactucatatarica* 之類。

298 羊桃　味苦，寒，有毒。**主治爆熱，身暴赤色，風水積聚，惡瘍，除小兒熱**，去五藏五水大腹，利小便，益氣。可作浴湯。**一名鬼桃，一名羊腸，一名萇楚，一名御弋，一名銚弋。生山林川谷**及生田野。二月採，陰乾。山野多有。甚似家桃，又非山桃子，小細，苦不堪噉，花甚赤，<u>詩</u>云"隰有萇楚"者即此也。方藥亦不復用。

【箋疏】

　　<u>詩經</u>"隰有萇楚，猗儺其實"，<u>陸璣</u>疏："今羊桃是也。"<u>爾雅·釋草</u>"長楚，銚芅"，<u>郭璞</u>注："今羊桃也，或曰鬼桃。葉似桃，華白，子如小麥，亦似桃。"<u>郝懿行</u><u>爾雅義疏</u>謂羊桃即是夾竹桃，按，夾竹桃是夾竹桃科植物夾竹桃 *Nerium indicum*，原産<u>印度</u>、<u>伊朗</u>，<u>宋代</u>或者稍早傳入中土，當然不會是<u>詩經</u>裏面提到的物種。今人將此羊桃釋爲獼猴桃科植物獼猴桃 *Actinidia chinensis*，乃是緣於<u>本草綱目</u>集解項<u>李時珍</u>的意見："羊桃莖大如指，似樹而弱如蔓，春長嫩條柔軟。葉大如掌，上綠下白，有毛，狀似苧麻而圓。其條浸水有涎滑。"但很少注意到，在<u>李時珍</u>以前，<u>陸璣</u>、<u>郭璞</u>，以及本草諸家都説羊桃葉長且狹小如桃葉，而獼猴桃的葉子倒闊卵形至倒卵形或闊卵形至近圓

形，與桃葉全不相似。且按照陶弘景的意見，羊桃"苦不堪啖"，而獼猴桃富含維生素C，酸而不苦；又説果實"甚似家桃"，獼猴桃爲漿果，桃爲核果；又説"花甚赤"，獼猴桃花乳黄色。詩經萇楚的名實可置而不論，至少陶弘景所説的羊桃，肯定不是獼猴桃。另有楊桃，或寫作"羊桃""陽桃"，一名五斂子，爲酢漿草科植物陽桃 *Averrhoa carambola*，爲小喬木，與本條羊桃爲柔弱藤本也完全不同。

299 羊蹄　味苦，寒，無毒。主治頭秃，疥瘙，除熱，女子陰蝕，浸淫疽痔，殺蟲。一名東方宿，一名連蟲陸，一名鬼目，一名蓄。生陳留川澤。今人呼名秃菜，即是蓄音之訛，詩云"言採其蓄"。又一種極相似而味酸，呼爲酸摸根，亦療疥也。

【箋疏】

蓼科酸模屬（Rumex）的多種植物古代都作菜茹，羊蹄是其中主要者。羊蹄一名蓄，詩經小雅"我行其野，言采其蓫"，陸璣疏云："今人謂之羊蹄。"齊民要術卷十引詩義疏説："今羊蹄，似蘆蔔，莖赤，煮爲茹，滑而不美，多噉令人下利。幽、揚謂之蓫，一名蓨，亦食之。"羊蹄類植物根及根莖中含有結合及游離蒽醌衍生物，有瀉下作用，故言"多噉令人下利"；這類成分可能也少量存在于苗葉中，因此救荒本草在救飢項下説"微破腹"。羊蹄與酸模皆是酸模屬植物，一般以其葉味稍酢者爲酸模，本草拾遺云："酸模葉酸美，小兒折食其英。"近代植物學家依據本草綱目及植物名實圖考之圖文，分別將酸模訂爲 *Rumex acetosa*，羊蹄爲 *Rumex japonicus*。

300 白斂① 味苦、甘，平、微寒，無毒。**主治癰腫疽瘡，散結氣，止痛，除熱，目中赤**②，**小兒驚癇，溫瘧，女子陰**③**中腫痛，下赤白，殺火毒。一名菟核，一名白草，一名白根，一名崑崙。生衡山山谷。**二月、八月採根，暴乾。代赭爲之使，反烏頭。　近道處處有之。作藤生，根如白芷，破片以竹穿之，日乾。生取根搗，傅癰腫亦效。

【箋疏】

説文"蘞，白蘞也"，或體作"薟"。段玉裁注："本草經作白薟。唐風'薟蔓于野'，陸璣云：'似栝樓，葉盛而細，其子正黑，如燕薁，不可食。'陸疏廣要曰：'本草薟有赤白黑三種，疑此是黑薟也。'"按，"薟"爲葡萄科藤本植物的泛稱，詩經葛生"葛生蒙楚，薟蔓于野"，陸璣疏云云，按其描述，這種"薟"較接近烏薟莓 *Cayratia japonica*。而入藥的白薟，據本草圖經説："二月生苗，多在林中作蔓，赤莖，葉如小桑。五月開花，七月結實。根如雞鴨卵，三五枚同窠，皮赤黑，肉白。"白薟相對于烏薟果實稍帶白色，塊根肥大，皮赤黑肉白，原植物當爲白薟 *Ampelopsis japonica*。本草圖經又提到赤薟："濠州有一種赤薟，功用與白薟同，花實亦相類，但表裏俱赤耳。"則似同屬植物三裂葉蛇葡萄 *Ampelopsis delavayana*。

---

① 白斂：政和本草作"白薟"。
② 赤：底本作"亦"，據政和本草改。
③ 陰：底本作"除"，據政和本草改。

301 白及　味苦、辛，平、微寒，無毒。**主治癰腫，惡瘡，敗疽，傷陰，死肌，胃中邪氣，賊風鬼擊，痱緩不收，除白癬，疥蟲。一名甘根，一名連及草。生北山川谷**，又宛朐及越山。紫石爲之使，惡理石、李核人、杏人。　近道處處有之。葉似杜若，根形似菱米，節間有毛。方用亦稀，可以作糊。

【箋疏】

　　本草經集注云："葉似杜若，根形似菱米，節間有毛。方用亦稀，可以作糊。"蜀本草圖經説："葉似初生栟櫚及藜蘆。莖端生一臺，四月開生紫花，七月實熟，黃黑色，冬凋。根似菱，三角，白色，角頭生芽。今出申州。二月、八月採根用。"此即蘭科植物白及 *Bletilla striata*，其假鱗莖三角狀，肥厚，富黏性，數個相連，因爲富含黏液質和澱粉，可以調成糊，作粘合劑使用，故陶弘景説"可以作糊"。

302 蛇全　味苦，微寒，無毒。**主治驚癇，寒熱邪氣，除熱，金瘡疽痔，鼠瘻，惡瘡，頭瘍，治心腹邪氣，腹痛，濕痹，養胎，利小兒。一名蛇銜。生益州山谷。**八月採，陰乾。即是蛇銜。蛇銜有兩種，並生石上，當用細葉黃花者，處處有之。亦生黃土地，不必皆生石上也。

【箋疏】

　　本條絕大多數證類本草目錄及正文都作"蛇全"，其後有小字注釋："合是含字。"新修本草卷十敦煌寫本恰好止於此條以前，故無法判斷"合是含字"爲蘇敬所加，還是宋人添注。但據新修本草注説："'全'字乃是'含'字，陶見誤本,宜改爲'含'。含、銜義同,見古本草也。"至少表明,新修本草也是以"蛇全"爲標題。所以,本草經輯本或可採納新修本草"陶見誤本"的意見,將藥名恢復爲"蛇含",而本草經集注則用"蛇全"作標題。

至於本草經蛇含的名實,本草圖經繪有興州蛇含圖例,蘇頌説:"蛇含生益州山谷,今近處亦有之。生土石上,或下濕地,蜀中人家亦種之。一莖五葉或七葉。此有兩種,當用細葉黄色花者爲佳。八月採根,陰乾。"本草綱目又將本草圖經之紫背龍牙併入蛇含條,釋名項李時珍先引異苑云云,然後説:"其葉似龍牙而小,背紫色,故俗名小龍牙,又名紫背龍牙。蘇頌圖經重出紫背龍牙,今並爲一。"其説有理,結合興州蛇含圖例,可確定其爲薔薇科植物蛇含委陵菜 *Potentilla kleiniana*。

303 草蒿　味苦,寒,無毒。主疥瘙,痂瘍,惡瘡,殺蝨,留熱在骨節間,明目。一名青蒿,一名方潰。生華陰川澤。處處有之。即今青蒿,人亦取雜香菜食之。

【箋疏】

"蒿"在古代是一大類草本植物的泛稱,詩經鹿鳴"呦呦鹿鳴,食野之蒿",注家引晏子云:"蒿,草之高者也。"區別言之則有白蒿(詩經稱"蘩")、蔞蒿(詩經名"蔞")、牛尾蒿(詩經名"蕭")、牡蒿(詩經稱"蔚"),入藥則有艾蒿、茵陳蒿、馬先蒿等,這些大都是菊科蒿屬(Artemisia)植物,本條草蒿亦其中之一。

本草經草蒿一名青蒿,陶弘景説:"即今青蒿,人亦取雜香菜食之。"其與今天青蒿物種之間是何關係，難於定論。客觀而言，從神農本草經直至宋代本草中的青蒿品種都不很固定，且各種證據間頗有抵牾之處，未必能輕易與植物學家眼中的黃花蒿 *Artemisia annua* 或者青蒿 *Artemisia apiacea* 相對應。我們只能籠統地説，此階段文獻指稱的"青蒿"，主要是菊科蒿屬的某些植物種，大約包括 *Artemisia apiacea* 和 *Artemisia annua* 在内。

304 石下長卿[①]　味鹹，平，有毒。**主治鬼注，精物，邪惡氣，殺百精，蠱毒，老魅注易，亡走，啼哭，悲傷，恍惚。一名徐長卿。生**隴西**池澤**山谷。此又名徐長卿，恐是誤爾。方家無用，此處俗中皆不復識別也。

【箋疏】

石下長卿又名徐長卿，陶弘景表示疑惑，并不識此，新修本草亦不識，乃退入有名無用中。因二者功效相近，故本草綱目合併爲一條，釋名項李時珍説："徐長卿，人名也，常以此藥治邪病，人遂以名之。名醫別錄于有名未用復出石下長卿條，云一名徐長卿。陶弘景注云'此是誤爾，方家無用，亦不復識'。今考二條功療相似，按吳普本草云'徐長卿一名石下長卿'，其爲一物甚明，但石間生者爲良。前人欠審，故爾差舛。"此聊備一説者。

---

① 石下長卿：此條以新修本草寫本卷二十爲底本。

305 赤赭①　味苦，寒，有毒。主治痂瘍，惡敗瘡，除三蟲，邪氣。生益州川谷。二月、八月採。

【箋疏】

此條無陶弘景注，應是不識，新修本草亦不識，因退入有名未用中。

306 占斯②　味苦，溫、微溫③，無毒。主治邪氣濕痹，寒熱，疽瘡，除水堅積血癥，月閉無子，小兒躄不能行，諸惡瘡癰腫，止④腹痛，令女人有子。一名炭皮。生太山山谷。採無時。解狼毒毒。李云是梓⑤樹上寄生，樹大銜枝在肌肉，今人皆以胡桃皮當之，非是真也。按，桐君錄云：生上洛⑥，是木皮，狀如厚朴，色似桂白，其理一縱一橫。今市人皆削，乃似厚朴，而無正縱橫理，不知此復是何物，莫測真假，何者爲是也。

【箋疏】

新修本草不識，退入有名未用中。按，此即博物志引神農經謂"狼毒（之毒）占斯解之"者，故陶弘景注："解狼毒毒。"

307 飛廉　味苦，平，無毒。主治骨節熱，脛重酸疼，頭

---

① 赤赭：政和本草作"石赫"。此條以新修本草寫本卷二十爲底本。
② 占斯：此條以新修本草寫本卷二十爲底本。
③ 微溫：政和本草無此二字。
④ 止：底本作"上"，據政和本草改。
⑤ 梓：政和本草作"樟"。
⑥ 洛：底本作"俗"，據政和本草改。

眩頂重,皮間邪風如蜂螫針刺,魚子細起,熱瘡,癩疽痔,濕痹,止風邪欬嗽,下乳汁。**久服令人身輕**,益氣,明目,不老。可煮可乾。一名漏蘆,一名天薺,一名伏豬,**一名飛輕**,一名伏兔,一名飛雉,一名木禾。**生河內川澤**。正月採根,七月、八月採花,陰乾。得烏頭良,惡麻黃。　　處處有,極似苦芺,惟葉下附莖,輕有皮起似箭羽,葉又多刻缺,花紫色。俗方殆無用,而道家服其枝莖,可得長生,又入神枕方。今既別有漏蘆,則非此別名爾。

【箋疏】

　　離騷"前望舒使先驅兮,後飛廉使奔屬",王逸注:"飛廉,風伯也。"三輔黃圖云:"飛廉,神禽,能致風氣者,身似鹿,頭如雀,有角而蛇尾,文如豹。"飛廉作爲傳説中的神物,雖然文獻對其形象描繪不盡相同,總以有翼能飛爲特點。結合植物飛廉的植株形態,或許可以對神獸飛廉的形象構造提供思路。"廉"有邊側的意思,儀禮鄉飲酒禮"設席於堂廉",鄭注"側邊曰廉"。又據廣雅釋言云:"廉、柧,稜也。"則"廉"又有柧稜之義。陶弘景描述飛廉的形狀:"葉下附莖,輕有皮起似箭羽。"基本可以判斷爲菊科飛廉屬植物,如飛廉 *Carduus nutans* 之類,莖圓柱形,具縱稜,並附有綠色的翅,翅有針刺。植物名實圖考飛廉條云:"莖旁生羽,宛如古方鼎稜角所鑄翅羽形。飛廉獸有羽善走,鑄鼎多肖其形。此草有軟羽,刻缺齟齬,似飛廉,故名。"

308 淫羊藿　味辛,寒,無毒。主治陰痿,絕傷,莖中痛,利小便,益氣力,強志,堅筋骨,消瘰癧,赤癰,下部有瘡洗出

蟲。丈夫久服令人無子。**一名剛前。生上郡陽山山谷。**署預
爲之使。　　服此使人好爲陰陽。西川北部有淫羊，一日百遍合，蓋食藿所
致，故名淫羊藿。

【箋疏】

　　淫羊藿爲小檗科淫羊藿屬（Epimedium）植物，枝葉
含有淫羊藿苷，具有促進性腺功能作用，如本草經集注
說："服此使人好爲陰陽。西川北部有淫羊，一日百遍合，
蓋食藿所致，故名淫羊藿。"此屬植物多爲一回三出複葉，
本草圖經説"關中俗呼三枝九葉草"，因爲與豆葉近似，故
得名淫羊藿。

　　淫羊藿屬植物種類甚多，不同時期或不同地域所用
並不相同。名醫別錄謂："淫羊藿生上郡陽山山谷。"上郡
即今陝西榆林地區，從地理分佈考慮，該書所述之淫羊
藿，很可能是淫羊藿 *Epimedium brevicornum*。新修本
草云："葉形似小豆而圓薄，莖細亦堅，俗名仙靈脾是也。"
在唐代道書純陽真人藥石制中亦提到淫羊藿爲圓葉："團
團細葉長青山，夏間恰用可窨乾。"這極有可能是指葉形
鈍圓的川西淫羊藿 *Epimedium elongatum*，此種在唐代
或是淫羊藿正品，今則少入藥用。

309　**虎掌**　味苦，溫、微寒，有大毒。**主治心痛，寒熱結
氣，積聚伏梁，傷筋痿拘緩，利水道，除①陰下濕，風眩。生漢中
山谷及宛朐。**二月、八月採，陰乾。蜀漆爲之使，畏莽草。　　近道亦

---

①　結氣積聚……除：底本無此句，據政和本草補。

有。極似半夏,但皆大,四邊有子如虎掌。今用多破之或三四片爾,方藥亦
不正用也。

【箋疏】

　　虎掌與半夏皆載於本草經,陶弘景與蘇敬意見分歧。
本草經集注謂虎掌"形似半夏,但皆大,四邊有子如虎
掌",此當是天南星科掌葉半夏 *Pinellia pedatisecta*。新修
本草則説:"此藥是由跋宿者。其苗一莖,莖頭一葉,枝丫
脥莖。根大者如拳,小者如雞卵,都似扁柿,四畔有圓牙,
看如虎掌,故有此名。"蘇敬提到虎掌的塊莖"大者如拳,
小者如雞卵",則遠遠超過半夏屬塊莖的標準,或許是同
科魔芋 *Amorphophallus rivieri* 一類。

　　宋代一度撥亂反正,蜀本草、本草圖經對虎掌植物的
描述,以及本草圖經所繪冀州虎掌藥圖,皆與陶弘景一
樣,直接指向掌葉半夏,其中尤以蘇頌的敍述最爲確切:
"初生根如豆大,漸長大似半夏而扁,累年者其根圓及寸,
大者如雞卵,周匝生圓牙二三枚,或五六枚。三四月生
苗,高尺餘,獨莖,上有葉如爪,五六出分佈,尖而圓。一
窠生七八莖,時出一莖作穗,直上如鼠尾,中生一葉如匙,
裹莖作房,傍開一口,上下尖,中有花,微青褐色,結實如
麻子大,熟即白色,自落布地。一子生一窠。九月苗殘取
根,以湯入器中漬五七日,湯冷乃易,日換三四遍,洗去
涎,暴乾用之,或再火炮。今冀州人菜園中種之,亦呼爲
天南星。"看來宋代開始已有將掌葉半夏用作天南星的趨
勢,正因爲此,本草綱目誤將本品與天南星並爲一條,更
導致後世稱此植物爲"虎掌南星",作天南星藥材的混

渚品。

310 欒華　味苦，寒，無毒。主目痛泣出，傷眥，消目腫。生漢中川谷。五月採。決明爲之使。

【箋疏】

新修本草云："此樹葉似木槿而薄細，花黃似槐而小長大，子殼似酸漿，其中有實如熟豌豆，圓黑堅硬，堪爲數珠者，是也。花以染黃色，甚鮮好。"救荒本草描述甚詳："木欒樹，生密縣山谷中。樹高丈餘，葉似楝葉而寬大，稍薄，開淡黃花，結薄殼，中有子，大如豌豆，烏黑色，人多摘取串作數珠。葉味淡甜。"所指向的都是無患子科植物欒樹 *Koelrenteria paniculata*。

311 杉材　微溫，無毒。主治漆瘡[1]。削作柿[2]，煮以洗漆瘡，無[3]不即差。又有鼠查，生去地高尺餘許，煮以洗漆多差。又有漆姑，葉細細，多生石邊，亦療漆瘡。其雞子及蟹，并是舊方。

【箋疏】

此即杉科植物杉木 *Cunninghamia lanceolata*，爲常見樹種。爾雅釋木"柀，煔"，郭璞注："煔似松，生江南。可以爲船及棺材，作柱埋之不腐。"按，説文"煔，木也，從

---

① 無毒主治漆瘡：底本作"療漆"，據政和本草改。

② 柿：底本作"柿"，據大觀本草改。按，"柿"也是"柿"的俗字，但此處指斫木削下的零碎木片，正寫當作"柿"，音"廢"。楠材條政和本草即作"柿"。

③ 瘡無：底本作"漆亦"，據政和本草改。

木髟聲”，説文繫傳云：“即今書杉字。”而“髟”説文訓作
“火行也”，後世作“閃爍”字。“樧”筆畫繁，遂省形符作
“髟”，或簡化聲符，用“彡”代替。説文“彡，毛飾畫文也”。
中華本草説：“杉葉纖細而平行，若羽狀，以‘彡’名之，取
義於象形。”可以備一説。

312 楠材　微溫。主治霍乱吐下不止。削作柿①煮服之，
窮無他藥，用此。

【箋疏】

　　本草拾遺云：“木高大，葉如桑。出南方山中。郭注
爾雅云：楠，大木，葉如桑也。”本草綱目集解項李時珍説：
“楠木生南方，而黔、蜀諸山尤多。其樹直上，童童若幢蓋
之狀，枝葉不相礙。葉似豫章，而大如牛耳，一頭尖，經歲
不凋，新陳相換。其花赤黄色。實似丁香，色青，不可食。
幹甚端偉，高者十餘丈，巨者數十圍，氣甚芬芳，爲梁棟器
物皆佳，蓋良材也。色赤者堅，白者脆。其近根年深向陽
者，結成草木山水之狀，俗呼爲骰柏楠，宜作器。”此即樟
科植物楠木 *Phoebe zhennan*。

313 蘆根　味甘，寒。主治消渴，客熱，止小便利。當掘
取甘辛者，其露出及浮水中者，並不堪用也。

【箋疏】

　　蘆與葦是一物，爾雅釋草“葭，蘆”，郭注“葦也”。本

---

①　柿：底本作“柿”，據政和本草改。

草綱目釋名項説："葦之初生曰葭，未秀曰蘆，長成曰葦。葦者，偉大也；蘆者，色盧黑也；葭者，嘉美也。"蘆與荻則是兩種植物，藝文類聚卷八十二引晉中興書有蘆化爲荻的傳説："童謠云：官家養蘆化成荻，蘆生不止自成積。是時盧循竊據廣州，國未能討，因而用之，是官養之蘆也。荻猶敵也。"據本草圖經綜述郭璞的意見説："蘆似葦而小，中實，江東呼爲烏蘆者，或謂之荻。"植物名實圖考總結爲"強脆而心實者爲荻，柔纖而中虚者爲葦"，葦爲禾本科植物蘆葦 *Phragmites communis*，荻爲同科荻 *Triarrhena sacchariflora*。

314 葦草① 味鹹，平，無毒。主養心氣，除心溫溫辛痛，浸淫身熱。可作鹽。生淮南平澤，七月採。礬石爲之使。

【箋疏】

此條陶弘景無注釋，應是不識，新修本草退入有名未用中。

315 鼠姑② 味苦，平、寒，無毒。主欬逆上氣，寒熱，鼠瘻，惡瘡，邪氣。一名䑋。生丹水。今人不識此鼠姑，乃牡丹又③名鼠姑，罔④知孰正。

---

① 葦草：此條以新修本草寫本卷二十爲底本。
② 鼠姑：此條以新修本草寫本卷二十爲底本。
③ 又：底本作"人"，據政和本草改。
④ 罔：底本作"因"，據政和本草改。

【箋疏】

新修本草退入有名未用中。

316 鹿藿　味苦，平，無毒。主治蠱毒，女子腰腹痛，不樂，腸癰，瘰癧，瘍氣。生汶山山谷。方藥不復用，人亦罕識。葛根之苗又一名鹿藿。

【箋疏】

爾雅釋草"藘，鹿藿。其實莥"。郭璞注："鹿豆也。葉似大豆，根黃而香，蔓延生。"按，廣雅釋草云"豆角謂之莢，其葉謂之藿。"陶弘景已不識，表示："方藥不復用，人亦罕識。"新修本草則說："此草所在有之，苗似豌豆，有蔓而長大，人取以爲菜，亦微有豆氣，名爲鹿豆也。"此應爲豆科植物，具體物種不詳。

本草綱目認爲是野綠豆，集解項說："鹿豆即野綠豆，又名蹺豆，多生麥地田野中。苗葉似綠豆而小，引蔓生，生熟皆可食。三月開淡粉紫花，結小莢。其子大如椒子，黑色。可煮食，或磨面作餅蒸食。"按此說即是救荒本草之蹺豆，原植物爲豆科野大豆 *Glycine soja*。現代植物學家則根據植物名實圖考所繪圖例，以豆科 *Rhynchosia volubilis* 爲鹿藿。

317 牛扁　味苦，微寒，無毒。主身皮瘡熱氣，可作浴湯，殺牛虱小蟲，又療牛病。生桂陽川谷。今人不復識此，牛疫代代不無用之。既要牛醫家應用，而亦無知者。

【箋疏】

　　陶弘景不識此物，新修本草云："此藥葉似三堇、石龍芮等，根如秦芃而細。生平澤下濕地，田野人名爲牛扁。療牛虱甚效，太常貯名扁特，或名扁毒。"三堇即是三建，爲毛茛科烏頭屬植物川烏之類，結合本草圖經所繪潞州牛扁圖例，其原植物爲毛茛科牛扁 *Aconitum barbatum* var. *puberulum*，所含二萜類生物鹼有殺蟲作用。

　　318　陸英　味苦，寒，無毒。主治骨間諸痹，四支拘攣疼酸，膝寒痛，陰痿，短氣不足，腳腫。生熊耳川谷及冤句。立秋採。

【箋疏】

　　本草經陸英的名實不可解，陶弘景無注，應是不識。新修本草堅持陸英與蒴藋爲一物，有云："此即蒴藋是也，後人不識，浪出蒴藋條。此葉似芹及接骨花，亦一類，故芹名水英，此名陸英，接骨樹名木英，此三英也，花葉並相似。"此聊備一家之言者。本草圖經循此意見，將陸英坐實爲蒴藋的花。本草綱目亦認同此説，集解項云："陶、蘇本草、甄權藥性論，皆言陸英即蒴藋，必有所據；馬志、寇宗奭雖破其説，而無的據。仍當是一物，分根莖花葉用，如蘇頌所云也。"後世乃根據本草圖經所繪蜀州陸英圖例，將此植物指認爲忍冬科陸英 *Sambucus chinensis*。

　　319　藎草　味苦，平，無毒。主治久欬，上氣喘逆，久寒驚悸，痂疥，白禿，瘍氣，殺皮膚小蟲。可以染黃作金色。生青衣川谷。九月、十月採。畏鼠婦。　青衣在益州西。

【箋疏】

　　新修本草云："此草葉似竹而細薄,莖亦圓小。生平澤溪澗之側,荆襄人煮以染黄,色極鮮好。洗瘡有效。俗名菉蓐草,爾雅所謂王芻者也。"此即禾本科植物藎草 *Arthraxon hispidus*,名實没有争議。藎草有黄草、緑竹、緑蓐、藗草、䕞草諸别名,本草綱目解釋甚詳:"此草緑色,可染黄,故曰黄、曰緑也。藗、䕞乃北人呼緑字音轉也。古者貢草入染人,故謂之王芻,而進忠者謂之藎臣也。詩云'終朝采緑,不盈一掬'。許慎説文云'藗草可以染黄'。漢書云'諸侯䕞綬',晋灼注云:'䕞草出琅琊,似艾可染,因以名綬。'皆謂此草也。"名醫别録謂藎草"染黄作金色",此草含木樨草素,可以媒染出帶緑光的亮黄色。

　320　恒山[1]　味苦、辛,寒、微寒,有毒。主治傷寒寒熱,熱[2]發,温瘧鬼毒,胸中淡結,吐逆,鬼蠱往來,水脹,洒洒惡寒,鼠瘻。一名互草。生益州川谷及漢中。八月採根,陰乾。畏玉札。　出宜都、建平。細實黄者,呼爲雞骨恒山,用最勝。

【箋疏】

　　從陶弘景開始,有關恒山原植物的描述就混亂不已,今天通常以虎耳草科植物常山 *Dichroa febrifuga* 爲正

---

①　恒山:政和本草避諱作"常山",其他各處"恒山"同。
②　熱:底本無此字,據政和本草補。

品，主要是因爲此植物含有喹唑酮型生物鹼黄常山鹼甲、乙、丙具有抗瘧活性，與本草經説恒山主治"溫瘧鬼毒"相符合的緣故。常山鹼有很强的催吐活性，藥名譜將常山稱爲"翻胃木"，藥性論説常山"不可進多，令人大吐"，亦能吻合，則説明 *Dichroa febrifuga* 應該是藥用主流。黄常山鹼抗瘧效價高於奎寧，但毒性極大，現代臨牀價值較差。

321 夏枯草　味苦、辛，寒，無毒。主治寒熱，瘰癧，鼠瘻，頭瘡，破癥，散癭結氣，脚腫濕痹，輕身。一名夕句，一名乃東，一名燕面。生蜀郡川谷。四月採。土瓜爲之使。

【箋疏】

本條無陶弘景注釋。新修本草云："此草生平澤，葉似旋復，首春即生，四月穗出，其花紫白似丹參花，五月便枯。處處有之。"結合本草圖經所繪滁州夏枯草圖例，此即唇形科夏枯草 *Prunella vulgaris* 及同屬近緣物種，古今品種變化不大。

322 烏韭　味甘，寒，無毒。主治皮膚往來寒熱，利小腸膀胱氣，治黄疸，金瘡内塞，補中益氣，好顔色。生山谷石上。垣衣亦名烏韭，而爲療異，非是此種類也。

【箋疏】

本條産地僅言"生山谷石上"，無具體郡縣地名，或是脱漏，姑取"生山谷"爲本草經文，"石上"爲名醫别録文，前後一例也。

　　烏韭見於山海經西山經,謂小華之山"其草有草荔,狀如烏韭,而生於石上,亦緣木而生,食之已心痛",郭璞即用廣雅"在屋者曰昔邪,在牆者曰垣衣"注烏韭。但本草經集注則以烏韭與垣衣爲兩物,陶弘景説:"垣衣亦名烏韭,而爲療異,非是此種類也。"新修本草云:"此物即石衣也,亦曰石苔,又名石髮。生巖石陰不見日處,與卷柏相類也。"所言垣衣當是真蘚科植物銀葉真蘚 Bryum argenteum 之類,而烏韭則可根據日華子本草的説法,"此即是陰濕處山石上苔,長者可四五寸,又名烏韭",爲鳳尾蘚科卷葉鳳尾蘚 Fissidens cristatus。

323 蚤休　味苦,微寒,有毒。主治驚癇,摇頭弄舌,熱氣在腹中,癲疾,癰瘡陰蝕,下三蟲,去蛇毒。一名蚩休。生山陽川谷及冤句。

【箋疏】

　　本條無陶弘景注釋。新修本草云:"今謂重樓者是也。一名重臺,南人名草甘遂。苗似王孫、鬼白等。有二三層。根如肥大菖蒲,細肌脆白。"結合本草圖經所繪滁州蚤休圖例,此即百合科植物七葉一枝花 Paris polyphylla,此植物形態特徵較爲突出,古今品種變化不大。

324 虎杖根　微溫。主通利月水,破留血癥結。田野甚多,此狀如大馬蓼,莖斑而葉圓。極主暴瘕,酒漬根服之也。

【箋疏】

　　爾雅釋草"蒤，虎杖"，郭璞注："似葒草而麄大，有細刺，可以染赤。"陶弘景云："田野甚多，此狀如大馬蓼，莖斑而葉圓。"按，葒草亦見名醫別錄，謂其"如馬蓼而大，生水傍"，其原植物爲蓼科紅蓼 *Polygonum orientale*，大馬蓼則爲同屬植物酸模葉蓼 *Polygonum lapathifolium* 一類，從郭、陶對虎杖的描述來看，應該就是蓼科虎杖 *Polygonum cuspidatum*。救荒本草有酸桶筍，云："生密縣韶華山山澗邊。初發筍葉，其後分生莖叉，科苗高四五尺，莖稈似水葒莖，而紅赤色，其葉似白槿葉而澀，又似山格刺菜葉亦澀，紋脈亦粗。味甘微酸。"參考圖例亦是本種。

325 石長生　味鹹、苦，微寒，有毒。主治寒熱，惡瘡，大熱，辟鬼氣不祥，下三蟲。一名丹草。生咸陽山谷。俗中雖時有採者，方藥亦不復用。近道亦有，是細細草葉，花紫色爾。南中多生石巖下，葉似蕨，而細如龍鬚草，大黑如光漆，高尺餘，不與餘草雜也。

【箋疏】

　　本草綱目釋名説："四時不凋，故曰長生。"陶弘景説葉似蕨，又言"花紫色"，或許是指蕨類捲曲未展時的嫩芽。此爲鐵綫蕨科單蓋鐵綫蕨 *Adiantum monochlamys*，葉背有紅褐色孢子囊，故有別名"丹草"。

326 鼠尾草　味苦，微寒，無毒。主治鼠瘻寒熱，下利膿血不止。白花者主白下，赤花者主赤下。一名蓲，一名陵翹。

生平澤中。四月採葉，七月採花，陰乾。田野甚多，人採作滋染皂。
又用療下瘻，當濃煮取汁，令可丸服之，今人亦用作飲。

【箋疏】

　　爾雅釋草"葝，鼠尾"，郭璞注："可以染皂。"從各家描
述來看，並不像晚近植物學家所指認的唇形科鼠尾草
Salvia japonica。按，鼠尾草 Salvia japonica 是一種芳
香植物，本草記載完全沒有提到其香味，亦可見不是一
物。本草圖經描繪的黔州鼠尾草尚不夠精細，救荒本草
鼠菊條説："鼠菊，本草名鼠尾草，一名葝，一名陵翹。出
黔州及所在平澤有之，今鈞州新鄭崗野間亦有之。苗高
一二尺，葉似菊花葉，微小而肥厚，又似野艾蒿葉而脆，色
淡綠，莖端作四五穗，穗似車前子穗而極疏細，開五瓣淡
粉紫花，又有赤白二色花者。黔中者苗如蒿，爾雅謂葝，
鼠尾，可以染皂。"從圖例看，當爲馬鞭草科植物馬鞭草
Verbena officinalis。本草拾遺、本草圖經所説的"鼠尾
草"可能都是此種。此外，馬鞭草所含多酚類化合物確實
可以作天然染料，也與郭璞注釋"可以染皂"一致。

327 馬鞭草　　主治下部䘌瘡。村墟陌甚多。莖似細辛，花紫
色，葉微似蓬蒿也。

【箋疏】

　　按照新修本草謂馬鞭草"穗類鞭鞘，故名馬鞭"，本草
拾遺則言"若云似馬鞭鞘，亦未近之，其節生紫花，如馬鞭
節"。一説似鞭鞘，乃指鞭子末端的軟性細長物，常以皮

條或絲爲之;一説爲鞭節,即有節的馬鞭。李賀夜來樂詩
"劍崖鞭節青石珠,白騧吹湍凝霜須",王琦李長吉詩歌匯
解云:"鞭節,謂馬鞭之起節者,其上皆以青石珠飾之。"兩
種本草所言馬鞭草指向的具體植物都是馬鞭草科馬鞭草
Verbena officinalis 或同屬近緣物種,此無可疑問,就取
譬而言,本草拾遺的説法較爲準確。

328 馬勃　味辛,平,無毒。主治惡瘡,馬疥。一名馬
庀。生園中久腐處。俗人呼爲馬㞘勃。紫色虛軟,狀如狗肺,彈之粉
出。傅諸瘡,用之甚良也。

【箋疏】

　　韓愈進學解説:"玉札丹砂,赤箭青芝,牛溲馬勃,敗
鼓之皮,俱收並蓄,待用無遺者,醫師之良也。"這裏"牛
溲馬勃"用來比喻看似無用的東西,也有派上用場的時
候。陶弘景所説"紫色虛軟,狀如狗肺"的馬勃,當是灰包
科紫色馬勃 *Calvatia lilacina* 之類;本草衍義説"有大如
斗者,小亦如升杓",則是同科脱皮馬勃 *Lasiosphaera
fenzlii*、大馬勃 *Calvatia gigantea* 之類。

329 雞腸草　主治毒腫,止小便利。人家園庭亦有此草,小
兒取挼汁,以拾蜘蛛網至黏,可掇蟬,療蠼螋溺也。

【箋疏】

　　本草經集注蘩蔞與雞腸草爲兩條,陶弘景各自爲注,
新修本草不以爲然,認爲蘩蔞"即是雞腸也",孔志約序批

評陶弘景"異繁蔞於雞腸"，即指此。宋代諸家基本贊同蘇敬的意見。本草綱目則別有看法，雞腸草條集解項說："雞腸生下濕地。二月生苗，葉似鵝腸而色微深。莖帶紫，中不空，無縷。四月有小莖開五出小紫花。結小實，中有細子。其苗作蔬，不如鵝腸。故別錄列繁縷於菜部，而列此於草部，以此故也。蘇恭不識，疑爲一物，誤矣。生嚼涎滑，故可掇蟬。鵝腸生嚼無涎，亦自可辨。鄭樵通志謂雞腸似蓼而小，其味小辛，非繁縷者，得之。又石胡荽亦名雞腸草，與此不同。"根據李時珍的描述，這種雞腸草當是紫草科附地菜 *Trigonotis peduncularis*，與石竹科繁蔞 *Stellaria media* 爲兩物。

330 蛇莓汁　大寒。主胸腹大熱不止。園野亦多。子赤色，極似莓，而不堪噉，人亦無服此爲藥者。療溪毒，射工，傷寒大熱，甚良。

【箋疏】

　　蛇莓即薔薇科植物蛇莓 *Duchesnea indica*，爲常見物種，救荒本草雞冠果條云："雞冠果，一名野楊梅。生密縣山谷中。苗高五七寸，葉似潑盤葉而小，又似雞兒頭葉微圓，開五瓣黃花，結實似紅小楊梅狀。味甜酸。"亦是本種。食療本草提到"有蛇殘不得食"，據本草綱目引日用本草云："蠶老時熟紅於地，其中空者爲蠶莓；中實極紅者爲蛇殘莓，人不噉之，恐有蛇殘也。"

331 苧根　寒。主小兒赤丹。其漬苧汁，療渴。即今績苧爾。又有山苧亦相似，可入用也。

【箋疏】

説文云：“紵，檾屬。細者爲絟，粗者爲紵。”詩經東門之池“東門之池，可以漚紵”，陸璣疏云：“紵亦麻也，科生，數十莖，宿根在地中，至春自生，不歲種也。荆、揚之間，一歲三收。今官園種之，歲再刈，刈便生。剝之以鐵若竹刮其表，厚皮自脱，但得其裏韌如筋者煮之，用緝，謂之徽紵。今南越紵布，皆用此麻。”按，“紵”乃强調其紡織功用，故從“糸”；後從“艸”作“苧”，則突出其植物學特性。詩經“可以漚紵”，陸德明釋文即説：“字又作苧。”

徐光啓認爲“紵”與“苧”不是一物，農政全書卷三十六有論云：“詩言‘漚紵’，傳稱‘紵衣’，中土之有紵舊矣。而賈思勰不言種苧之法，崔寔始言苧麻，繇是推之，五代以前所謂紵，所謂臬者，殆皆苴麻之屬，而今所謂苧者，特南方有之。陸璣始著其名，唐甄權乃以入藥方。至宋掌禹錫云‘南方績以爲布’，顯是北方所無。而釋詩者尚未知陸所謂苧，非詩所謂紵也。”按，此説甚偏，植物名實圖考即不以爲然，卷十四云：“農政全書謂紵從絲，非苧，北地寒不宜。考救荒本草，苧根味甘，煮食甜美。許州田園亦有種者。蓋自淮而北，近時皆致力於棉花，禦寒時久，而禦暑時暫。絺綌之用，唯城市爲殷，故種蒔者少耳。”紵即苧，爲蕁麻科植物苧麻 *Boehmeria nivea*，其莖皮可以採製爲麻，麻之精者績成夏布，麻之粗者裏爲繩索，故苧麻有中國絲草(chinese silk plant)之稱。

332 狼跋子　有小毒。主治惡瘡，蝸疥，殺蟲魚。出交、廣，形扁扁爾。擣以雜米投水中，魚無大小，皆浮出而死。人用苦酒摩療疥亦效。

【箋疏】

左思蜀都賦"其中則有青珠黃環",青珠或釋爲青琅
玕,陶弘景疑黃環爲大戟花,新修本草非之,有云:"此物
襄陽、巴西人謂之就葛。作藤生,根亦葛類,所云似防己,
作車輻解者近之。人取葛根,誤得食之,吐利不止,用土
漿解乃差,此真黃環也。"並說:"其子作角生,似皂莢。
花、實與葛同時矣。今園庭種之,大者莖徑六七寸,所在
有之。謂其子名狼跋子。"據新修本草所說的黃環爲防己
科植物千金藤 *Stephania japonica* 之類,其子即是狼
跋子。

333 蘺蘆　味酸,溫,有毒。主治風瘙癮疹,身癢濕痹,
可作浴湯。一名堇草,一名芨。生田野,春夏採葉,秋冬採莖、
根。田野墟村中甚多。絶療風痹癢痛,多用薄洗,不堪入服,亦有酒漬根稍
飲之者。

【箋疏】

名醫別錄言蘺蘆一名堇草,一名芨。此即爾雅釋草
之"芨,堇草",據郭璞注:"即烏頭也,江東呼爲堇。"如郝
懿行所注意,烏頭不名芨,而芨一名蘺。據說文"芨,堇草
也",廣雅"堇,蘺也"。故爾雅義疏說:"蘺一名堇,堇一名
芨,芨、堇聲轉,與烏頭別。"郝懿行因此認爲,爾雅"芨,堇
草",即是本草之蘺蘆,其說可信。根據名醫別錄,這種蘺
蘆"主風瘙癮疹,身癢濕痹,可作浴湯",陶弘景也強調"多

用薄洗，不堪入服"。又根據郭璞所説與烏頭的瓜葛，推測其原植物爲毛茛科石龍芮 *Ranunculus sceleratus* 之類，形態與烏頭相似，全株含原白頭翁素，有明顯刺激性，難於入口。

新修本草開始發生混亂，藥性論"陸英，一名蒴藋"，蘇敬遂認爲名醫別錄之蒴藋就是本草經的陸英，乃説："此陸英也，剩出此條。"陸英條也説："此即蒴藋是也，後人不識，浪出蒴藋條。"其實名醫別錄中一名菫草的蒴藋，與一名蒴藋的陸英屬於同名異物，但蒴藋有毒，且"不堪入服"，而陸英無毒，主療"骨間諸痹，四支拘攣疼酸，膝寒痛，陰痿，短氣不足，脚腫"等，二者顯非一物。

334 弓弩弦　主難産，胞衣不出。産難。取弓弩弦以縛腰，及燒弩牙令赤，内酒中飲之。皆取發放快速之義也。

【箋疏】

弓弩弦的巫術象徵，本草綱目解説甚詳，發明項説："弓弩弦催生，取其速離也。折弓弦止血，取其斷絶也。禮云：男子生，以桑弧、蓬矢射天地四方。示男子之事也。巢元方論胎教云：妊娠三月，欲生男，宜操弓矢，乘牡馬。孫思邈千金方云：婦人始覺有孕，取弓弩弦一枚，縫袋盛，帶左臂上，則轉女爲男。房室經云：凡覺有娠，取弓弩弦縛婦人腰下，滿百日解卻。此乃紫宮玉女秘傳方也。"

335 敗蒲席　平。主治筋溢，惡瘡。燒之。蒲席惟舡家用，狀如蒲帆爾。人家所用席，皆是莞草，而薦多是蒲，方家有用也。

【箋疏】

廣雅釋器"薦,席也",薦席用來坐臥,細分起來,薦與席在概念上又有所不同。説文"荐"與"薦"爲兩字,"荐,薦席也","薦,獸之所食草";兩字相通假,後世以"薦"爲正字,今天簡化則通用"荐"字。或許因爲這樣的淵源,"薦"相對於"席"要麁劣得多。如世説新語德行王恭將自坐之"六尺簟"贈與王大,"既無餘席,便坐薦上"。這裏"席"即贈人的"六尺簟",大約是竹席,而"薦"則是草墊。陶弘景此注又提供一種關於席與薦的解釋,以莞草(陶弘景所説的莞草可能是燈心草科植物石龍蒭 *Juncus effuses* var. *decipiens*)編成者爲席,以蒲草編成者爲薦。

336 敗船茹　平。主婦人崩中,吐利血不止。此是大艑艛刮竹茹以捏漏處者。取乾煮之,亦燒作屑服之。

【箋疏】

"茹"有填塞之意,亦寫作"絮",廣雅釋詁"絮,塞也"。王念孫疏證:"絮,字或作茹。"唐律疏議雜律"諸船人行船、茹船、寫漏、安標宿止不如法"云云,疏議云:"茹船,謂茹塞船縫。"而按照陶弘景本條的解釋,"茹船"其實是指刮竹茹填塞船縫的行爲。本草綱目集解項李時珍也説:"古人以竹茹。今人只以麻筋和油石灰爲之。"此處以填堵漏洞的廢舊竹茹入藥,取其阻隔的巫術象征,故用於"婦人崩中,吐利血不止"諸症。

337 敗鼓皮　平。主治中蠱毒。此用穿敗者,燒作屑,水和服之。病人即喚蠱主姓名,仍往令其呼取蠱,便差。白蘘荷亦然。

【箋疏】

敗鼓皮爲對付蠱毒的要藥,其治療原理,藥性粗評卷四一語道破:"竊意敗鼓有敗蠱之義,亦寓禳法云耳。"

338 敗天公　平。主治鬼注精魅。此人所戴竹笠之敗者也。取上竹燒,酒服之。

【箋疏】

此爲舊竹笠,本草綱目集解項李時珍説:"笠乃賤者禦雨之具。以竹爲胎,以箬葉夾之。穹天論云:天形如笠,而冒地之表,則天公之名,蓋取於此。近代又以牛馬尾、棕毛、皂羅漆製以蔽日者,亦名笠子,乃古所謂醉驅子者也。"

339 半天河　微寒。主治鬼注,狂,邪氣,惡毒。此竹籬頭水也,及空樹中水,皆可飲,並洗諸瘡用之。

【箋疏】

按照陶弘景注釋,半天河乃是竹籬、樹穴中的積水。史記扁鵲列傳中長桑君以懷中藥給扁鵲,説:"飲是以上池之水,三十日當知物矣。"司馬貞索引引舊説云:"上池水謂水未至地,蓋承取露及竹木上水,取之以和藥,服之三十日,當見鬼物也。"本草綱目據此以上池水爲半天河之別名。

340 地漿　寒。主解中毒煩悶。此掘地作坎,以水沃其中,攪令濁,俄頃取之,以解中諸毒。山中有毒菌,人不識,煮食之,無不死。又楓樹菌食之,令人笑不止,惟飲土漿皆差,餘藥不能救矣。

【箋疏】

　　地漿解毒,利用的是類似活性炭吸附作用,減少胃腸道中毒物的進一步吸收。地漿古代應用甚多,如茅亭客話説:"淳化中有民支氏,於昭覺寺設齋,寺僧市野甚有黑而斑者,或黃白而赤者爲齋食,衆僧食訖悉皆吐瀉,亦有死者。至時有醫人急告之曰:但掘地作坑,以新汲水投坑中攪之澄清,名曰地漿,每服一小盞,不過再三,其毒即解。當時甚救得人。"

341 屋遊　味甘,寒。主浮熱在皮膚,往來寒熱,利小腸膀胱氣。生屋上陰處。八月、九月採。此瓦屋上青苔衣,剝取煮服之。

【箋疏】

　　屋遊性味功效與本草經烏韭全同,只是烏韭"生山谷石上",而屋遊"生屋上陰處"。據陶弘景注,屋遊爲"瓦屋上青苔衣,剝取煮服之"。蜀本草圖經亦説:"古瓦屋北陰青苔衣也。"本草綱目集解項李時珍説:"此乃磚牆城垣上苔衣也。生屋瓦上者,即爲屋遊。"屋遊與垣衣應該都是真蘚科植物銀葉真蘚 *Bryum argenteum* 之類。

342 牽牛子　味苦,寒,有毒。主下氣,療腳滿水腫,除風毒，利小便。作藤生，花狀如萹豆，黃色，子作小房，實黑色，形如球子核。比來服之，以療腳滿氣急，得小便利，無不差。此藥始出田野，人牽牛易藥，故以名之。又有一種草，葉上有三白點，俗因以名三白草。其根以療腳下氣，亦甚有驗。

【箋疏】

　　本草經集注序錄云："牽牛逐水，近出野老。"可見其藥用歷史不久。陶弘景説："花狀如萹豆，黃色，子作小房，實黑色，形如球子核。"花與今旋花科植物牽牛 *Pharbitis nil* 顯然不符，果實則近之，或許早期牽牛物種與今用者不同。本草綱目説牽牛子有黑白兩種，釋名項云："近人隱其名爲黑丑，白者爲白丑，蓋以丑屬牛也。"按，牽牛花白色者，子白色；花深紫藍色者，子近黑色。

343 鱧舌①　味辛，微溫，無毒。主治霍亂，腹痛，吐逆，止②煩。生水中。五月採，曝乾。生小小水中，今人五月五日採，陰乾，以療霍亂良也。

【箋疏】

　　新修本草退入有名未用中者。

344 練石草③　味苦，寒，無毒。主治五癃，破石淋，膀胱中結氣，利水道小便。生南陽川澤。一名爛石草。又云即馬矢蒿。

----

① 鱧舌：此條以新修本草寫本卷二十爲底本。
② 止：政和本草作"心"。
③ 練石草：此條以新修本草寫本卷二十爲底本。

【箋疏】

　　新修本草退入有名未用中者。本草綱目將練石草併入馬先蒿條，並説："蒿氣如馬矢，故名。馬先，乃馬矢字訛也。"如其所説，原植物爲玄參科返顧馬先蒿 *Pedicularis resupinata*。

345 弋共①　　味苦，寒，無毒。主驚氣，傷寒，腹痛羸瘦，皮中有邪氣，手足寒無色。生益州山谷。惡玉札、蜚蠊。

【箋疏】

　　新修本草退入有名未用中者。

346 釣樟根皮　　主治金創，止血。出桂陽、邵陵諸處，亦呼作烏樟，方家乃不用，而俗人多識此。刮根皮屑以療金創，斷血易合，甚驗。又有一草似狼牙，氣辛臭，名地菘，人呼爲劉懵草。五月五日採，乾作屑，亦主療金瘡。言劉懵昔採用之爾。

【箋疏】

　　爾雅釋木"楡，無疵"，郭璞注："楡，梗屬，似豫章。"郝懿行爾雅義疏云："郭云'梗屬，似豫章'者，子虚賦云'楩柟豫章'，集注：'楩即今黄楩木也。'西山經云'瘕陽之山，其木多樱、柟、豫章'，郭注：'豫章，大木似楸，葉冬夏青。'服虔子虚賦注：'豫章生七年乃可知也。'"本草綱

---

① 弋共：此條以新修本草寫本卷二十爲底本。本草經集注序錄畏惡七情表作"戈共"，底本及政和本草、大觀本草皆作"弋共"。

目樟條集解項李時珍説：“豫、章乃二木名，一類二種也，豫即釣樟。”按如其説，樟爲樟科植物香樟 Cinnamomum camphora，釣樟爲同科山胡椒屬植物釣樟 Lindera umbellata。

347　溲疏　味辛、苦，寒、微寒，無毒。主治身皮膚中熱，除邪氣，止遺溺，通利水道，除胃中熱，下氣。可作浴湯。一名巨骨。生掘耳川谷及田野故丘墟地。四月採。漏蘆爲之使。

李云“溲疏一名楊櫨，一名牡荆，一名空疏。皮白中空，時時有節。子似枸杞子，冬月熟，色赤，味甘苦。末代乃無[1]識者，此實真也，非人籬援之楊櫨也。”李當之此説，於論牡荆，乃不爲大乖，而濫引溲疏，恐斯誤矣。又云：“溲疏與空疏亦不同。”掘耳疑應作“熊耳”，熊耳山名，而都無“掘耳”之號也。

【箋疏】

溲疏名實無考，自古與枸杞、楊櫨、牡荆等相混淆。陶弘景在牡荆實條注釋中引李當之云：“溲疏一名陽櫨，一名牡荆，一名空疏，皮白中空，時有節。子似枸杞子，赤色，味甘苦，冬月熟。俗仍無識者，當此實是真，非人籬域陽櫨也。”意思是溲疏與做園圃圍籬的楊（陽）櫨不是一物。陶弘景進一步説：“按如此説，溲疏主療與牡荆都不同，其形類乖異，恐乖實理。”溲疏條陶弘景再次引李當之此文，卻説：“李當之此説，於論牡荆，乃不爲大乖，而濫引溲疏，恐斯誤矣。”這是針對引文中“俗仍無識者，當此實是真”立言，即陶弘景不認爲李當之所描述的植物就是本

---

① 乃無：底本作“無乃”，據政和本草倒乙。

草經之溲疏。但陶亦未指明溲疏的性狀特徵。

　　新修本草則説溲疏與空疏爲兩物:"溲疏形似空疏,樹高丈許,白皮。其子八九月熟,色赤,似枸杞子,味苦,必兩兩相併,與空疏不同。空疏一名楊櫨,子爲莢,不似溲疏。"這種一名楊櫨的空疏,後人根據植物名實圖考的描述,考訂爲忍冬科植物半邊月 Weigela japonica var. sinica。至於溲疏,也採用植物名實圖考的意見:"溲疏,前人無確解。蘇恭云'子八九月熟,色似枸杞,必兩兩相對',今江西山野中亦有之,葉似枸杞,有微齒,圖以備考。"將其指爲虎耳草科植物溲疏 Deutzia scabra。

348 別羈①

味苦,微溫,無毒。主治風寒濕痹,身重,四支疼酸,寒邪歷節痛。一名別枝,一名別騎,一名鱉羈。生藍田川谷。二月、八月採。方家時有用處,今俗亦絶耳也。

【箋疏】

　　陶弘景不識,新修本草退入有名未用中者。關於別羈的名實,本草經考注引岡邨氏的意見説:"別羈當作鱉羈,'羈'與'綦'通。'鱉羈'猶'蕨綦',即紫綦也,爾雅謂之'月爾'。月爾即蕨其之訛轉,而別枝亦鱉綦之訛轉也。"此以別羈爲蕨類植物如紫萁 Osmunda japonica 之類,亦可備一家之言。

---

① 別羈:此條以新修本草寫本卷二十爲底本。

349 淮木①　味苦，平，無毒。主治久欬上氣，傷中虛羸，補中益氣，女子陰蝕，漏下，赤白沃。一名百歲城中木。生晉陽平澤。方藥亦不復用。

【箋疏】

　　陶弘景不識，新修本草退入有名未用中者。本草綱目卷三七將名醫別錄有名未用之城裏赤柱併入淮木條，釋名項說：“按吳普本草，淮木生晉平陽、河東平澤，與別錄城裏赤柱出處及主治相同，乃一物也。即古城中之木，晉人用之，故云生晉平陽及河東。今並爲一，但‘淮木’字恐有差訛耳。”此李時珍一家之言，錄出備參。

350 櫸②樹皮　大寒。主治時行頭痛，熱結在腸胃。山中處處有。皮似檀、槐，葉如櫟、槲，人亦多識。用之削取裏皮，去上甲，煎服之。夏日作飲去熱。

【箋疏】

　　櫸即櫸柳，杜甫田舍詩“櫸柳枝枝弱，枇杷樹樹香”者。本草綱目釋名李時珍說：“其樹高櫸，其木如柳，故名。山人訛爲鬼柳。郭璞注爾雅作柜柳，云似柳，皮可煮飲也。”集解項又說：“櫸材紅紫，作箱、案之類甚佳。鄭樵通志云：櫸乃榆類而奇烈，其實亦如榆錢之狀。鄉人采其葉爲甜茶。”此即榆科植物櫸樹 *Zelkova serrata*。

---

①　淮木：此條以新修本草寫本卷二十爲底本。
②　櫸：政和本草作“櫸”。

351 練實^①　　味苦,寒,有小毒。主治温疾,傷寒,大熱煩狂,殺三蟲,疥瘍,利小便水道。

根　微寒。治蚘蟲,利大腸^②。生荆山山谷。處處有。俗人五月五日皆取花葉佩帶之,云^③辟惡。其根以苦酒摩塗疥,甚良。煮汁作糜食之,去蚘蟲也。

【箋疏】

山海經中山經説櫪木"其實如棟",郭璞注:"棟,木名。子如指頭,白而黏,即以浣衣也。"從浣洗衣物而言,郭璞説的這種"棟",更像是無患子科植物無患子 *Sapindus mukorossi*,果實含有大量無患子皂苷,具表面活性劑作用,可以作浣洗清潔劑。玉篇"槵,木名。"集韻"無患也,皮子可浣。"

本草經集注説:"俗人五月五日皆取花葉佩帶之,云辟惡。"又説:"其根以苦酒摩塗疥,甚良。煮汁作糜食之,去蚘蟲也。"皆不言棟實可以供浣洗。本草圖經云:"棟實即金鈴子也。生荆山山谷,今處處有之,以蜀川者爲佳。木高丈餘,葉密如槐而長。三四月開花,紅紫色,芬香滿庭間。實如彈丸,生青熟黃。十二月採實,其根採無時。"所繪圖例爲棟科川棟 *Melia toosendan*,或苦棟 *Melia azedarach*。本草經謂棟實"殺三蟲",也與川棟、苦棟所含苦棟素的殺蟲作用吻合。此究竟郭璞是誤注,還是本

① 練實:本草經集注序録亦作"練實",政和本草作"棟實"。
② 腸:底本作"腹",據政和本草改。
③ 云:底本作"去",據政和本草改。

草楝實別是一物，不得而知。

352 柳華　味苦，寒，無毒。主治風水，黃疸，面熱黑，痂疥，惡瘡，金創。一名柳絮。

葉　主馬疥痂瘡。取煎煮以洗馬疥，立愈。治心腹內^①血，止痛。

實　主治潰癰，逐膿血。

子汁　療渴。**生琅邪川澤**。柳即今水楊也。花熟隨風起，狀如飛雪，陳元方正^②以爲譬也。當用其未舒時，子亦隨花飛，正應水漬取汁耳。柳花亦宜貼灸瘡，皮葉療漆瘡耳。

【箋疏】

　　楊與柳都是楊柳科植物，楊爲楊屬多種植物，柳多指柳屬之垂柳 *Salix babylonica*，枝條細弱下垂。説文謂"楊，蒲柳也"，又"柳，小楊也"。通常也將柳稱作"楊柳"，本草綱目李時珍釋名説："楊枝硬而揚起，故謂之楊；柳枝弱而垂流，故謂之柳，蓋一類二種也。"又説："楊可稱柳，柳亦可稱楊，故今南人猶並稱楊柳。俞宗本種樹書言'順插爲柳，倒插爲楊'，其説牽强，且失揚起之意。"集解項李時珍進一步解釋："楊柳，縱橫倒順插之皆生。春初生柔荑，即開黃蕊花，至春晚葉長成後，花中結細黑子，蕊落而絮出，如白絨，因風而飛。子著衣物能生蟲，入池沼即化爲浮萍。古者春取榆、柳之火。陶朱公種柳千樹，可足柴

---

①　內：底本作"肉"，據政和本草改。
②　方正：底本作"正方"，據文義倒乙。政和本草無"正"字。

炭。其嫩芽可作飲湯。"

353 桐葉　味苦,寒,無毒。主治惡蝕瘡著陰。

皮　主五痔,殺三①蟲,賁㹠②氣。

花　傅豬瘡。飼豬③肥大三倍。生桐柏山谷。桐樹有四種:
青桐葉皮青,似梧桐而無子;梧桐色白,葉似青桐④而有子,子肥亦可食;白
桐與崗桐無異,惟有花、子爾,花三月舒,黃紫色,禮云"桐始花"者也;崗桐
無子,是作琴瑟者。今此云花,便應是白桐。白桐亦堪作琴瑟,一名椅桐,
人家多植之。

【箋疏】

　　桐的種類甚多,陶弘景注釋云云,本草綱目同意此
説,認爲本草經桐葉、桐花是指白桐而言,釋名項説:"本
經桐葉,即白桐也。桐華成筒,故謂之桐。其材輕虛,色
白而有綺文,故俗謂之白桐、泡桐,古謂之椅桐也。先花
後葉,故爾雅謂之榮桐。或言其花而不實者,未之察
也。"據李時珍的描述,白桐爲玄參科植物白花泡桐
Paulownia fortunei,紫花桐即岡桐,爲同屬毛泡桐
Paulownia tomentosa;油桐是大戟科植物油桐 *Vernicia
fordii*,爲油料作物;梧桐爲梧桐科植物梧桐 *Firmiana
platanifolia*。

---

①　三:底本無此字,據政和本草補。
②　㹠:底本作"純",據政和本草改。
③　飼豬:底本無此二字,據政和本草補。
④　桐:底本無此字,據政和本草補。

354 梓白皮　味苦,寒,無毒。主治熱,去三蟲,治^①目中患。

　　華葉　擣傅豬瘡,飼豬^②肥大易養三倍。生河内山谷。此即梓樹之皮。梓亦有三種,當用作拌素不腐者。方藥不復用。葉療手腳水爛^③。桐葉及此以肥豬之法未見,其事應在商丘子養豬經中耳。

【箋疏】

　　梓爲常見樹種,詩經鄘風云:"樹之榛栗,椅桐梓漆,爰伐琴瑟。"鄭玄箋:"樹此六木於宮者,曰其長大可伐以爲琴瑟,言豫備也。"陸璣詩疏云:"梓者,楸之疏理白色而生子者爲梓,梓實桐皮曰椅,大同而小別也。"爾雅釋木"椅,梓",郭璞注:"即楸。"梓與楸不易區分,説文梓與楸互訓,一般據本草綱目集解項李時珍説:"梓木處處有之。有三種:木理白者爲梓,赤者爲楸,梓之美文者爲椅,楸之小者爲榎。"將梓訂爲紫葳科植物梓樹 *Catalpa ovata*,楸訂爲同屬 *Catalpa bungei*。

355 釣藤　微寒,無毒。主治小兒寒熱,十二驚癇。出建平。亦作吊^④藤字。唯療小兒,不入餘方。

【箋疏】

　　釣藤今多作"鈎藤",陶弘景注"亦作吊藤字",由此知

----

①　治:底本無此字,據政和本草作"療",循例改爲"治"。
②　飼豬:底本無此二字,據政和本草補。
③　水爛:政和本草作"火爛瘡"。
④　吊:底本漫漶,據政和本草補。

原本名"釣藤"，非筆誤。本草綱目釋名説："其刺曲如釣鉤，故名。或作吊，從簡耳。"根據本草圖經所繪興元府釣藤圖例，其原植物爲茜草科鉤藤 *Uncaria rhynchophylla* 及同屬近緣植物。

356　紫真檀木① 　味鹹，微寒。主治惡毒，風毒。俗人摩以塗風毒諸腫亦效，然不及青木香。又主金創，止血，亦療淋用之。

【箋疏】

名醫別錄有紫真檀，開寶本草又從沉香條下分出檀香，本草綱目乃以"檀香"爲標題，併入"紫真檀"的内容。據沉香條本草圖經云："又有檀香，木如檀，生南海。有數種，黄、白、紫之異。今人盛用之。真紫檀，舊在下品，蘇恭云：出崑崙盤盤國，雖不生中華，人間遍有之。檀木生江、淮及河朔山中。其木作斧柯者，亦檀香類，但不香耳。至夏有不生者，忽然葉開，當有大水，農人候之，以測水旱，號爲水檀。又有一種，葉亦相類，高五六尺，生高原地。四月開花正紫，亦名檀根。如葛，極主瘡疥，殺蟲，有小毒也。"這裏包括了多種産於域外，或本土生長，稱爲"檀"的木本植物。據本草綱目集解項李時珍説："按大明一統志云：檀香出廣東、雲南，及占城、真臘、爪哇、渤泥、暹羅、三佛齊、回回等國，今嶺南諸地亦皆有之。樹、葉皆似荔枝，皮青色而滑澤。葉廷珪香譜云：皮實而色黄者爲黄檀，皮潔而色白者爲白檀，皮腐而色紫者爲紫檀。其木

_____

① 　木：政和本草無此字。

並堅重清香，而白檀尤良。宜以紙封收，則不泄氣。王佐格古論云：紫檀，諸溪峒出之。性堅。新者色紅，舊者色紫，有蟹爪文。新者以水浸之，可染物。真者揩壁上色紫，故有紫檀色，黄檀最香，俱可作帶鈕、扇骨等物。"一般認爲，本草綱目提到的紫檀是豆科植物紫檀 *Pterocarpus indicus*，白檀，或稱白旃檀，則是檀香科植物檀香 *Santalum album*。

本草經集注·第五草木部下品

本草經集注·第六蟲獸部三品

華陽 陶隱居 撰

【上品】

龍骨　牛黃　人乳汁　馬乳　牛乳　羊乳　酪酥　石蜜
蠟蜜　蜂子　熊脂　白膠　阿膠　鴈肪　鶩肪　牡厲　秦龜
魁蛤　鮑魚　鯦魚　鱧魚

（本草經十種，名醫別錄十一種）

【中品】

麝香　髮髲　亂髮　頭垢　人屎　牛角䚡　羚羊角　羖
羊角　犀角　鹿茸　麋骨　虎骨　豹肉　狸骨　兔頭骨　丹
雄雞　白鵝　膏鷹　屎白　雉肉　雀卵　鸛骨　雄鵲　伏翼
蝟皮　石龍子　露蜂房　蚱蟬　白殭蠶　桑螵蛸　䗪蟲　蠐
螬　蛞蝓　海蛤　龜甲　鱉甲　鱓甲　烏賊魚骨　蟹　原蠶
蛾　鯉魚膽　蠡魚　鰻鱺魚　白馬莖　牡狗陰莖

（本草經二十八種，名醫別錄十六種）

【下品】

六畜毛蹄甲　麋脂　蛇蛻　蜈蚣　馬陸　蠮螉　雀甕
彼子　鼠婦　螢火　衣魚　白頸蚯蚓　螻蛄　蜣蜋　地膽

馬刀　貝子　田中螺汁　蝸牛　豚卵　鷰屎　天鼠屎　鼹鼥
鼠　獺肝　狐陰莖　孔雀屎　鸕鷀屎　鴟頭　鳩鳥毛　樗雞
木蝱　蜚蝱　蜚蠊　水蛭　蝦蟆　䗪　牡鼠　蚺蛇膽　蝮蛇
膽　鮧鯉甲　蜘蛛　蜻蛉　石蠶　斑苗　芫青　葛上亭長

　　　　　　　　　　　（本草經二十八種，名醫別錄十八種）

【蟲獸部上品】

357 龍骨　味甘，平、微寒，無毒。主治心腹鬼注，精物
老魅，欬逆，泄利膿血，女子漏下，癥瘕堅結，小兒熱氣驚癇，治
心腹煩滿，四支痿枯，汗出，夜臥自驚，恚怒，伏氣在心下，不得
喘①息，腸癰内疽陰蝕，止②汗，小便利③，溺血。養精神，定魂
魄，安五藏。

　　白龍骨　治夢寐泄精，小便泄精。

　　龍齒　主治小兒、大人驚癇，癲疾狂走，心下結氣，不能喘
息，諸痙，殺精物，治小兒五驚、十二癇，身熱不可近人，大人骨
間寒熱。又殺蠱毒。得人參、牛黃良，畏石膏。

　　角　主治驚癇，瘈④瘲，身熱如火，腹中堅及熱泄。久服輕
身，通神明，延年。生晉地川谷，生太山岩水岸土穴石中死龍
處。採無時。畏乾漆、蜀椒、理石。　今多出梁州、益州間，巴中亦有。

---

① 不得喘：底本作“得”，據政和本草補。
② 止：底本作“心”，據政和本草改。
③ 小便利：政和本草作“縮小便”。
④ 瘈：底本無此字，據政和本草補。

骨欲得脊脛①作白地錦文,舐之著舌者良。齒小強,猶有齒形;角強而實;又有龍腦,肥②軟,亦斷利。云皆是龍蛻③,非實死也。比來巴中數得龍胞,吾自親見,形體具存,云治産難,産後餘疾,正當末服之。

【箋疏】

説文云:"龍,鱗蟲之長,能幽能明,能細能巨,能短能長,春分而登天,秋分而潛淵。"龍是傳説中的神奇動物,而本草經的龍骨則是客觀藥物。按照古代人的想法,龍骨是龍的遺蛻,故名醫別錄説龍骨"生晉地及生太山巖水岸土穴中死龍處"。其説畢竟與神龍不死的觀念有些抵牾,所以本草經集注委婉解釋説:"云皆是龍蛻,非實死也。"本草衍義則主張存而不論,謂"萬物所稟各異,造化不可盡知,莫可得而詳矣"。李時珍支持死龍的看法,本草綱目集解項説:"竊謂龍神物也,似無自死之理。然觀蘇氏所引鬥死之龍;及左傳云,蔡龍氏醢龍以食;述異記云,漢和帝時大雨,龍墮宮中,帝命作羹賜群臣;博物志云,張華得龍肉鮓,言得醋則生五色等説,是龍固有自死者矣,當以本經爲正。"

雖然傳説紛紜,本質上龍骨主要是犀、象、鹿、羚羊等大型古生物骨骼、牙齒等的化石,所以各地都有發現,並不局限於本草所言晉地、太山等數處。如史記河渠書説:漢武帝開龍首渠,"穿渠得龍骨",張守節正義引括地志云:"伏龍祠在同州馮翊縣西北四十里。故老云漢時自徵

---

① 脛:政和本草作"腦"。
② 肥:底本作"肌",據政和本草改。
③ 蛻:底本作"虵",據政和本草改。

穿渠引洛,得龍骨,其後立祠,因以伏龍爲名。今祠頗有靈驗也。"太平御覽卷九八八引荆州記云:"始安駮鹿山室,鑿室内輒得龍骨,下有伏滔。"又引華陽國志云:"蜀五城縣,其上值天門,天門龍升天不達,死墜此地,故掘取龍骨。冬夏無已。"

358 牛黃 味苦,平,有小毒。**主治驚癇寒熱,熱盛狂痓,除邪逐鬼,**小兒百病,諸癇熱,口不開,大人狂癲,墮胎。久服輕身增年[①],令人不忘。**生晉地**平澤。生於牛,得之即陰乾百日,使時燥,無令見日月光。人參爲之使,惡龍骨、地黃、龍膽、蜚蠊,畏牛膝。 舊云神牛出入鳴吼者有之,伺其出角上,以盆水承而吐[②]之,即墮落水中。今人多皆就膽中得之耳。多出梁、益。一子如雞子黃大,相重疊。藥中之貴,莫復過此。一子起二三分,好者值五六千至一萬也。俗人多假作,甚相似,唯以磨爪甲舐拭不脱者是真之。

【箋疏】

牛黃是牛的膽結石,歷來貴重,陶弘景説:"藥中之貴,莫復過此。一子起三二分,好者值五六千至一萬。"早期文獻對牛黃的形成認識不足,故有種種傳説。本草圖經説:"凡牛有黃者,毛皮光澤,眼如血色,時復鳴吼。又好照水,人以盆水承之,伺其吐出,乃喝迫,即墮水中。"本草綱目不以此説爲然,發明項李時珍説:"牛之黃,牛之病也。故有黃之牛,多病而易死。諸獸皆有黃,人之病黃者亦然。因其病在心及肝膽之間,凝結成黃,故還能治心及

---

① 年:底本作"季",據政和本草改。
② 吐:底本作"咀",據政和本草改。

肝膽之病。正如人之淋石，復能治淋也。按宋史云：宗澤知萊州，使者取牛黃。澤云：方春疫癘，牛飲其毒則結爲黃。今和氣流行，牛無黃矣。觀此，則黃爲牛病，尤可徵矣。"這是比較正確的認識。

359 人乳汁　主補五藏，令人肥白悦澤。張蒼恒服人乳，故年百歲餘，肥白如瓠。

【箋疏】

陶弘景説張蒼事見史記 張丞相列傳："蒼之免相後，老，口中無齒，食乳，女子爲乳母。妻妾以百數，嘗孕者不復幸。蒼年百有餘歲而卒。"儘管有這樣的傳説，但以人乳爲"神仙藥"，仍開始于宋代以後。方術家呼人乳爲"蟠桃酒"，李時珍批評説："邪術家乃以童女嬌揉取乳，及造反經爲乳諸説，巧立名謂，以弄貪愚。此皆妖人所爲，王法所誅，君子當斥之可也。"

360 馬乳　止渴。今人不甚服，當緣難得也。

【箋疏】

新修本草云："馬乳與驢乳性同冷利，止渴療熱。馬乳作酪，彌應酷冷。江南無馬乳，今俱合是冷，故陶不委言之。"

361 牛乳　微寒。補虚羸,止渴,下氣①。榛牛爲佳,不用新被飲竟者。

【箋疏】

　　陶弘景説"不用新被飲竟者",似指小牛先吮食再取之乳,政和本草修改爲"不用新飲者"。新修本草云:"水牛乳,造石蜜須之,言作酪濃厚,味勝榛牛。榛牛乳,性平。生飲令人利,熟飲令人口乾,微似溫也。"

362 羊乳　溫。補寒冷虚乏。牛羊乳實爲②補潤,故北人皆多肥健。

【箋疏】

　　新修本草對陶弘景此説不以爲然,批評説:"北人肥健,不噉鹹腥,方土使然,何關飲乳? 陶以未達,故屢有此言。"

363 酪酥　微寒。補五藏,利大腸,主口瘡。酥出外國,亦從益州來。本是牛羊乳所爲,作之自有③法。佛經亟稱乳成酪,酪成酥,酥成醍醐。醍醐色黄白,作餅甚甘肥。亦時至江南。

【箋疏】

　　酥、酪、醍醐皆是乳製品,酪是結成凝乳的牛奶、羊

---

① 下氣:政和本草無此二字。
② 爲:底本漫漶,據政和本草補。
③ 有:底本漫漶,據政和本草補。

奶,或者是發酵過但還沒有結成凝乳的馬乳酒;酥是酪的表皮部分,又寫作"蘇";醍醐是由牛乳精製而成的酥酪。

364 石蜜　味甘,平,微溫,無毒。**主心腹邪氣,諸驚癇痙**,安五藏諸不足,**止痛解毒**,除衆病,**和百藥**,養脾氣,除心煩,食飲不下,止腸澼,肌中疼痛,口瘡,明耳目。**久服強志輕身,不飢不老**,延年神仙。一名石飴。生武都山谷、河源山谷及諸山石中。色白如膏者良。石蜜即崖蜜也,高山巖石間作之,色青赤,味小醶,食之心煩。其蜂黑色似䖟。又木蜜,呼爲食蜜,懸樹枝作之,色青白。樹空及人家養作之者,亦白而濃厚味美。凡蜂作蜜,皆須人小便以釀諸花,乃得和熟,狀似作飴須蘖也。又有土蜜,於土中作之,色青白,味醶。今出晉安檀崖者多土蜜,云最勝;出東陽臨海諸處多木蜜;出於潛、懷安諸縣多崖蜜。亦有雜木及人家養者,例皆被添,殆無淳者,必須親自看取之,乃無雜爾。且又多被煎煮。其江南向西諸蜜,皆是木蜜,添雜最多,不可爲藥用。道家丸餌,莫不須之;仙方亦單煉服之,致長生不老也。

【箋疏】

　　石蜜應該就是蜂蜜,但何以稱作"石",本草家則有不同看法。本草經集注云:"石蜜即崖蜜也,高山巖石間作之,色青赤,味小醶,食之心煩。其蜂黑色似䖟。"新修本草不同意此意見,有云:"今京下白蜜如凝酥,甘美耐久,全不用江南者。說者今自有以水牛乳煎沙糖作者,亦名石蜜。此既蜂作,宜去'石'字。"本草拾遺又以此說爲非,有論云:"崖蜜別是一蜂,如陶所說出南方巖嶺間,生懸崖上,蜂大如䖟,房著巖窟,以長竿刺令蜜出,承取之,多者至三四石,味醶色綠,入藥用勝於凡蜜。蘇恭是荆襄間人,地無崖險,不知之者,應未博聞。今云石蜜,正是巖蜜也,宜改爲‘巖’字。”復引張華博物志云:“遠方山郡幽僻處出蜜,所著嶢巖石壁,非攀緣所及。惟於山頂,籃輿自懸掛下,遂得採取。蜂去,餘蠟著石,鳥雀群飛來啄之盡。至春蜂歸如故,人亦占護其處。”而本草衍義又樹立新説云:“本經以謂‘白如膏者良’,由是知‘石蜜’字,乃‘白蜜’字無疑。去古既遠,亦文字傳寫之誤。故今人尚言白沙蜜,蓋經久則陳白而沙,新收者惟稀而黃。”

　　從本草經説石蜜“一名石飴”,産地項提到“生諸山石中”來看,“石”字既非蘇敬説爲衍文當删,也非寇宗奭説爲“白”字當改,恐怕還是陶弘景説“石蜜即崖蜜也”爲得體。杜甫發秦州句“充腸多薯蕷,崖蜜亦易求”,應該就是這種蜜。石蜜是多在崖岩構巢的野蜂如排蜂 *Apis dorsata* 之類的蜂蜜。李賀南園十三首中説:“長巒谷口倚嵾家,白晝千峰老翠華。自履藤鞋收石蜜,手牽苔絮長莩花。”此處所言“石蜜”,正與前詩之“崖蜜”同義。

365 蠟蜜①　味甘,微溫,無毒。主治下利膿血,補中,續絕傷,金瘡,益氣,不飢,耐老。

　　白蠟　治久泄澼後重見白膿,補絕傷,利小兒。久服輕身不飢。生武都山谷,生於蜜房、木石間。惡芫花、齊蛤。　此蜜蠟爾,生於蜜中,故謂蜜蠟。蜂皆先以此爲蜜蹠,煎蜜亦得之。初時極香軟,人更煮煉,或加少醋、酒,便黃赤,以作燭色爲好。今藥家皆應用白蠟,但取削之,于夏月日暴百日許,自然白。卒用之,亦可烊内水中十餘過,亦白。

_____

①　蠟蜜:底本作“蜜蠟”,據本草經集注序録畏惡七情表改。

俗方惟以合療下丸,而仙經斷穀最爲要用。今人但嚼食方寸者,亦一日不
飢也。

【箋疏】

　　蜜蠟即蜂蠟,由工蜂腹部的四對蠟腺分泌出來的一
種脂肪性物質,主要用來修築巢脾和蜂房封蓋,收采的蜜
蠟略呈黃色,故又稱"黃蠟"。

　　本條證類本草作"蜜蠟",本草經森立之輯本作"蠟
蜜",其本草經考異云:"'蠟蜜',原作'蜜蠟',今據醫心
方、真本千金、本草和名正。'蠟'醫心方作'蠟',本草和
名作'臘',并俗字。"檢本草經集注序錄此藥兩見,藥不宜
入湯酒作"蜜蠟",諸藥畏惡七情表作"蠟蜜"。另據本條
陶弘景注:"此蜜蠟爾,生於蜜中,故謂蜜蠟。"若藥名是
"蜜蠟",則首句"此蜜蠟爾"爲多餘,故判斷本草經、本草
經集注、新修本草皆以"蠟蜜"立條,宋代開寶本草或嘉祐
本草始改爲"蜜蠟"。

366 **蜂子** 味甘,平、微寒,無毒。主治風頭,除蠱毒,補
虛羸,傷中,心腹痛,大人、小兒腹中五蟲口吐出者,面目黃。
久服令人光澤,好顏色,不老,輕身,益氣。

　　大黃蜂子 主治心腹脹滿痛,乾嘔,輕身益氣。

　　土蜂子 主治癰腫,嗌痛。一名蜚零。生武都山谷。畏黃
芩、勺藥、牡蠣。　前直云蜂子,即應是蜜蜂子也,取其未成頭足時炒食之。
又酒漬以傅面,令面悦白。黃蜂則人家屋上者及佩瓠蜂也。

【箋疏】

　　説文:"蠚,飛蟲之螫人者。"本草經所稱"蜂子",當指

蜜蜂的幼蟲體。本草綱目蜜蜂條集解項李時珍説：“其蜂
有三種：一種在林木或土穴中作房，爲野蜂；一種人家以
器收養者，爲家蜂，並小而微黄，蜜皆濃美；一種在山岩高
峻處作房，即石蜜也，其蜂黑色似牛虻。三者皆群居有
王。王大於衆蜂，而色青蒼。皆一日兩衙，應潮上下。凡
蜂之雄者尾鋭，雌者尾歧，相交則黄退。嗅花則以須代
鼻，採花則以股抱之。按王元之蜂記云：蜂王無毒。窠之
始營，必造一臺，大如桃李。王居臺上，生子於中。王之
子盡復爲王，歲分其族而去。其分也，或鋪如扇，或圓如
罌，擁其王而去。王之所在，蜂不敢螫。若失其王，則衆
潰而死。其釀蜜如脾，謂之蜜脾。”根據本草綱目所説，蜜
蜂群居，采花蜜爲生，有分群現象，其中家養者當是蜜蜂
科中華蜜蜂 *Apis cerana*、意大利蜂 *Apis mellifera* 之類，
野生者當爲排蜂 *Apis dorsata* 之類。至於大黄蜂，應該
是馬蜂科黄星長腳黄蜂 *Polistes mandarinus*，以及胡蜂
科大胡蜂 *Vespa crabro*、黑尾胡蜂 *Vespa ducalis* 之類。

367 **熊脂**　味甘，微寒、微溫，無毒。**主治風痹不仁，筋
急，五藏腹中積聚，寒熱羸瘦，頭瘍白禿，面皯皰，**食飲嘔吐。
久服強志，不飢，輕身，長年。**生雍州山谷。**十一月取。此脂即
是熊白，是背[1]上膏，寒月則有，夏月則無。其腹中肪及身中膏，煎取可作
藥，而不中噉[2]。今東西諸山林皆有之，自是非易得物耳。痼病人不可食熊
肉，令終身不除愈也。

---

①　背：底本無此字，據政和本草補。
②　噉：底本作“敢”，據政和本草改。

【箋疏】

　　熊羆經常並稱，詩經小雅："維熊維羆，男子之祥。"本草綱目説："熊、羆、魋，三種一類也。如豕色黑者，熊也；大而色黃白者，羆也；小而色黃赤者，魋也。建平人呼魋爲赤熊，陸璣羆爲黃熊，是矣。羆，頭長脚高，猛憨多力，能拔樹木，虎亦畏之，遇人則人立而攫之，故俗呼爲人熊，關西呼貑熊。羅願爾雅翼云：熊有豬熊，形如豕；有馬熊，形如馬，即羆也。"熊通常指熊科動物黑熊 *Selanarctos thibetanus*；羆應該是棕熊 *Ursus arctos*，體型較黑熊爲大，棕黑色；魋則不詳。

368　白膠　味甘，平、溫，無毒。主治傷中，勞絶，腰痛，羸瘦，補中益氣，婦人血閉無子，止痛，安胎，吐血，下血，崩中不止，四支酸疼，多汗淋露，折跌傷損。久服輕身延年。一名鹿角膠。生雲中。煮鹿角作之。得火良，畏大黃。　今人少復煮作，惟合角弓猶言用此膠耳。方藥用亦稀，道家時又須之。作白膠法：先以米潘①汁七日漬令軟，然後煮煎之，如作阿膠法耳。更一法：即細剉角，與一片乾牛皮，角即消爛矣。不爾，相厭百年，無一熟也。

【箋疏】

　　白膠用鹿角或麋角熬製，故陶弘景注釋云云。據藥性論"白膠又名黃明膠"，但約在唐宋之際，阿膠改用驢皮熬製，原來用牛皮熬製的"阿膠"只得佔用白膠的別名，改稱爲"黃明膠"，遂將原來用鹿角熬製的白膠專稱

---

①　潘：底本漫漶，據政和本草補。

爲“鹿角膠”。

369 阿膠　味甘,平、微溫,無毒。**主治心腹内崩,勞極洒洒**①**如瘕**②**狀,腰腹痛,四支酸疼,女子下血,安胎**,丈夫少腹痛,虛勞羸瘦,陰氣不足,腳酸不能久立,養肝氣。**久服輕身益氣。**一名傅致膠。**生東平郡**,煮牛皮作之,出東阿。得火良,畏大黃。　出東阿,故曰阿膠也。今都下亦能作之,用皮亦有老少,膠則有清濁。凡三種:清薄者書畫用;厚而清者名爲盆覆膠,作藥用之,用之皆火炙,丸散須極燋,入湯微炙爾;濁黑者可膠物用,不入藥也。用一片鹿角即成膠,不爾不成耳。

【箋疏】

　　阿膠出東阿,因産地得名。太平御覽卷九八八引東水經云:“東阿縣有大井,其巨若輪,深六十丈,歲常煮膠以貢天府,本草所謂阿膠也。故世俗有阿井之名。”如名醫別錄所言,阿膠“煮牛皮作之”,可能是唐宋禁止屠牛的緣故,漸漸改用驢皮,據開寶本草引本草拾遺云:“凡膠,俱能療風止泄補虛,驢皮膠主風爲最。”當是驢皮膠見於文獻之較早者。宋代熬膠已經以驢皮爲正宗,即本草圖經説“阿井水煎烏驢皮,如常煎膠法”,並將牛皮膠改稱作“黃明膠”。本草綱目集解項李時珍説:“凡造諸膠,自十月至二三月間,用牸牛、水牛、驢皮者爲上,豬、馬、騾、駝皮者次之,其舊皮、鞋、履等物者爲下。俱取生皮,水浸四五日,洗刮極淨。熬煮,時時攪之,恒添水。至爛,濾汁再

---

① 洒洒:底本作“洒”,據政和本草補。
② 瘕:政和本草作“瘕”。

熬成膠，傾盆内待凝，近盆底者名坌膠。煎膠水以鹹苦者
爲妙。大抵古方所用多是牛皮，後世乃貴驢皮。若偽者
皆雜以馬皮、舊革、鞍、靴之類，其氣濁臭，不堪入藥。當
以黄透如琥珀色，或光黑如堅漆者爲真。真者不作皮臭，
夏月亦不濕軟。"

370 鴈肪　味甘，平，無毒。主治風攣①，拘急偏枯，氣不
通利。久服長毛②髮鬚眉，益氣不飢，輕身耐老。一名鶩肪。
生江南池澤。取無時。詩云"大曰鴻，小曰鴈"，今鴈類亦有大小，皆同
一形。又別有野鵝，大於鴈，猶似家蒼③鵝，謂之駕鵝。鴈肪自不多，食其肉
應④亦好。鶩作木音⑤，云是野鴨。今此一名鶩肪，則鴈、鶩皆相類爾。此
後又有鴨事別注在後。夫鴈乃住江湖，夏應産伏，皆往北⑥，恐鴈門北人不
食此鳥故也。中原亦重之耳。雖採無時，以冬月爲好也。

【箋疏】

　　鴈爲水禽，經常鴻鴈並稱，爾雅翼卷十七云："鴻鴈乃
一物爾，初無其別，至詩注乃云：大曰鴻，小曰鴈。"鴻爲鴻
鵠，一般認爲是天鵝，鴈即是大鴈。本草綱目集解項李時
珍説："鴈狀似鵝，亦有蒼、白二色。今人以白而小者爲
鴈，大者爲鴻，蒼者爲野鵝，亦曰䳊鵝，爾雅謂之鵱鷜也。
鴈有四德：寒則自北而南，止於衡陽，熱則自南而北，歸於

---

① 攣：底本作"擊"，據政和本草改。
② 毛：底本無此字，據政和本草補。
③ 蒼：底本作"倉"，據政和本草改。
④ 應：此字後底本有"鴈"字，據政和本草删。
⑤ 音：底本作"青"，據政和本草改。
⑥ 北：底本作"此"，據政和本草改。

鴈門，其信也；飛則有序，而前鳴後和，其禮也；失偶不再配，其節也；夜則群宿而一奴巡警，晝則銜蘆以避繒繳，其智也。而捕者蓺之爲媒，以誘其類，是則一愚矣。南來時瘠瘦不可食，北向時乃肥，故宜取之。又漢、唐書，並載有五色鴈云。"李時珍特以色白者爲鴈，所指當是鴨科雪鴈 *Anser caerulescens*，而蒼色之野鵝則是同科鴻鴈 *Anser cygnoides*，中國家鵝即由鴻鴈馴化而來。

371 鶩肪　味甘，無毒。主風虛寒熱。

白鴨屎　名鴨通。主殺石藥毒，解結縛蓄熱。

肉　補虛，除①熱，和藏府，利水道。鶩即是鴨，鴨有家、有野。前本經"鴈肪②一名鶩肪"，其療小異，此說則專是家鴨耳。黃雌鴨爲補最勝。鴨卵不可合鱉肉③食之。凡鳥自死口不閉者，皆不可食，食之殺人。

【箋疏】

　　新修本草鶩肪在鴈肪之前，但據陶弘景注提到"前本經鴈肪"云云，則本草經集注當是鴈肪在前。宋代本草則將"前"字改爲"又"，原書順序遂泯滅不可見矣。

　　説文鶩與鳧轉注，"鶩，舒鳧也。""鳧，舒鳧，鶩也。"兩者都是鴨，但孰爲家鴨孰爲野鴨，頗有不同意見。本草拾遺引尸子云："野鴨爲鳧，家鴨爲鶩。"本草綱目同意此說，鶩條注別名"鴨"，鳧條注別名"野鴨"。本草綱目集解項李時珍説："案格物論云：鴨，雄者綠頭文翅，雌者黃斑

---

①　除：底本無此字，據政和本草補。
②　肪：底本作"肺"，據政和本草改，下一"肪"字同。
③　肉：底本作"完"，據政和本草改。

色。但有純黑、純白者。又有白而烏骨者,藥食更佳。鴨皆雄瘖雌鳴。重陽後乃肥腩味美。清明後生卵,則内陷不滿。伏卵聞礱磨之聲,則殼而不成。無雌抱伏,則以牛屎嫗而出之。此皆物理之不可曉者也。"此即家鴨,乃是由鴨科綠頭野鴨 *Anas platyrhynchos* 和斑嘴鴨 *Anas poecilorhyncha* 馴養而來。但按照陶弘景的意思,鶩肪條"專是家鴨",鴈肪條"鶩作木音,云是野鴨",則此鶩肪便是野鴨之肪,故本草衍義引王勃落霞孤鶩名句,結論説"故知鶩爲野鴨明矣"。如此則是指野生之綠頭野鴨 *Anas platyrhynchos* 之類。

372 牡厲① 　味鹹,平、微寒,無毒。**主治傷寒寒熱,溫瘧洒洒,驚恚怒氣,除拘緩,鼠瘻,女子帶下赤白,**除留熱在關節榮衛,虛熱去來不定,煩滿,止汗,心痛氣結,止渴,除老血,澀大小腸,止大小便,治泄精,喉痺咳嗽,心脅下痞熱。**久服強骨節,殺邪鬼,延年。一名蠣蛤**,一名牡蛤。**生東海池澤。**採無時。貝母爲之使,得甘草、牛膝、遠志、蛇牀良,惡麻黃、茱萸、辛夷。　是百歲雕所化。以十一月採爲好。去肉,二百日成。今出東海,永嘉、晉安皆好。道家方以左顧者是雄,故名牡蠣,右顧則牝蠣爾。生著石,皆以口在上,舉以腹向南視之,口邪向東則是;或云以尖頭左顧者,未詳孰是。例以大者爲好。又,出廣州南海亦如此,但多右顧,不用爾。丹方以泥釜,皆除其甲口,止取胐胐如粉處爾。俗用亦如之。彼海人皆以泥煮鹽釜,耐水火而不破漏。

---

① 厲:底本作"蠣",據本草經集注序錄改。

【箋疏】

　　本草圖經云：“牡蠣生<u>東海</u>池澤，今海傍皆有之，而<u>南海</u>、<u>閩中</u>及<u>通</u>、<u>泰</u>間尤多。此物附石而生，塊礧相連如房，故名蠣房，一名蠔山，<u>晉安</u>人呼爲蠔莆。初生海邊纏如拳石，四面漸長，有一二丈者，嶄巖如山。每一房内有蠔肉一塊，肉之大小隨房所生，大房如馬蹄，小者如人指面。每潮來，則諸房皆開，有小蟲入，則合之以充腹。”牡蠣以牡蠣科多種生物的貝殻入藥，常用品種以長牡蠣 *Ostrea gigas*、<u>大連灣</u>牡蠣 *Ostrea talienwhanensis* 或近江牡蠣 *Ostrea rivularis* 爲主。

373　秦龜　味苦，無毒。主除濕痹氣，身重，四支關節不可動搖。生山之陰土中。二月、八月取。此即山中龜不入水者。形大小無定，方藥不甚用。龜類雖多，入藥正有兩種爾。又有鱉龜，小狹長尾，乃言療蛇毒，以其食蛇故也。用以卜則吉凶正反。帶秦龜前臑骨，令人入山不迷。<u>廣州</u>有蟕蠵，其血甚療俚人毒箭傷。

【箋疏】

　　按照<u>陶弘景</u>的意見，秦龜主要指陸龜，主要是陸龜科的某些種類，如緬甸陸龜 *Indotestudo elongata*、凹甲陸龜 *Manouria impressa* 等。此外又提到“蟕蠵”，考說文云：“蠵，大龜也，以胃鳴者。”爾雅釋魚十種龜之靈龜，<u>郭璞</u>注：“涪陵郡出大龜，甲可以卜，緣中文似瑇瑁，俗呼爲靈龜，即今觜蠵龜，一名靈蠵，能鳴。”

374　魁蛤　味甘，平，無毒。主痿痹，泄利便膿血。一名魁陸，一名活東。生東海。正圓兩頭空，表有文，取無時。形似紡軒，小狹長，外有縱横文理，云是老蝙蝠化爲，用之至少。而本經"海蛤一名魁蛤"，與此爲異也。

【箋疏】

爾雅釋魚"魁陸"，郭璞注："本草云：魁狀如海蛤，圓而厚，外有理縱横。即今之蚶也。"嶺表錄異云："瓦屋子，蓋蚌蛤之類也。南中舊呼爲蚶子頭。因盧鈞尚書作鎮，遂改爲瓦屋子，以其殼上有棱如瓦壟，故名焉。殼中有肉，紫色而滿腹，廣人尤重之。多燒以薦酒，俗呼爲天臠炙，吃多即壅氣，背膊煩疼，未測其本性也。"陶弘景説："形似紡軒，小狹長，外有縱横文理，云是老蝙蝠化爲，用之至少。"所謂"紡軒"，本意是紡車，説文云："軒，紡車也。"農書卷二十云："軒必以牀，以承軒軸。"軒軸即繅輪上的轉軸，故"紡軒"疑當爲一種橄欖毬形的物件，蜀本草説"形圓長，似大腹檳榔，兩頭有孔"，大約也是如此。此當是魁蛤科的多種貝類。

本條名醫別錄記魁蛤一名魁陸，一名活東。按，魁陸之名與爾雅相合；活東據爾雅釋魚"科斗，活東"，郭注："蛤蟆子。"今本爾雅"科斗，活東"與"魁陸"兩條相連，疑名醫別錄作者誤看爾雅，遂以活東與魁陸連讀。本草綱目釋名項亦説："名醫別錄云一名活東，誤矣。活東，蝌斗也。見爾雅。"

375 鮑魚　味辛、臭，溫，無毒。主治墜墮，骹蹶，踠折，瘀血，血痹在四支不散者，女子崩中血不止。勿令中鹹。所謂

“鮑魚之肆”,言其臭也,俗人呼爲鯧魚,字似鮑,又言鹽鯧之以成故也。作藥當用少鹽臭者,不知正何種魚爾。乃言穿貫者亦入藥,方家自少用之。今此鮑魚乃是鱅魚,長尺許,合完淡乾之,而都無臭氣,要自療漏血,不知何者是真。

【箋疏】

説文“鮑,饐魚也”,段玉裁注:“饐,飯傷濕也,故鹽魚濕者爲饐魚。周禮籩人有鮑,注云:鮑者,於煏室中煏乾之。出於江淮。師古注漢書曰:鮑,今之鯧魚也。鄭以爲於煏室乾之,非也。秦始皇載鮑亂臭,則是鯧魚耳。而煏室乾者,本不臭也。鯧,於業反。按玉篇作裛魚,皆當作浥耳。浥,濕也。釋名曰:鮑,腐也。埋藏淹使腐臭也。”按,玉篇云:“鯧,鹽漬魚也。”故陶弘景説“俗人呼爲鯧魚,字似鮑,又言鹽鯧之以成故也”。鮑魚乃是一種魚製品,處理過程中是否用鹽醃制,諸家意見不一。秦始皇死於沙丘,趙高用鮑魚掩蓋屍臭,説苑“入鮑魚之肆,久而不聞其臭”,皆是形容鮑魚的特殊氣味。

至於今言鮑魚,乃指單殼軟體動物鮑科多種鮑類,古稱“鰒魚”,其殼即石決明,故蘇東坡鰒魚行説:“分送羹材作眼明,卻取細書防老讀。”直到本草綱目都看不到將“鰒魚”稱作“鮑魚”的痕迹,應該是較爲晚近的稱呼,來歷待考。

376 鮧魚 味甘,無毒。主百病。此是鯷也,今人皆呼慈音,即是鮎魚,作臛食之,云補。又有鱯魚,相似而大;又有鮠魚,亦相似,黄而美,益人。其合鹿肉,及赤目、赤鬚、無鰓者,食之並殺人。又有人魚,似鯷而有四足,聲如小兒,食之療瘕疾,其膏燃之不消耗,始皇驪山塚中用之,謂之人膏也。荆州、臨沮、青溪至多此魚。

【箋疏】

說文"鰋,大鯰也",段玉裁注:"此字詩、爾雅、釋文、廣韻作鮧,從夷。文選、蜀都賦及玉篇作鮧。未知孰是,以夷、弟篆體易訛也。山海經傳曰:今亦呼鯰爲鰋。字林曰:青州人呼鯰鮧。郭注爾雅曰:鯰別名鮧,江東通呼鯰爲鮧。"爾雅翼釋魚卷二十九鮧魚條云:"鮧魚,偃額,兩目上陳,頭大尾小,身滑無鱗,謂之鮎魚,言其黏滑也。一名鮧魚。此魚及鱨鰻之類,皆謂之無鱗魚,食之蓋不益人。孟子稱緣木求魚不得魚,今鮧魚善登竹,以口銜葉而躍於竹上。大抵能登高,其有水堰處,輒自下騰上,愈高遠而未止。諺曰鯰魚上竹,謂是故也。"本草綱目乃以鮧魚、鰻魚、鯰魚爲鮧魚的別名,解釋說:"魚額平夷低偃,其涎粘滑。鮧,夷也。鰻,偃也。鯰,黏也。古曰鰻,今曰鯰;北人曰鰻,南人曰鯰。"集解項又云:"鯰乃無鱗之魚,大首偃額,大口大腹,鮠身鱧尾,有齒有胃有須。生流水者,色青白;生止水者,色青黃。大者亦至三四十斤,俱是大口大腹,並無口小者。"據其所說,即鯰科之鯰魚 *Silurus asotus*。

377 　鱓魚　味甘,大溫,無毒。主補中,益血,治瀝脣。五月五日取頭骨燒之,止利。鱓是荇苓根化作之,又云是人髮所化,今其腹中自有子,不必盡是變化也。性熱,作臛食之亦補,而時行病起,食之多復,又喜令人霍亂。凡此水族魚蝦之類甚多,其有名者,已注在前條,雖皆可食，而甚損人，故不入藥用。又有食之反能致病者，今條注如後説：凡魚頭有白色如連珠至脊上者，腹中無膽者，頭中無鰓者，並殺人。魚汁不可合鸕鷀肉食之。鯽魚不可合猴、雉肉食之。鰍鱔不可合白犬血食之。鯉魚子不可合豬肝食之，鯽魚亦爾。青魚鮓不可合生胡荽及生葵並麥醬食之。蝦無鬚及腹下通黑及煮之反白，皆不可食。生蝦鱠不可合雞肉食之，亦損人。又有鰤鮧亦益人，尾有毒，療齒痛。又有鮇鮧魚，至能醒酒。鮻鮷魚有毒，不可食。

【箋疏】

説文"鱔，魚也"，段玉裁注："今人所食之黃鱔也。黃質黑文，似蛇。異苑云：死人髮化。其字亦作鮰，俗作鱔。"本草綱目集解項説："黃質黑章，體多涎沫，大者長二三尺，夏出冬蟄。一種蛇變者名蛇鱔，有毒害人。南人鬻鱔肆中，以缸貯水，畜數百頭。夜以燈照之。其蛇化者，必項下有白點，通身浮水上，即棄之。或以蒜瓣投於缸中，則群鱔跳擲不已，亦物性相制也。"此即合鰓魚科鱔魚 *Monopterus albus*，因爲形狀似蛇，所以有諸般傳説。

【蟲獸部中品】

378 麝[①]香　味辛，溫，無毒。主辟惡氣，殺鬼精物，溫瘧蠱毒，癇痓，去三蟲，治諸凶邪鬼氣，中惡，心腹暴痛，脹急痞滿，風毒，婦人產難，墜胎，去面䵳、目中膚翳。久服除邪，不夢寤魘寐，通神仙。生中臺川谷及益州、雍州山中。春分取之，

---

① 麝香：本草經集注序錄作"射香"，俗寫。

生者益良。麝①形似麕,恒食柏葉,又噉蛇,五月得香往往有蛇皮骨,故麝香療蛇毒。今以蛇蛻皮裹麝香②彌香,則是相使也。其香正在麝③陰莖前皮内,別有膜裹之。今出隨郡、義陽,晉熙諸蠻中者亞之。今出其形貌,員如栗狀,人又云是卵,不然也。香多被破雜蠻猶差於益州④。益州香形扁,仍以皮膜裹⑤之。一子真香⑥分糅作三四子,刮取其血膜,亦雜以餘物。大部亦有精麤⑦,破看一片⑧,毛共在裹中者爲勝,彼人以爲誌。若於諸羌夷中得者,多真好,燒當門沸起良久亦好。今唯得活者,自看取之,必當全真爾。生香人云是精溺凝作,殊不爾。麝⑨夏月食蛇蟲多,至寒香滿,入春患急痛,自以腳剔出之,著矢溺中覆之,皆有常處,人有遇得,乃至一斗五升也。用此香乃勝殺取者。帶麝非但香,亦辟惡。以真者一子,置頸間枕之,辟惡夢及尸注鬼氣。

【箋疏】

　　麝爲麝科動物原麝 *Moschus moschiferus*、馬麝 *Moschus chrysogaster* 之類,其雄體生殖器與肚臍之間有分泌腺,分泌貯存麝香。説文云:“麝如小麋,臍有香。”山海經西山經“翠山其陰多麝”,郭璞注:“麝似麕而小,有香。”故一名香麕。又,爾雅釋獸“麝父,麔足”,郭璞注:

---

①　麝:底本後有“香”字,據政和本草删。
②　香:底本無此字,據政和本草補。
③　麝:底本後有“香”字,據政和本草删。
④　今出其形貌……益州:底本字跡略漫漶,文句亦不甚通,然政和本草無此句,無從校補。
⑤　裹:底本無此字,據政和本草補。
⑥　香:底本作“者”,據政和本草改。
⑦　精麤:底本作“粗麁”,據政和本草改。
⑧　破看一片:底本漫漶,據政和本草改。
⑨　麝:底本後有“香”字,據政和本草删。

"脚似麢,有香。"説文"麢,麞也"。本草圖經因此認爲"爾
雅謂麝爲麞父",其説爲不妥。"麝父"當指雄麝,有香囊
産麝香,雌麝則無。

379 髪髲　味苦,溫、小寒,無毒。主治五癃,關格不得
小便,利水道,治小兒癇,大人痓。仍自還神化。生平澤①。合
雞子黄煎之,消爲水,治小兒驚熱,下利。李云是童男②髪。神化
之事,未見別方。今俗中嫗母爲小兒作③雞子煎,用髪雜熬,良久得汁與兒
服,去痰熱,療百病。而用髪皆取用其父④梳頭亂者爾。不知此髪髲審取是
何物,且"髲"字書記所無,或作笮音,人今呼斑髪爲笮髮;書家亦呼亂髪爲
"鬌"⑤,恐"髲"即鬌音也。童男之理,未或全明。

【箋疏】

　　本草經人部有髪髲,名醫別録又列亂髪,陶弘景對此
表示不理解,髪髲條注釋説云云,亂髪條又注釋説:"此常
人頭髪爾","與髪髲療體相似。"按,陶弘景説"髲字書記
所無"爲誤。説文:"髲,鬄也。"釋名釋首飾云:"髲,被也。
髪少者得以被助其髪。鬄,剔也,剔刑人之髪爲之也。"則
"髪髲"乃是用舊的假髪。

380 亂髪　微溫。主治欬⑥嗽,五淋,大小便不通,小兒

---

① 生平澤:政和本草無此三字,若非衍文,循例當爲本草經文。
② 男:底本無此字,據政和本草補。
③ 作:底本無此字,據政和本草補。
④ 父:底本作"人",據政和本草改。
⑤ 鬌:底本據政和本草改。
⑥ 欬:底本無此字,據政和本草補。

驚癇，止血。鼻衄，燒之吹内立已。此常人頭髮爾，術家用己亂髮及爪燒，山人飲之相親愛。此與髮髲療體相似，若然則長此一件。

【箋疏】

　　陶弘景不能區别髮髲與亂髮，新修本草批評説："陶弘景但知字書無髲字，竟不悟'髮'誤爲'髲'也。"本草綱目釋名項説："髮髲，乃剪髢下髮也；亂髮，乃梳櫛下髮也。"髢同鬄，即是假髮，解釋見前。儘管髮髲與亂髮各自一物，但後世使用基本上不加區别。

　　381 頭垢　主治淋閉不通。術云"頭垢浮針"，以肥膩①故耳，今當用悦②澤人者。其垢可丸，亦主噎，又治勞復也。

　　382 人屎　寒。主治時行大熱狂走，解諸毒，宜用絶乾者搗末，沸湯沃服之③。

　　人溺　治寒熱頭痛，溫氣。童男者尤良。

　　溺白垽　治鼻衄，湯火灼瘡。

　　東向圊廁④溺坑中青泥　治喉痹，消癰腫，若已有膿即潰。交、廣俚人用焦銅爲箭鏃射人，才傷皮便死，唯飲糞汁即差。而射豬狗不死，以其食糞故也。時行大熱，飲糞汁亦愈。今近城寺，别塞空罌⑤口，内糞倉中，積年得汁，甚黑而苦，名爲黄龍湯，治溫病垂死，飲皆差。若人初得頭痛，直飲溺數升，亦多愈，合葱豉作湯，彌佳。溺垽及青渥爲治並如所説。

————

① 膩：底本無此字，據政和本草補。
② 悦：底本作"傅"，據政和本草改。
③ 宜用……服之：底本無此句，據政和本草補。
④ 圊廁：底本漫漶，據政和本草補。
⑤ 罌：底本作"明"，據政和本草改。

又婦人月水亦解毒箭並女勞復，浣褌汁亦善。扶南國舊有奇術，能禁令刀
斫人不入，唯以月水塗刀便死，此是污穢壞神氣也。又人合藥，所以忌觸
之。皮既一種物，故從屎溺之例。又人精和鷹屎，亦滅瘢。

【箋疏】

　　古代治療水準低下，面對嚴重疾病，經常使用各類
"令人作嘔"的骯髒物事作爲藥物。如人部糞尿枯骨之
類，除了催吐作用有可能減少經口染毒者毒物吸收以外，
不應該有真實療效。其屢用不止，推考原因大約三端：其
一，巫術之厭勝原理，或醫術之"以毒攻毒"理論。如本草
綱目人屎條的"四靈無價散"，主治痘瘡黑陷，腹脹危篤
者，"用人糞、貓糞、犬糞等分，臘月初旬收埋高燥黃土窖
內，至臘八日取出，砂罐盛之，鹽泥固濟，炭火煅令煙盡爲
度。取出爲末，入麝香少許，研勻，瓷器密封收之"。專門
說，"此爲劫劑"，"乃以毒攻毒"。其二，站在治療者的立
場，可能更寧願病人因厭惡這些惡劣之品而拒絕服藥，使
醫者比較容易擺脫治療失敗的尷尬。其三，從患者親屬
的角度，也可因"已經採取如此極端的治療方案而依然無
效"，從而獲得心理安慰。

383 **牛角鰓**　下閉血，瘀血，疼痛①，女人帶下，下血。燔
之。味苦，無毒。

水牛角　治時氣寒熱頭痛。

髓　補中，填骨髓。久服增年。

---

①　疼痛：底本無此二字，據政和本草補。

髓　味甘,溫,無毒。主安五藏,平三焦,溫骨髓,補中,續絶傷,益氣,止泄利,消渴。以酒服之。

膽　可丸藥。

膽　味苦,大寒。除心腹熱渴,利口焦燥,益目精。此朱書牛角䚡、髓、其①膽,本經附出牛黃條中,此以類相從耳,非上品之藥,今拔出隨例在此,不關②件數,猶是黑書別品之限也。

心　主治虛忘。

肝　主明目③。

腎　主補腎氣,益精。

齒　主小兒牛癇。

肉　味甘,平,無毒。主消渴,止呙泄,安中益氣,養脾胃。自死者不良。

屎　寒。主水腫,惡氣。用④塗門戶,著壁者。燔之,主鼠瘻,惡瘡。

黃犍牛、烏牯牛溺　主治水腫,腹脹腳滿,利小便。此牛亦犦牛爲好,青牛最良⑤,水牛爲可充⑥食爾。自死謂疫死,肉多毒。青牛腸不可共犬肉、犬血食之,令人成病也。

【箋疏】

本條雖以朱書牛角䚡爲標目,但據陶弘景説:"此朱

----

① 其:從文義和本條結構來看,此字似衍文,意指本條牛角䚡、髓、膽皆爲朱書。

② 關:底本作"開",據政和本草改。

③ 肝主明目:底本無此四字,據政和本草補。

④ 用:底本作"白",據政和本草改。

⑤ 良:底本作"哀",據政和本草改。

⑥ 充:底本作"死",據政和本草改。

書牛角䚡、髓、其膽,本經附出牛黃條中,此以類相從耳,非上品之藥,今拔出隨例在此,不關件數,猶是黑書別品之限也。"意思是本條中牛角䚡、髓、膽在本草經原本中附於牛黃條內,但畢竟不屬於上品,故本草經集注將之從牛黃中抽出,單列一條,與和牛有關的名醫別錄文合併成一條,仍按名醫別錄計數。陶注亦暗示牛黃爲上品,而本條不屬於上品。

　　説文"䚡,角中骨也",本草綱目釋名項即循此解釋説:"此即角尖中堅骨也。牛之有䚡,如魚之有鰓,故名。"段玉裁不同意此説,説文解字注云:"骨當作肉,字之誤也。鄭注樂記'角觡生'曰:'無䚡曰觡。'謂角中堅實無肉者,麋鹿是也。許亦解觡爲骨角。亦謂中無肉者也。本草經牛角䚡下閉血、瘀血、瘀痛、女人帶下血。此則謂角之中角之本當中有肉之處,外有文理可觀。故陳藏器曰'久在糞土爛白者佳'。玉部曰'䚡理自外可以知中',引伸謂凡物之文理也。"

384 零①羊角　味鹹、苦,寒、微寒,無毒。主明目②,益氣,起陰,去惡血注下,辟蠱毒惡鬼不祥,安心氣,常不魘寐,治傷寒,時氣寒熱③,熱在肌膚,溫風注毒伏在骨間,除邪氣④驚夢,狂越僻謬,及食噎不通。久服強筋骨,輕身,起陰,益氣,利

---

①　零羊角:政和本草作"羚羊角"。本草經集注序錄寫作零羊角、靈羊角。

②　目:底本作"日",據政和本草改。

③　熱:底本無此字,據政和本草補。

④　邪氣:底本作"郁",據政和本草改。

丈夫。**生石城山川谷**，生**華陰山**，採無時。今出建平、宜都諸蠻中及西域。多兩角者，一角者爲勝。角甚多節，蹙蹙員繞。別有山羊角，極長，唯一邊有節，節亦疏大，不入方用。而爾雅云名羱羊，而羌夷云只此即名零羊角，甚能陟峻，短角者乃是山羊耳。亦未詳其正。

【箋疏】

　　説文："羚，大羊而細角。"爾雅釋獸"羚，大羊"，郭璞注："羚羊似羊而大，角員鋭，好在山崖間。"本草經集注序錄寫作"零羊""靈羊"，俗寫則作"羚羊"。

　　古代文獻涉及的羚羊品種異常複雜，各家説法差異甚大，本草各家意見歧出，涉及牛科多種動物，莫衷一是。説文以羚羊、羱羊（莧）爲兩種，新修本草則併爲一種，謂："爾雅云'羚，大羊'。羊如牛大，其角堪爲鞍橋。一名羱羊，俗名山羊，或名野羊。善鬥至死。"這類羊角都比較發達粗大，與説文所言羚或莧的"細角"特徵不符，新修本草也説："今用細如人指，長四五寸，蹙文細者。"本草綱目集解項説："羚羊似羊，而青色毛粗，兩角短小；羱羊似吳羊，兩角長大；山驢，驢之身而羚之角，但稍大而節疏慢耳。"從品種來看，李時珍所言羚羊當是青羊，亦稱斑羚 *Naemorhedus goral*。明代以後則通常以牛科賽加羚羊 *Saiga tatarica* 爲正品。

385 **羖羊角**　味鹹、苦，溫、微寒，無毒。**主治青盲，明目，殺疥蟲，止寒泄，辟惡鬼、虎狼，止驚悸，治百節中結氣，風頭痛**[①]

───────────────

① 痛：底本無此字，據政和本草補。

及蠱毒，吐血，婦人産後餘痛。燒之殺鬼魅，辟虎狼。**久服安心，益氣力，輕身。生河西川谷。**取無時。勿使①中濕，濕即有毒。菟絲子爲之使。

羊髓　味甘，溫，無毒。主治男女傷中，陰氣不足，利血脉，益經氣。以酒服之。

青羊膽　主治青盲，明目。

羊肺　補肺，主治欬嗽。

羊心　止憂恚，膈氣。

羊腎　補腎氣，益精髓。

羊齒　主治小兒羊②癇寒熱③。三月三日取之。

羊肉　味甘，大熱，無毒。主緩中，字乳餘疾，及頭腦大風汗出，虛勞寒冷，補中④益氣，安心止驚。

羊骨　熱。主虛勞，寒中，羸瘦。

羊屎　燔之，主治小兒泄利，腸鳴，驚癇。殺羊角方藥不甚用，餘皆入湯煎。羊有三四種，最以青色者爲勝，次則烏羊，其羖羺羊及虜中無角羊，正可噉食之，爲藥不及都下者，其乳髓則肥好也。羊肝不可合豬肉及梅子、小豆食之，傷人心，大病人。

【箋疏】

　　說文云：“羖，夏羊牡曰羖。”又說：“羭，夏羊牡曰羭。”夏羊是山羊，又稱黑羊，其雄體究竟爲“羖”還是爲“羭”，兩句必有一誤。段玉裁將後句校改爲“羭，夏羊牝曰羭”，

---

① 使：底本無此字，據政和本草補。
② 羊：底本作“癢”，據政和本草改。
③ 熱：底本無此字，據政和本草補。
④ 中：底本作“寒”，據政和本草改。

注釋説:"牝各本作牡,誤。按,釋獸'夏羊牝羭,牡羖',自郭所據牝牡字已互訛,引之者多誤,因之竄改説文,今正。下文'夏羊牡曰羖',亦有訛作'夏羊牝曰羖'者。牝牡字易互訛,而羖必是牡,則知羭必是牝。爾雅'牝羭牡羖',猶上文云'牡羒牝羘'也。急就篇'羘羖羯羠羝羒羭',師古曰:'羘,吳羊之牝也。羠,羘羊之牡也。羭,夏羊之牝也。羖,夏羊之牡也。'此所據説文尚不誤。"按,今本爾雅釋畜云:"羊,牡羒,牝羘;夏羊,牡羭,牝羖。"郭璞注:"今人便以羘、羖爲白、黑羊名。"按此説法,仍以牝者爲羖羊。郝懿行義疏支持段玉裁的意見,表示:"段氏注改'牡'爲'牝',云'羖必是牡,知羭必是牝',其説是矣。"

　　本草家對"羖羊"的意見也不一致,陶弘景回避爭論,直接説:"羊有三四種,最以青色者爲勝,次則烏羊。"本草圖經先説"此青羠羊也,餘羊則不堪",又説:"羊之種類亦多,而羖羊亦有褐色、黑白色者。毛長尺餘,亦謂之羖攊羊,北人引大羊以此羊爲群首。"本草綱目似受本草圖經影響,並不强調羖羊毛色,而説:"牡羊曰羖,曰羠。"從本草圖經所繪圖例來看,這種羖羊體型較大,角略盤曲,頷下無鬚,背上黑色塊面表示黑毛,反而接近於綿羊一類。

386 犀角　味苦、鹹、酸,寒、微寒,無毒。**主百毒蠱注,邪鬼瘴氣,殺鉤吻、鴆羽、蛇毒,除邪,不迷惑魘寐**,治傷寒溫疫,頭痛寒熱,諸毒氣。**久服輕身,駿健。生永昌川谷**及益州。松脂之爲使,惡雚菌、雷丸。　　今出武陵、交州、寧州諸遠山。犀有三①角,

----

① 三:政和本草作"二"。

以額上者爲勝。又有通天犀，角上有一白縷，直上至端①，此至神驗。或云是水犀角，出水中。漢②書所云③"駭雞犀"者，以置米邊，雞皆驚駭④不敢啄；又置屋中，烏鳥不敢集屋上。昔者有人以犀爲蠧，死於野中，有行人見有鳶飛翔其上，不敢下往者，疑犀爲異，抽取便群鳥競集。又云"通天犀"，夜露不濡，以此知之。凡犀，見成物皆被⑤蒸煮，不堪入藥，唯生者爲佳。雖曰屑片，亦是已煮炙，況用屑乎？又有牸⑥犀，其角甚長，文理亦似犀，不堪藥用耳。

【箋疏】

　　犀，古代中國或有出産，但滅絶甚久，文獻記載多數出於傳聞，訛誤甚多，如辟塵、分水、駭雞、通天、燭怪等，皆是傳説，未可深信。爾雅釋獸"犀似豕"，郭璞注："形似水牛，豬頭，大腹，庳腳。腳有三蹄，黑色。三角，一在頂上，一在額上，一在鼻上。鼻上者，即食角也，小而不橢。好食棘。亦有一角者。"中古以降，犀角都從外來，現在已知的犀牛物種，如印度犀 *Rhinoceros unicornis*、爪哇犀 *Rhinoceros sondaicus* 皆是獨角；黑犀 *Diceros bicornis*、蘇門犀 *Dicerorhinus sumatrensis* 爲雙角；但没有三角的犀。陶弘景言"犀有三角"，乃是根據郭璞注而來。

387 **鹿茸**　味甘、酸，溫、微溫，無毒。**主治漏下惡血，寒**

---

① 至端：底本無此二字，據政和本草補。
② 漢：底本無此字：據政和本草補。
③ 云：底本作"去"，據政和本草改。
④ 駭：底本漫漶，據政和本草補。
⑤ 被：底本作"彼"，據政和本草改。
⑥ 牸：底本作"光"，據政和本草改。

熱,驚癇,益氣強志,生齒,不老。治虛勞洒洒如瘧,羸瘦,四支
酸疼,腰脊痛,小便利,泄精溺血,破留血在腹,散石淋,癰腫,
骨中熱,疽癢。

　　骨　安胎下氣,殺鬼精物,不可近陰,令痿。久服耐老。
四月、五月解角時取,陰乾。使時燥。麻勃爲之使。

　　角　味鹹,無毒①。主治惡瘡,癰腫,逐邪惡氣②,留血在
陰中,除少腹血痛,腰痛,折傷惡血,益氣。七月采。杜仲爲
之使。

　　髓　味甘,溫。主丈夫、女子傷中脉絶,筋急,欬逆。以酒
服之,良③。

　　腎　平。主補腎氣。

　　肉　溫。補中,強五藏,益氣力。生者療口僻,割④薄之。
野肉之中,唯麋鹿可食,生不羶腥,又非辰屬,八卦無主而兼能溫補,於人則
生死無尤,故道家許聽爲脯,過其餘肉。雖牛、羊、雞、犬補益充肌膚,於亡
魂皆爲愆責,並不足噉。凡肉脯炙之不動,及見水而動,及暴⑤之不燥,並殺
人。又茅屋漏脯,即名漏脯,藏脯密器中名鬱脯,並不可食之。

　　【箋疏】
　　　　本草圖經云:"鹿茸並角本經不載所出州土,今有山
　　林處皆有之。四月角欲生時取其茸,陰乾。以形如小紫
　　茄子者爲上,或云茄子茸太嫩,血氣猶未具,不若分岐如

---

①　味鹹無毒:底本作"留血在陰中"後,據政和本草移。
②　惡氣:底本無此二字,據政和本草補。
③　良:底本無此字,據政和本草補。
④　割:底本作"剉",據政和本草改。
⑤　暴:底本作"膠",據政和本草改。

馬鞍形者有力。茸不可齅,其氣能傷人鼻。七月采角。
鹿年歲久者,其角堅好,煮以爲膠,入藥彌佳。"本草衍義
云:"凡用茸,無須大嫩,唯長四五寸,茸端如馬瑙紅者最
佳。"按,鹿種類甚多,以梅花鹿 Cervus nippon 和馬鹿
Cervus elaphus 爲常見,鹿茸亦主要采自此兩種雄體未骨
化而帶茸毛的幼角,骨化以後即爲鹿角。

388 麕骨　微溫,主治虚損,泄精。

肉　溫。補益五藏。

髓　益氣力,悦澤人面。俗云白肉,正是麕。言其白膽易驚怖
也。又呼爲麇,麕肉不可合鵠肉食之,成癥痼也。

【箋疏】

爾雅釋獸云:"麕,牡麞,牝麜,音栗,其子麆。其迹
解,絕有力豜。"郝懿行義疏:"詩野有死麕,釋文引草木疏
云:麕,麞也,青州人謂之麇。麕或作獐,鄭注考工記云:
齊人謂麕爲麇。"本草圖經云:"今陂澤淺草中多有之。亦
呼爲麞。麕之甚多,麕其總名也。有有牙者,有無牙者,
用之皆同。然其牙不能噬齧。崔豹古今注曰:麕有牙而
不能噬,鹿有角而不能觸是也。"所謂有牙與無牙,李時珍
觀察較爲準確,集解項云:"麕秋冬居山,春夏成對。似鹿
而小,無角,黃黑色,大者不過二三十斤。雄者有牙出口
外,俗稱牙麕。"本草圖經圖繪所表現者,即是鹿科動物麕
Hydropotes inermis。

389 虎骨　主除邪惡氣,殺鬼注毒,止驚悸,治惡瘡鼠

瘻。頭骨尤良。

膏　治狗嚙瘡。

爪　辟惡魅。

肉　治惡心欲嘔，益氣力。俗云熱食虎肉，壞人齒，信自如此。虎頭作枕，辟惡魘；以置戶上，辟鬼。鼻懸戶上令生男兒。骨雜朱畫符療邪。鬚療齒痛。爪以繫小兒臂，辟惡鬼。

【箋疏】

　　虎在古代爲常見猛獸，本草綱目釋名項李時珍説："虎，象其聲也。魏子才云：其文從虍從几，象其蹲踞之形。從人者非也。揚雄方言云：陳、魏之間，謂之李父。江淮、南楚之間，謂之李耳，或謂之於䖘。自關東西謂之伯都。珍按：李耳當作狸兒。蓋方音轉狸爲李，兒爲耳也。今南人猶呼虎爲貓，即此意也。郭璞謂虎食物，值耳則止，故呼李耳，觸其諱。應劭謂南郡李翁化爲虎，故呼李耳。皆穿鑿不經之言也。爾雅云：虎，淺毛曰虦貓，音棧。白虎曰甝，音含。黑虎曰䖑，音育。似虎而五指曰貙，音傴，似虎而非真曰彪，似虎而有角曰虒，音嘶。"

390 豹肉　味酸，平，無毒①。主安五藏，補絕傷，輕身益氣。久服②利人。豹至稀有，爲用亦鮮，惟尾可貴。

【箋疏】

　　豹有數種，據本草圖經有赤豹、玄豹、白豹等，但從本

---

①　無毒：底本無此二字，據政和本草補。
②　益氣久服：底本無此四字，據政和本草補。

草圖經所繪郢州豹肉來看，主要是指貓科動物金錢豹 *Panthera pardus*。

391 狸骨　味甘，溫，無毒。主治風注、尸注、鬼注，毒氣在①皮中淫躍如針刺者，心腹痛，走無常處，及鼠瘻惡瘡。頭骨尤良。

肉　亦治諸注。

陰莖　治月水不通，男子陰㿗，燒之，以東流水服之。狸類又甚多，今此用虎狸，無用貓②者，貓狸亦好。其骨至難別，自取乃可信。又有狇③，音信，色黃而臭，肉亦主鼠瘻，及狸肉作羹如常食法並佳。

【箋疏】

狸品類甚多，通常指貓科動物豹貓 *Prionailurus bengalensis* 之類。家貓 *Felis catus* 體型較狸爲小，故又稱爲狸奴。

392 兔頭骨　平，無毒。主治頭眩痛，癲疾。

骨　主治熱中消渴。

腦　治凍瘡。

肝　主治目暗。

肉　味辛，平，無毒。主補中益氣。兔肉乃大美，亦益人。妊娠④不可食，令子唇缺。其肉又不可合白雞肉食之，令人面發黃。合獺肉食

---

① 在：底本無此字，據政和本草補。
② 貓：底本無此字，據政和本草補。
③ 狇：政和本草作“狸”。
④ 妊娠：底本作“壬身”，據政和本草改。

之,令①人病遁尸。

【箋疏】

　　説文云:"兔,獸名,象踞,後其尾形。"本草綱目集解項云:"按事類合璧云:兔大如狸而毛褐,形如鼠而尾短,耳大而鋭。上唇缺而無脾,長鬚而前足短。尻有九孔,跌居,趫捷善走。舐雄豪而孕,五月而吐子。其大者爲毚,音絴,似兔而大,青色,首與兔同,足與鹿同。故字象形。或謂兔無雄,而中秋望月中顧兔以孕者,不經之説也。今雄兔有二卵,古樂府有'雄兔腳撲速,雌兔眼迷離',可破其疑矣。"兔科動物種類甚多,這些描述看不出具體品種。

393 丹雄雞　味甘,微溫、微寒,無毒。主治女人崩中漏下赤白沃,補虛,溫中止血,久傷乏瘡②。通神,殺毒,辟③不祥。

頭　主殺鬼。東門上者彌良。

白雄雞肉　味酸④,微溫。主下氣,治狂邪,安五藏,傷中消渴。

烏雄雞肉　微⑤溫。主補中,止痛。

膽　微寒。主治目不明,肌瘡。

心　主治五邪。

---

① 令:底本作"合",據政和本草改。
② 久傷乏瘡:底本作"不傷之瘡",據政和本草改。
③ 辟:底本無此字,據政和本草補。
④ 味酸:底本無此二字,據政和本草補。
⑤ 微:底本無此字,據政和本草補。

血 主治踒折,骨痛及痿痹。

肪 主治耳聾。

雞腸 平[①]。**主治遺尿,小便數不禁。**

肝及左翅毛 主起陰。

冠血 主治乳難。

膍胵裏黄皮 微寒。**主治泄利**,小便利,遺溺,除熱止煩。

矢白 微寒。**主治消渴,傷寒,寒[②]熱,**破石淋及轉筋,利小便,止遺溺,滅瘢痕。

黑[③]雌雞 主治風寒濕痹,五緩六急,安胎。

其血平[④],無毒。治中惡腹痛,及踒折骨痛,乳難。

翮羽 主下血閉。

黄雌雞 味酸、甘[⑤],平。主治傷中消渴,小便數不禁,腸澼泄利,補益五藏,續絶傷,治勞,益氣力。

肋骨 主治小兒羸瘦,食不生肌。

雞子 主除熱火瘡,治癇痓。可作虎魄神物。

卵白 微寒。治目熱赤痛,除心下伏熱,止煩滿欬逆,小兒下泄,婦人産難,胞衣不出,醯漬之一宿,治黄疸,破大煩熱。

卵中白皮 主治久欬結氣,得麻黄、紫菀和[⑥]服之,立已。

雞白蠹肥脂。生朝鮮平澤。雞,此例又甚多。云雞子作虎魄者,用欲毈[⑦]卵黄白混雜煮作之,亦極相似,唯不拾芥耳。又煮白合銀口含,頃

① 平:政和本草無此字。
② 寒::底本無此字,據政和本草補。
③ 黑:底本作“里”,據政和本草改。
④ 平:底本在“無毒”後,據文例改。政和本草無此字。
⑤ 甘:底本無此字,據政和本草補。
⑥ 和:底本無此字,據政和本草補。
⑦ 毈:底本作“假”,據政和本草改。

臾色如金。雞子不合葫蒜及李子食之。烏①雞肉不可合犬肝、犬腎食之。小兒食雞肉好生蚘蟲。又雞不可合芥葉蒸之。朝鮮乃在玄兔、樂浪，不應總是雞所出。今云"白蠹"，不知是何物，恐此别一種爾。

【箋疏】

家雞皆由雉科動物原雞 *Gallus gallus* 馴化而來，大小、形態、毛色各異。所謂"丹雄雞"，本草衍義謂"今言赤雞者是也，蓋以毛色言之"，即家雞之毛色紅赤者。至於本草取丹雄雞立條，藝文類聚卷九十一引春秋説題辭云："雞爲積陽，南方之象，火陽精，物炎上。故陽出雞鳴，以類感也。"正與本草經丹雄雞"通神、殺毒、辟不祥"的功效相呼應。

394 白鵝膏　主治耳卒聾，以灌之。

毛　主治射工水毒。

肉　平。利五藏。東川多溪毒，養鵝以辟之②，毛羽亦佳。中射工者飲血，又以塗身，鵝未必食射工，特以威相制爾。乃言鵝不食生蟲，今鵝子亦啖蚯蚓輩。

【箋疏】

鵝是由鴻雁馴養而來的家禽，爾雅釋鳥"舒雁，鵝"，邢昺疏引李巡曰："野曰雁，家曰鵝。"

---

① 烏:底本作"焉"，據政和本草改。
② 之:底本作"是"，據政和本草改。

395 鷹屎白　主治傷撻，滅瘢。止①單用白，亦不能滅瘢，復應合諸藥，殭蠶、衣魚之屬，以爲膏也。

【箋疏】

所謂"屎白"，指禽鳥糞便之白色部分，前後文提到还有雞屎白、雁屎白、雀屎白，鸕鷀屎條陶弘景也説"擇用白處"，作用基本相同，皆爲"滅瘢"。按，禽鳥排泄和排遺共用一個泄殖腔口，排泄物之白色部分主要是尿液中尿酸的結晶。因爲代謝的緣故，鳥類尿液主要是尿酸而不含尿素，酸性特别高，故有強烈腐蝕性，滅瘢之説即由此而來。

396 雉肉　味酸，微寒，無毒。主補中益氣力，止泄利，除蟻瘻。雉雖非辰屬，而正是离禽，丙②午日不可食者，明其王於火也。

【箋疏】

雉種類甚多，説文言"雉有十四種"，爾雅釋鳥亦有鷂雉、鷮雉、鳪雉、鷩雉、秩秩、海雉、鸐、山雉、鵫雉、鵗雉等多種，乃是雉科多種鳥類的總名。本草圖經説"爾雅所載雉名尤衆，今人鮮能盡識"，即是此意。本草圖經又説："江淮、伊洛間有三種。尾長而小者爲山雞，人多畜之樊中，則所謂翟、山雉者也；江南又有一種，白而背有細黑文，名白鷴，亦堪畜養，彼人食其肉，亦雉之類也。其餘不

① 止：底本作"正"，據政和本草改。
② 丙：底本避諱作"景"，據政和本草改。

復用之。"其中尾長之山雞,應該是長尾雉屬的幾種鳥類,如白冠長尾雉 *Syrmaticus reevesii* 之類;白鵬則爲同科鳥類 *Lophura nycthemera*。陶弘景説"雉雖非辰屬,而正是離禽,丙午日不可食者,明王於火也"。意指雉雖不屬十二辰對應動物,但八卦配離,故言"王於火"。

397 雀卵　味酸,溫,無毒。主下氣,男子陰痿①不起,強之令熱,多精有子。

腦　主治耳聾。

頭血　主治雀盲。

雄雀矢　治目痛,決癰癤,女子帶下,溺不利,除疝瘕。五月取之良。雀性利陰陽,故卵亦然。術云:雀卵和天雄丸服之,令莖大不衰。人患黄昏間目無所見,謂之爲雀盲,其頭血療之。雄雀矢,兩頭尖是也,亦療齲齒。雀肉不可合李食之,亦忌合醬食,妊身尤禁也。

【箋疏】

　　説文"雀,依人小鳥也",段玉裁注:"今俗云麻雀者是也,其色褐,其鳴節節足足。"本草綱目釋名云:"雀,短尾小鳥也。故字從小,從隹。隹音錐,短尾也。棲宿檐瓦之間,馴近階除之際,如賓客然,故曰瓦雀、賓雀,又謂之嘉賓也。俗呼老而斑者爲麻雀,小而黄口者爲黄雀。"集解項又説:"雀,處處有之。羽毛斑褐,領嘴皆黑。頭如顆蒜,目如擘椒。尾長二寸許,爪距黄白色,躍而不步。其視驚瞿,其目夜盲,其卵有斑,其性最淫。小者名

---

①　痿:底本作"瘻",據政和本草改。

黄雀，八九月群飛田間。體絶肥，背有脂如披綿。”此即文
雀科麻雀屬的幾種禽鳥，分佈最廣泛者爲樹麻雀 *Passer montanus*。

398　鸛骨　味甘，無毒。主治鬼蠱諸注毒，五尸心腹疾。

鸛亦有兩種，似鵠而巢樹者爲白鸛，黑色曲頸者爲陽烏鸛，今此用白者。

【箋疏】

　　本條證類本草著録爲名醫別録藥，新輯本據太平御
覽卷九二五引神農本草“鸛骨，味甘，無毒。治鬼蠱諸注，
五尸心腹疾”，將其取爲本草經藥。

　　詩經東山“鸛鳴于垤”，陸璣疏云：“鸛，鸛雀也。似鴻
而大，長頸赤喙，白身黑尾翅。樹上作巢，大如車輪，卵如
三升盃。望見人按其子令伏，徑舍去。一名負釜，一名黑
尻，一名背竈，一名皂裙。又泥其巢一傍爲池，含水滿之，
取魚置池中，稍稍以食其雛。”本草綱目集解項云：“鸛似
鶴而頂不丹，長頸赤喙，色灰白，翅尾俱黑。多巢于高木。
其飛也，奮於層霄，旋繞如陣，仰天號鳴，必主有雨。”據李
時珍所説，此即鸛科白鸛 *Ciconia ciconia*。至於本草經集
注説黑色曲頸之陽烏鸛，即本草拾遺之陽烏，爲同科黑鸛
Ciconia nigra。

399　雄鵲[①]　味甘，寒，無毒。主治石淋，消結熱。可燒
作灰，以石投中散解者，雄也。五月五日鵲腦入術家用。一名飛駁

_____

① 雄鵲：政和本草作“雄鵲肉”。

烏。鳥之雌雄難別,舊言其翼左覆右是雄,右覆左是雌。又燒毛作屑内水中,沉者是雄,浮者是雌。今云投石,恐止是鵲耳,餘鳥未必爾。並未試之。

【箋疏】

本草綱目集解項李時珍説:"鵲,烏屬也。大如鴉而長尾,尖觜黑爪,綠背白腹,尾翹黑白駁雜,上下飛鳴,以音感而孕,以視而抱。季冬始巢,開户背太歲向太乙。知來歲風多,巢必卑下。故曰乾鵲知來,狌狌知往。段成式云:鵲有隱巢木如梁,令鷙鳥不見。人若見之,主富貴也。鵲至秋則毛縛頭秃。淮南子云:鵲矢中蝟。蝟即反而受啄,火勝金也。"此即鴉科禽鳥喜鵲 Pica pica,毛色黑白駁雜,黑色而有紫色、藍綠色光澤,故稱"飛駁烏"。

400 伏翼　味鹹,平,無毒。主治目瞑癢痛,治淋,利水道,明目,夜視有精光。久服令人喜樂,媚好無憂。一名蝙蝠。生太山川谷及人家屋間。立夏後採,陰乾。莧實、雲實爲之使。伏翼目及膽,術家用爲洞視法,自非白色倒懸者,亦不可服之也。

【箋疏】

爾雅釋鳥"蝙蝠,服翼",郭璞注:"齊人呼爲蟙蝚,或謂之仙鼠。"方言云:"蝙蝠,自關而東謂之服翼,或謂之飛鼠,或謂之老鼠,或謂之僊鼠。"新修本草引李當之"即天鼠也"。王羲之十七帖天鼠膏帖云:"天鼠膏治耳聾,有驗否,有驗者乃是要藥。"此天鼠疑即是伏翼。伏翼爲翼手目多種動物的通稱,一般以蝙蝠科伏翼 Pipistrellus abramus、東方蝙蝠 Vespertilio superans 較爲常見。因爲具有滑翔飛行能力,所以在<u>爾雅</u>中伏翼被歸爲禽鳥類。

401 **蝟皮**　味苦,平,無毒。**主治五痔,陰蝕,下血赤白五色,血汁不止,陰腫痛引腰背。酒煮殺之。**又主腹痛疝積,亦燒爲灰,酒服之。**生<u>楚山</u>川谷田野。**取無時,勿使中濕。得酒良,畏桔梗、麥門冬。　田野中時有此獸,人犯近,便藏頭足,毛刺人,不可得捉。能跳入虎耳中,而見鵲便自仰腹受啄,物有相制,不可思議爾。其脂烊鐵注中,内少水銀,則柔如鉛錫矣。

【箋疏】

<u>爾雅·釋獸</u>"彙,毛刺",<u>郭璞</u>注:"今蝟,狀似鼠。"本草經集注説:"田野中時有此獸,人犯近,便藏頭足,毛刺人,不可得捉。能跳入虎耳中,而見鵲便自仰腹受啄,物有相制,不可思議爾。"按,"蝟"今通寫作"猬",即猬科動物普通刺猬 *Erinaceus europaeus*、短刺猬 *Hemichianus dauricus* 之類。

<u>陶弘景</u>説蝟"能跳入虎耳中,而見鵲便自仰腹受啄",<u>廣雅·釋蟲</u>"虎王,蝟也"即由此而來。按,<u>易林</u>云:"虎饑欲食,見蝟而伏。"又説:"李耳彙鵲,更相恐怯,偃而以腹,不能距格。"李耳即是虎,彙即刺蝟,<u>廣雅疏義</u>解釋説:"彙與虎、鵲三物相遇,如蛇與吳公、蛤蟆之互相制然,故更相恐怯也。"

402 **石龍子**[①]　味鹹,寒,有小毒。**主治五癃,邪結氣,破**

---

① 石龍子:<u>本草經集注序錄</u>畏惡七情表稱作"蜥蜴"。

石淋下血,利小便水道。**一名蜥蜴,**一名山龍子,一名守宮,一名石蜴。**生平**陽川谷及荆山石間。五月取,著石上令乾。惡流黄、班苗、無夷。　　其類有四種:一大形,純黄色,爲蛇醫母,亦名蛇舅母,不入藥;次似蛇醫,小形長尾,見人不動,名龍子;次有小形而五色,尾青碧可愛,名蜥蜴,並不螫人;一種喜緣籬壁,名蝘蜓,形小而黑,乃言螫人必死,而未常聞中人。按,東方朔云"是非守宮,則蜥蜴",如此蝘蜓名守宮矣。以朱飼之,滿三斤,殺。乾末,以塗女子身,有交接事便脱,不爾如赤誌,故謂守宮。今此一名守宮,猶如野葛、鬼臼之義也,殊難分別。

【箋疏】

爾雅釋魚"蠑螈,蜥蜴;蜥蜴,蝘蜓;蝘蜓,守宮也",郭璞注:"轉相解,博易語、別四名也。"邢昺疏:"蠑螈、蜥蜴、蝘蜓、守宮,一物形狀相類而四名也。"或許可以這樣理解,按照爾雅之意,蠑螈、蜥蜴、蝘蜓、守宮等四名,其實是具有某一共同特徵的爬行動物的通稱,這四個名稱基本等義——至於這些名稱是否指代同一生物種,則因地域、時代而異,甚至因不同作者而異。

本草經成書東漢早期,此時代蠑螈、蜥蜴、蝘蜓、守宮等,概念已經細化,各有所指,而"石龍子"則能囊括全部,故用作正名,注別名蜥蜴。年代稍晚的名醫別錄又補充別名山龍子、守宮、石蜴。與名醫別錄時間相近的古今注也説:"蝘蜓,一曰守宮,一曰龍子,善於樹上捕蟬食之。其長細五色者,名爲蜥蜴;其短大者,名爲蠑螈,一曰蛇醫。大者長三尺,其色玄紺,善魅人,一曰玄螈,一名綠螈。"此似以蝘蜓、守宮、龍子爲大概念,囊括蜥蜴、蠑螈等次級概念。陶弘景作本草經集注,乃將石龍子細分爲四種，皆有明確的指代，故陶云云，其所對應具體物種，尚難絕對明確。

可注意的是，陶弘景對守宮的意見。所謂"東方朔云，是非守宮，則蜥蜴"，語出漢書東方朔傳："上嘗使諸數家射覆，置守宮盂下，射之，皆不能中。朔自贊曰：臣嘗受易，請射之。乃別著布卦而對曰：臣以爲龍又無角，謂之爲蛇又有足，跂跂脉脉善緣壁，是非守宮即蜥蜴。"可見，守宮與蜥蜴仍然是一類二物。陶弘景"小形而五色，尾青碧可愛，並不螫人"者定義爲蜥蜴；"喜緣籬壁，名蠦蜓，形小而黑"者稱爲蠦蜓，懷疑此即守宮。並引出"守宮砂"的傳說："以朱飼之，滿三斤，殺，乾末。以塗女子身，有交接事便脫，不爾如赤志，故謂守宮。"按，此傳說漢代已有，太平御覽卷九四六引淮南萬畢術云："守宮飾女臂，有文章。取守宮新合陰陽者，牝牡各一，藏之甕中，陰乾百日，以飾女臂，則生文章。與男子合陰陽，輒滅去。"又云："取七月七日守宮陰乾之，治合，以井花水和，塗女人身，有文章，則以丹塗之，不去者不淫，去者有奸。"

新修本草仍同意石龍子分爲四種，但與陶說有所不同，有論云："此言四種者，蛇師生山谷，頭大尾短小，青黃或白斑者是。蠦蜓似蛇師，不生山谷，在人家屋壁間，荆楚及江淮人名蠦蜓，河濟之間名守官，亦名榮螈，又名蝎虎，以其常在屋壁，故名守宮，亦名壁宮，未必如術飼朱點婦人也，此皆假釋爾。其名龍子及五色者，並名蜥蜴，以五色者爲雄而良，色不備者爲雌，劣爾。形皆細長，尾與身相類，似蛇著四足，去足便直蛇形也。蛇醫則不然。按爾雅亦互言之，並非真說。又云朱飼滿三斤，殊爲謬矣。"

蘇敬乃以蛇師、蠑螈（守宫、蝘蜓、蝎虎）、蜥蝪（龍子）、蛇醫爲四種。否認守宫與"守宫砂"的關係，認爲蠑螈之類活動在人家牆壁之間，所以得名"守宫"。

本草圖經則試圖調和諸説，將石龍子根據生境析分爲兩類：生於草澤山野爲蠑螈、蜥蝪；生於人家壁間爲蝘蜓、守宫。本草綱目大致遵循本草圖經的意見略有補充。石龍子條集解項李時珍説："諸説不定。大抵是水、旱二種，有山石、草澤、屋壁三者之異。本經惟用石龍，後人但稱蜥蝪，實一物也。且生山石間，正與石龍、山龍之名相合，自與草澤之蛇師、屋壁之蝘蜓不同。蘇恭言蛇師生山谷，以守宫爲蠑螈，蘇頌以草澤者入藥，皆與本經相戾。術家祈雨以守宫爲蜥蝪，謬誤尤甚。今將三者考正於左，其義自明矣。生山石間者曰石龍，即蜥蝪，俗呼豬婆蛇；似蛇有四足，頭扁尾長，形細，長七八寸，大者一二尺，有細鱗金碧色；其五色全者爲雄，入藥尤勝。生草澤間者曰蛇醫，又名蛇師、蛇舅母、水蜥蝪、蠑螈，俗亦呼豬婆蛇；蛇有傷，則銜草以敷之，又能入水與魚合，故得諸名；狀同石龍而頭大尾短，形粗，其色青黃，亦有白斑者，不入藥用。生屋壁間者曰蝘蜓，即守宫也；似蛇醫而短小，灰褐色，並不螫人，詳本條。又按夷堅志云：劉居中見山中大蜥蝪百枚，長三四尺，光膩如脂，吐霓如彈丸，俄頃風雷作而雨霓也。"

本草綱目將石龍子特指爲生山石間者，一名蜥蝪，"似蛇有四足，頭扁尾長，形細，長七八寸，大者一二尺，有細鱗金碧色"；生草澤間者名蛇醫，一名水蜥蝪，一名蠑螈，不入藥；生人家壁間爲蝘蜓，亦即守宫，"似蛇醫而短

小,灰褐色,並不螫人"。從描述大致可以判斷,這種石龍
子(蜥蜴)爲石龍子科石龍子 *Eumeces chinensis*、藍尾石
龍子 *Eumeces elegans* 之類,其中藍尾石龍子,當即陶弘
景所言"尾青碧可愛"者;蠑螈(蛇醫)爲蠑螈科東方蠑螈
Cynops orientalis 之類;蝘蜓(守宮)爲壁虎科中國壁虎
Gekko chinensis、無蹼壁虎 *Gekko swinhonis*、多疣壁虎
Gekko japonicus 之類。

403 露蜂房① 　味苦,鹹,平,有毒。**主治驚癇瘈瘲,寒熱**
邪氣,癲疾,鬼精蠱毒,腸痔,火熬之良。又治蜂毒,毒腫。一
名蜂腸,一名百穿,一名蜂勒。**生牂柯山谷。**七月七日採,陰
乾。惡乾薑、丹參、黃芩、勺藥、牡蠣。　　此蜂房多在樹腹中及地中,今此曰
露蜂,當用人家屋間及樹枝間苞裹者。乃遠舉牂柯,未解所以。

【箋疏】

　　蜂房即是蜂巢,但何以名"露"蜂房,陶弘景亦覺得費
解,推測"當用人家屋間及樹枝間苞裹者";蜂房各處皆
有,本草經卻記載產地爲牂柯山谷,亦表示"遠舉牂柯,未
解所以"。新修本草認爲"露"是風霜雨露之意,所以主張
"用樹上懸得風露者",而"非人家屋下小小蜂房也";並說
這種蜂"黃黑色,長寸許,蠆馬牛人,乃至欲死者"。據此
蜀本草明確說:"樹上大黃蜂窠也,大者如甕,小者如桶。"
此即通常說的"馬蜂窩",應該是馬蜂科黃星長腳黃蜂

Polistes mandarinus，以及胡蜂科大胡蜂 *Vespa crabro*、黑尾胡蜂 *Vespa ducalis* 之類的蜂房。

　　按，“露”至少有三意可能與本草經藥名露蜂房有關。一是露水，即新修本草所言“風露”。一是露天，及由此引申出的野生之意，其被明確指爲大黃蜂之類，原因或在於此。一是敗壞之意，方言“露，敗也”，露蜂房亦可能是“敗蜂房”之意，如本草之敗蒲席、敗鼓皮之類，指已經廢棄的蜂巢。名醫別錄謂露蜂房一名“蜂勦”，證類本草小字注“音窠”。字書無此字，疑是“勦”字之省，字彙補云：“勦，與巢同。”引張公神碑“戠鵠勦兮乳徘徊”爲書證。

404 **蚱蟬**　味鹹、甘，寒，無毒。**主治小兒驚癇，夜啼，癲病，寒熱，驚悸，婦人乳難，胞衣不出，又墮胎。生楊柳上。**五月採，蒸乾之，勿令蠹。“蚱”字音作“笮”，即是啞蟬。啞蟬，雌蟬也，不能鳴者。蟬類甚多。莊子云“蟪蛄不知春秋”，則是今四月、五月小紫青色者；而離騷云“蟪蛄鳴兮啾啾，歲暮兮不自聊”，此乃寒螿爾，九月、十月中，鳴甚淒急。又，二月中便鳴者名蟪母，似寒螿而小；七月、八月鳴者名蛁蟟，色青，今此云生楊柳樹上是。詩云“鳴蜩嘒嘒”者，形大而黑，僵僂丈夫，止是掇此。昔人噉之，故禮有雀、鷃、蜩、范，范有冠，蟬有緌，亦謂此蜩。此蜩復五月便鳴。俗云五月不鳴，嬰兒多災，今其療亦專主小兒也。

【箋疏】

　　“蚱蟬”一詞只見於本草方書，如何與經史書中有關“蟬”的詞彙作名實對應，注釋家意見不一。陶弘景云云，提出一種解釋思路，後世則有不同意見。

　　雄蟬腹部有發音器，發出聲音吸引雌蟬交配，説文謂蟬"以旁鳴者"即此;雌蟬發音器結構不完整,不發聲,即陶弘景説"啞蟬,雌蟬也,不能鳴者"。從本草經所記蚱蟬功效來看,主"小兒驚癇夜啼",若指啞蟬,似更符合傳統思維邏輯;而別錄把蚱蟬當作鳴蟬,則主"小兒癇絶不能言",與之正好相反。因此,陶弘景的看法也非完全無因。通志昆蟲草木略支持陶説,有云:"蟬之類多,爾雅及他書多謬悠,惟陶弘景之注近之。本草蚱蟬注云:瘂蟬也。瘂蟬,雌蟬也,不能鳴者。"

　　但後世絶大多數本草家皆以陶弘景的意見爲非,認爲蚱蟬是鳴蟬。新修本草引別錄"蚱者,鳴蟬也,主小兒癇,絶不能言",指責陶弘景"今云啞蟬,啞蟬則雌蟬也,極乖體用。"蜀本草圖經也説:"此鳴蟬也,六月、七月收,蒸乾之。陶云是啞蟬,不能鳴者,雌蟬也。二説既相矛盾,今據玉篇云'蚱者,蟬聲也',如此則非啞蟬明矣。"本草圖經亦贊成新修本草的意見,有論云:"蟬類甚多,爾雅云'蜩,馬蜩',郭璞注云:'蜩中最大者爲馬蟬。'今夏中所鳴者,比衆蟬最大。陶又引詩'鳴蜩嘒嘒',云是形大而黑,昔人所嗽者。又禮冠之飾附蟬者,亦黑而大,皆此類也。然則爾雅所謂馬蜩,詩人所謂鳴蜩,月令禮家所謂蟬,本草所謂蚱蟬,其實一種。蟬類雖衆,而爲時用者,獨此一種耳。"本草綱目也説:"夏月始鳴,大而色黑者,蚱蟬也,又曰蜩,曰馬蜩,豳詩'五月鳴蜩'者是也。頭上有花冠,曰螗蜩,曰蝘,曰胡蟬,蕩詩'如蜩如螗'者是也。具五色者,曰蜋蜩,見夏小正。並可入藥用。"本草圖經、本草綱目皆以大而色黑者爲蚱蟬,應該指黑蟬 *Cryptotympana pustulata*。

　　至於新修本草引別錄"殼名枯蟬,一名伏蜟"。按,伏
蜟亦作"復蜟""蝮蜟",此處是指若蟲羽化後留下的空殼,
通常稱爲蟬蛻。論衡道虛云:"萬物變化,無復還者。復
育化爲蟬,羽翼既成,不能復化爲復育。"論死篇又云:"蟬
之未蛻也,爲復育;已蛻也,去復育之體,更爲蟬之形。"則
作"復育",專指禪的若蟲,與別錄不同。

`405` 白殭蠶　味鹹、辛,平,無毒。主治小兒驚癇夜啼,
去三蟲,滅黑皯,令人面色好,男子陰瘍病,女子崩中赤白,産
後餘痛,滅諸瘡瘢痕。生潁川平澤。四月取自死者,勿令中
濕,濕有毒,不可用。人家養蠶時,有合箔皆殭者,即暴燥都不壞。今見
小白色,似有鹽度者爲好。末以塗馬齒,即不能食草,以桑葉拭去乃還食,
此明蠶即馬類也。

【箋疏】

　　本草經集注云:"人家養蠶時,有合箔皆殭者,即暴燥
都不壞。"本草綱目釋名項説:"蠶病風死,其色自白,故曰
白殭。死而不朽曰殭。"此爲蠶蛾科家蠶 *Bombyx mori*
的幼蟲感染白殭菌 *Beauveria bassiana* 的死體。

`406` 桑螵蛸　味鹹、甘,平,無毒。主治傷中,疝瘕,陰
痿,益精生子,女子血閉腰痛,通五淋,利小便水道。又治男子
虛損,五藏氣微,夢寐失精,遺溺。久服益氣養神。一名蝕肬。
生桑枝上,螳蜋子也。二月、三月採蒸之,當火炙,不爾令人
泄。得龍骨治泄精,畏旋復花。　俗呼螳蜋爲蚚蜋,逢樹便産,以桑上者爲
好,是兼得桑皮之津氣。市人恐非真,皆令合枝斷取之爾,僞者亦以膠著桑

枝之上也。

【箋疏】

　　爾雅釋蟲"莫貈，蟷蜋，蜱"，郭璞注："蟷蜋，有斧蟲，江東呼爲石蜋。"郝懿行義疏云："蟷蜋，説文作堂蜋。云堂蜋一名斫父。按，斫父即拒斧也。高誘注呂覽仲夏紀云：螳蜋一日天馬，一日齕疣。兗州謂之拒斧。淮南注作巨斧，義俱通耳。此蟲有臂如斧，故莊子人間世篇云：螳蜋怒其臂以擋車軼，不知不勝任也。韓詩外傳云：此爲天下勇蟲矣。螳螂，今呼爲刀螂，聲之轉也。"爾雅釋蟲又云："不過，蟷蠰。其子蜱蛸。"郭注："蟷蠰，蟷蜋別名也。一名蟭蟭，蟷蠰卵也。"月令云"小暑至，螳螂生"，鄭玄注："螵蛸母也。"至於"莫貈"與"蟷蠰"是一是二，注釋家莫衷一是。藝文類聚卷九七引鄭志答王瓚問曰："爾雅云莫貉，螳蜋同類物也。今沛魯以南謂之蟷蠰，三河之域謂之螳蜋，燕趙之際謂之食肬，齊濟以東謂之馬敷。然名其子則同云螵蛸，是以注云螳螂螵蛸母也。"按，桑螵蛸爲螳螂目多種昆蟲所産卵鞘，一般以螳螂科中華綠螳螂 *Paratenodera sinensis*、南方刀螂 *Tenodera aridifolia* 爲主流，故鄭玄將螳螂釋爲"螵蛸母"，而不加以分別。

　　407　䗪蟲　味鹹，寒，有毒。**主治心腹寒熱洗洗，血積癥瘕，破堅，下血閉，生子大良。**一名地鱉，一名土鼈。**生河東川澤及沙中、人家牆壁下土中濕處。**十月暴乾。畏皂莢、昌蒲。

形扁扁如鱉，故名土鼈，而有甲不能飛，小有臭氣，今人家亦有之。

【箋疏】

周禮秋官赤友氏"凡隙屋,除其狸蟲",鄭玄注:"狸蟲,鼠肌蛷之屬。"諸家對蠦蟲的形態描述清楚,新修本草云:"此物好生鼠壤土中及屋壁下,狀似鼠婦,而大者寸餘,形少似鱉,無甲,但有鱗也。"結合本草圖經所繪圖例,此即鱉蠊科中華地鱉 *Eupolyphaga sinensis*、冀地鱉 *Polyphaga plancyi* 之類,古今品種沒有變化。

408 蟅蟲　味鹹,微溫、微寒,有毒。主治惡血,血瘀痹氣,破折血在脅下堅滿痛,月閉,目中淫膚,青翳白膜,治吐血在胸腹不去,及破骨蹉折,血結,金瘡内塞,產後中寒,下乳汁。一名蟄蟲,一名堲齊,一名敎齊。生河内平澤及人家積糞草中。取無時,反行者良。畺蚕爲之使,惡附子。　大者如足大指,以背行,乃駃於腳。雜豬蹄作羹,與乳母不能别之。詩云"領如蝤蠐",今此别之名以"蠐"字在下,恐此云"蟅蟲"倒爾。

【箋疏】

蟅蟲的名實,歷來眾説紛紜。陶弘景的注釋只是對蟅蟲的簡單描述:"大者如足大指,以背行,乃駃於腳。雜豬蹄作羹,與乳母不能别之。"新修本草則按爾雅分爲兩類:"此蟲有在糞聚,或在腐木中。其在腐柳樹中者,内外潔白;土糞中者,皮黄内黑黯。形色既異,土木又殊,當以木中者爲勝。採雖無時,亦宜取冬月爲佳。按爾雅,一名蝎,一名蛣崛,一名蝤蠐。"本草拾遺不以爲然,有論云:"本經云'生糞土中',陶云'能背行者',蘇云'在腐木中,柳木中者皮白,糞中者皮黄,以木中者爲勝'。按,蟅蟲居

糞土中，身短足長，背有毛筋。但從水，入秋蜕爲蟬，飛空
飲露，能鳴高潔。蝎在朽木中，食木心，穿如錐刀，一名
蠹，身長足短，口黑無毛，節慢。至春羽化爲天牛，兩角狀
如水牛，色黑背有白點，上下緣木，飛騰不遥。二蟲出處
既殊，形質又別，蘇乃混其狀，總名蠐螬，異乎蔡謨彭蜞，
幾爲所誤。蘇敬此注，乃千慮一失矣。爾雅云‘蟦蠐，蠐
螬，蝎’，郭注云：‘蠐螬在糞土中，蝎在木中，桑蠹是也。
飾通名蝎，所在異也。’又云‘蠍桑’，注云：‘似蝎牛，長角，
有白點，喜蠍桑樹作孔也。’”蜀本草主張只用糞土中者，
有云：“今據爾雅‘蟦，蠐螬’，注云：‘在糞土中。’本經亦云
‘一名蟦蠐’，又云‘生積糞草中’，則此外恐非也。”

　　本草家關於蠐螬的意見，涉及若干種類昆蟲的幼蟲，
名實各異。名醫別録説蠐螬生糞土中，這是描述其糞食
性；又説“反行者良”，陶弘景補充説“以背行，乃駃（快）於
脚”。此説亦見於博物志：“蠐螬以背行，快於足用。”按，
花金龜科的幼蟲脚細弱，主要靠背部的肌肉和剛毛行動，
即所謂的“背行”。由此知這種蠐螬應該是花金龜科如白
星花金龜 Protaetia brevitarsis 之類。至於新修本草説
在木中者，應是指植食性的蠐螬，恐是鰓金龜科的幼蟲，
如東北大黑鰓金龜 Holotrichia diomphalia、暗黑鰓金龜
Holotrichia parallela 之類。而本草拾遺云：“按蠐螬居
糞土中，身短足長，背有毛筋。但從水入秋，蜕爲蟬，飛空
飲露，能鳴高潔。”其説源於論衡無形篇：“蠐螬化爲復育，
復育轉而爲蟬，蟬生兩翼，不類蠐螬。”此古人觀察謬誤，
蟬的若蟲形狀與蠐螬相差甚遠。

　　陶弘景在注釋中提出一個有意思的問題：“詩云‘領

如蜻蠐',今此別之名以'蠐'字在下,恐此云'蠐蠐'倒爾。"陶弘景的意思是説,詩經碩人"領如蜻蠐",見於本草,蜻蠐的別名又有螬蠐、塈齊、敦齊,"蠐"字皆在後,如此"蠐蠐"會不會是"蠐蠐"之倒乙? 按,莊子至樂"烏足之根爲蠐蠐",經典釋文云:"司馬本作蠐蠐,云蝸也。"看來真有作"蠐蠐"者。問題還不止於此,爾雅釋蟲"蠐蠐蠐",究竟該標點作"蠐,蠐蠐"還是"蠐蠐,蠐",也不好定論。循名醫別錄"蠐蠐"可以單獨一詞,且"蠐蠐,蠐"與下句"蜻蠐,蝎"結構相同,但因此將"蠐蠐"割裂,也是非常奇怪。方言云:"蠐蠐謂之蠐。自關而東謂之蜻蠐,或謂之蚕蠣,或謂之蝖螢。梁益之間謂之蛒,或謂之蝎,或謂之蛭蛒。秦晉之間謂之蠹,或謂之天螻。四方異語而通者也。"可見"蠐"確實可以單獨爲一詞,則爾雅"蠐,蠐蠐"也完全成立。又,蠐蠐一名塈齊,字書無"塈"字,則疑是"蟹齊"之訛。

409 蛞蝓　味鹹,寒,無毒。主治賊風喎僻,軼筋及脱肛,驚癎攣縮。一名陵蠡,一名土蝸,一名附蝸。生太山池澤及陰地沙石垣下。八月取。蛞蝓無殼,不應有蝸名。其附蝸者,復名蝸牛。生池澤沙石,則應是今山蝸。或當言其頭形類猶似蝸牛蟲者。俗名蝸牛者,作瓜字,則蝸字亦音瓜。莊子所云"戰於蝸角"也。蛞蝓入三十六禽限,又是四種角蟲之類,熒室星之精矣,方家殆無復用乎。

【箋疏】

爾雅釋魚"蚹蠃,蟥蝓",郭璞注:"即蝸牛也。"廣雅釋魚云:"蠡蠃、蝸牛,蟥蝓也。"蛞蝓載本草經,蝸牛載名醫別錄,二者本是不同物種,但因爲形狀有一定的關聯,遂引起誤會。蛞蝓一名土蝸,一名附蝸,新修本草謂"蛞蝓乃無殼蝸蟲也",可算代表性意見。諸書幾乎都以蝸牛與蛞蝓爲一物,蜀本草得出蛞蝓是"蝸牛之老者"的結論最有意思,直到本草綱目也信任其說,蛞蝓條集解項李時珍說:"按爾雅無蛞蝓,止云'蚹蠃,蜬蝓',郭注云蝸牛也。別錄無蜬蝓,止云'蛞蝓一名附蝸'。據此則蜬蝓是蚹蠃,蛞蝓是附蝸。蓋一類二種,如蛤蟆與蛙。故其主治功用相似,而皆制蜈、蝎;名謂稱呼相通,而俱曰蝸與蜒蚰螺也。或以爲一物,或以爲二物者,皆失深考。惟許慎說文云'蚹蠃背負殼者曰蝸牛,無殼者曰蛞蝓',一言決矣。"

　　蝸牛是巴蝸牛科同型巴蝸牛 *Bradybaena similaris*、條華蝸牛 *Cathaica fasciola* 之類,而蛞蝓爲蛞蝓科的生物如黃蛞蝓 *Limax flavus*、野蛞蝓 *Agriolimax agrestis* 之類。在本草書中,僅有本草衍義對蝸牛與蛞蝓的物種有正確判斷:"蛞蝓、蝸牛,二物矣。蛞蝓,其身肉止一段;蝸牛,背上別有肉,以負殼行,顯然異矣。若爲一物,經中焉得分爲二條也。其治療亦大同小異,故知別類。又謂蛞蝓是蝸牛之老者,甚無謂。蛞蝓有二角,蝸牛四角,兼背有附殼肉,豈得爲一物也?"因爲本草圖經堅持蛞蝓與蝸牛屬於一物二名,故僅繪出蛞蝓圖,而所描繪的實際上是蝸牛。

410 **海蛤**　味苦、鹹,平,無毒。**主治欬逆上氣,喘息煩滿,胸痛寒熱,治陰痿。一名魁蛤。生東海。**蜀漆爲之使,畏狗膽、甘遂、芫花。

文蛤　味鹹,平,無毒。主惡瘡,蝕五痔,欬逆胸痹,腰痛脅急,鼠瘻大孔出血,崩中漏下。**生東海**。表有文,取無時。海蛤至滑澤,云從鴈屎中得之,二三十過方爲良。今人多取相摼,令磨蕩似之爾。文蛤小大而有紫斑。此既異類而同條,若別之,則數多,今以爲附見,而在副品限也。凡有四物如此。

【箋疏】

文獻家對海蛤的名實説法不一,説文謂海蛤乃"百歲燕所化",當然是無稽之談,本草家的看法相對客觀。本草經集注云:"海蛤至滑澤,云從鴈屎中得之,二三十過方爲良。今人多取相摼,令磨蕩似之爾。"循此意見,新修本草説:"此物以細如巨勝,潤澤光淨者好,有粗如半杏人者,不入藥用。"本草拾遺也説:"海蛤是海中爛殼,久在泥沙,風波淘漉,自然圓淨,有大有小,以小者久遠爲佳,亦非一一從鴈腹中出也。"如此看來,海蛤其實是海灘上各種貝類的碎殼,大小形狀不一,並不特指某一品種。因爲長期海浪沖刷,邊角鈍圓,遂傳説是從海鳥的糞便中淘洗而得,乃至附會成"百歲燕所化"者。本草綱目集解項李時珍的意見可爲定論:"按沈存中筆談云:海蛤即海邊沙泥中得之。大者如棋子,小者如油麻粒,黄白色,或黄赤相雜。蓋非一類,乃諸蛤之殼,爲海水礦礪,日久光瑩,都無舊質。蛤類至多,不能分别其爲何蛤,故通謂之海蛤也。"

海蛤是海灘上各種貝類的碎殼,文蛤則特指一種貝類,如新修本草云:"文蛤,大者圓三寸,小者圓五六分。若今婦人以置燕脂者,殊非海蛤之類也。"本草綱目集解項説：“按沈存中筆談云：文蛤即今吳人所食花蛤也。其形一頭小，一頭大，殼有花斑的便是。”此即簾蛤科文蛤 *Meretrix meretrix*，或同科小眼花簾蛤 *Ruditapes variegatus*，後者貝殼表面有明顯的花紋。

　　需要説明的是，本草經集注文蛤條下陶弘景注釋説：“此既異類而同條，若别之，則數多，今以爲附見，而在副品限也。凡有四物如此。”檢太平御覽卷九八八海蛤條引本草經，也是在海蛤條内續接文蛤云云，此即“副品”之證。蓋本草經收載藥物三六五種，以應一年三六五日，爲了滿足此要求，有少數藥物被合併計數。如此拘泥於數字，故新修本草嘲笑説：“夫天地間物，無非天地間用，豈限其數爲正副耶？”

411 龜甲　味鹹、甘，平，有毒。主治漏下赤白，破癥瘕，痎瘧，五痔陰蝕，濕痹四支重弱，小兒顖不合，頭瘡難燥，女子陰瘡，及驚恚氣，心腹痛，不可久立，骨中寒熱，傷寒勞復，或肌體寒熱欲死，以作湯良。久服輕身不飢。益氣資智，亦使人能食。一名神屋。生南海池澤及湖水中。採無時。勿令中濕，中濕即有毒。惡沙參、蜚蠊。　　此用水中神龜，長一尺二寸者爲善。厭可以供卜，殼可以充藥，亦入仙方。用之當炙。生龜溺甚療久嗽，亦斷瘧。肉作羹臛，大補而多神靈，不可輕殺。書家載之甚多，此不具説也。

【箋疏】

　　本草經集注云：“此用水中神龜，長一尺二寸者爲善。厭可以供卜，殼可以充藥，亦入仙方。”爾雅釋魚將龜别爲十類，所謂：“一曰神龜、二曰靈龜、三曰攝龜、四曰寶龜、五曰文龜、六曰筮龜、七曰山龜、八曰澤龜、九曰水龜、十曰火龜。"易經"十朋之龜，弗克違"，虞翻云："十謂神、靈、攝寶、文、筮、山、澤、水、火之龜也。"陶弘景在秦龜條説："龜類雖多，入藥正有兩種爾。"按，占卜用龜甲，淮南子説山訓云："牛蹄彘顱亦骨也，而世弗灼，必問吉凶於龜者，以其歷歲久矣。"此即陶弘景説之"水中神龜"，大致是龜科的烏龜 *Chinemys reevesii*。另一種入藥的龜是秦龜，載名醫別錄，主要是陸龜科的某些種類，如緬甸陸龜 *Indotestudo elongata*、凹甲陸龜 *Manouria impressa* 等。龜既有靈，故龜甲別名神屋，名醫別錄又説龜甲"益氣資智"，陶弘景言"帶秦龜前臑骨，令人入山不迷"，皆因爲此。本草衍義也説："以其靈于物，方家故用以補心，然甚有驗。"

412　鼈甲　味鹹，平，無毒。主治心腹癥瘕，堅積，寒熱，去痞，息肉，陰蝕，痔，惡肉，治溫瘧，血瘕，腰痛，小兒脅下堅。

肉　味甘，主治傷中，益氣，補不足。生丹陽池澤。取無時。惡樊石。　生取甲，剔去肉爲好，不用煮脱者。今看有連厭及乾巖便好，若上有甲，兩邊骨出，已被煮也。用之當炙。夏月剉鼈，以赤莧包置濕地，則變化生鼈。人有裹鼈甲屑，經五月，皆能變成鼈子。此其肉亦不足食，多作癥瘕。其目陷者，及合雞子食之，殺人。不可合莧菜食之。其厭下有如王字形者，亦不可食。

【箋疏】

本草綱目集解項李時珍説："鼈，甲蟲也。水居陸生，穹脊連脅，與龜同類。四緣有肉裙，故曰龜甲裹肉，鼈肉裏甲。"此即鼈科中華鼈 *Trionyx sinensis*,其背甲腹甲無角質盾片,外覆柔軟皮膚,故云"肉裏甲"。

413 鱓甲①　味辛,微溫,有毒。**主心腹癥瘕,伏堅積聚,寒熱,女子崩中,下血五色,小腹陰中相引痛,瘡疥死肌,五邪涕泣時驚,腰中重痛,小兒氣癃皆潰。**

肉　主少氣吸吸,足不立地。**生南海池澤**。取無時。蜀漆爲之使,畏狗膽、甘遂、芫花。　鮀,即今鼉甲也,用之當炙。皮可以貫鼓,肉至補益。於物難死,沸湯沃口入腹良久乃剝爾。黿肉亦補,食之如鼉法。此等老者多能變化爲邪魅,自非急勿食之。

【箋疏】

　　本條證類本草作"鮀魚甲"。按,"鮀"與"鼉"各是一字。説文"鮀,鯰也",此指鯰魚之類;爾雅釋魚"鯊,鮀",郭璞注"今吹沙小魚",又别是一種。説文"鼉,水蟲,似蜥易,長大",此即鼉科動物揚子鱷 *Alligator sinensis* 一類,本條用其皮甲,顯然是指後者。故本草經集注明確説:"鮀,即今鼉甲也,用之當炙。皮可以貫鼓,肉至補益。於物難死,沸湯沃口入腹良久乃剝爾。"故正寫當作"鼉魚甲"。

　　既然是"鼉魚甲",何以寫成"鮀魚甲"。本草經考注注意到,"鮀"字在醫心方、本草和名中皆寫作"鱓"。據史記太史公自序:"文身斷髮,黿鱓以處。"索隱注"鱓"音"鼉"。鄭玄注禮記謂"鱓皮可以冒鼓",故集韻説"鼉,或

────────────

①　鱓甲:底本作"鮀魚甲",據本草經集注序錄畏惡七情表改。

作鱓”，應該成立。由此判斷本草經此條原作“鱓魚甲”，傳寫中訛爲“鮀魚甲”。據本草拾遺黿條説：“鱓魚注陶云‘黿肉，補，此老者能變化爲魅’。”鱓魚肝條説：“本經又以鱓爲黿，此誤深矣。”由此確定唐代陳藏器所見本草經集注版本確實寫作“鱓魚甲”。新輯本據本草經集注序錄畏惡七情表也以“鱓魚甲”爲標題。

　　將黿稱爲“鱓魚”固然有文獻依據，但名醫別錄另有“鱓魚”，指代的是鱔魚，兩條都寫作“鱓魚”，容易混淆。而且，按照陳藏器的意思，“鱓魚”一詞的本意，既非鱔魚，也非黿，而是指體型龐大的鱣魚。或許因爲這樣，本草經“鱓魚甲”，遂被改寫爲“鮀魚甲”。陳藏器在本條下説：“鮀魚合作鼉字，本經作鮑魚之別名。”言下之意陳已經看到寫成“鮀”的版本，他同樣不以爲然，認爲這是“鮑魚”的別名，也與黿無關。需要説明的是，陳藏器此語中的“鮀魚”乃是針對“鮑魚”立言，右文“它”與“㐌”俗字經常互相替代，如“陀”與“陁”，故知此處的原文一定是“鮀魚”，而非“鱓魚”。

414 烏賊魚骨　　味鹹，微溫，無毒。主治女子漏下赤白經汁，血閉，陰蝕腫痛，寒熱，癥瘕，無子，驚氣入腹，腹痛環臍，陰中寒腫，令人有子。又止瘡多膿汁不燥。

　　肉　　味酸，平，主益氣強志。**生東海池澤。**取無時。惡白斂、白及。　　此是鸒烏所化作，今其口腳具存，猶相似爾。用其骨亦炙之。其魚腹中有墨，今作好墨用之。

【箋疏】

　　説文云:"鰂,烏鰂,魚名。"段玉裁注:"陶貞白云'是鸓烏所化,其口腹猶相似'。腹中有墨,能吸波潠墨,令水溷黑自衛。劉淵林云'腹中有藥',謂其背骨,今名海鰾蛸是也。""鰂"或體從"即"作"鯽",與今鯽魚字相同。段玉裁專門指出:"此乃俗'鰂'字,以'即'聲古音在十二部也,今人用爲鰶魚字。"按,今言鯽魚,依説文正寫作"鰶",徐鍇云:"今作鯽。"

　　陶弘景言"此是鸓烏所化作"云云,根據蜀本草圖經的意見,鸓烏或即爾雅釋鳥"鴣,烏鸓"者。本草拾遺另記傳説云:"海人云,昔秦王東遊,棄算袋於海,化爲此魚。其形一如算袋,兩帶極長,墨猶在腹也。"相對而言,後一説刻畫烏賊的造型更加形象。此即烏賊科多種烏賊,如金烏賊 *Sepia esculenta*、曼氏無針烏賊 *sepiella maindroni*、針烏賊 *Sepia andreana* 之類。

415 蟹　味鹹,寒,有毒。主治胸中邪氣熱結痛,喎僻,面腫。敗漆,燒之致鼠。解結散血,愈漆瘡,養筋益氣。

　爪　主破胞,墮胎。生伊洛池澤諸水中。取無時。殺莨菪毒。　蟹類甚多,蝤蛑、擁劍、彭蜞皆是,並不入藥。惟蟹最多有用,仙方以化漆爲水,服之長生。以黑犬血灌之三日,燒之,諸鼠畢至。未被霜甚有毒,云食水莨所爲,人中之,不即療多死。目相向者亦殺人,服冬瓜汁、紫蘇汁及大黃丸皆得差。海邊又有彭蜞、擁劍,似彭蜞而大,似蟹而小,不可食。蔡謨初渡江,不識而啖之,幾死,嘆曰:"讀爾雅不熟,爲勸學者所誤。"

【箋疏】

　　説文云:"蠏,有二敖八足,旁行,非蛇鮮之穴無所庇。"本草綱目集解項李時珍說："蟹,橫行甲蟲也。外剛內柔,於卦象離。骨眼蜩腹,蚯腦鱟足,二螯八跪,利鉗尖爪,殼脆而堅,有十二星點。雄者臍長,雌者臍團。腹中之黃,應月盈虧。其性多躁,引聲噀沫,至死乃已。生於流水者,色黃而腥;生於止水者,色紺而馨。"蟹種類甚多,從諸家描述來看,主要指淡水河蟹,以弓蟹科的中華絨螯蟹 Eriocheir sinensis 爲主流。

416 原蠶蛾　雄者,有小毒。主益精氣,強陰道,交接不倦,亦止精。

屎　溫,無毒。主腸鳴,熱中消渴,風痹癮疹。原蠶是重養者,俗呼爲魏蠶。道家用其蛾止精,其翁繭入術用。屎名蠶沙,多入諸方用,不但熨風而已也。

【箋疏】

本草綱目釋名說："按鄭玄注周禮云:原,再也。謂再養者。"蠶的發生次數,每年可有一次、二次乃至更多,稱爲一化性蠶、二化性蠶等,原蠶蛾爲二化性蠶。

417 鯉魚膽　味苦,寒,無毒。主治目熱赤痛,青盲,明目。久服強悍,益志氣。

肉　味甘,主治欬逆上氣,黃疸,止渴。生者,主水腫腳滿,下氣。

骨　主治女子帶下赤白。

齒　主治石淋。生九江池澤。取無時。鯉魚最爲魚之主,形既可愛,又能神變,乃至飛越山湖,所以琴高乘之。山上水中有鯉不可食。

又鯉鮓不可合小豆藿食之。其子合豬肝食之,亦能害人爾。

【箋疏】

說文云:"鯉,鱣也。"爾雅釋魚鯉,郭璞注:"今赤鯉魚。"鯉魚頗有神奇性,太平御覽卷九三六引河圖云:"黃帝游於洛,見鯉魚,長三尺,青身無鱗,赤文成字。"故本草經集注說:"鯉魚,最爲魚之主,形既可愛,又能神變,乃至飛越山湖,所以琴高乘之。"琴高乘赤鯉,見列仙傳。

本草圖經云:"今處處有之,即赤鯉魚也。其脊中鱗一道,每鱗上皆有小黑點,從頭數至尾,無大小皆三十六鱗。古語云'五尺之鯉與一寸之鯉,大小雖殊,而鱗之數等'是也。"此即鯉科淡水魚類鯉 *Cyprinus carpio*,體呈紡錘形,略側扁,背蒼黑,腹淡黃,尾鰭橙紅色,口邊有鬚兩對。

418 蠡魚 味甘,寒,無毒。主濕痹,面目浮腫,下大水,治五痔。有瘡者不可食,令人瘢白。**一名鮦魚。生九江池澤。**取無時。今皆作"鱧"字。舊言是公蠣蛇所變,然亦有相生者。至難死,猶有蛇性。合小豆白煮以療腫滿,甚效。

【箋疏】

說文魚部有鱯、鱧、鯉三字,讀音相近,分指不同的魚類。"鱯,鮦也",並與鮦爲轉注;"鱧,鱯也";"鯉,鱣也"。許慎的訓釋與爾雅、毛詩的詮解頗有不同,段玉裁在說文解字注"鱧"字條下說:"釋魚、毛傳鱧鯇爲一,許鱧鱯爲一,各有所受之也。"

本草經鮧魚一名鮦魚,這與説文的意見相合,而從本
草經集注開始,本草家採納爾雅釋魚郭璞注"鱧,鮦也"的
意見,將其等同於鱧魚。如初學記引本草經即作"鱧魚",
陶弘景也説:"今皆作'鱧'字。"陶又描述説:"舊言是公蠣
蛇所變,然亦有相生者。至難死,猶有蛇性。"此即廣雅釋
魚所言"鱺、鯣,鮦也",據王念孫疏證:"今人謂之烏魚,首
有班文,鱗細而黑,故名鱺魚。鱺之言驪也。"本草綱目集
解項説:"形長體圓,頭尾相等,細鱗玄色,有斑點花文,頗
類蝮蛇,有舌有齒有肚,背腹有鬣連尾,尾無歧。形狀可
憎,氣息腥惡,食品所卑。南人有珍之者,北人尤絶之。"
此即鱧科烏鱧 *Ophiocephalus argus*,俗名黑魚、烏棒,爲
常見淡水魚種。烏鱧皮有斑狀花紋,故傳説與蛇有淵源,
一名蛇皮魚。

419 鰻鱺魚　味甘,有毒。主治五痔,瘡瘻,殺諸蟲。能
緣樹食藤花,形似鱓,取作臛食之。炙以熏諸木竹,辟蛀蟲。膏,療諸瘻瘡。
又有鰌,亦相似而短也。

【箋疏】

本草綱目集解項李時珍説:"鰻鱺,其狀如蛇,背有肉
鬣連尾,無鱗有舌,腹白。大者長數尺,脂膏最多。背有
黄脉者,名金絲鰻鱺。此魚善穿深穴,非若蛟蜃之攻岸
也。或云鯰亦産鰻,或云鰻與蛇通。"埤雅云:"鰻無鱗甲,
白腹,似鱓而大,青色。焚其煙氣辟蠹。有雄無雌,以影
漫鱧而生子。趙辟公雜説云:凡晬抱者鶵鷓鶡雀也,影抱
者龜鼈黿也。有鰻鱺者,以影漫於鱧魚,則其子皆附鱧之

髻鬣而生，故謂之鰻鱺。"此即鰻鱺科鰻鱺 *Anguilla japonica*，魚體細長，呈蛇形，故又稱蛇魚。鰻鱺的性別受環境因素的控制，當魚群密度高，食物不足時變成雄魚，反之則變成雌魚。

420 **白馬莖**　味鹹、甘，平，無毒。主治傷中，脈①絕，陰不起，強志益氣，長肌肉，肥健，生子，小兒驚癎。陰乾百日。

　　眼　主治驚癎，腹滿，瘧疾。當熬②用之。

　　懸蹄　主治驚邪瘛瘲，乳難，辟惡氣，鬼毒，蠱注，不祥，止衄血，內漏，齲齒。**生雲中平澤。**得火良③。

　　白馬蹄　治婦人漏下白崩。

　　赤馬蹄　治婦人④赤崩。并溫。

　　齒　主治小兒馬⑤癎。

　　髻頭膏　主生髮。

　　髻毛　主治女子崩中赤白。

　　心　主治喜⑥忘。

　　肺　主治寒熱，小兒莖痿。

　　肉　味辛、苦，冷。主除熱下氣。長筋，強腰脊，壯健，強意利志，輕身，不飢。

　　脯　治寒熱痿痹。

---

① 脈：底本無此字，據政和本草補。
② 熬：政和本草作"殺"。
③ 得火良：底本無此三字，據本草經集注序錄畏惡七情表補。
④ 婦人：底本無此二字，據政和本草補。
⑤ 馬：政和本草作"驚"。
⑥ 喜：底本作"憙"，據政和本草改。下一"喜"字同。

屎　名馬通,微溫。主治婦人崩中,止渴及①吐、下血,鼻
衄,金創止血。

頭骨　主治喜眠,令人不睡。

溺　味辛,微寒。主治消渴,破癥堅積聚,男子伏梁積疝,
婦人瘕疾,銅器承飲。東行白馬蹄下土作方術用,知女人外情。馬色
類甚多,以純白者爲良。其口、眼、蹄皆白,俗中時有兩三耳。小小用不必
爾。馬肝及鞍下肉,舊言殺人;食駿馬肉,不飲酒亦殺人。白馬青蹄亦不可
食。禮云:馬黑脊而斑臂漏脯亦不復中食。骨傷人,有毒。人體有瘡,馬
汗、馬氣、馬毛亦並能爲害人也。

【箋疏】

　　"莖"在醫書特指陰莖,如黄帝内經素問骨空論説:
"其男子循莖下至篡,與女子等。"靈樞經脉云:"其别者,
循脛上睾,結於莖。"白馬莖即是白馬陰莖,但同樣是本草
經、名醫别錄,牡狗陰莖、狸陰莖、狐陰莖等則呼"陰莖"而
不是徑稱爲"莖",此或者是一種"擬人化"的稱呼。本草
經考注云:"馬之性與人之性頗相似,故禦者能得馬之情。
驚、駮、驕、騷等之字從馬,轉注而爲人用字,亦可以
證矣。"

421 牡狗陰莖　味鹹,平,無毒。主治傷中,陰痿不起,
令強熱大,生子,除女子帶下十二疾。一名狗精。六月之上伏
取,陰乾百日。

膽　主明目,痂瘍惡瘡。生平澤。

---

① 及:底本作"利",據政和本草改。

心　主治憂恚氣,除邪。

腦　主治頭風痹痛,治下部騷瘡,鼻中息肉。

齒　主治癲癇寒熱,卒風痱。伏日取之。

頭骨　主治金創,止血。

四腳蹄①　煮飲之,下乳汁。

白狗血　味鹹,無毒。主治癲疾發作。

肉　味鹹、酸,溫。主安五藏,補絕傷,輕身益氣

屎中骨　主治寒熱,小兒驚癇。白狗、烏狗入藥用。白狗骨燒屑,治諸瘡瘻及妬乳癰腫,黃狗肉大補虛,牝不及牡者。牡者,父也。又呼爲犬,言腳上別有一懸蹄者是也。白狗血合白雞肉、白鵝肝、白羊肉、烏雞肉、蒲子羹②等,皆病人不可食。犬春月目赤鼻燥欲狂獗,不宜食。

【箋疏】

　　本草經集注云:"牡者,父也。又呼爲犬,言腳上別有一懸蹄者是也。"按,犬、狗兩字意思小別,古代文獻説法不一。一種意見是大者爲犬,小者爲狗。禮記曲禮上"效犬者左牽之",孔穎達疏:"然通而言之,狗犬通名;若分而言之,則大者爲犬,小者爲狗。"爾雅釋畜"未成豪,狗",郝懿行義疏:"是狗,犬通名。若對文,則大者名犬,小者名狗;散文則月令言食犬,鶯禮言烹狗,狗亦犬耳。今亦通名犬爲狗矣。"另一説則以犬爲狗之別種。説文云:"犬,狗之有縣蹄者也。象形。孔子曰:視犬之字如畫狗也。"又云:"狗,孔子曰:狗,叩也。叩氣吠以守。"故段玉裁説:

---

①　蹄:底本無此字,據政和本草補。

②　羹:底本漫漶,據政和本草補。

"有縣蹄謂之犬，叩氣吠謂之狗，皆於音得義。此與後蹄廢謂之麤，三毛聚居謂之豬，竭尾謂之豕，同明一物異名之所由也。莊子曰'狗非犬'，司馬彪曰：同實異名。夫異名必由實異，君子必貴遊藝也。"又説："牛羊之字以形聲，今牛、羊、犬，小篆即孔子時古文也。觀孔子言，犬即狗矣，渾言之也。"

【蟲獸部下品】

422 六畜毛蹄甲　味鹹，平，有毒。主治鬼注①蠱毒，寒熱，驚癇痓，癲疾狂走。駱駝毛尤良。六畜謂馬、牛、羊、豬、狗、雞也。騾、驢亦其類，駱駝則外國，方家並不復用。且馬、牛、羊、雞、豬、狗毛蹄，亦已各出其身之品類中，所主治不必皆同此矣。

鼯鼠　主墮胎，生乳②易。生山都平谷。鼯是鼺鼠，一名飛生。狀如蝙蝠，大如鴟鳶，毛紫色闇，夜行飛生。人取其皮毛以與産婦持之，令兒易出。又有水馬，生海中，是魚蝦類，狀③如馬形，亦主易産。此鼯鼠別類而同一條中，當以其是皮毛之物也，今亦在副品限也。

【箋疏】

六畜爲六種家畜，左傳昭公二十五年"爲六畜、五牲、三犧，以奉五味"。杜預注："馬、牛、羊、雞、犬、豕。"陶弘

---

① 注：底本無此字，據政和本草補。
② 生乳：政和本草作"令産"。
③ 類狀：底本作"狀類"，據政和本草倒乙。

景所説亦同,又云:"且馬、牛、羊、雞、豬、狗毛蹄,亦已各出其身之品類中,所主療不必同此矣。"則對本條内容之合理性提出懷疑。本草綱目同此意見,集解項李時珍説:"此係本經一品,姑存以見古迹。"

據䴎鼠條陶弘景注釋:"此䴎鼠別類而同一條中,當以其是皮毛之物也,今亦在副品限也。"意即䴎鼠是六畜毛蹄甲的副品,不單獨計數。按,"䴎"依説文正寫作"鸓",亦作"鸓"。玉篇云:"鸓,鼺鼠,又名飛生。"史記司馬相如列傳"蜼玃飛鸓",裴駰集解引漢書音義云:"飛鸓,飛鼠也。其狀如兔而鼠首,以其頷飛。"本草經集注云:"䴎是鼺鼠。一名飛生。狀如蝙蝠,大如鴟鳶,毛紫色闇,夜行飛生。"本草衍義云:"(䴎鼠)毛赤黑色,長尾,人捕得,取皮爲煖帽。但向下飛則可,亦不能致遠。今關西山中甚有,毛極密,人謂之飛生者是也。"本草綱目集解項補充説:"案郭氏注爾雅云:鼺鼠狀如小狐,似蝙蝠,肉翅四足。翅、尾、項、脅毛皆紫赤色,背上蒼艾色,腹下黃色,喙、頷雜白色。腳短爪長,尾長三尺許。飛而乳子,子即隨母後。聲如人呼,食火煙。能從高赴下,不能從下上高。性喜夜鳴。山海經云:耳鼠狀如鼠,兔首麋身,以其尾飛。食之不脒,可御百毒,即此也。其形,翅聯四足及尾,與蝠同,故曰以尾飛。生嶺南者,好食龍眼。"此即鼺鼠科動物鼺鼠 *Petaurista petaurista* 之類,前後肢之間有飛膜,可滑行,故名飛鼠。

423 麋脂　味辛,温,無毒。主治癰腫,惡瘡,死肌,寒風濕①痹，四支拘緩不收，風頭腫氣，通腠理，柔皮膚。不可近陰，令瘻。**一名官脂**。畏大黃。

　　角　味甘，無毒。主痹，**止血**，益氣力。**生南山山谷，生淮海邊澤中**。十月取。今海陵間最多，千百爲群，多牝少牡。人言一牡輒夫十餘牝，交畢即死。其脂墮土②中經年，人得之方好，名曰遯脂，酒服至良。尋麋性乃爾淫快，不應萎人陰。一方言"不可近陰，令陰不瘻③"，此乃有理。麋肉不可合蝦及生菜、梅李果實食之，皆病人。其角刮取熬香，酒服之大益人事。出彭祖傳中。

【箋疏】

　　本草綱目集解項李時珍説："麋，鹿屬也。牡者有角。鹿喜山而屬陽，故夏至解角；麋喜澤而屬陰，故冬至解角。麋似鹿而色青黑，大如小牛，肉蹄，目下有二竅爲夜目。故淮南子云：孕女見麋而子四目也。博物志云：南方麋千百爲群，食澤草，踐處成泥，名曰麋畯，人因耕獲之。其鹿所息處，謂之鹿場也。今獵人多不分別，往往以麋爲鹿。牡者猶可以角退爲辨，牝者通目爲麀鹿矣。"此即鹿科動物麋鹿 *Elaphurus davidianus*。

　　本條陶弘景注釋説："人言一牡輒夫十餘牝，交畢即死，其脂墮土中經年，人得之方好"云云。從文義看，陶弘景似以牡麋的精液爲"脂"，與肉蓯蓉條説此物"野馬精落地所生"同例。按，此恐是陶弘景誤解，麋脂如熊脂，應該就是麋鹿的脂肪油，如本草綱目説："別錄言十月取脂，煉

①　濕：底本作"溫"，據政和本草改。
②　土：底本作"立"，據政和本草改。
③　不瘻：底本作"萎"，據政和本草改。

過收用。"

424 蛇蜕　味鹹、甘,平,無毒。主治小兒百二十種驚癇,瘈瘲,癲疾,寒熱,腸痔,蟲毒,蛇癇,弄舌搖頭,大人五邪,言語僻越,惡瘡,嘔咳,明目。火熬之良。一名龍子衣,一名蛇符,一名龍子皮,一名龍子單衣,一名弓皮。生荆州川谷及田野。五月五日、十五日取之,良。畏慈石及酒,少熬之良。　草中不甚見虺蝮蛇,惟有長者,多是赤練、黄頷輩,其皮不可復識。今往往得爾,皆須完全,石上者弥佳,燒之甚療諸惡瘡也。

【箋疏】

説文云:"蜕,蛇、蟬所解皮也。"有龍子衣、弓皮諸別名。本草經集注説:"草中不甚見虺蝮蛇,惟有長者,多是赤練、黄頷輩,其皮不可復識。今往往得爾,皆須完全,石上者弥佳,燒之甚療諸惡瘡也。"本草拾遺云:"凡使,勿用青、黄、蒼色者,要用白如銀色者。"可見蛇蜕爲多種蛇蜕下的皮膜,並無特別之品種要求。

425 蜈蚣　味辛,溫,有毒。主治鬼注,蠱毒,噉諸蛇,蟲魚毒,殺鬼物老精溫瘧,去三蟲,治心腹寒熱結聚,墮胎,去惡血。生大吳川谷、江南。赤頭足者良。今赤足者多出京口,長山、高麗山、茅山亦甚有,於腐爛積草處得之,勿令傷,暴乾之。黄足者甚多,而不堪用,人多火炙令赤以當之,非真也。一名蒺蛆,莊周云"蒺蛆甘帶",淮南子云"騰蛇遊霧,而殆於蒺蛆"。其性能制蛇,忽見大蛇,便緣而噉其腦。蜈蚣亦嚙人,以桑汁、白鹽塗之即愈。

【箋疏】

蜈蚣爲蜈蚣科蜈蚣屬的節肢動物,本草説"生大吳川谷、江南,赤頭足者良",此即少棘蜈蚣 *Scoropendra subspinipes*。其頭板和第一背板呈金紅色,與墨綠色或黑色的其餘背板顯著不同,步足爲黄色,但最末步足多呈赤褐色,故云"赤頭、赤足"。

426 馬陸　味辛,溫,有毒。主治腹中大堅癥,破積聚,息肉,惡瘡,白禿,治寒熱,痞結,脅下滿。一名百足,一名馬軸。生玄菟川谷。李云此蟲形長五六寸,狀如大蚓,夏月登樹鳴,冬則蟄,今人呼爲飛蚿蟲也,恐不必是馬陸爾。今有一細黄蟲,狀如蜈蚣而甚長,俗名土蟲,雞食之醉悶亦至死。書云"百足之蟲,至死不殭",此蟲足甚多,寸寸斷便寸行,或欲相似。方家既不復用,市人亦無取者,未詳何者的是。

【箋疏】

"蠲"是馬陸的專名,説文段玉裁訂正作:"馬蠲也。从虫,罒象形,益聲。明堂月令曰:腐艸爲蠲。"注釋説:"馬蠲亦名馬蚿,亦名馬蚿,亦名馬䗃,見吕覽仲夏紀、淮南時則訓高注。而爾雅釋蟲'蛝、馬蠸',郭注:'馬蠲、蚭。俗呼馬蠸。'方言曰:'馬蚿大者謂之馬蚰。'蚰、蠸同字也。莊子謂之蚿,多足蟲也。今巫山夔州人謂之艸鞵絆,亦曰百足蟲。茅茨陳朽則多生之,故淮南、吕覽皆曰'腐艸化爲蚈',高注曰'蚈讀如蹊徑之蹊'是也。其注淮南云'一曰熒火',乃備異説。鄭注戴記'腐艸爲熒'曰:'熒,飛蟲、熒火也。'蓋非古文古説。"

　　新修本草説：“此蟲大如細筆管，長三四寸，斑色，一如蚰蜒，襄陽人名爲馬蚿，亦呼馬軸，亦名刀環蟲，以其死側臥，狀如刀環也。”此所描述的是多足綱倍足亞綱山蛩目昆蟲，具體種類難於確指，今天一般以圓馬陸科寬跗隴馬陸 kronopolites svenhedini 爲藥用正品。馬陸受刺激後會蜷縮成團，像死了一樣保持不動。故新修本草説“以其死側臥，狀如刀環也”。本草綱目集解項糾正云：“馬蚿處處有之。形大如蚯蚓，紫黑色，其足比比至百，而皮極硬，節節有横文如金綫，首尾一般大。觸之即側臥局縮如環，不必死也。”

　　427 蠮螉　味辛，平，無毒。**主治久聾，欬逆，毒氣，出刺，出汗**，治鼻窒。其土房主癰腫，風頭。一名土蜂。**生熊耳川谷及牂牁**，或人屋間。此類甚多，雖名土蜂，不就土中爲窟，謂摶土作房爾。今一種黑色，腰甚細，銜泥於人室及器物邊作房，如並竹管者是也。其生子如粟米大，置中，乃捕取草上青蜘蛛十於枚滿中，仍塞口，以擬其子大爲糧也。其一種入蘆竹管中者，亦取草上青蟲，一名蜾蠃。詩人云“螟蛉有子，蜾蠃負之”，言細腰物無雌，皆取青蟲，教祝便變成己子，斯爲謬矣。造詩者乃可不詳，未審夫子何爲因其僻邪。聖人有闕，多皆類此。

【箋疏】

　　詩經小雅“螟蛉有子，蜾蠃負之”，毛傳曰：“螟蛉，桑蟲也。蜾蠃，蒲盧也。負，持也。”鄭箋云：“蒲盧取桑蟲之子負持而去，煦嫗養之，以成其子；喻有萬民不能治，則能治者將得之。”爾雅釋蟲“果蠃，蒲盧”，郭璞注：“即細要蜂也，俗呼爲蠮螉。”説文云：“蟺，蟺蠃，蒲盧，細要土蜂也。

天地之性,細要純雄無子。"既然蜾蠃純雄無子,遂傳説其以螟蛉之子爲子,"螟蛉子"一詞即由此而來。相關文獻甚多,如法言學行云:"螟蛉之子殪,而逢蜾蠃,祝之曰:類我,類我。久則肖之矣。"陸璣詩疏也説:"(蜾蠃)取桑蟲負之於木空中,或書簡筆筒中,七日而化爲其子。"

　陶弘景獨不以此爲然,故注釋云云,這是觀察所得的意見,蜀本草贊同并補充説:"按爾雅'果蠃,蒲盧',注云:'即細腰蜂也,俗呼爲蠮螉。'詩云'螟蛉之子,蜾蠃負之',注曰:'螟蛉,桑蟲也。蜾蠃,蒲盧也。言蒲盧負持桑蟲,以成其子。'乃知蠮螉即蒲盧也,蒲盧即細腰蜂也。據此,不獨負持桑蟲,以佗蟲入穴,揵泥封之,數日則成蜂飛去。陶云是先生子如粟在穴,然捕佗蟲以爲之食。今人有候其封穴了,壞而看之,果見有卵如粟在死蟲之上,則如陶説矣。而詩人以爲喻者,蓋知其大而不知其細也。陶又説此蜂黑色,腰甚細,能揵泥在屋壁間作房,如並竹管者是也。亦有入竹管中、器物間作穴者,但以泥封其穴口而已。"本草衍義對此也加以肯定云:"蠮螉,諸家所論備矣,然終不敢捨詩之意。嘗析窠而視之,果有子,如半粟米大,其色白而微黄,所負蟲亦在其中,乃青菜蟲,卻在子下,不與蟲相着。又非葉蟲及草上青蟲,應是諸蟲皆可也。陶隱居所説近之矣。"按,詩經蜾蠃即本條蠮螉,爲蜾蠃科黄緣蜾蠃 *Anterhynchium flavomarginatum* 之類,多利用空竹管做巢,每巢産一卵,以絲懸於巢内側,並外出捕捉鱗翅目幼蟲等,經螫刺麻醉後貯於巢室内,以供其幼蟲孵化後食用。前代詩人觀察不仔細,遂生誤會,陶弘景所言爲是。

428 雀甕　味甘,平,無毒。主治小兒驚癇,寒熱,結氣,
蠱毒,鬼注。一名躁舍。生漢中。採蒸之,生樹枝間,蚝蛅房
也。八月取。蚝蛅,蚝蟲也。此蟲多在石榴樹上,俗爲蚝蟲,其背毛亦螫
人。生卵形如雞子,大如巴豆,今方家亦不用此。蚝,一作載爾。

【箋疏】

　　名醫別錄謂雀甕乃"蚝蛅房也"。爾雅釋蟲"螺,蚝
蛅",郭璞注:"載屬也。今青州人呼載爲蚝蛅。"説文:
"載,毛蟲也。"按,本草圖經説:"蚝蛅,蚝蟲也,亦曰載。
毛蟲好在石榴木上,似蠶而短,背上有五色斑,刺螫人有
毒,欲老者口吐白汁,凝聚漸堅硬,正如雀卵,故名之。"蚝
蛅爲刺蛾科黃刺蛾 Cnidocampa flavescens 的幼蟲,有枝
刺,刺上有黑色刺毛,體背有紫褐色大斑紋,前後寬大,體
側中部有兩條藍色縱紋;雀甕即其繭,橢圓形,質堅硬,黑
褐色,有灰白色不規則縱條紋,頗似雀卵,若蓖麻子大,有
斑紋。

429 彼子　味甘,溫,有毒。主治腹中邪氣,去三蟲,蛇
螫,蠱毒,鬼注,伏尸。生永昌山谷。方家從來無用此者,古今諸醫
及藥家了不復識。又一名羆子,不知其形何類也。

【箋疏】

　　彼子原在蟲魚部,陶弘景不識其物,表示"方家從來
無用此者,古今諸醫及藥家了不復識"。新修本草懷疑
"彼"字是"柀"字之訛,有云:"此'彼'字,當木傍作皮。
'柀'仍音披,木實也,誤入蟲部。爾雅云'柀,一名杉'。

葉似杉,木如柏,肌軟,子名榧子。陶於木部出之,此條宜
在果部中也。"榧實條注釋也説:"此物是蟲部中彼子也。
爾雅云'柀,杉也',其樹大連抱,高數仞。葉似杉,其木如
柏,作松理,肌細軟,堪爲器用也。"開寶本草不同意蘇敬
的意見,但也不識彼子其物,於是將其由蟲魚部移到有名
無用卷之最後,并注釋説:"陶隱居不識,唐本注以爲榧
實。今據木部下品自有榧實一條,而彼子又在蟲魚部中,
雖同出永昌,而主療稍別。古今未辨,兩注不明,今移入
於此卷末,以俟識者。"因此,彼子在陶弘景校訂的本草經
居蟲魚部,開寶本草始將其退入有名未用中。

430 鼠婦　味酸,溫、微寒,無毒。主治氣癃,不得小便,
婦人月閉,血瘕,癎痙,寒熱,利水道。一名負蟠,一名蚜蝛,一
名蜲蟋。生魏郡平谷及人家地上,五月五日取。一名鼠負,言鼠
多在坎中,背則負之,今作"婦"字,如似乖理。又一名鼠姑。

【箋疏】

　　爾雅釋蟲"蟠,鼠負",郭璞注:"盆器下蟲。"説文云:
"蟠,鼠婦。"寫法與本草經一致。詩經豳風"伊威在室",
陸璣詩疏云:"伊威,一名委黍,一名鼠婦,在壁根下甕底
土中生,似白魚者是也。"本草衍義云:"鼠婦,此濕生蟲
也,多足,其色如蚓,背有橫紋蹙起,大者長三四分,在處
有之,磚甃及下濕處多,用處絶少。"本草綱目集解項補充
説:"形似衣魚稍大,灰色。"鼠婦的原動物應爲潮蟲科鼠
婦 *Porcellio scaber* 之類,除此之外,卷甲蟲科普通卷甲
蟲 *Armadillidium vulgare*,形態與鼠婦相近,也被作爲

鼠婦藥用。

431 螢火　味辛,微溫,無毒。主明目,小兒火瘡傷,熱氣,蠱毒,鬼注,通神精。一名夜光,一名放光,一名熠耀,一名即炤。生階地池澤。七月七日取,陰乾。此是腐草及爛竹根所化,初猶未如蟲,腹下已有光,數日便變而能飛。方術家捕取内酒中令死,乃乾之,俗藥用之亦稀。

【箋疏】

爾雅釋蟲"螢火,即炤",郭璞注:"夜飛,腹下有火。"螢火即螢科螢火蟲,種類繁多,因其尾部有發光細胞,可以發出螢光而得名。螢火蟲一般在水草叢中産卵,幼蟲多次蜕變,經過蛹的階段,最後成蟲。或因爲螢火蟲常見於草叢,故古人以爲螢火蟲是腐草所化,此即禮記月令所言"腐草爲螢",本草經集注亦云:"此是腐草及爛竹根所化,初猶未如蟲,腹下已有光,數日便變而能飛。"

本草綱目將螢火蟲分爲三種,集解項李時珍説:"螢有三種:一種小而宵飛,腹下光明,乃茅根所化也,吕氏月令所謂腐草化爲螢者是也;一種長如蛆蠋,尾後有光,無翼不飛,乃竹根所化也,一名蠲,俗名螢蛆,明堂月令所謂'腐草化爲蠲'者是也,其名宵行,茅竹之根,夜視有光,復感濕熱之氣,遂變化成形爾;一種水螢,居水中,唐李子卿水螢賦所謂'彼何爲而化草,此何爲而居泉'是也。入藥用飛螢。"其中水螢爲水生螢火蟲,如黃緣螢 *Luciola ficta*、條背螢 *Luciola substriata* 之類;飛螢則是陸生的螢火蟲 *Luciola vitticollis* 之類。多數螢火蟲僅雄蟲有鞘翅能飛，雌蟲鞘翅退化，不能飛行，但仍有發光細胞，能發光。爾雅義疏的觀察較本草綱目尤爲仔細，有云："今驗螢火有二種：一種飛者，形小頭赤；一種無翼，形似大蛆，灰黑色，而腹下火光大於飛者，乃詩所謂宵行。爾雅之即炤，亦當兼此二種，但説者止見飛螢耳。"由此知李時珍所説飛螢，當是螢火蟲的雄蟲，蠲或稱螢蛆，則是螢火蟲的雌蟲或幼蟲。

432 衣魚　味鹹，溫，無毒。主治婦人疝瘕，小便不利，小兒中風項强背起，摩之。又治淋，墮胎，塗瘡滅瘢。一名白魚，一名蟫。生咸陽平澤。衣中乃有，而不可常得，多在書中，亦可用。小兒淋閉，以摩臍及小腹，即溺通也。

【箋疏】

　　衣魚即是衣魚科衣魚 *Lepisma saccharina*、毛衣魚 *Ctenolepisma villosa* 之類。爾雅釋蟲"蟫，白魚"，郭璞注："衣書中魚，一名蛃魚。"酉陽雜俎續集卷二云："建中末，書生何諷常買得黃紙古書一卷。讀之，卷中得髮卷，規四寸，如環無端，何因絶之。斷處兩頭滴水升餘，燒之作髮氣。諷嘗言於道者，吁曰：君固俗骨，遇此不能羽化，命也。據仙經曰，蠹魚三食神仙字，則化爲此物，名曰脈望。夜以規映當天中星，星使立降，可求還丹。取此水和而服之，即時換骨上賓。因取古書閱之，數處蠹漏，尋義讀之，皆神仙字，諷方哭伏。"本草綱目集解項辯正説："衣魚，其蠹衣帛書畫，始則黃色，老則有白粉，碎之如銀，可打紙箋。按段成式言：何諷于書中得一髮長四寸，卷之無

端,用力絶之,兩端滴水。一方士云:此名脈望,乃衣魚三
食神仙字,則化爲此。夜持向天,可以墜星,求丹。又異
於吞魚致仙之説。大抵謬妄,宜辯正之。”

433 白頸蚯蚓　味鹹,寒、大寒,無毒。**主治蛇瘕,去三**
蟲,伏尸,鬼注,蠱毒,殺長蟲,仍自化作水。治傷寒伏熱,狂
謬,大腹,黃疸。一名土龍。**生平土,**三月取。陰乾。白頸是其
老者爾,取破去土,鹽之,日暴,須臾成水。道術多用之。溫病大熱狂言,飲
其汁皆差,與黃龍湯療同也。其屎呼爲蚓蟥食,細土無沙石,入合丹泥釜
用。若服此乾蚓,應熬作屑,去蚘蟲甚有驗也。

【箋疏】

説文“螾,側行者”,段玉裁注:“考工記‘卻行、仄行’,
鄭曰:‘卻行,螾衍屬;仄行,蟹屬。’與許異。今觀丘蚓實
卻行,非側行,鄭説長也。丘蚓俗曰曲蟮,漢巴郡有朐忍
縣,以此蟲得名。丘、朐、曲一語之轉也。”蚯蚓別名甚
多,本草綱目記有螼螾、朐朑、堅蠶、蜿蟺、曲蟺、土蟺、土
龍、地龍子、寒蟪、寒蚓、附蚓、歌女等。按,蚯蚓是環節
動物門寡毛綱動物的總稱,所謂“白頸蚯蚓”,陶弘景注
釋説“白頸是其老者爾”,應該是指巨蚓科環毛蚓屬性成
熟個體出現的白色指環狀生殖環帶,一般以參環毛蚓
Pheretima aspergillum 爲常見。

434 螻蛄　味鹹,寒,無毒。**主治産難,出肉中刺,潰癰**
腫,下哽噎,解毒,除惡瘡。一名蟪蛄,一名天螻,一名螫。生
東城平澤。夜出者良,夏至取,暴乾。以自出者。其自腰以前甚澀,

主止大小便;從腰以後甚利,主下大小便。若出拔刺,多用其腦。此物頗協神鬼,昔人獄中得其蟪力者;今人夜忽見出,多打殺之,言爲鬼所使也。

【箋疏】

螻蛄是常見的地下害蟲,爾雅釋蟲"螜,天螻",郭璞注:"螻蛄也,夏小正曰螜則鳴。"廣雅釋蟲云:"炙鼠、津姑、螻蜮、蟓蛉、蛞螻,螻蛄也。"本草綱目集解項李時珍説:"螻蛄穴土而居,有短翅四足。雄者善鳴而飛,雌者腹大羽小,不善飛翔,吸風食土,喜就燈光。入藥用雄。云用火燒地赤,置螻于上,任其跳死,覆者雄,仰者雌也。"此即螻蛄科非洲螻蛄 *Gryllotalpa africana*、華北螻蛄 *Gryllotalpa unispina* 之類。

435 **蜣蜋** 味鹹,寒,有毒。**主治小兒驚癇,瘈瘲,腹脹,寒熱,大人癲疾狂易,**手足端寒,肢滿賁豚。**一名蛣蜣。火熬之良。生長沙池澤。**五月五日取,蒸,藏之,臨用當炙。勿置水中,令人吐。畏羊角、石膏。 莊子云:"蛣蜣之智,在於轉丸。"其喜入人糞中,取屎丸而卻推之,俗名爲推丸,當取大者。其類有三四種,以鼻頭扁者爲真。

【箋疏】

蜣蜋是糞食性昆蟲,故本草經集注説:"莊子云'蛣蜣之智,在於轉丸'。其喜入人糞中,取屎丸而卻推之,俗名爲推丸,當取大者。其類有三四種,以鼻頭扁者爲真。"本草圖經説:"其類極多,取其大者。又鼻高目深者,名胡蜣蜋,用之最佳。"本草綱目觀察尤其仔細,集解項李時珍説："蜣蜋以土包糞，轉而成丸，雄曳雌推，置於坎中，覆之而去。數日有小蜣蜋出，蓋孚乳於中也。"蜣蜋包括金龜子科的多個品種，本草圖經謂鼻高目深之胡蜣蜋，當即神農蜣蜋 Catharsius molossus，俗稱屎殼郎，其雄蟲頭部有一基部粗大的後彎角突，角突基部後側有一對小突；陶弘景言鼻頭扁者，則似大蜣蜋 Scarabaeus sacer。

436　地膽　味辛，寒，有毒。**主治鬼注，寒熱，鼠瘻，惡瘡，死肌，破癥瘕，墮胎**，蝕瘡中惡肉，鼻中息肉，散結氣石淋。去子，服一刀圭即下。**一名蚖青**，一名青蛙。**生汶山川谷**，八月取。惡甘草。　真者出梁州，狀如大馬蟻，有翼；僞者即斑貓所化，狀如大豆。大都療體略同，必不能得真爾，此亦可用，故有蚖青之名。蚖字乃異，恐是相承誤矣。

【箋疏】

　　按照陶弘景的意見，地膽存在同名異物現象，本草經集注云："真者出梁州，狀如大馬蟻，有翼；僞者即斑貓所化，狀如大豆。"新修本草表示："形如大馬蟻者，今見出邠州者是也。狀如大豆者，未見也。"本草綱目集解項李時珍説："今處處有之，在地中或牆石內，蓋芫青、亭長之類，冬月入蟄者，狀如斑蝥。蘇恭未見，反非陶説，非也。本經別名芫青，尤爲可證。既曰地膽，不應復在草菜上矣。蓋芫青，青綠色；斑蝥，黃斑色；亭長，黑身赤頭；地膽，黑頭赤尾。色雖不同，功亦相近。"今以芫青科地膽 Meloe coarctatus、長地膽 Meloe violcews、長圓胸地膽芫菁 Meloe corvinus 之類作爲地膽的原動物，這類昆蟲鞘翅極

短,葉片狀,確實符合陶弘景説"狀如大馬蟻,有翼"的樣
子。芫青科的昆蟲多數含有斑蝥素,有強烈刺激性,陶説
"僞者即斑蝥所化",又承認"大都療體略同",當指同科其
他物種。

437 馬刀　味辛,微寒,有毒。**主治漏下赤白,寒熱,破
石淋,殺禽獸、賊鼠**,除五藏間熱,肌中鼠鼹,止煩滿,補中,去
厥痹,利機關。用之當煉,得水爛人腸。又云得水良①。一名
馬蛤。**生江湖池澤**及東海。取無時。李云生江漢中,長六七寸,江
漢間人名爲單姥,亦食其肉,肉似蚌。今人多不識之,大都似今蟟蛶而非。
方用至少。凡此類皆不可多食,而不正入藥,惟蛤蜊煮之醒酒,蜆殼陳久者
止利。車螯、蚶蠣、蟶蠔之屬,亦可爲食,無損益,不見所主。雉入大水變爲
蜃,蜃云是大蛤,乃是蚌爾。煮食諸蜊蝸與菜,皆不利人也。

【箋疏】

　　爾雅釋魚"蜌,廬",郭璞注:"今江東呼蚌長而狹者爲
廬。"從生境來看,除名醫別錄提到馬刀生東海外,多數文
獻都謂其生江湖池澤,故當爲淡水生物。本草綱目集解
項李時珍説:"馬刀似蚌而小,形狹而長。其類甚多,長短
大小,厚薄斜正,雖有不同,而性味功用,大抵則一。"如
此,馬刀來源之主流應該是蚌科矛蚌類、楔蚌類,如短褶
矛蚌 *Lanceolaria glayana*、劍狀矛蚌 *Lanceolaria gladiola*、
矛形楔蚌 *Cuneopsis celtiformis* 等蚌殼長寬比較大的蚌
類;而本草記載生東海的馬刀,則有可能是竹蟶科的長竹

---

①　又云得水良:據本草經集注序錄畏惡七情表有"馬刀,得水良"屬畏
惡,當爲小字。

蟶 *Solen gouldi* 之類。但這些物種皆無毒，與本草記載有毒，且能"殺禽獸、賊鼠"，并告誡"用之當煉，得水爛人腸"，不太吻合，原因尚待探求。

438 貝子　味鹹，平，有毒。**主治目翳，鬼注，蠱毒，腹痛下血，五癃，利水道，除寒熱溫注，解肌，散結熱。燒用之良。**一名貝齒。**生東海池澤。**此是今小小貝子，人以飾軍容服物者，乃出南海。燒作細屑末，以吹眼中，療翳良。又真馬珂擣末，亦療盲翳。

【箋疏】

說文云："貝，海介蟲也。居陸名猋，在水名蜬。象形。"段玉裁注："象其背穹窿而腹下岐。"其"猋"，據爾雅釋魚亦寫作"贆"。本草圖經說："貝子生東海池澤，今南海亦有之。貝類之最小者，又若蝸狀。"本草綱目釋名說："貝字象形，其中二點，象其齒刻，其下二點，象其垂尾。古者貨貝而寶龜，用爲交易，以二爲朋。"由此知貝子、貝齒，當爲寶貝科貨貝 *Monetaria moneta* 之類。

439 田中螺汁　大寒。**主目熱赤痛，止渴。**生水田中及湖瀆岸側，形圓大如梨、橘者，人亦煮食之。煮汁亦療熱，醒酒，止渴。患眼痛，取真珠並黃連內其中，良久汁出，取以注目中，多差。

【箋疏】

據陶弘景所言，此即田螺，爲田螺科中國圓田螺 *Cipangopaludina chinensis*、中華圓田螺 *Cipangopaludina cahayensis* 之類。

440 蝸牛　味鹹,寒。主賊風喎僻,踠跌,大腸下脱肛,筋急及驚癇。蝸牛,字是力戈反,而俗呼爲瓜牛。生山中及人家,頭形如蛞蝓,但背負殼爾,前以注説之。海邊又一種,正相似,火炙殼便走出,食之益顔色,名爲寄居。方家既不復用,人無取者,未詳何者的是也。

【箋疏】

蝸牛爲巴蝸牛科同型巴蝸牛 *Bradybaena similaris*、條華蝸牛 *Cathaica fasciola* 之類。餘詳蛞蝓條箋疏。

441 豚卵①　味甘,温,無毒。主治驚癇癲疾,鬼注,蠱毒,除寒熱,賁豚,五癃,邪氣,攣縮。一名豚顛。陰乾藏之,勿令敗。

懸蹄　主治五痔,伏熱在腸②,腸癰内蝕。

豬四足　小寒。主治傷撻諸敗瘡,下乳汁。

心　主治驚邪,憂恚。

腎　冷利,理腎氣,通利膀胱。

膽　治傷寒熱渴。

肚　補中益氣,止渴利。

齒　主治小兒驚癇。五月五日取。

鬐膏　主生髮。

肪膏　主煎諸膏藥,解斑苗、芫③青毒。

㹠豬肉　味酸,冷。治狂病。

---

①　豚卵:此條陶弘景注釋部分從"裂肪膏煎藥"開始,以吐魯番出土本草經集注殘片爲底本,其餘部分以新修本草寫本卷十五爲底本。

②　伏熱在腸:底本作"伏腸",據政和本草改。

③　芫:底本作"元",據政和本草改。

凡豬肉　味苦,主治閉血脈。弱筋骨,虛人肌,不可久食,病人、金創者尤甚。

豬屎　主寒熱,黃疸,濕痹。豬爲用最多,惟肉不宜人,人有多食,皆能暴肥,此蓋虛肌故也。其脂能悦澤皮膚①,作手膏不皴裂。肪膏煎藥,無不用之。勿令中水,臘月者歷年不壞。頸下膏謂之負革脂,入道家用。其屎汁極治溫毒。食其肉飲酒,不可卧秫稻穰中。又白豬白蹄雜青者,不可食。豬膏又忌烏梅也。▢田舍牡者,尖頭不用食。宅店豬以田野▢有效。作藥法,取臘月雪置空缸中,豬屎和之,埋▢即氣病者,絞汁服之,二升即差,天下良驗,百始▢②

【箋疏】

豬爲家畜,本草經唯取豚卵與懸蹄入藥,名醫別録兼用豬肉、内臟等。説文云:"豕,彘也。竭其尾,故謂之豕。象毛足而後有尾。讀與豨同。"急就篇"六畜蕃息豚豕豬"句,顏師古注:"豕者,彘之總名。"小豬爲豚,所謂"豚卵",本草圖經云:"今云豚卵,當是豬子也。"本草綱目則有不同看法,釋名項説:"豚卵,即牡豬外腎也。牡豬小者多犗去卵,故曰豚卵。"按,"卵"可指睾丸,如黃帝内經素問診要經終論云:"厥陰終者,中熱、嗌乾、善溺、心煩,甚則舌卷、卵上縮而終矣。"名醫別録言"陰乾藏之勿令敗",豚卵若是小豬,現用現殺即可,似不必專門貯藏,故當以李時珍所言爲是。本草經考注注意到,外臺秘要卷十五療五癩方引古今録驗蔄茹子散,用豬卵一具,陰乾百日。豬卵即是豚卵,亦即豬的外腎。

---

① 膚:底本作"虛",據政和本草改。
② 田舍牡者……百始:新修本草、政和本草皆無此段。

442 鷰屎① 味辛，平，有毒。**主治蠱毒鬼注，逐不祥邪氣，破五癃，利小便。**生高谷山平谷。鷰有兩種，有胡、有越。紫胸輕小者是越鷰，不入藥用；胸斑黑，聲大者是胡鷰。世呼胡鷰爲夏候，其作窠喜長，人言有容一疋絹者，令②家富。窠亦入藥，與屎同，多以作湯洗浴，治③小兒驚邪。窠④戶有北向及尾羽色白者，皆數百歲鷰，食之延年。凡鷰肉不可食，令人入水爲蛟所吞。亦不宜殺也。

【箋疏】

説文云："燕，玄鳥也。籋口，布翄，枝尾。象形。"燕又稱"乙鳥"，説文"乞，玄鳥也。齊魯謂之乞，取鳴自呼，象形。鳦，乞或從鳥。"燕與人類生活接觸較爲密切，故附會傳説亦多，本草綱目集解項説："燕大如雀而身長，籋口豐頷，布翅歧尾，背飛向宿。營巢避戊己日，春社來，秋社去。其來也，銜泥巢於屋宇之下；其去也，伏氣蟄於窟穴之中。"燕爲燕科動物，本草經集注説燕有兩種云云，所言胡燕即是家燕 *Hirundo rustica*，越燕則是同屬之金腰燕 *Hirundo daurica*。

443 天鼠屎⑤ 味辛，寒，有毒⑥。**主治面癰腫，皮膚洗洗⑦時痛，腹中血氣，破寒熱積聚，除驚悸，去面黑奸。一名鼠**

---

① 鷰屎：此條以吐魯番出土本草經集注殘片爲底本。
② 令：底本作"人"，據政和本草改。
③ 治：底本無此字，據政和本草作"療"改。
④ 窠：底本無此字，據政和本草補。
⑤ 天鼠屎：此條以吐魯番出土本草經集注殘片爲底本。
⑥ 有毒：政和本草作"無毒"。
⑦ 洗洗：底本作"説説"，據政和本草改。

沽，一名石肝。生合①浦山谷。十月、十二月取。惡白斂、白微。　方家不用，世不復識此耳。

【箋疏】

陶弘景不識此物，表示“方家不用，世不復識此耳”。新修本草説：“李氏本草云‘即伏翼屎也’。伏翼條中不用屎，是此明矣。方言名仙鼠，伏翼條已論也。”伏翼條又説：“伏翼，以其晝伏有翼爾。李氏本草云‘即天鼠也’。又云：‘西平山中別有天鼠，十一月、十二月取。主女人生子餘疾，帶下病，無子。’方言一名仙鼠，在山孔中食諸乳石精汁，皆千歲。頭上有冠，淳白，大如鳩鵲。食之令人肥健，長年。其大如鶉，未白者皆已百歲，而並倒懸，其石孔中屎皆白，如大鼠屎，下條天鼠屎，當用此也。”

444　鼴鼲鼠②　味鹹，無毒。主治癰疽，諸瘻，蝕惡瘡，陰䘌爛瘡。在土中行。五月取，令乾，燔之。世中一名隱鼠，一名鼢鼠。形如鼠，大而無尾，黑色，長鼻甚強，恒穿③耕地中行，討掘即得。今諸山林中有獸④，大如水牛，形似豬，灰赤色，下腳似象，胸前、尾上皆白，有力而鈍，亦名鼴鼠。人張網取食之，肉亦似牛，多以作脯。其膏亦云主瘻。乃云此是鼠王，其精溺一滴落地，輒成一鼠，穀有鼠災年則多出，恐非虛耳。“穀”字一作“殺”⑤。此鼠蹄燒末酒服，又以骨搗碎釀酒將服之，並治瘻良

---

①　合：底本作“令”，據政和本草改。
②　鼴鼲鼠：新修本草作“鼴鼠”。此條以吐魯番出土本草經集注殘片爲底本，“今諸山林中”句後，以新修本草寫本卷十五爲底本。
③　穿：底本作“身”，據政和本草改。
④　獸：底本作“一狩”，據政和本草改。
⑤　穀字一作殺：政和本草無此句，從文義看，似非本草經集注原文。

驗也。

【箋疏】

　　鼹鼠指代的物種，諸家意見甚不統一。按照陶弘景的描述，鼹鼠有如下特徵：形如鼠、無尾、主要在地下活動；而本草衍義所説的特徵有：毛色如鼠、腳極短，尾甚短，目小。綜合起來，顯然就是鼹科的麝鼹 Scaptochirus moschatus、大缺齒鼹 Mogera robusta 之類。但奇怪的是，本草圖經所繪鼹鼠圖例卻有尾巴，再看蘇頌的描述："其形類鼠而肥，多膏，色黑，口鼻尖大，常穿地行。旱歲則爲田害。"此當是倉鼠科的中華鼢鼠 Myospalax fmithi 之類。

　　本草綱目的看法又不太一樣，釋名項首列別名"田鼠"，李時珍解釋説："田鼠偃行地中，能壅土成垄，故得諸名。"集解項亦説："許慎言鼢乃伯勞所化。月令季春田鼠化爲駕，夏小正八月駕爲鼠，是二物交化，如鷹、鳩然也。駕乃鶉類。隆慶辛未夏秋大水，蕲、黃瀕江之地，鼢鼠遍野，皆魚所化。蘆稼之根，齧食殆盡，則鼢之化，不獨一種也。"湖灘地主要鼠患，應該是倉鼠科東方田鼠 Microtus fortis 之類，此可能即是本草綱目所稱的"鼹鼠"。

　　445 獺肝　味甘，有毒。主治鬼注蠱毒，卻魚鯁[1]，止久[2]嗽，燒服之。

———————

[1]　鯁：底本作"臊"，據政和本草改。
[2]　止久：底本無此二字，據政和本草補。

肉　治疫氣溫病。及牛、馬時行病,煮屎灌之亦良。獺有兩種:有獱獺,形大,頭如馬,身似蝙蝠,不入藥用;此當取常所見①者。其骨亦療食魚骨鯁。有牛馬家,可逆取屎錄之。多出溪岸邊,其肉不可與兔肉雜食也。

【箋疏】

　　説文云:"獺,如小狗也,水居食魚。"玉篇云:"獺如貓,居水食魚也。"本草綱目集解項説:"獺狀似青狐而小,毛色青黑,似狗,膚如伏翼,長尾四足,水居食魚。能知水信爲穴,鄉人以占潦旱,如鵲巢知風也。"據李時珍所説,此即鼬科動物水獺 *Lutra lutra*;至於陶弘景所言"獱獺",揚雄羽獵賦"蹈獱獺,據黿鼉",李善注引郭璞三蒼解詁云:"獱似狐,青色,居水中,食魚。"或即同屬動物滑獺 *Lutra perspicillata*,體型較水獺爲大。

446 狐陰莖　味甘,有毒。主治女子絶産,陰癢,小兒陰頹卵腫。

五藏及腸　味苦,微寒,有毒。主治蠱毒,寒熱,小兒驚癇。

雄狐屎　燒之辟惡。在木石上者是。江東無狐,皆出北方及益州間。形似狸而黃,亦善能爲魅。

【箋疏】

　　狐爲常見物種,本草綱目集解項説:"狐,南北皆有

──────────
① 常所見:政和本草作"以魚祭天"。

之,北方最多。有黄、黑、白三種,白色者尤稀。尾有白錢文者亦佳。日伏於穴,夜出竊食。聲如嬰兒,氣極臊烈。毛皮可爲裘,其毛純白,謂之狐白。"結合諸書所説分佈情況,大約以犬科動物赤狐 *Vulpes vulpes* 爲主。

447 孔雀屎　微寒。主治女子帶下,小便不利。出廣、益諸州,都下亦養之①。方家不見用。

【箋疏】

　　孔雀爲雉科禽鳥綠孔雀 *Pavo muticus* 之類。新修本草説:"孔雀,交、廣有,劍南元無。"是針對陶弘景謂孔雀出益州者。

448 鸕鷀屎　一名蜀水華。去面黑䵟黶誌。

頭　微寒。主治鯁及噎,燒服之。溪谷間甚多見之,當自取其屎,擇用白處,市賣不可信。骨亦主魚鯁。此鳥不卵生,口吐其雛,獨爲一異也。

【箋疏】

　　爾雅釋鳥"鷧,鸕"。郭璞注:"即鸕鷀也,嘴頭曲如鉤,食魚。"本草經集注説:"溪谷間甚多見之。……此鳥不卵生,口吐其雛,獨爲一異。"此後諸家皆相信鸕鷀吐雛的傳説,直到本草衍義親自考察,對此提出異議:"嘗官於澧州,公宇後有大木一株,其上有三四十巢。日夕觀之,

_____

① 都下亦養之:政和本草無此句。

既能交合,兼有卵殼布地,其色碧。豈得雛吐口中? 是全未考尋,可見當日聽人之誤言也。"

鸕鷀爲鸕鷀科大型水禽普通鸕鷀 *Phalacrocorax carbo*,形態以本草綱目集解項描述最完備,李時珍説:"鸕鷀,處處水鄉有之。似鶂而小,色黑。亦如鴉,而長喙微曲,善没水取魚。日集洲渚,夜巢林木,久則糞毒多令木枯也。南方漁舟往往縻畜數十,令其捕魚。杜甫詩'家家養烏鬼,頓頓食黄魚',或謂即此。"

449 鴟頭　味鹹,平,無毒。主治頭風眩顛倒,癎疾。即俗人呼爲老鴟者。一名鳶,鳶作綠音。又有雕、鶚,並相似而大。雖不限雌雄,恐雄者當勝。今合鴟頭酒用之,當微炙,不用蠹蟲者。

【箋疏】

鴟,説文作"雎",鴟也。段玉裁注:"今江蘇俗呼鴟鷹。盤旋空中,攫雞子食之。大雅云'懿厥哲婦,爲梟爲鴟',莊周云'鴟得腐鼠'是也。"鴟主要指鷹科鳶屬的猛禽,如黑鳶 *Milvus migrans*、鳶 *Milvus korschus* 之類。

450 鴆鳥毛①　有大毒。入五藏爛,殺人。

其口　主殺蝮蛇毒。一名鴆日。生南海。此乃是兩種:鴆鳥狀如孔雀,五色雜斑,高大,黑頸,赤喙,出交、廣深山中。鴆日鳥狀如黑傖雞,其共禁大朽樹,令反覓蛇吞之,作聲似云"同力",故江東人呼爲同力鳥。並噉蛇。人誤食其肉②,亦即死。鴆毛羽不可近人,而並療蛇毒;帶鴆喙亦

---

① 鴆鳥毛:此條以新修本草寫本卷二十爲底本。
② 肉:底本作"宗",據政和本草改。

辟蛇也。昔時皆用鴆毛爲毒酒，故名鴆酒，頃來不復爾。又云有物赤色，狀如龍，名海薑，生海中，亦大有毒，甚於鴆羽也。

【箋疏】

　　博物志引神農經説："藥物有大毒不可入口鼻耳目者，入即殺人。一曰鉤吻，二曰鴟，三曰陰命，四曰内童，五曰鴆，六曰螭蛷。"鴆的毒性排位雖不在第一，卻因爲"飲鴆止渴"的成語膾炙人口。此語出自後漢書霍諝傳："譬猶療飢於附子，止渴於酖毒，未入腸胃，已絶嚥喉，豈可爲哉？"據注釋家的意見，"酖"本意是飲酒爲樂，此處假借爲"鴆"；疑其寫作"酖"，還有一層意思，鴆毒幾乎都是酒劑，如前引國語"寘鴆於酒"，所以"酖"可能就是"鴆酒"二字合體會意。翻檢史書，飲鴆的記載不絶如縷。

　　因爲羽毛含有劇毒的禽鳥，在今天爲罕見，故從形狀似鷹鵰且能食蛇來看，將其推定爲鷹科猛禽蛇鵰 *Spilornis cheela*；或許古人驚異于鳥能食蛇，於是給這種鳥附會了若干神秘元素。但近年在巴布亞新幾内亞發現一類冠林鵙鶲 *Ornorectes cristatus*，皮膚和一身漂亮的羽毛中，竟含有一種類似於箭毒蛙的劇毒毒素。這類鵙鶲的形狀與文獻描述的鴆鳥相似，毒性特徵也相似，或許就是鴆鳥。但這類鵙鶲究竟是中國原有，後來滅絶，或是一直就是外來，尚需進一步考察。

451 樗雞　味苦，平，有小毒。**主治心腹邪氣，陰痿，益精強志，生子好色，補中輕身。**又治腰痛，下氣，強陰多精，不可近目。**生河内**川谷樗樹上。七月採，暴乾。形似寒螿而小，今出梁州，方用至稀，惟合大麝香丸用之。樗樹似漆而臭，今以此樹上爲好，亦如蕪菁、亭長，必以蕪、葛上爲良矣。

【箋疏】

樗樹指苦木科臭椿 *Ailanthus altissima*，樗雞生樗樹上。新修本草云：“此物有二種，以五色具者爲雄，良；青黑質白斑者是雌，不入藥用。”蘇敬所言兩種，其實是雌雄之別，爲樗雞科斑衣蠟蟬 *Lycorma delicatula* 之類。本草圖經進一步說：“然今所謂莎雞者，亦生樗木上，六月後出飛，而振羽索索作聲，人或畜之樊中。但頭方腹大，翅羽外青内紅，而身不黑，頭不赤，此殊不類，蓋別一種而同名也。今在樗木上者，人呼爲紅娘子，頭、翅皆赤，乃如舊說，然不名樗雞，疑即是此，蓋古今稱不同耳。”此言“人呼爲紅娘子”者，則是蟬科紅娘子 *Huechys sanguinea*。

至於經傳中提到莎雞，詩經豳風“莎雞振羽”，陸璣詩疏云：“樗雞，如蝗而班色，毛翅數重，其翅正赤，或謂之天雞。六月中，飛而振羽，索索作聲。幽州人謂之蒲錯是也。”爾雅釋蟲“螒，天雞”，郭璞注：“小蟲，墨身赤頭。一名莎雞，又曰樗雞。”廣雅釋蟲云：“樗鳩，樗雞也。”本草綱目集解項總結說：“莎雞居莎草間，蟋蟀之類，似蝗而斑，有翅數重，下翅正赤，六月飛而振羽有聲。詳見陸璣毛詩疏義。而羅願爾雅翼以莎雞爲絡緯，即俗名紡絲者。”按照李時珍的意見，這種莎雞大致是蟋蟀科的蟋蟀一類，故本草綱目未將莎雞、天雞等作爲樗雞的別名。不過從現存文獻來看，如陸璣詩疏描述的莎雞仍然有些像斑衣蠟蟬，而太平御覽卷九四六引廣志云：“莎雞，似蠶蛾而五色,亦曰雙雞。"顯然就是斑衣蠟蟬。

452 木宝　味苦,平,有毒。主治目赤痛,眥傷淚出,瘀血,血閉,寒熱酸慚,無子。一名魂常。生漢中川澤,五月取。此宝不噉血,狀似宝而小,近道草中不見有,市人亦少有賣者,方家所用,惟是蜚宝也。

【箋疏】

　　説文云:"蝱,齧人飛蟲。"本草經收載有木宝,又有蜚宝,諸家對此莫衷一是。陶弘景以吸血與否來區分兩種宝。謂木宝:"此宝不噉血,狀似宝而小,近道草中不見有,市人亦少有賣者,方家所用,惟是蜚宝也。"又説蜚宝:"此即今噉牛馬血者,伺其腹滿掩取乾之,方家皆呼爲宝蟲矣。"宝是宝科昆蟲,雌體吸血,雄體較小,以吸食植物的汁液爲食。按照陶弘景的意見分析,木宝應該是雄體的宝,或許正是其吸食植物的特性,而得名"木宝"。

　　新修本草對此不以爲然,有論云:"宝有數種,並能噉血,商、浙已南,江嶺間大有。木宝長大綠色,殆如次蟬,啞牛馬,或至頓仆;蜚宝狀如蜜蜂,黃黑色,今俗用多以此也;又一種小宝,名鹿宝,大如蠅,齧牛馬亦猛,市人採賣之。三種同體,以療血爲本,餘療雖小有異同,用之不爲嫌。何有木宝而不噉血? 木宝倍大蜚宝,陶云'似宝而小'者,未識之矣。"

　　按照蘇敬的意思,宝皆吸血,而以大小爲區別:木宝最大,如蟬;蜚宝次之,如蜜蜂;小宝亦名鹿宝,最小,如蠅。本草拾遺又有不同意見,辯駁説:"本經既出木宝,又出蜚宝,明知木蝱是葉内之蝱,飛蝱是已飛之蟲。飛是羽化,亦猶在蛹,如蠶之與蛾爾。"按,蝱爲完全變態的昆蟲,經歷卵、幼蟲、蛹、成蟲四個階段,據陳藏器的看法,木蝱是處於幼蟲至蛹階段的蝱,而蜚蝱是蝱的成蟲。

諸説如上,陶弘景的意見可能更符合本草經的原意,蝱指蝱科多種昆蟲,木蝱是其雄體,蜚蝱是其雌體。但後來新修本草的意見成爲主流,木蝱、蜚蝱則以個體大小爲區別,所指理論上講,應該都是吸血的雌體。木蝱較大,或許是雁蝱 *Tabanus pleskei*;蜚蝱爲常見的華蝱 *Tabanus mandarinus*、復帶蝱 *Atylotus bivittateinus* 之類;小蝱爲鹿蝱 *Tabanus chrysurus* 之類。

`453` 蜚蝱　味苦,微寒,有毒。**主逐瘀血,破下血積,堅痞癥瘕,寒熱,通利血脉及九竅**,女子月水不通,積聚,除賊血在胸腹五藏者,及喉痹結塞。**生江夏川谷。**五月取,腹有血者良。此即今噉牛馬血者,伺其腹滿掩取乾之,方家皆呼爲蝱蟲矣。

【箋疏】

本草經區分木蝱與蜚蝱,本草經集注説:"此即今噉牛馬血者,伺其腹滿掩取乾之,方家皆呼爲蝱蟲矣。"本草圖經亦云:"蝱有數種,皆能噉牛馬血。木蝱最大而綠色,幾若蜩蟬;蜚蝱狀如蜜蜂,黃色,醫方所用蝱蟲,即此也;又有一種小蝱,名鹿蝱,大如蠅,咂牛馬亦猛。三種大抵同體,俱能治血,而方家相承,只用蜚蝱,它不復用。並五月採,腹有血者良。人伺其噉齧牛馬時腹紅者,掩取乾之用,入藥須去翅足也。"其具體物種,參看木蝱條箋疏。

454 蜚蠊　味鹹,寒,有毒。**主治血瘀癥堅,寒熱,破積聚,喉咽閉,内寒無子,通利血脉。**生晉陽川澤及人家屋間,立秋採。形亦似蘆蟲而輕小,能飛,本在草中,八月、九月知寒,多入人家屋裏逃爾。有兩三種,以作廉薑氣者爲真,南人亦噉之。

【箋疏】

　　"蜚"説文正寫作"蠹",訓釋爲"臭蟲,負蠜也",並不是蜚蠊的專名。爾雅釋蟲"蜚,盧蜰",郭璞的注釋也説:"蜰即負盤,臭蟲。"春秋公羊傳"秋有蜚",何休注:"蜚者,臭惡之蟲也,象夫人有臭惡之行。"由此見"蜚"有特别的氣味,所以被呼爲"臭蟲",此大約是半翅目植食性昆蟲蝽象,身體有臭腺,遇到危險即分泌臭液。

　　蜚蠊最早見於本草經,陶弘景謂其"形亦似蘆蟲而輕小,能飛"。因爲蜚蠊的形狀與蘆蟲相似,故廣雅釋蟲云:"飛蘆,飛蠊也。"新修本草説:"此蟲味辛辣而臭,漢中人食之,言下氣,名曰石薑,一名盧蜰,一名負盤。别録云:形似蠶蛾,腹下赤,二月、八月採,此即南人謂之滑蟲者也。"蜀本草圖經也説:"金州、房州等山人噉之,謂之石薑,多在林樹間百十爲聚。"就各家描述來看,也不太似蜚蠊目的昆蟲。直到明代,本草綱目集解項李時珍説:"今人家壁間、竈下極多,甚者聚至千百。身似蠶蛾,腹背俱赤,兩翅能飛,喜燈火光,其氣甚臭,其屎尤甚。羅願云:此物好以清旦食稻花,日出則散也。水中一種酷似之。"所言"身似蠶蛾,腹背俱赤,兩翅能飛"云云,或許接近蜚蠊目蜚蠊科的昆蟲,後段引羅願云云,仍然是蝽象一類。

　　今天所言的蜚蠊,通常稱爲蟑螂,爲蜚蠊科美洲大蠊

Periplaneta americana、東方蜚蠊 *Blatta orientalis*、德國小蠊 *Blattella germanica* 之類。因爲是常見昆蟲，圖例應該是反映物種的最佳證據。觀察本草品匯精要之蜚蠊圖例，所繪顯然是雙翅目虻科的昆蟲。本草綱目金陵本爲原刻，最能代表李時珍的觀點，其蜚蠊圖上標注"行夜同"，所繪接近於步甲科的昆蟲如短鞘步甲 *Pheropsophus jessoensis* 之類。稍晚的江西本，圖像與金陵本同；直到明末錢蔚起本重繪，才是標準的蜚蠊科蟑螂。清初汪紱醫林纂要探源卷三提到油蟲，謂其"身圓長而扁，色黄赤光潤，大不及寸，甲下有翅能飛，常居廚竈盌架間，食油膩餘瀝，其氣臭穢"。所描述者，顯然就是東方蜚蠊 *Blatta orientalis* 之類。至趙學敏本草綱目拾遺才正式將俗稱之蟑螂，與本草之蜚蠊聯係在一起，卷十竈馬條云："今之竈馬，俗呼臟郎，又作蟑螂，綱目所謂蜚蠊也。綱目蟲部亦有竈馬，形如蟋蟀，今人名竈壁雞，又與蟑螂別。瀕湖於蜚蠊條下無治疗疴諸法，今備錄之。"

455　水蛭　味鹹、苦，平、微寒，有毒。**主逐惡血，瘀血，月閉，破血瘕，積聚，無子，利水道，又墮胎。**一名蚑，一名至掌。**生雷澤池澤。**五月、六月採，暴乾。蚑，今復有數種，此用馬蜞，得嚙人腹中有血者，仍乾爲佳。山蚑及諸小者皆不用。楚王食寒菹，所得而吞之，果能去結積，雖曰陰祐，亦是物性兼然。

【箋疏】

爾雅釋魚"蛭，蟣"，郭璞注："今江東呼水中蛭蟲入人肉者爲蟣。"名醫別錄一名蚑，説文："蚑，行也。"文選琴賦

"感天地以致和,況蚑行之衆類",李善注:"凡生之類,行皆曰蚑。"按照陶弘景所説:"此用馬蛭,得嚙人,腹中有血者,仍乾爲佳。"水蛭爲水蛭科多種動物,常見者爲醫蛭屬日本醫蛭 *Hirudo nipponia*,和金綫蛭屬寬體金綫蛭 *Whitmania pigra* 之類。金綫蛭顎小,無齒或通常二列鈍齒,不能割破宿主皮膚,不吸血,以螺類及其他無脊椎動物爲食,與本草所説吸血者不符,水蛭當以醫蛭爲藥用正品。

456 蝦蟆　味辛,寒,有毒。**主治邪氣,破癥堅血,癰腫,陰瘡,服之不患熱病。**治陰蝕疽癘惡瘡,猘犬傷瘡。能合玉石。一名蟾蜍,一名䗪,一名去甫,一名苦蠪。**生江湖池澤。**五月五日取,陰乾,東行者良。此是腹大、皮上多痱磊者。其皮汁甚有毒,犬嚙之,口皆腫。人得溫病斑出困者,生食一兩枚,無不差者。五月五日取東行者五枚,反縛著密室中閉之,明旦視自解者,取爲術用,能使人縛亦自解。燒灰傅瘡立驗。其肪塗玉則刻之如蠟,故云能合玉石。但肪不可多得,取肥者,剉,煎膏以塗玉,亦軟滑易截。古玉器有奇特非雕琢人功者,多是昆吾刀及蝦蟆肪所刻也。

【箋疏】

據説文"蝦,蝦蟆",故以作"蝦蟆"爲正,今則寫作"蛤蟆"。本草經蝦蟆,名醫別錄一名蟾蜍,按照陶弘景注"此是腹大、皮上多痱磊者。其皮汁甚有毒,犬嚙之,口皆腫",此應是常見之蟾蜍品種如蟾蜍科中華大蟾蜍 *Bufo gargarizans*、黑眶蟾蜍 *Bufo melanostictus* 之類。本草圖經所繪之蝦蟆,全身佈滿圓形瘰疣,也是蟾蜍之類,其耳後腺、皮膚腺分泌液的乾燥品即是蟾酥。此即本草衍義所言"取眉間有白汁,謂之蟾酥"者。

按,爾雅釋魚"鼁䕙,蟾諸",郭璞注:"似蝦蟆,居陸地。"此即蟾蜍。爾雅除此條外,釋魚還有"在水者黽",郭璞注:"耿黽也,似青蛙,大腹,一名土鴨。"釋蟲有"螫蟆",郭璞注:"蛙類。"此條郝懿行義疏云:"說文蟆,蝦蟆也。急就篇云'水蟲科斗䵷蝦蟆',顏師古注:蛙,一名螻蟈,色青,小形而長股。蝦蟆一名螫,大腹而短腳。今按,蝦蟆居陸,蛙居水。此是蟆非蛙也。郭注失之。"古人認識的蛙類頗爲不少,多有專門之名,加上別稱,爲數更多。蟾蜍爲蟾蜍科的動物應該沒有問題,但蛙與蝦蟆各自代表哪些物種,則不太好結論。不妨從蛙入手,本草圖經說:"今處處有之。似蝦蟆而背青綠色,俗謂之青蛙。亦有背作黃文者,人謂之金線蛙。"背青綠色常見的應該是蛙科黑斑蛙 *Rana nigromaculata*,背有黃文爲金線蛙 *Rana plancyi*,一般説的青蛙主要是前者。或許可以這樣説,除了標準的"青蛙""蟾蜍"以外的無尾兩棲類,都可以稱爲"蝦蟆"。中華本草將蝦蟆確定爲蛙科澤蛙 *Rana limnocharis*,似有些狹隘。

457 黽 味甘,寒,無毒。主小兒赤氣,肌瘡,臍傷,止痛,氣不足。一名長股。生水中,取無時。凡蜂、蟻、黽、蟬,其類最多。大而青脊者,俗名土鴨,其鳴甚壯;又一種黑色,南人名爲蛤子,食之至美;又一種小形善鳴喚,名黽子,此則是也。

【箋疏】

　　"鼃"今正寫作"蛙"，是可食之物，本草綱目記載別名有田雞、青雞、坐魚、蛤魚，李時珍解釋說："鼃好鳴，其聲自呼。南人食之，呼爲田雞，云肉味如雞也。又曰坐魚，其性好坐也。按爾雅蟼、鼃俱列魚類，而東方朔傳云：長安水多鼃魚，得以家給人足。則古昔關中已常食之如魚，不獨南人也。"由此理解爾雅釋魚"在水者黽"，郭璞注："耿黽也，似青鼃，大腹，一名土鴨。"亦是可食之意。從諸家描述，並結合分佈情況，背青綠色常見的應該是鼃科黑斑鼃 *Rana nigromaculata*，背有黃文爲金綫鼃 *Rana plancyi*，一般説的青鼃主要是前者。

458 牡鼠　微溫，無毒。治踒折，續筋骨，擣傅之，三日一易。四足及尾，主婦人墜胎，易出。

　　肉　熱，無毒。主治小兒哺露大腹，炙食之。

　　糞　微寒，無毒。主治小兒癇疾，大腹，時行勞復。牡鼠，父鼠也。其屎兩頭尖，專療勞復。鼠目，主明目，夜見書，術家用之。臘月鼠，燒之辟惡氣。膏煎之，亦療諸瘡。膽，主目暗，但纔死膽便消，故不可得之。

【箋疏】

　　詩行露云："誰謂鼠無牙，何以穿我墉。"牙指大牙，鼠爲嚙齒類，門齒異常發達，門齒與臼齒之間無犬齒，留下一個很大的齒間隙，故云"有四齒而無牙"。此即鼠科褐家鼠 *Rattus norvegicus*。本條多處提到鼠膽，如陶説牡鼠"纔死膽便消"。常見的褐家鼠没有解剖學上的膽囊結構，膽汁直接由肝藏排泌到十二指腸，此可能就是陶説"纏死膽便消"的意思；俗語"膽小如鼠"，大約也是同樣的道理。

459 蚺蛇膽　味甘、苦，寒，有小毒。主治心腹䘌痛，下部䘌瘡，目腫痛。

膏　平，有小毒。主治皮膚風毒，婦人産後腹痛餘疾。此蛇出晉安，大者三二圍。在地行住不舉頭者是真，舉頭者非真。形多相似，彼土以此別之。膏、膽又相亂也。真膏纍纍如梨豆子相著，他蛇膏皆大如梅、李子。真膽狹長通黑，皮膜極薄，舐之甜苦，摩以注水即沉而不散；其偽者並不爾。此物最難得真，真膏多所入藥用，亦云能療伯牛疾。

【箋疏】

爾雅釋魚"蟒，王蛇"，郭璞注："蟒，蛇最大者，故曰王蛇。"本草綱目集解項李時珍説："按劉恂嶺異記云：蚺蛇，大者五六丈，圍四五尺；小者不下三四丈，身有斑紋，如故錦纈。春夏於山林中伺鹿吞之，蛇遂羸瘦，待鹿消乃肥壯也。或言一年食一鹿也。又顧玠海槎錄云：蚺蛇吞鹿及山馬，從後脚入，毒氣呵及，角自解脱。其膽以小者爲佳。王濟手記云：橫州山中多蚺蛇，大者十餘丈，食麂鹿，骨角隨腐。土人采葛藤塞入穴中，蛇嗅之即靡，乃發穴取之，肉極腴美，皮可冒鼓，及飾刀劍樂器。范成大虞衡志云：寨兵捕蚺蛇，滿頭插花，蛇即注視不動，乃逼而斷其首，待其騰擲力竭乃斃，舁歸食之。又按山海經云：巴蛇食象，三年而出其骨，君子服之，無心腹之疾。郭璞注云：今蚺蛇即其類也。南裔志蚺蛇贊曰：蚺惟大蛇，既洪且長。采色駮映，其文錦章。食灰吞鹿，脾成養瘡。賓饗嘉食，是豆是觴。”此即蟒蛇科動物蟒蛇 *Python molurus*。

460 蝮蛇膽　味苦，微寒，有毒。主治䘌瘡。

肉　釀作酒，治癩疾，諸瘻，心腹痛，下結氣，除蠱毒。

其腹中吞鼠　有小毒，療鼠瘻。蝮蛇，黃黑色。黃頷尖口，毒最烈；虺形短而扁，毒不異於蚖，中人不即療，多死。蛇類甚衆，惟此二種及青蝰①爲猛，治之並別有方。蛇皆有足，五月五日取，燒地令熱，以酒沃之，置中，足出。術家所用赤連、黃頷，多在人家屋間，吞鼠子、雀雛，見腹中大者，破取，乾之。

【箋疏】

虺蝮泛指毒蛇，周禮地官“道地慝以辨地物”，鄭玄注引鄭司農云：“地慝，地所生惡物害人者，皆虺蝮之屬。”爾雅釋魚“蝮虺，博三寸，首大如擘”，郭璞注：“身廣三寸，頭大如人擘指。此自一種蛇，名爲蝮虺。”本草拾遺提到蝮蛇的特點：“其蝮蛇形短，鼻反，錦文，亦有與地同色者。衆蛇之中，此獨胎産。”所謂“胎産”，蝰蛇科的多數蛇類爲卵胎生。

本草綱目集解項李時珍總結說：“蝮與虺，陶氏言是二種，蘇恭言是一種。今按爾雅云：蝮虺身博三寸，首大如擘。是以蝮虺爲一種也。郭璞云：蝮蛇惟南方有之，一名反鼻。細頸，大頭，燋尾，鼻上有針，錦文如綬，文間有毛如豬鬣，大者長七八尺。虺則所在有之，俗呼土虺，與

① 蝰：底本作“蛙”，據文義改。

地同色。顏師古云：以俗名證之，郭説爲是。又北史：高
道穆云，復用元顥，乃養虺成蛇。是皆以蝮、虺爲二種矣。
蓋蝮長大，虺短小，自不難辨，陶説爲是。柳子厚蝮蛇文
云：目兼蜂蠆，色混泥塗。其頸蹙恧，其腹次且。褰鼻鉤
牙，穴出榛居。蓄怒而蟠，銜毒而趨。亦頗盡其狀也。"根
據李時珍的描述，郭璞提到的那種"細頸，大頭，燋尾，鼻
上有針，錦文如綬，文間有毛如豬鬣，大者長七八尺"的蝮
蛇更接近蝰蛇科的尖吻蝮 Agkistrodon acutus，與蘄蛇
（白花蛇）同一來源；而體型較爲短小的虺，纔是同科的蝮
蛇 Agkistrodon halys。

461 鯪鯉甲　微寒。主治五邪，驚啼悲傷，燒之作灰，以
酒或水和方寸匕，治蟻瘻。其形似鼉而短小，又似鯉魚，有四足，能陸
能水。出岸開鱗甲，伏如死，令蟻入中，忽閉而入水，開甲，蟻皆浮出，於是
食之，故主蟻瘻。方用亦稀，惟療瘡癩及諸注疾爾。

【箋疏】

　　本草綱目集解項李時珍説："鯪鯉狀如鼉而小，背如
鯉而闊，首如鼠而無牙，腹無鱗而有毛，長舌尖喙，尾與身
等。尾鱗尖厚，有三角，腹内藏府俱全，而胃獨大，常吐舌
誘蟻食之。曾剖其胃，約蟻升許也。"此即鯪鯉科動物鯪
鯉 Manis pentadactyla，俗名穿山甲。

462 蜘蛛　微寒。主大人、小兒癀。七月七日取其網，
療喜忘。蜘蛛類數十種，爾雅止載七八種爾。今此用懸網狀如魚罾者，亦
名蠋蟱。蜂及蜈蚣螫人，取置肉上，則能吸毒。又以斷瘧及乾嘔霍亂。術

家取其網著衣領中辟忘。有赤斑者，俗名絡新婦，亦入方術用之。其餘雜種，並不入藥。詩云"蠨蛸在户"，正謂此也。

【箋疏】

如陶弘景所説"蜘蛛類數十種，爾雅止載七八種爾"，又説"此用懸網狀如魚罾者，亦名蚰蟱"，又説即詩經小雅"伊威在室，蠨蛸在户"之"蠨蛸"。陸璣詩疏云："蠨蛸，長踦，一名長腳。荆州、河内人謂之喜母。此蟲來著人衣，當有親客至，有喜也。幽州人謂之親客。亦如蜘蛛，爲網羅居之。"中華古今注云："長踦，蠨蛸也，身小足長，故謂長踦。小蜘蛛長腳也，俗呼爲蟢子。"劉子説："今野人晝見蟢子者，以爲有喜樂之瑞。"從描述來看，比較接近肖蛸科（長腳蛛科）的蜘蛛。而本草衍義描述説："蜘蛛，品亦多，皆有毒，經不言用是何種。今人多用人家檐角、籬頭、陋巷之間，空中作圓網，大腹、深灰色者。"結合本草圖經所繪蜘蛛圖例，則似指圓蛛科大腹圓蛛 *Araneus ventricosus*。大腹圓蛛常在屋檐、庭院、樹叢間結大型車輪狀垂直圓網，夜間居網的中心，白天在網旁的縫隙或樹葉叢中隱蔽。

463 蜻蛉　微寒。強陰，止精。此有五六種，今用青色大眼者，一名諸乘，俗呼胡蜊，道家用以止精。眼可化爲青珠。其餘黄細及黑者，不入藥用。一名蜻蜓。

【箋疏】

爾雅釋蟲"虰蛵，負勞"，郭璞注："或曰：即蜻蛉也。

江東呼爲狐黎,所未聞。"方言"蜻蛉謂之蝍蛉",郭璞注:
"六足四翼蟲也,音靈,江東名爲狐黎。"呂氏春秋精諭云:
"海上之人有好蜻者,每居海上,從蜻遊,蜻之至者有百數
而不止,前後左右盡蜻也。"高誘注:"蜻,蜻蜓,小蟲,細腰
四翅,一名白宿。"本草綱目釋名項解釋說:"蜻、蟌,言其
色青葱也。蛉、虰,言其狀伶仃也,云其尾如丁也。云其
尾好亭而挺,故曰蝏,曰蜓。俗名紗羊,言其翅如紗也。
按崔豹古今注云:大而色青者曰蜻蜓;小而黃者,江東名
胡黎,淮南名蟪蚗,鄱陽名江雞;小而赤者,名曰赤卒,曰
絳騶,曰赤衣使者,曰赤弁丈人;大而玄紺者,遼海名紺
蟠,亦曰天雞。陶氏謂胡黎爲蜻蛉,未考此耳。"

　　蜻蜓的種類雖多,皆是蜻蜓目蜻科的昆蟲,本草書強
調的"青色大眼者",當是碧偉蜓 Anax parthenope 之類,
即本草衍義所說的"馬大頭",其他也包括大蜻蜓
Anotogaster sieboldii、褐頂赤卒 Sympetrum infuscatum、
黃蜻 Pantala flavescens 等。

464　石蠶　味鹹,寒,有毒。主治五癃,破石淋,墮胎。
肉　解結氣,利水道,除熱。一名沙蝨。生江漢池澤。李
云"江左無識此者,謂爲草根,其實類蟲,形如老蠶,生附石,僧人得而食之,
味鹹而微辛"。李之所言有理,但江漢非僧地爾。大都應是生氣物,猶如海
中蠣蛤輩,附石生不動,亦皆活物也。今俗用草根黑色多角節,亦似蠶,恐
未是實,方家不用。沙蝨自是東間水中細蟲,人入水浴,著人略不可見,痛
如針刺,挑亦得之。今此名或同爾,非其所稱也。

【箋疏】

　　陶弘景不識此物,故本草經集注引李當之云云,並認

爲:"李之所言有理,但江漢非傖地爾。大都應是生氣物,猶如海中蠣蛤輩,附石生不動,亦皆活物也。"又説:"今俗用草根黑色多角節,亦似蠶,恐未是實,方家不用。沙蝨自是東間水中細蟲,人入水浴,著人略不可見,痛如針刺,挑亦得之。今此名或同爾,非其所稱也。"如本草圖經所論:"石蠶生江漢池澤。舊注或以爲草根,生石上,似蠶者;或以爲生氣物,猶如海中蠣蛤輩。又,本經云'一名沙蝨',沙蝨自是水中細蟲,都無定論。"有關石蠶的議論實涉及多種動物植物微生物。

　　本草衍義描述的石蠶是一種昆蟲:"有附生水中石上,作絲繭如釵股,長寸許,以蔽其身,色如泥,蠶在其中,此所以謂之石蠶也。"按其所言,當爲石蛾科中華石蛾 *Phryganea japonica* 的幼蟲,幼蟲水棲,有腮,略似蠶,有胸足三對,腹部有原足一對。幼蟲孵化後入水中,用絲腺的分泌物綴合葉片、木片、砂石等造成各種管狀的棲管而藏身其中,露出頭、胸及足匍行於水底,食水草或小蟲,漸次化蛹而爲成蟲。本草經所言石蠶可能即是此物。李當之所言草根者,當是唇形科植物草石蠶 *Stachys sieboldii* 一類,地下塊莖具短節狀,形似蠶體,因此得名。

465　斑苗[①]　味辛,寒,有毒。主治寒熱,鬼注,蠱毒,鼠瘻,疥癬,惡瘡,疽蝕,死肌,破石癃,血積,傷人肌,墮胎。一名龍尾。生河東川谷。八月取,陰乾。馬刀爲之使,畏巴豆、丹參、空青,惡膚青、豆花。　豆花時取之,甲上黃黑斑色如巴豆大者是也。

---

① 斑苗:底本作"斑貓",據本草經集注序錄畏惡七情表改。

【箋疏】

斑苗今正寫作"斑蝥"，本草綱目釋名項李時珍説："斑言其色，蝥刺言其毒，如矛刺也。亦作蟹蝥，俗訛爲斑猫，又訛斑蚝爲斑尾也。"陶弘景説斑苗："豆花時取之，甲上黄黑斑色如巴豆大者是也。"雷公炮灸論云："斑苗背上一畫黄，一畫黑，觜尖處一小點赤，在豆葉上居，食豆葉汁。"按此説法，當爲芫青科大斑芫青 *Mylabris phalerata*、眼斑芫青 *Mylabris cichorii* 等，其鞘翅上有黄色横带，翅合攏即顯出"背上一畫黄一畫黑"的樣子，喜歡咬食豆類的葉片和花朵，應該是斑苗的正品來源。

466 芫青　味辛，微溫，有毒。主治蠱毒，風注，鬼注，墮胎。三月取，暴乾。芫花時取之，青黑色，亦療鼠瘻。

【箋疏】

陶弘景説芫青"芫花時取之，青黑色"。本草圖經尤其提到芫青與斑蝥的區别："其形頗與斑猫相類，但純青綠色，背上一道黄文，尖喙。三四月芫花發時乃生，多就花上采之。"本草綱目增加别名"青娘子"，解釋説："居芫花上而色青，故名芫青。世俗諱之，呼爲青娘子，以配紅娘子也。"芫青科綠芫青 *Lytta caragana* 通體綠色至藍綠色，有光澤，隱約可見三條縱脊紋，應即本草圖經所説"純青綠色，背上一道黄文"者；此外，縫紋綠芫青 *Lytla suturella*，也有近似特徵。

467 葛上亭長　味辛，微溫，有毒。主治蠱毒，鬼注，破

淋結,積聚,墮胎。七月取,暴乾。葛花時取之,身黑而頭赤,喻如人
著玄衣赤幘,故名亭長。此一蟲五變,爲治皆相似,二月、三月在芫花上,即
呼芫青;四月、五月在王不留行上,即呼王不留行蟲;六月、七月在葛花上,
即呼爲葛上亭長;八月在豆花上,即呼斑貓;九月、十月欲還地蟄,即呼爲地
膽。此是僞地膽爾,爲治猶同其類。亭長,腹中有卵,自如米粒,主治諸淋
結也。

【箋疏】

　　本條陶注"此一蟲五變"云云,其説固然不準確,但仍
提示這幾種蟲類藥物之間存在某種關聯性,故對陶弘景
之説,後世雖有不同意見,大體仍以爲然。除地膽外,斑
蝥、芫青、葛上亭長,皆是芫青科甲殼昆蟲,確有很多共同
之處。陶弘景説葛上亭長"身黑而頭赤,喻如人著玄衣赤
幘,故名亭長"。亭長爲秦漢低於縣一級的行政建制長
官,按照陶弘景的説法,身著玄色衣服,頭戴赤色巾幘,應
該是亭長的標準打扮,這種昆蟲即因此得名。此即芫青
科鋸角豆芫青 *Epicauta gorhami*,頭紅色,體黑色,喜食
豆科植物。

　　　　　　　　本草經集注・第六蟲獸部三品

本草經集注·第七果菜米部
三品有名無實三類

華陽 陶隱居 撰

果部
【上品】

豆蔻　蒲陶　蓬蘽　覆盆　**大棗**　**藕實莖**　**雞頭實**　芰
實　栗　櫻桃

<u>（本草經五種，名醫別錄五種）</u>

【中品】

梅實　龍眼　檳榔　**橘柚**　枇杷葉　柿　木瓜實　甘蔗
芋　烏芋

<u>（本草經四種，名醫別錄六種）</u>

【下品】

杏核　**桃核**　李核　梨　**檮**　安石榴　榧實　甘蔗根
<u>（本草經三種，名醫別錄五種）</u>

菜部
【上品】

白瓜子　冬葵子　莧實　苦菜　薺　蕪菁　菘　芥

苜蓿

（本草經四種，名醫別錄五種）

【中品】

蓼實　葱實　韭　白蘘荷　蕺菜　蘇　荏子　**水蘇**
香薷

（本草經三種，名醫別錄六種）

【下品】

瓜蒂　苦瓠　水靳　蒪　落葵　繁蔞　蕺　葫　蒜
菰根

（本草經三種，名醫別錄七種）

米食部
【上品】

胡麻　**麻蕡**　飴糖

（本草經二種，名醫別錄一種）

【中品】

麻子　**大豆黃卷**　大麥　豉　穬麥　小麥　青粱米　黃
粱米　白粱米　粟米　丹黍米　糵米　秫米　陳廩米　酒

（本草經二種，名醫別錄十三種）

【下品】

腐婢　藊豆　黍米　粳米　稻米　稷米　舂杵頭細糠
酢　醬　鹽

（本草經一種，名醫別錄九種）

有名無實三類

【玉石類】

青玉　白玉髓　玉英　璧玉　合玉石　紫石華　白石華　黑石華　黄石華　厲石華　石肺　石肝　石脾　石腎　封石　陵石　碧石青　遂石　白肌石　龍石膏　五羽石　石流青　石流赤　石耆　紫加石　終石

（名醫别録二十六種）

【草木類】

玉伯　文石　曼諸石　山慈石　石濡　石芸　石劇　路石　曠石　敗石　越砥　金莖　夏臺　柒紫　鬼目　鬼蓋　馬顛　馬唐　馬逢　牛舌實　羊乳　羊實　犀洛　鹿良　兔棗　雀梅　雀翹　雞涅　相烏　鼠耳　蛇舌　龍常草　離樓草　神護草　黄護草　吳唐草　天雄草　雀醫草　木甘草　益決草　九熟草　兑草　酸草　異草　癕草　莸草　莘草　勒草　英草華　吳葵華　封華　北荇草　隩華　棑華　節華　徐李　新雉木　合新木　俳蒲木　遂陽木　學木核　木核　栒核　荻皮　桑莖實　滿陰實　可聚實　讓實　蕙實　青雌　白背　白女腸　白扇根　白給　白並　白辛　白昌　赤舉　赤涅　黄秫　徐黄　黄白支　紫藍　紫給　天蓼　地朕　地芩　地筋　地耳　土齒　燕齒　酸惡　酸赭　巴棘　巴朱　蜀格　纍根　苗根　參果根　黄辨　良達　對廬　糞藍　委蛇　麻伯　王明　類鼻　師系　逐折　並苦　領灰　父陛根　索干　荆莖　鬼麗　竹付　秘惡　唐夷　知杖　葵松　河煎　區余　三葉　五母麻　疥柏　常更之生　救煞人者　丁公寄　城裹赤柱　城東腐木　芥　載　慶　腂　梟葵　白菀　陰命

秦鈎吻

（名醫別錄一百三十八種）

【蟲類】

　　雄黃蟲　天社蟲　桑蠹蟲　石蠹蟲　行夜　蝸籬　廛魚
丹戩　扁前　蚖類　蜚厲　梗雞　益符　地防　黃蟲

（名醫別錄十五種）

【果部上品】

468 豆①蔻　味辛，溫，無毒。主治溫中，心腹痛，嘔吐，去口臭氣。生南海。味辛烈者爲好，甚香，可恒含②之。其五和糝中物皆宜人：廉薑，溫中下氣；益智，熱；枸櫞，溫；甘蕉、麕目並小冷耳。

【箋疏】

　　名醫別錄謂豆蔻“生南海”，南海當指南海郡，在今廣州一帶。陶弘景注：“味辛烈者爲好，甚香，可恒含之。”此爲薑科植物的果實無疑，從分佈來看，肯定不會是白豆蔻 *Amomum kravanh*，但是否就一定是今之草豆蔻 *Alpinia katsumadai*，也不敢輕易斷言。據劉逵注文選吳都賦“蘦蒳豆蔻”句引異物志云：“豆蔻生交趾，其根似薑而大，從根中生，形似益智，皮殼小厚，核如石榴，辛且香。”按其描

---

①　豆：底本作“荳”，據政和本草改。
②　含：底本作“合”，據政和本草改。

述，似更接近於草果 *Amomum tsao-ko*，而非草豆蔻或白豆蔻之任何一種。其實，直到明代李時珍，依然不太能分辨草果與草豆蔻，如本草綱目集解項云：“草豆蔻、草果雖是一物，然微有不同。今建寧所産豆蔻，大如龍眼而形微長，其皮黄白，薄而棱峭，其仁大如砂仁而辛香氣和。滇、廣所産草果，長大如訶子，其皮黑厚而棱密，其子粗而辛臭，正如斑蝥之氣。”

陶注提到“五和糝”。按，禮記内則云：“糝，取牛羊之肉，三如一，小切之。與稻米二，肉一，合以爲餌，煎之。”此爲肉羮之類，所用廉薑、益智、枸櫞、鬼目等，氣皆辛香，調味用。嘉祐本草因爲此條陶弘景注釋提到枸櫞，遂將本草拾遺枸櫞的内容附注在此，屬於考慮不周。

469 蒲陶[①]　味甘，平，無毒。主治筋骨濕痹，益氣倍力，強志，令人肥健，耐飢，忍風寒。久[②]食輕身不老延年。可作酒。逐水，利小便。**生隴西五原、燉煌山谷。**魏國使人多齎來，狀如五味子而甘美，可作酒，云用其藤汁殊美好。北[③]國人多肥健耐寒，蓋食斯乎。不植淮南，亦如橘之變於河北矣。人説即是此間蘡薁，恐如彼之枳類橘耶。

【箋疏】

葡萄本寫作“蒲陶”，史記大宛列傳云：“宛左右以蒲陶爲酒，富人藏酒至萬餘石，久者數十歲不敗。俗嗜酒，

---

① 蒲陶：政和本草作“葡萄”。
② 久：底本作“人”，據政和本草改。
③ 北：底本作“此”，據政和本草改。

馬嗜苜蓿。漢使取其實來,於是天子始種苜蓿、蒲陶肥饒地。"本草經記葡萄"生隴西五原、敦煌山谷",知東漢時葡萄在漢地已經引種成功。

葡萄爲葡萄科植物葡萄 Vitis vinifera,非中國原産,中國産者爲蘡薁,是同屬山葡萄 Vitis adstricta 之類,此即詩經豳風"食鬱及薁"之"薁",亦即二孫按語所言"古中國本有此"者。蘡薁植株與葡萄相似,果實較小而酸澀,故文獻談論葡萄時,經常牽連蘡薁,如本草經集注説:"(葡萄)不植淮南,亦如橘之變於河北矣。人説即此間蘡薁,恐如彼之枳類橘耶。"本草圖經説:"江東出一種,實細而味酸,謂之蘡薁子。"

470 蓬蔂①　味酸、鹹,平,無毒。主安五藏,益精氣,長陰令堅,強志倍力,有子。又治暴中風,身熱大驚。久②服輕身不老。一名覆盆,一名陵累③,一名陰累。生荆山平澤及宛朐。李云即是人所食莓爾。

【箋疏】

本草經蓬蔂一名覆盆,名醫別録又單列覆盆子條,陶弘景覺得難解,本草經集注説:"蓬蔂是根名,方家不用,乃昌容所服以易顔色者也。覆盆是實名,李云是莓子,乃似覆盆之形,而以津汁爲味,其核微細。藥中所用覆盆子小異此,未詳孰是。"新修本草認爲蓬蔂與覆盆爲同物異

---

① 蔂:政和本草作"藟"。
② 久:底本作"人",據政和本草改。
③ 累:政和本草作"藟",下一"累"字同。

名,皆指果實,並不如陶所言"蓬蘽是根名"而"覆盆是實名",責備陶弘景"重出子條,殊爲孟浪"。

後世糾結不清,但所指代的應該都是薔薇科懸鉤子屬(Rubus)植物,則毫無問題。據本草綱目釋名項解釋說:"蓬蘽與覆盆同類,故別錄謂一名覆盆。此種生於丘陵之間,藤葉繁衍,蓬蓬累累,異於覆盆,故曰蓬蘽、陵蘽,即藤也。其實八月始熟,俚人名割田藨。"從本草圖經所繪成州蓬蘽來看,應該就是植物蓬蘽 Rubus hirsutus。

471 覆盆①　味甘,平,無毒。主益氣輕身,令髮不白。五月採實。蓬蘽是根名,方家不用,乃昌容所服以易顏色者也。覆盆是實名,李云是苺子,乃似覆盆之形,而以津汁爲味,其核甚微細。藥中所用覆盆子小異此,未詳孰是。

【箋疏】

覆盆子應該是根據果實形狀得名,即陶弘景引李當之的意見,其果實"乃似覆盆之形";本草衍義則説是因爲"縮小便"的療效得名,故言"服之當覆其溺器"。本草綱目集解項李時珍説:"蓬蘽子以八九月熟,故謂之割田藨。覆盆以四五月熟,故謂之插田藨,正與別錄五月採相合。二藨熟時色皆烏赤,故能補腎。其四五月熟而色紅者,乃藕田藨也,不入藥用。陳氏所謂以茅苺當覆盆者,蓋指此也。"從本草綱目所繪圖例來看,構圖與所繪蓬蘽近似,但作複葉,傘房花序,所表現的大約是薔薇科植物插田泡

---

① 覆盆:政和本草作"覆盆子"。

Rubus coreanus 之類。

472 **大棗**　味甘，平，無毒。主治心腹邪氣，安中養脾，助十二經，平①胃氣，通九竅，補少氣，少津，身中不足，大驚，四支重，和百藥，補中益氣，強力，除煩，心下懸，腸澼。**久服輕身長年**，不飢神仙。一名乾棗，一名美棗，一名良棗。八月採，暴乾。

三歲陳核中人　燔之，味苦。主治腹痛，邪氣。

生棗　味甘、辛。多食令人多寒②熱，羸瘦者不可食③。

葉　覆麻黃，能出汗。生④河東平澤。殺烏頭毒。舊云河東猗氏縣棗特異，今出青州、出彭城棗，形小⑤，核細，多膏，甚甜。鬱州互市亦得之，而鬱州者亦好，小不及爾。江東臨沂金城棗，形大而虛，少脂⑥，好者亦可用⑦。南棗大惡，殆不堪噉。道家方藥以棗爲佳餌。其皮利肉補，所以合湯皆擘用之。

【箋疏】

棗爲常見經濟植物，即鼠李科植物棗 *Ziziphus jujuba*，栽培品種甚多。爾雅釋木"棗，壺棗"，郭注："今江東呼棗大而銳上者爲壺。壺猶瓠也。""邊，要棗"，郭注："子細腰，今謂之鹿盧棗。""櫅，白棗"，郭注："即今棗

---

① 平：底本無此字，據政和本草補。
② 寒：底本無此字，據政和本草補。
③ 食：底本作"令"，據政和本草改。
④ 生：底本無此字，據政和本草補。
⑤ 小：政和本草作"大"。
⑥ 脂：底本作"暗"，據政和本草改。
⑦ 用：此後底本有"及"字，據政和本草删。

子白熟。”“樲，酸棗”，郭注：“樹小實酢。孟子曰：‘養其樲棗。’”“楊徹，齊棗”，郭注：“未詳。”“遵，羊棗”，郭注：“實小而圓，紫金色，今俗呼之爲羊矢棗。孟子曰：‘曾晳嗜羊棗。’”“洗，大棗”，郭注：“今河東猗氏縣出大棗，子如雞卵。”“煮，填棗”，郭注：“未詳。”“蹶泄，苦棗”，郭注：“子味苦。”“晳，無實棗”，郭注：“不著子者。”“還味，棯棗”，郭注：“還味，短味。”大多爲本種的栽培品或變種。

本草經以大棗立條，名醫別錄一名乾棗，條内又附生棗，明其以成熟果實的乾燥品入藥，“生棗”則是鮮品。

473 藕實莖　味甘，平、寒，無毒。**主補中養神，益氣力，除百疾。久服輕身耐老，不飢延年。一名水芝丹，一名蓮。生汝南池澤。**八月採。即今蓮子，八九月取堅黑者乾擣破之。華及根並入神仙用。今云“莖”，恐即是根，不爾不應言甘也。宋帝時，太官作羊血䐑，庖人削藕皮誤落血中，遂皆散不凝，醫乃用藕療血，多效也。

【箋疏】

蓮花爲睡蓮科植物蓮 *Nelumbo nucifera*，種植歷史悠久，植株的不同部位在爾雅中皆有專名，爾雅釋草云：“荷，芙蕖。其莖茄，其葉蕸，其本蔤，其華菡萏，其實蓮，其根藕，其中的，的中薏。”芙蕖應該是此植物的總名，故説文“蔤，夫渠根”，“荷，夫渠葉”，“茄，夫渠莖”，“蔤，夫渠本”。江淹蓮花賦“若其華實各名，根葉異辭，既號芙渠，亦曰澤芝”，仍以“芙蕖”爲主要名稱。此外，“荷”本是芙蕖葉的專名，“蓮”是芙蕖實的專名，也用爲芙蕖的總名。

但本草經爲何以“藕實莖”立條，頗爲費解，陶弘景亦表示疑惑,故注釋云云。意即此三字斷句爲"藕實、莖",而"莖"又指根,分別指代蓮子與藕兩物。本草經考注別有解説:"藕實莖者,謂藕實在蓮房連莖者也。"按其所言,則是帶梗的蓮房,從名醫別錄云"八月采"來看,此確可以備一説。

474 **雞頭實**　味甘,平,無毒。主治濕痹,腰脊膝痛,補中,除暴①疾,益精氣,強志,耳目聰明。久服輕身不飢,耐老,神仙。一名鴈喙實,一名茨。**生雷澤池澤**。八月採。此即今蔿子,蔿子形上花似雞冠,故名雞頭。仙方取此並蓮實合餌,能令小兒不長,自別有方。正爾食之,亦當益人。

【箋疏】

　　雞頭實即莊子徐無鬼所言"雞壅",入藥時間甚早。説文:"茨,雞頭也。"今則以茨實作通名,爲睡蓮科水生植物茨 Euryale ferox。茨是常見物種,葉盾形,革質,多皺褶,即古今注形容的"葉上蹙縐如沸"。本草圖經描述更詳:"葉大如荷,皺而有刺,俗謂之雞頭盤。花下結實,其形類雞頭,故以名之。其莖葃之嫩者名蒻,人採以爲菜茹,八月採實。服餌家取其實並中子,搗爛暴乾,再搗下篩,熬金櫻子煎和丸服之,云補下益人,謂之水陸丹。經傳謂其子爲茨。"

475 **茨實**　味甘,平,無毒。主安中,補五藏,不飢,輕

---

①　暴:底本無此字,據政和本草補。

身。一名薐。盧江間最多，皆取火熉，以爲米充糧。今多蒸暴，蜜和餌之，斷穀長生。水族中又有菰首，性冷，恐非上品。被霜後食之，令陰不強。又不可雜白蜜食，令生蟲。

【箋疏】

　　國語楚語"屈到嗜芰"，芰實載名醫別錄，一名薐。酉陽雜俎云："今人但言菱芰，諸解草木書亦不分別，唯王安貧武陵記言：四角、三角曰芰，兩角曰菱。"本草綱目集解項李時珍説："芰菱有湖濼處則有之。菱落泥中，最易生發。有野菱、家菱，皆三月生蔓延，引葉浮水上，扁而有尖，光面如鏡。葉下之莖有股如蝦股，一莖一葉，兩兩相差，如蝶翅狀。五六月開小白花，背日而生，晝合宵炕，隨月轉移。其實有數種：或三角、四角，或兩角、無角。野菱自生湖中，葉、實俱小。其角硬直刺人，其色嫩青老黑。嫩時剝食甘美，老則蒸煮食之。野人暴乾，剁米爲飯爲粥，爲糕爲果，皆可代糧。其莖亦可暴收，和米作飯，以度荒歉，蓋澤農有利之物也。家菱種於陂塘，葉、實俱大，角軟而脆，亦有兩角彎卷如弓形者，其色有青、有紅、有紫，嫩時剝食，皮脆肉美，蓋佳果也。老則殼黑而硬，墜入江中，謂之烏菱。冬月取之，風乾爲果，生熟皆佳。夏月以糞水澆其葉，則實更肥美。"芰實爲菱科植物，種類較多，果實爲堅果狀，革質或木質，有刺狀角一至四4枚，一般以 *Trapa bispinosa* 對應爲菱，是常見的栽培品種，刺狀角兩枚。至於四角菱，則如野菱 *Trapa incisa*、四角菱 *Trapa quadrispinosa* 之類。觀察本草圖經所繪芰實，仍然是兩角，並沒有遵循酉陽雜俎的説法。

476 栗　味鹹，溫，無毒。主益氣，厚腸胃，補腎氣。令人忍飢。生山陰，九月①採。今會稽最豐，諸暨栗形大，皮厚不美；剡及始豐，皮薄而甜。相傳有人患腳弱，往栗樹下食數升，便能起行。此是補腎之義，然應生噉②之，令若餌服，故宜蒸暴之。

【箋疏】

　　栗是重要經濟植物，種仁澱粉含量高，可以充飢，故名醫別錄說"令人耐飢"，杜甫詩"園收芋栗未全貧"也是這個意思。本草綱目集解項說："栗但可種成，不可移栽。按事類合璧云：栗木高二三丈，苞生多刺如彙毛，每枝不下四五個苞，有青、黃、赤三色。中子或單或雙，或三或四。其殼生黃熟紫，殼內有膜裏仁，九月霜降乃熟。其苞自裂而子墜者，乃可久藏，苞未裂者易腐也。其花作條，大如箸頭，長四五寸，可以點燈。栗之大者爲板栗，中心扁子爲栗楔。稍小者爲山栗。山栗之圓而末尖者爲錐栗。圓小如橡子者爲莘栗。小如指頂者爲茅栗，即爾雅所謂栭栗也，一名栵栗，可炒食之。"其主流品種爲殼斗科植物栗 *Castanea mollissima*。

477 櫻桃　味甘。主調中，益脾氣，令人好色，美志。此即今朱櫻桃，味甘酸可食，而所主又與前櫻桃相似，恐醫濫載之，未必是今者耳。又，胡頹子凌冬不凋，子亦應益人。或云寒熱病不可食。

---

① 月：底本作"日"，據政和本草改。
② 噉：底本作"取"，據政和本草改。

【箋疏】

爾雅釋木"楔,荆桃",郭璞注:"今櫻桃。"櫻桃載名醫別錄,陶弘景稱之爲"朱櫻桃"。救荒本草云:"櫻桃樹,處處有之。古謂之含桃。葉似桑葉而狹窄,微軟,開粉紅花,結桃似郁李子而小,紅色鮮明。味甘,性熱。"本草綱目集解項説:"櫻桃樹不甚高。春初開白花,繁英如雪。葉團,有尖及細齒。結子一枝數十顆,三月熟時須守護,否則鳥食無遺也。鹽藏、蜜煎皆可,或同蜜擣作糕食,唐人以酪薦食之。林洪山家清供云:櫻桃經雨則蟲自内生,人莫之見。用水浸良久,則蟲皆出,乃可食也。試之果然。"此即薔薇科植物櫻桃 *Prunus pseudocerasus*,果實爲常見水果。名醫別錄還載有嬰桃,新修本草退入有名未用中,陶弘景本條注"所主又與前櫻桃相似",即指"嬰桃",爲同屬植物山櫻桃 *Prunus tomentosa*,已見本書卷四。

【果部中品】

478 梅實　味酸,平,無毒。主下氣,除熱煩滿,安心,肢體痛,偏枯不仁,死肌,去青黑誌,惡疾,止[1]下利,好唾,口乾。生漢中川谷。五月採,火乾。此亦是今烏梅也,用之去核,微熬之。傷寒煩熱,水漬飲汁。生梅子及白梅亦應相似,人今多用白梅和藥以點誌,

---

① 　止:底本作"心",據政和本草改。

蝕①惡肉也。服黃精又云禁食梅實。

【箋疏】

詩經摽有梅云："摽有梅，其實七分。求我庶士，迫其吉分。"此以梅實爲比興，至其用途，則如尚書説命言："若作和羹，爾惟鹽梅。"證類本草引毛詩疏云："梅暴乾爲腊，羹臛齏中。"又云："含可以香口。"薔薇科植物梅 *Armeniaca mume* 是常見果樹，果實食用外，亦是重要的觀賞植物，栽培品種極多，大致分果梅與花梅兩類。梅實以果實入藥，本草經集注云："此亦是今烏梅也，用之去核，微熬之。"所謂烏梅、白梅，乃是果實的不同加工方法，本草圖經云："五月採其黃實，火熏乾作烏梅；又以鹽殺爲白梅，亦入除痰藥中用。"本草衍義亦云："熏之爲烏梅，曝乾藏密器中爲白梅。"

479 龍眼　味甘，平，無毒。主治五藏邪氣，安志厭食，除蟲去毒。久服强魂魄，聰察，輕身不老②，通神明。一名益智。其大者似檳榔。生南海山谷。廣州別有龍眼，似荔支而小，非益智，恐彼人別名，今者爲益智耳。食之並利人。

【箋疏】

新修本草龍眼在木部中品，今移果部。南方草木狀云："龍眼樹如荔枝，但枝葉稍小，殼青黃色，形圓如彈丸，

---

① 蝕：底本作"食"，據政和本草改。
② 老：底本無此字，據政和本草補。

核如木梡子而不堅,肉白而帶漿,其甘如蜜,一朵五六十顆作穗如莆萄然。荔枝過即龍眼熟,故謂之荔枝奴,言常隨其後也。"此即無患子科植物龍眼 Dimocarpus longan。

本草經謂龍眼一名益智,廣雅亦云"益智,龍眼也",由此引出益智子與龍眼同名異物的混乱。陶弘景即依薑科益智 Alpinia oxyphylla 立言,其説云云。新修本草糾正説:"益智似連翹子頭未開者。味甘辛,殊不似檳榔。其苗葉花根與豆蔻無別,惟子小爾。龍眼一名益智,而益智非龍眼也。其龍眼樹似荔枝,葉若林檎,花白色。子如檳榔,有鱗甲,大如雀卵,味甘酸也。"本草圖經也説:"下品自有益智子,非此物也。"自此以後即無混淆者。

480 檳榔　味辛,溫,無毒。主消穀逐水,除淡澼,殺三蟲,去伏尸,治寸白。生南海。此有三四種。出交州,形小而味甘;廣州以南者,形大而味澀,核亦大,尤大者名豬檳榔。作藥皆用之。又,小者南人名蒳子,俗人呼爲檳榔孫,亦可食。

【箋疏】

新修本草檳榔在木部中品,今移果部。南方草木狀云:"檳榔樹高十餘杖,皮似青桐,節如桂竹,下本不大,上枝不小,條直亭亭,千萬若一。森秀無柯,端頂有葉。葉似甘蕉,條派開破。仰望眇眇,如插叢蕉於竹杪,風至獨動,似舉羽扇之掃天。葉下繫數房,房綴數十實,實大如桃李,又生棘,重累其下,所以禦衛其實也。味苦澀,剖其皮,鬻其膚,熟如貫之,堅如乾棗。以扶留藤、古賁灰並食,則滑美下氣消穀。出林邑,彼人以爲貴,昏族客必先進,若邂逅不設,用相嫌恨。一名賓門藥餞。"此即棕櫚科植物檳榔 *Areca catechu*。

481 橘柚　味辛,溫,無毒。主治胸中瘕熱逆①氣,利水穀,下氣,止嘔欬,除膀胱留熱,下停水,五淋,利小便,主脾不能消穀,氣充②胸中,吐逆,霍亂,止泄,去寸白。久服去臭,下氣通神,輕身長年。一名橘皮。生南山川谷,生江南。十月採。此是説其皮功耳。以東橘爲好,西江亦有而不如,其③皮小冷,療氣乃言欲勝東橘。北④人亦用之。以陳者爲良。其肉味甘酸,食之多淡,恐非益人也。今此雖用皮,既是果類,所以猶宜相從。柚子皮乃可食,而不復入藥用,此亦應下氣。

【箋疏】

　　新修本草橘柚在木部上品,今據陶弘景注釋"今此雖用皮,既是果類,所以猶宜相從",移到果部。芸香科柑橘屬的果實,是古人很早就認識的水果。橘柚爲兩物,果實也很容易區別。説文:"橘,果,出江南。""柚,條也,似橙而酢。"本草經橘柚駢聯,當是沿用舊説,如尚書禹貢有"厥苞橘柚"之言,段玉裁説文柚字注云:"爾雅釋木'柚,條',郭云'似橙,實酢,生江南'。列子曰:'吳楚之國有大木焉,其名爲櫾,碧樹而冬生,實丹而味酸,食其皮汁已憤厥之疾。'按,今橘橙柚三果,莫大於柚,莫酢於橙汁,而橙

---

① 逆:底本無此字,據政和本草補。
② 充:政和本草作"衝"。
③ 其:底本作"甘",據政和本草改。
④ 北:底本作"此",據政和本草改。

皮甘可食。本草經合橘柚爲一條，渾言之也。”

　　本草經以“橘柚”爲一條，包括芸香科柑橘屬多種植物的果實，後世本草漸漸分化爲橘、柑、橙、柚等不同種類。本草綱目橘條集解項李時珍説：“橘實小，其瓣味微酢，其皮薄而紅，味辛而苦。柑大於橘，其瓣味甘，其皮稍厚而黃，味辛而甘。柚大小皆如橙，其瓣味酢，其皮最厚而黃，味甘而不甚辛。如此分之，即不誤矣。按事類合璧云：橘樹高丈許，枝多生刺。其葉兩頭尖，綠色光面，大寸餘，長二寸許。四月著小白花，甚香。結實至冬黃熟，大者如杯，包中有瓣，瓣中有核也。”此即芸香科橘 *Citrus reticulata*，有若干栽培品種。柚條説：“柚，樹、葉皆似橙。其實有大小二種：小者如柑如橙；大者如瓜如升，有圍及尺餘者，亦橙之類也。今人呼爲朱欒，形色圓正，都類柑、橙。但皮厚而粗，其味甘，其氣臭，其瓣堅而酸惡不可食，其花甚香。南人種其核，長成以接柑、橘，云甚良也。蓋橙乃橘屬，故其皮皺厚而香，味苦而辛；柚乃柑屬，故其皮粗厚而臭，味甘而辛。如此分柚與橙、橘自明矣。”此爲芸香科植物柚 *Citrus grandis*。

　　482 枇杷葉　味苦[①]，平，無毒。主治卒啘不止，下氣。其葉不暇[②]煮，但嚼食亦差。人以作飲乃小冷。

【箋疏】

　　枇杷爲薔薇科植物枇杷 *Eriobotrya japonica*，是常

---

①　味苦：底本無此二字，據政和本草補。
②　其葉不暇：底本作“不假”，據政和本草改。

見水果和園林植物，爲常綠小喬木，所以千字文説"枇杷晚翠，梧桐蚤凋"。

483　柿　味甘，寒，無毒。主通鼻耳氣，腸澼不足。柿有數種，云今烏柿火熏者性熱，斷下，又治狗齧瘡。火熇者亦好，日乾者性冷。粗心柿尤不可多食，令人腹痛利。生柿彌冷。又有椑，色青，唯堪生噉，性冷復乃甚於柿，散石熱家噉之無嫌，不入藥用。

【箋疏】

柿，本草綱目寫作"杮"，解釋説："俗作柿非矣。"按，"柿"與"杮"皆不見於説文，玉篇云："杮，赤實果。"正字通云："杮，柿俗字。"集解項李時珍説："杮高樹大葉，圓而光澤。四月開小花，黃白色。結實青綠色，八九月乃熟。生杮置器中自紅者謂之烘杮，日乾者謂之白杮，火乾者謂之烏杮，水浸藏者謂之醂杮。其核形扁，狀如木鱉子仁而硬堅。其根甚固，謂之杮盤。案事類合璧云：杮，朱果也。大者如碟，八棱稍扁；其次如拳；小或如雞子、鴨子、牛心、鹿心之狀。一種小而如折二錢者，謂之猴棗。皆以核少者爲佳。"此即柿樹科植物柿樹 *Diospyros kaki*，栽培品種甚多。

484　木瓜[1]實　味酸，溫，無毒。主治濕痺，邪氣，霍亂大吐下，轉筋不止。其枝亦可煮用。山陰蘭亭尤多，彼人以爲良藥，最療轉筋。轉筋時，但呼其名[2]及書上作木瓜字，皆愈。理亦不可解。俗人柱

---

① 瓜：底本作"苽"，據政和本草改。
② 名：底本漫漶，據政和本草補。

木瓜杖,云利筋脛。又有榠樝,大而黃,可進酒去淡。又,樝①子,澀,斷利。禮云"樝梨曰攢之",鄭公不識樝,乃云是梨之不臧者。然古亦以樝爲果,今則不入例爾。凡此屬多補益人者也。

【箋疏】

爾雅釋木"楙,木瓜",郭璞注:"實如小瓜,酢可食。"詩經衛風"投我以木瓜","投我以木桃","投我以木李",其中木瓜、木桃皆爲薔薇科木瓜屬植物,木桃爲毛葉木瓜 *Chaenomeles cathayensis*,而所稱之木瓜究竟是指光皮木瓜 *Chaenomeles sinensis*,還是皺皮木瓜 *Chaenomeles speciosa*,頗不易辨。陶弘景注將木瓜分作三種,除木瓜外,別有榠樝與樝子。據本草綱目集解項李時珍説:"木瓜可種可接,可以枝壓。其葉光而厚,其實如小瓜而有鼻。津潤味不木者爲木瓜;圓小於木瓜,味木而酢澀者爲木桃;似木瓜而無鼻,大於木桃,味澀者爲木李,亦曰木梨,即榠樝及和圓子也。鼻乃花脱處,非臍蒂也。"由此大致可以確定,木瓜指皺皮木瓜 *Chaenomeles speciosa*,榠樝爲光皮木瓜 *Chaenomeles sinensis*,木桃即樝子爲毛葉木瓜 *Chaenomeles cathayensis*。

485 甘蔗　味甘,平,無毒。主下氣和中,補脾氣,利大腸。今出江東爲勝,盧陵亦有好者。廣州人種,數年生,皆如大竹,長丈②餘,取汁以爲沙糖,甚益人。又有荻蔗,節疏而細,亦可噉也。

---

① 樝:底本作"查",據政和本草改。本條後數"樝"字皆同。

② 丈:底本作"大",據政和本草改。

【箋疏】

據本草綱目,甘蔗別名有竿蔗、藷,釋名項李時珍説:"按野史云:呂惠卿言,凡草皆正生嫡出,惟蔗側種,根上庶出,故字從庶也。嵇含作竿蔗,謂其莖如竹竿也。離騷、漢書皆作柘,字通用也。諸字出許慎説文,蓋蔗音之轉也。"

486 芋　味辛,平,有毒。**主寬腸胃,充肌膚,滑中。**一名土芝。八月採①。錢唐最多。生則有毒,蔎不可食。性滑中下石,服餌家所忌。種芋三年不採成梠芋。又別有野芋,名老②芋,形葉相似如一根,並殺人。人不識而食之垂死者,他人以土漿及糞汁與飲之,得活矣。

【箋疏】

本條證類本草著錄爲名醫別錄藥,新輯本據太平御覽卷九七五引本草經"芋,土芝,八月採",將其取爲本草經藥。説文云:"芋,大葉實根,駭人,故謂之芋也。"又:"莒,齊謂芋爲莒。"此即天南星科植物芋 *Colocasia esculenta*,很早就作爲菜蔬,因爲富含澱粉,也可以做糧食。

487 烏芋　味苦,甘,微寒,無毒。**主治消渴,痹熱,溫③中益氣。**一名藉姑,一名水萍。二月生葉,葉如芋,三月三日採根,暴乾。今藉姑生水田中,葉有椏,狀如澤瀉,不正似芋。其根黄似

---

① 八月採:底本無此三字,據太平御覽引本草經補。
② 老:底本作"尤",據政和本草改。
③ 溫:底本作"熱",據政和本草改。

芋子而小,煮之亦可噉。疑其有烏名。今有烏者,根極相似,細而美,葉乖異,狀頭如莞草,呼爲烏①茨,恐此非②也。

【箋疏】

根據陶弘景説烏芋"葉有椏",新修本草説"葉似錍箭鏃",所指代的應該是澤瀉科的慈姑 *Sagittaria sagittifolia*,葉戟形,因此又名剪刀草。宋末董嗣杲詠茨菰(慈姑)有句"剪刀葉上兩枝芳,柔弱難勝帶露妝"。但從本草圖經開始,所稱的烏芋另是一種植物,所言"苗似龍鬚而細,正青色,根黑,如指大,皮厚有毛",所指乃莎草科植物荸薺 *Eleocharis dulcis*。本草綱目集解項李時珍説:"鳧茈生淺水田中。其苗三四月出土,一莖直上,無枝葉,狀如龍鬚。肥田栽者,粗近葱、蒲,高二三尺。其根白蒻。秋後結顆,大如山楂、栗子,而臍有聚毛,累累下生入泥底。野生者,黑而小,食之多滓。種出者,紫而大,食之多毛。吴人以沃田種之,三月下種,霜後苗枯,冬春掘收爲果,生食、煮食皆良。"所指亦是荸薺 *Eleocharis dulcis*。這種名稱上的混亂一直延續,直到今天四川仍將莎草科荸薺稱爲"慈姑",而把澤瀉科慈姑稱爲"白慈姑"。李時珍針對這種混亂,在烏芋條專門設立正誤項,有云:"烏芋、慈姑原是二物。慈姑有葉,其根散生。烏芋有莖無葉,其根下生。氣味不同,主治亦異。而别錄誤以藉姑爲烏芋,謂其葉如芋。陶、蘇二氏因鳧茨、慈姑字音相近,遂

① 烏:政和本草作"蔦"。
② 非:政和本草無此字。

致混注,而諸家説者因之不明。今正其誤。"

【果部下品】

488 杏核①　味甘、苦,溫、冷利,有毒。**主治欬逆,上氣雷鳴,喉痹,下氣,産乳,金創,寒心,賁豚,驚癎,心下煩熱,風氣去來,時行頭痛,解肌,消心下急,殺狗毒。**一名杏子。五月採。其兩人者殺人,可以毒狗。

花　味苦,無毒。主補不足,女子傷中,寒熱痹,厥逆。

實　味酸,不可多食,傷筋骨。**生晉山川谷。**得火良,惡黃耆、黃芩、葛根,胡粉,畏蘘草,解錫毒。　處處有,藥中多用之,湯浸去赤②皮,熬令黃。

【箋疏】

禮記內則云:"桃李梅杏,櫨梨薑桂。"杏是本土常見水果,爲薔薇科杏屬多種植物的果實,以杏 *Armeniaca vulgaris* 爲主流,栽培品種甚多。本草綱目集解項李時珍説:"諸杏葉皆圓而有尖,二月開紅花,亦有千葉者,不結實。甘而有沙者爲沙杏,黃而帶酢者爲梅杏,青而帶黃者爲奈杏。其金杏大如梨,黃如橘。西京雜記載蓬萊杏花五色,蓋異種也。按王禎農書云:北方肉杏甚佳,赤大而扁,謂之金剛拳。"名醫別錄謂桃核仁無毒,杏核仁有

① 杏核:政和本草作"杏核人"。
② 赤:政和本草作"尖"。

毒,並説"其兩人者殺人,可以毒狗"。其實桃仁、杏仁中都含有氰苷,酶解後釋放出氫氰酸,過量攝入,都可以致死。

489 桃核①　味苦、甘,平,無毒。**主治瘀血,閉瘕,邪氣,殺小蟲**,主治欬逆上氣,消心下堅,除卒暴擊血,破癥瘕,通月水,止痛。七月採取人,陰乾。

乾桃華　味苦,平,無毒②。**殺注惡鬼,令人好色**。主除水氣,破石淋,利小便,下三蟲,悦澤人面。三月三日採,陰乾。

桃梟　味苦,微溫③。**殺百鬼精物**,治中惡腹痛,殺精魅,五毒不祥。一名桃奴,一名梟景。是④實著樹不落實中者。正月採之。

桃毛　**主下血瘕,寒熱積聚,無子**,帶下諸疾,破堅閉,刮取毛用之。

桃蠹　**殺鬼,辟邪惡不祥**。食桃樹蟲也。

其莖皮⑤　味苦、辛,無毒⑥。除邪鬼,中惡腹痛,去胃中熱。

其葉　味苦、辛⑦,平,無毒。主除尸蟲,出瘡中蟲。

其膠　鍊之,主保中不飢,忍風寒。

———————

① 桃核:政和本草作"桃核人"。
② 味苦平無毒:底本在"令人好色"後,據體例移。
③ 味苦微溫:底本在"殺百鬼精物"後,據政和本草移。
④ 一名梟景是:底本無此五字,據政和本草補。
⑤ 其莖皮:政和本草作"莖白皮"。
⑥ 味苦辛無毒:底本無此五字,據政和本草補。
⑦ 辛:底本無此字,據政和本草補。

其實　味酸,多食令人有熱。**生太山川谷。**處處有,京口者亦好,當取解核種之爲佳。又有山龍桃,其人不堪用。俗用桃人作酪,乃言冷。桃膠入仙家用。三月三日花,亦供丹方所須。方言"服三樹桃花盡,則面色如桃花",人亦無試之者。服尤人云禁食桃也。

【箋疏】

桃是常見經濟作物,亦可觀賞,栽種歷史悠久。作爲水果種植者,主要爲薔薇科桃 *Amygdalus persica*,如本草圖經言:"大都佳果多是圃人以他木接根上栽之,遂至肥美,殊失本性,此等藥中不可用之,當以一生者爲佳。"此類少入藥用。本草綱目集解項説:"惟山中毛桃,即爾雅所謂褫桃者,小而多毛,核粘味惡,其仁充滿多脂,可入藥用,蓋外不足者内有餘也。"此則指同屬植物山桃 *Amygdalus davidiana*。

490 李核① 味甘、苦,平,無毒。主治僵仆②躋,瘀血,骨痛。

根皮　大寒,主治消③渴,止心煩逆,奔氣。

實　味苦,除痼④熱,調中。李類又⑤多,京口有麥李,麥秀時熟,小而甜脆⑥,核不入藥。今此用姑熟所出南居李,解核如杏子者爲佳。凡李

---

① 李核:底本作"李核人",然目録仍作"李核",循杏核、桃核例,仍作"李核"。

② 仆:底本作"作",據政和本草改。

③ 消:底本無此字,據政和本草補。

④ 痼:底本作"固",據政和本草改。

⑤ 又:底本作"文",據政和本草改。

⑥ 甜脆:底本作"聒晚",據政和本草改。

實熟食之皆好,不可合雀肉食,又不可臨水上噉之。李皮水煎含①之,療齒痛佳。

【箋疏】

　　李爲本土常見水果,説文:"李,果也。"詩經:"投之以桃,報之以李。"爲薔薇科植物李 *Prunus salicina*,栽培品種甚多。

　　491 梨　味苦②,寒。令人寒中,金創、乳婦尤不可食。梨種復殊多,並皆冷利,俗人以爲快果,不入藥用,食之損人。

【箋疏】

　　梨爲常見水果,品種甚多,其栽培梨以薔薇科白梨 *Pyrus bretschneideri* 爲常見,果皮乳白色;亦有果皮鏽色或綠色的沙梨 *Pyrus serotina*,果皮黄色的秋子梨 *Pyrus ussuriensis* 等。

　　492 椶　味苦,寒。多食令人臚脹,病人尤甚。江南乃有,而北③國最豐,皆作脯,不宜人。有林檎,相似而小,亦恐非益人者。枇杷葉已出上卷,其實乃宜人,東陽、尋陽最多也。

【箋疏】

　　本條證類本草著錄爲名醫別錄藥,新輯本據太平御

---

①　含:底本作"合",據政和本草改。
②　苦:政和本草作"甘微酸"。
③　北:底本作"此",據政和本草改。

覽卷九七零引本草經"柰，味苦，令人臆脹，病人不可多食"，將其取爲本草經藥。

"柰"即"奈"。本草綱目認爲"奈與林檎，一類二種也"，奈條説："樹、實皆似林檎而大，西土最多，可栽可壓。有白、赤、青三色。白者爲素奈，赤者爲丹奈，亦曰朱奈，青者爲綠奈，皆夏熟。"林檎條云："林檎即奈之小而圓者。"奈及林檎主要指薔薇科花紅 *Malus asiatica* 之類，至於奈是否也包含蘋果 *Malus pumila* 在内，尚有不同意見。

493 安石榴　味酸、甘，無毒。主治咽燥渴，損人肺①，不可多食。

其酸實殼　治下利，止漏精。

其東行根　治蚘蟲、寸白。石榴以花赤可愛，故人多植之，尤爲外國所重。入藥惟根、殼而已。其味有甜酢，藥家用酢者。其子爲服食所忌也。

【箋疏】

安石榴今稱石榴，爲石榴科植物石榴 *Punica granatum*，品種古今没有變化。石榴別名甚多，最早稱作"若榴"，如南都賦"梬棗若榴"；"石榴"之名見於曹植的棄妻詩，所謂"石榴植前庭，綠葉搖縹青"。

---

①　無毒……損人肺：底本作"損人"，據政和本草補。

494 榧實　味甘,無毒①。主治五痔,去三蟲,蠱毒,鬼注。生永昌。今出東陽諸郡。食其子,乃言療寸白蟲。不復有餘用,不入藥方,疑此與前蟲品彼子療説符同。

【箋疏】

　　新修本草榧實在木部下品,今移果部。按,本條陶弘景注説"疑此與前蟲品彼子"云云,榧子居果部方在蟲獸部彼子之後。新修本草引爾雅釋木"柀,杉也",描述説:"其樹大連抱,高數仞,葉似杉,其木如柏,作松理,肌細軟,堪爲器用也。"根據其説,此即紅豆杉科植物香榧 *Torreya grandis*。

495 甘蔗根　大寒。主治癰腫結熱。本出廣州,今都下、東間並有。根葉無異,惟子不堪食爾。根擣傅熱腫甚良。又有五葉莓,生人籬援間,作藤,俗人呼爲籠草,取其根擣傅癰瘤亦效。

【箋疏】

　　新修本草甘蔗根在草部下品,今移果部。甘蔗是熱帶植物,通常是指芭蕉科植物香蕉 *Musa nana*,有時也包括同屬芭蕉 *Musa basjoo*。中國出產以芭蕉爲常見,本草經集注似指芭蕉而言。藝文類聚卷八十七引南州異物志云:"甘蔗草類,望之如樹,株大者一圍餘。葉長一丈,或七八尺餘,廣尺許。華大如酒杯,形色如芙蓉,著莖末。百餘子,大名爲房。根似芋魁,大者如車轂。實隨華長,

---

① 　無毒:底本無此字二字,據政和本草補。

每華一闔，各有六子，先後相次。子不俱生，華不俱落。此蕉有三種：一種子大如手拇指，長而鋭，有似羊角，名羊角蕉，味最甘好。一種子大如雞卵，有似羊乳，名牛乳蕉，微減羊角。一種大如藕，長六七寸，形正方，少甘，最不好也。取其闔以灰練之，績以爲采。"

【菜部上品】

496 白瓜①子　味甘，平、寒，無毒。**主令人悦澤，好顔色，益氣不飢。久服輕身能老。**主除煩滿不樂，久服寒中。可作面脂，令面②悦澤。**一名水芝，一名白爪子③。生嵩高平澤。**冬瓜人也，八月採之。

白冬瓜　味甘④，微寒。主除小腹水脹，利小便，止渴。被霜後合取，置經年，破取核，水澆，燥，乃檑取人用之。冬瓜性冷利，解毒，消渴，止煩悶，直搗絞汁服之。

【箋疏】

新修本草卷十八菜部上品本草經藥白瓜子，名醫别録藥白冬瓜，但據白瓜子條下蘇敬注："且朱書論白瓜之效果，墨書説冬瓜之功，功異條同，陶爲深誤。"乃知在本草經集注中，白冬瓜附録在白瓜子條内，新修本草始分爲

---

① 瓜：底本作"苽"，據政和本草改。後"白冬瓜"同。
② 面：底本無此字，據政和本草補。
③ 白爪子：底本作"白苽子"，與正名重複，據政和本草改。
④ 味甘：底本無此二字，據政和本草補。

兩條。因此,陶弘景關於本草經白瓜子的議論,其實在新修本草白冬瓜條下,但新修本草不認可陶的看法,批評意見在白瓜子條下,蘇敬説:"經云'冬瓜人也,八月採之'。已下爲冬瓜人説,非謂冬瓜别名。據經及下條瓜蒂,並生嵩高平澤,此即一物,但以'甘'字似'白'字,後人誤以爲'白'也。若其不是甘瓜,何因一名白瓜,此即甘瓜不惑。且朱書論白瓜之效果,墨書説冬瓜之功,功異條同,陶爲深誤。按,廣雅'冬瓜一名地芝',與甘瓜全别,墨書宜附冬瓜科下。瓜蒂與甘瓜共條。别録云:甘瓜子,主腹内結聚,破潰膿血,最爲腸胃脾内壅要藥。本草以爲冬瓜,但用蒂,不云子也。今腸癰湯中用之,俗人或用冬瓜子也。又按,本草云瓜子或云甘瓜子,今此本誤作'白'字,當改從'甘'也。"按照陶弘景的主張,白瓜子乃是取白冬瓜的種子入藥。蘇敬對此不以爲然,認爲條内名醫别録補充"冬瓜人也,八月采",乃是專説冬瓜的種子,與本草經白瓜子無關。針對本草經以白瓜子立條,名醫别録又補充"一名白瓜(爪)子"的奇怪現象,蘇敬進一步猜測,本草經原本是甘瓜子,傳寫過程中,誤"甘"爲"白"。

497 冬葵子　味甘,寒,無毒。主治五藏六府寒熱,羸瘦,五癃,利小便,婦人乳難,内閉。久服堅骨,長肌肉,輕身延年。生少室。十二月採之。黄芩爲之使。

葵根　味甘,寒,無毒。主治惡瘡,治淋,利小便。解蜀椒毒。

葉　爲百菜主。其①心傷人。以秋種葵,覆養經冬,至春作子,

---

① 其:底本無此字,據政和本草補。

謂之①冬葵。多入藥用,至滑利,能下石淋。春葵子亦滑,不堪餘藥用,根故是常葵耳。葉尤冷利,不可多食。術家取此葵子,微炒②令燁炠,散著濕地,遍踏之。朝種③暮生,遠不過宿。又云,取羊角、馬蹄燒作灰,散著於濕地,遍踏之④,即生羅勒,俗呼爲西王母菜,食之益人。生菜中又有胡荽、芸薹、白苣、邪蒿,並不可多食⑤,大都服藥自通忌生菜耳。佛家齋忌食薰渠,不知的是何菜,多言⑥今芸薹,憎其臭故也。

【箋疏】

冬葵之得名,據本草經集注云:"以秋種葵,覆養經冬,至春作子,謂之冬葵。"此説源於博物志:"陳葵子秋種,覆蓋令經冬不死,春有子也。"本草綱目集解項李時珍説:"四五月種者可留子,六七月種者爲秋葵,八九月種者爲冬葵,經年收采。正月復種者爲春葵。然宿根至春亦生。"此正冬葵之意,其原植物爲錦葵科冬葵 *Malva verticillata*,至今仍是常見菜蔬。

498　**莧實**⑦　　味甘,寒、大寒,無毒。**主治青盲,白瞖,明目,除邪,利大小便,去寒熱,殺蚘蟲。久服益氣力,不飢輕身。一名馬莧,一名莫實。細莧亦同。生**淮陽**川澤**及田中,葉如藍,十一月採。李云即莧菜也。今馬莧別一種,布地生,實至微細,俗呼

---

① 之:底本無此字,據政和本草補。
② 炒:底本作"砂",據政和本草改。
③ 種:此字後底本有"葵"字,據政和本草删。
④ 遍踏之:底本無此三字,據政和本草補。
⑤ 不可多食:底本作"可食",據政和本草改。
⑥ 多言:底本無此二字,據政和本草補。
⑦ 莧實:此條新修本草寫本脱漏,據證類本草卷二十七爲底本。

爲馬齒莧，亦可食，小酸，恐非今莧實；其莧實當是白莧，所以云“細莧亦同”
“葉如藍”也。細莧即是糠莧，食之乃勝，而並冷利，被霜乃熟，故云“十一月
採”。又有赤莧，莖純紫，能療赤下，而不堪食。藥方用莧實甚稀，斷穀方中
時用之。

【箋疏】

　　説文云：“莧，莧菜。”莧是莧科莧屬多種植物的泛稱，
蜀本草圖經謂“有赤莧、白莧、人莧、馬莧、紫莧、五色莧，
凡六種”。本草經集注認爲“其莧實當是白莧”，原植物爲
白莧 Amaranthus albus；又説“細莧即是糠莧”，本草綱目
補充“細莧即野莧也，北人呼爲糠莧，柔莖細葉，生即結
子”，原植物或即凹頭莧 Amaranthus lividus；又説“赤
莧，莖純紫，能療赤下，而不堪食”，此即爾雅釋草“蕢，赤
莧”，原植物是莧 Amaranthus tricolor，植株含有莧菜紅
色素，特徵性甚强，文獻所稱紫莧、紅莧、五色莧，亦當是
此種。

　　本草經莧實一名馬莧，本草經集注特別指出：“今馬
莧別一種，布地生，實至微細，俗呼爲馬齒莧，亦可食，小
酸，恐非今莧實。”本草圖經同意此説，謂“馬莧即馬齒莧
也”，原植物爲馬齒莧科馬齒莧 Portulaca oleracea。從
常理推度，本草經馬莧應該也是莧屬植物，“馬”亦訓作
“大”，此或指莧類中植株較大者，陶弘景誤解爲馬齒莧。
且名醫別錄在“一名馬莧”之後補充“細莧亦同”四字，“細
莧”正與“馬莧”爲反對，亦證明“馬莧”爲“大莧”。故本草
拾遺説：“陶以馬齒與莧同類，蘇亦於莧條出馬齒功用。
按此二物，厥類既殊，合從別品。”確有一定道理。

499 苦菜　味苦，寒，無毒。**主治五藏邪氣，厭穀，胃痹，**腸澼，渴熱中疾，惡瘡。**久服安心益氣，聰察，少臥，輕身能老，**耐飢寒，高氣不老。**一名荼草，一名選，**一名游冬。**生益州川谷，**生山陵道傍，凌冬不死。三月三日採，陰乾。疑此即是今茗。茗一名荼，又令人不眠，亦凌冬不凋，而嫌<u>其此生益州</u>。<u>益州</u>乃有苦菜，正是苦蕒爾，上卷上品白莫下已注之。<u>桐君錄</u>云：“苦①菜，葉三月生扶疏，六月華從葉出，莖直黃，八月實黑，實落根復生，冬不枯。”今茗極似此，<u>西陽</u>、<u>武昌</u>及<u>廬江</u>、<u>晉熙</u>茗皆好，東人止作青茗。茗皆有浡，飲之宜人。凡所飲物，有茗及木葉天門冬苗，並菝葜，皆益人，餘物並冷利。又<u>巴東</u>間別有真茶，火煏②作卷結，爲飲亦令人不眠，恐或是此。俗中多煮檀葉及大皂李作茶，並冷。又南方有瓜蘆木，亦似茗，至苦澀。取其葉作屑煮飲汁，即通夜不睡。煮鹽人唯資此飲爾。<u>交</u>、<u>廣</u>最所重，客來先設，乃加以香芼輩耳。

【箋疏】

　　苦菜也是<u>本草經</u>名實爭論非常大的一味藥物。<u>陶弘景</u>懷疑其爲茗茶，即山茶科植物茶 _Camellia sinensis_。<u>本草經集注</u>云云，<u>蘇敬</u>則認爲是菊科苦苣、苦蕒之類，如菊苣 _Cichorium endivia_、苦苣 _Sonchus oleraceus_，或近緣植物。<u>新修本草</u>説：“苦菜，詩云‘誰謂荼苦’，又云‘堇荼如飴’，皆苦菜異名也。<u>陶</u>謂之茗，茗乃木類，殊非菜流。茗，春採爲苦荼。音遲遐反，非途音也。按，<u>爾雅釋草</u>云‘荼，苦菜’，<u>釋木</u>云‘檟，苦荼’，二物全別，不得爲例。又<u>顏氏家訓</u>按<u>易通卦驗玄圖</u>曰：苦菜，生於寒秋，經冬歷春，得夏乃成。一名游冬。葉似苦苣而細，斷之有白汁，花黃

---

①　苦：底本作“昔”，據<u>政和本草</u>改。
②　火煏：底本無此二字，據<u>政和本草</u>補。

似菊。此則與桐君略同，今所在有之。苦讖乃龍葵爾，俗亦名苦菜，非茶也。"

　　陶、蘇兩家的爭論各執一端，從本草經記載苦菜的功效久服"聰察，少臥"來看，確實像茶葉中所含咖啡因中樞興奮作用，陶弘景因此推測其爲山茶科茶 *Camellia sinensis*，不爲無因。但所引桐君錄以及名醫別錄添附的部分，更像是菊科苦蕒菜屬（Ixeris）或苦苣菜屬（Sonchus）植物，更何況苦菜被安排在菜部，正如新修本草所批評："陶謂之茗，茗乃木類，殊非菜流。"所以新修本草另立"茗苦檬"一條，而在苦菜條內只討論菊科物種。

500 薺　味甘，溫，無毒。主利肝氣，和中。

其實　主明目，目痛。薺類又多，此是人可食者，葉作葅羹亦①佳。詩云"誰謂荼苦，其甘如薺"，又疑荼是菜類矣。

【箋疏】

　　救荒本草云："薺菜，生平澤中，今處處有之。苗搨地生，作鋸齒葉，三四月出葶，分生莖叉，梢上開小白花，結實小似菥蓂子。苗葉味甘，性溫，無毒。其實亦呼菥蓂子。其子味甘，性平。患氣人食之動冷疾，不可與麵同食，令人背悶，服丹石人不可食。"按其所繪圖例，原植物當是十字花科薺菜屬薺菜 *Capsella bursa-pastoris*。

---

① 亦：底本作"赤"，據政和本草改。

501 蕪菁及蘆菔　味苦①,溫,無毒。主利五藏,輕身益氣,可長食。

蕪菁子　主明目。蘆菔是今溫菘,其根可②食,葉不中噉。蕪菁根乃細於溫菘,而葉似菘,好食。西川唯種此,而其子與溫菘甚相似,小細耳。俗方無用,服食家亦煉餌之,而不云蘆菔子,恐不用也。俗人蒸其根及作菹,皆好,但小熏臭耳。又有莕根③,細而過辛,不宜服也。

【箋疏】

蕪菁與蘆菔爲兩種植物,蕪菁爲十字花科芸薹屬植物 Brassica rapa;蘆菔即蘿蔔,爲同科蘿蔔屬植物蘿蔔 Raphanus sativus。蕪菁也有肉質根,經常與蘿蔔混淆。按,詩經“採葑採菲”,鄭箋云:“此二菜者,蔓菁與薑之類也,皆上下可食。然而其根有美時,有惡時,采之者不可以根惡時並棄其葉。”按此意見,葑菲即相當於蔓菁與蘆菔,名醫別錄將二者並爲一條,或許也是受此影響。新修本草始將蘆菔單列。

502 菘　味甘,溫,無毒。主通利腸胃,除胸中煩,解酒渴。菜中有菘,最爲恒食,性和利④人,無餘逆忤,令人多食。如似小冷,而又耐霜雪。其子可作油,傅頭長髮,塗刀劍令不鏥。乃有數種,猶是一類,正論其美與不美耳。服藥有甘草而食菘,令病不除。

---

① 苦:底本無此字,據政和本草補。
② 可:底本作“非”,據政和本草改。
③ 又有莕根:底本無此四字,據政和本草補。
④ 利:底本無此字,據政和本草補。

【箋疏】

　　菘菜即白菜,本草綱目釋名説:"按陸佃埤雅云:菘性凌冬晚凋,四時常見,有松之操,故曰菘。今俗謂之白菜,其色青白也。"據陶弘景注:"菘有數種,猶是一類,正論其美與不美,菜中最爲恒食。"菘的品種雖多,但大致都是十字花科芸薹屬(Brassica)植物。集解項李時珍説:"菘,即今人呼爲白菜者,有二種:一種莖圓厚微青,一種莖扁薄而白,其葉皆淡青白色。燕趙、遼陽、揚州所種者,最肥大而厚,一本有重十餘斤者。南方之菘畦内過冬,北方者多入窖内。燕京圃人又以馬糞入窖壅培,不見風日,長出苗葉皆嫩黃色,脆美無滓,謂之黃芽菜,豪貴以爲嘉品,蓋亦仿韭黃之法也。菘子如芸薹子而色灰黑,八月以後種之。二月開黃花,如芥花,四瓣。三月結角,亦如芥。其菜作葅食尤良,不宜蒸曬。"李時珍説菘菜有兩種,莖圓厚微青者,當爲青菜 Brassica chinensis,而莖扁薄而白者,爲白菜 Brassica pekinensis。

　　503 芥①　味辛,溫,無毒。歸鼻。主除腎邪氣,利九竅,明耳目,安中,久服溫中。似菘而有毛,味辣②,好作葅,亦生食。其子可藏冬瓜。又有莨,以作葅,甚辣快。

【箋疏】

　　本草綱目釋名説:"按王安石字説云:芥者,界也。發

---

① 芥:底本作"介",據政和本草改。
② 辣:底本作"蠤",不見於字書,似"辣"之異體,據政和本草改。後一"辣"字同。

汗散氣,畀我者也。王禎農書云:其氣味辛烈,菜中之介
然者,食之有剛介之象,故字從介。"芥作爲菜蔬的歷史非
常悠久,禮記內則云:"膾,春用蒽,秋用芥。"原植物爲十
字花科芥菜 *Brassica juncea*,有若干栽培品種類型。

504 苜蓿　味苦,平①,無毒。主安中,利人,可久食。長
安中乃有苜蓿園,北人甚重此,江南人不甚食之,以無氣味故也。外國復別
有苜蓿草,以治目,非此類也。

【箋疏】

　　本草綱目釋名説:"苜蓿,郭璞作牧宿。謂其宿根自
生,可飼牧牛馬也。又羅願爾雅翼作木粟,言其米可炊飯
也。葛洪西京雜記云:樂游苑多苜蓿。風在其間,常蕭蕭
然。日照其花有光彩。故名懷風,又名光風。茂陵人謂
之連枝草。金光明經謂之塞鼻力迦。"救荒本草苜蓿條
説:"出陝西,今處處有之。苗高尺餘,細莖,分叉而生,葉
似錦雞兒花葉,微長,又似豌豆葉,頗小,每三葉攢生一
處,梢間開紫花,結彎角兒,中有子如黍米大,腰子樣。味
苦,性平,無毒。一云微甘淡,一云性涼。根寒。"苜蓿爲
張騫從西域帶回,有黃花、紫花兩種,黃花苜蓿爲豆科植
物南苜蓿 *Medicago hispida*,開紫花者爲同屬植物苜蓿
Medicago sativa。

---

① 苦平:底本無此二字,據政和本草補。

【菜部中品】

505 蓼實　味辛,溫,無毒。主明目,溫中,耐風寒,下水氣,面目浮腫,癰瘍。葉,歸舌,除大小腸邪氣,利中益志。

馬蓼　去腹①中蛭蟲,輕身。生雷澤川澤。此類又多,人所食有三種:一是紫蓼,相似而紫色;一名香蓼,亦相似而香,並不甚辛而好食;一是青②蓼,人家常有,其葉有圓有尖,以圓者爲勝,所用即是此。乾之以釀酒,主治風冷,大良。馬蓼生下濕地,莖斑,葉大有黑點,亦有兩三種,其最大者名籠鼓,即是葒草,已在上卷中品。

【箋疏】

禮記內則云:“豚,春用韭,秋用蓼。”乃是利用蓼的辛辣滋味作爲調劑,所以蓼被歸爲辛菜,爾雅義疏“薔,虞蓼”句郝懿行説:“內則烹炰用蓼,取其辛能和味,故説文以爲辛菜。”本草也列菜部,只是烹飪用莖葉,入藥則取其果實。

蓼的種類甚多,本草家意見不一。本草經集注云云,蜀本草圖經説:“蓼類甚多,有紫蓼、赤蓼、青蓼、馬蓼、水蓼、香蓼、木蓼等,其類有七種。紫、赤二蓼,葉小狹而厚;青、香二蓼,葉亦相似而俱薄;馬、水二蓼,葉俱闊大,上有黑點;木蓼一名天蓼,蔓生,葉似柘葉。諸蓼花皆紅白,子皆赤黑。木蓼,花黃白,子皮青滑。”本草綱目總結説:“韓

---

① 腹:政和本草作“腸”。
② 青:底本漫漶,據政和本草補。

保升所説甚明。古人種蓼爲蔬,收子入藥。故禮記烹雞
豚魚鱉,皆實蓼於其腹中,而和羹膾亦須切蓼也。後世飲
食不用,人亦不復栽,惟造酒麴者用其汁耳。今但以平澤
所生香蓼、青蓼、紫蓼爲良。"以上諸蓼,大致以蓼科蓼屬
(Polygonum)植物爲主。至於蓼實的取材,本草衍義云:
"蓼實即神農本經第十一卷中水蓼之子也。彼言蓼則用
莖,此言實即用子,故此復論子之功,故分爲二條。"按,水
蓼載新修本草,謂其"葉似蓼,莖赤,味辛,生下濕水傍"。
開寶本草引別本注云:"生於淺水澤中,故名水蓼。其葉
大於家蓼,水接食之,勝於蓼子。"本草綱目集解項李時珍
説:"此乃水際所生之蓼,葉長五六寸,比水莄葉稍狹,比
家蓼葉稍大,而功用仿佛。故寇氏謂蓼實即水蓼之子
者,以此故。"從本草經記蓼實"生雷澤川澤"來看,確應
該是以水生的水蓼爲正,原植物爲蓼科水蓼 *Polygonum
hydropiper*。

506 葱實　味辛,溫,無毒。主①明目,補中,不足。其莖
葱白,平,中作湯,主傷寒,寒熱,出汗,中風,面目腫,傷寒骨肉
痛,喉痹不通,安胎,歸目,除肝邪氣,安中,利五藏,益目睛,殺
百藥毒。

葱根　主治傷寒頭痛。

葱汁　平、溫②。主治溺血,解梨蘆毒。

薤　味辛、苦,溫,無毒。**主治金創創敗,輕身,不飢,耐**

---

① 主:底本此字後有"療"字,據政和本草删,以符體例。
② 溫:底本無此字,據政和本草補。

老，歸骨。菜芝也。除寒熱，去水氣，溫中，散結，利病人。諸瘡，中風，寒水腫，以塗之。**生魯山平澤**。蔥、薤異物，而今共條，本經既無韭，以其同類故也，今亦取爲副品種數。方家多用蔥白及葉中涕，名蔥苒，無復用實者。蔥亦有寒熱，其白冷，青熱，傷寒湯不得令有青也。能消桂爲水，亦化五石，仙術所用。薤又溫補，仙方及服食家皆須之，偏入諸膏用，并不可生噉①，薰辛爲忌耳。

【箋疏】

　　新修本草説："蔥有數種，山蔥曰茖蔥，療病以胡蔥，主諸惡䘌，狐尿刺毒，山溪中沙蝨、射工等毒。煮汁浸或搗傅大效，亦兼小蒜、茱萸輩，不獨用也。其人間食蔥又有二種：有凍蔥，即經冬不死，分莖栽蒔而無子也；又有漢蔥，冬即葉枯。食用入藥，凍蔥最善，氣味亦佳。"品種雖然複雜，但基本都是百合科蔥屬（Allium）植物，茖蔥爲 *Allium victorialis*；凍蔥即冬蔥，原植物爲細香蔥，亦名火蔥 *Allium ascalonicum*。漢蔥即廣泛栽種的蔥 *Allium fistulosum*。

　　薤亦是百合科蔥屬植物，與蔥形態近似。"薤"，據説文正寫作"䪥"，訓釋見二孫按語。本草圖經説："似韭而葉闊，多白無實。人家種者，有赤白二種，赤者療瘡生肌，白者冷補。皆春分蒔之，至冬而葉枯。爾雅云'䪥，鴻薈'，又云'䔧，山䪥'山䪥莖葉亦與家薤相類而根長，葉差大，僅若鹿蔥，體性亦與家薤同，然今少用。"原植物大致爲薤 *Allium chinense*，或小根蒜 *Allium macrostemon*。

---

① 　噉：底本作"取"，據政和本草改。

507 韭① 味辛、酸②，溫，無毒。歸心，安五藏，除胃中熱，利病人，可久食。

子 主治夢泄精，溺白。

根 主養髮。韭子入棘刺諸丸，主漏精。用根，入生③髮膏；用葉，人以煮鯽魚鮓，斷卒下利多驗。但此菜殊辛臭，雖煮食之，便出猶奇薰灼，不如葱、薤，熟即無氣，最是養性所忌也。生薑是常食物，其已隨乾薑在中品，今依次入食，更別顯之，而復有小異處，所以彌宜書。生薑，微溫，辛，歸五藏，去淡下氣，止嘔吐，除風邪寒熱。久服小志，少智，傷心氣，如此則不可多食長御，有病者是所宜也耳。今人噉諸辛辣物，惟此最恒，故論語云"不徹薑食"，言可常噉，但勿過多耳④。

【箋疏】

此即百合科韭 *Allium tuberosum*，至今仍是常見蔬菜。説文"韭，菜名，一種而久者，故謂之韭。"本草圖經因此發揮説："故圃人種蒔，一歲而三四割之，其根不傷，至冬雍培之，先春而復生，信乎一種而久者也。"本草綱目集解項李時珍説："一歲不過五剪，收子者只可一剪。八月開花成叢，收取醃藏供饌，謂之長生韭，言剪而復生，久而不乏也。"因爲韭剪而復生，古人遂認定其具有生發之性，故有草鍾乳、起陽草諸名，其根"入生髮膏"，也是這樣的原因。

---

① 韭：政和本草作"韭"。

② 酸：政和本草作"微酸"。

③ 生：底本無此字，據政和本草補。

④ 生薑是常食物……但無過多耳：政和本草移在卷八生薑條下，以"又云"引起，有節略。

508 白蘘荷　微溫。主中蠱及瘧。今人乃呼赤①者爲蘘荷，
白者爲覆菹葉，同一種耳。於人食之，赤者爲勝，藥用白者。中蠱服其汁，
并臥其葉，即呼蠱主姓名。亦主諸溪毒、沙蝨輩。多食損藥勢，又不利腳。
人家種白蘘荷，亦云辟蛇。

【箋疏】

　　説文：“蘘，蘘荷也。一名蒚葙。”段玉裁注：“史記子
虛賦作猼且，漢書作巴且，王逸作蓴菹，顔師古作蓴苴，名
醫別録作覆菹，皆字異音近。景瑳大招則倒之曰苴蓴。
崔豹古今注曰：似薑，宜陰翳地。師古曰：根旁生筍，可以
爲菹。又治蠱毒。宗懍荆楚歲時記云：仲冬以鹽藏蘘荷，
以備冬儲。急就篇所云‘老菁蘘荷冬日藏’也。”根據本草
圖經所繪白蘘荷圖例，其原植物當爲薑科蘘荷 *Zingiber
mioga* 一類。

509 蒁菜　味甘、苦，大寒。主時行壯熱，解風熱毒。即
今以雜作鮓蒸者。“蒁”作甜音②，字亦作“菾③”。時行熱病初得，便擣汁皆
飲得除差。

【箋疏】

　　本草綱目謂即菾蓬菜，李時珍説：“蒁菜，即菾蓬也。
蒁與甜通，因其味也。”救荒本草菾蓬菜條云：“所在有之，
人家園圃中多種。苗葉搨地生，葉類白菜而短，葉莖亦

---

① 赤：底本作“甘”，據政和本草改。
② 音：底本作“青”，據政和本草改。
③ 菾：底本作“蒁”，據政和本草改。

窄，葉頭稍圜，形狀似糜匙樣。味鹹，性平、寒，微毒。"此即藜科植物莙薘菜 *Beta vulgaris* var. *cicla*，爲常見蔬菜品種，南方地區又名牛皮菜、厚皮菜，其根肥厚者爲恭菜 *Beta vulgaris*，根含甜菜鹼(betaine)，爲製糖原料。

510 蘇　味辛，溫。主下氣，除寒中，子尤良。葉下紫色而氣甚香；其無紫色不香似荏者名野蘇，不任用。子主下氣，與橘皮相宜同治也。

【箋疏】

　　説文"蘇，桂荏也"，爾雅釋草同，邢昺疏云："蘇，荏類之草也。以其味辛類荏，故一名桂荏。"此即唇形科植物紫蘇 *Perilla frutescens*，因爲香味濃烈，所以稱爲"桂荏"。如爾雅、説文，"蘇"乃是專名，王褒僮約説"園中拔蒜，斫蘇切脯"，即指此植物。後來"蘇"稱爲此類植物的泛稱，遂根據 *Perilla frutescens* 莖葉紫色的特點，將其稱爲"紫蘇"。

　　511 荏子　味辛，溫，無毒。主治欬逆，下氣，溫中，補①體。

　　葉　主調中，去臭氣。九月採，陰乾。荏狀如蘇，高大白色，不甚香。其子②研之，雜米作糜，甚肥美，下氣，補益。東人呼爲蔫，以其似蘇，

---

① 補：底本無此字，據政和本草補。
② 其子：底本作"子其"，據政和本草倒乙。

字但除禾①邊故也。笮其子作油，日煎之，即今油帛及和漆用者，服食斷穀②亦用之，名爲重油。

【箋疏】

荏與蘇一類二種，方言云："蘇亦荏也，關之東西或謂之蘇，或謂之荏。周、鄭之間謂之公蕡，沅、湘之南或謂之蒦，其小者謂之釀菜。"廣雅釋草云："荏，蘇也。"二者的區別主要在顏色，蘇全株紫色，故稱紫蘇；荏綠色，上部枝葉被白色毛絨，又名白蘇。陶弘景說"東人呼爲薫"，即是取"蘇"字一半。按照現代植物學的意見，白蘇的原植物與紫蘇一樣，都是脣形科蘇 *Perilla frutescens*，只是栽培變異，出現紫色、白色而已。

512 水蘇　味辛，溫③，無毒。主下氣④，殺穀，除飲食，辟口臭，去毒，辟惡氣。久服通神明，輕身能老。主治吐⑤血、衄血、血崩。一名雞蘇，一名勞祖，一名芥苴⑥，一名瓜苴，一名道華。生九眞池澤。七月採。方藥不用，俗中莫識。昔九眞遼遠，亦無能識訪之。

---

① 禾：底本作"木"，據政和本草改。

② 服食斷穀：底本作"勝食新穀"，據政和本草改。

③ 溫：政和本草作"微溫"。

④ 主下氣：政和本草作黑字名醫別錄文，循體例應爲本草經文，因據大觀本草改。

⑤ 吐：底本無此字，據政和本草補。

⑥ 苴：政和本草作"葙"。

【箋疏】

陶弘景不識此,新修本草云:"此蘇生下濕水側,苗似旋復,兩葉相當,大香馥。青、齊、河間人名爲水蘇,江左名爲薺薴,吳會謂之雞蘇。"本草圖經説:"江左人謂雞蘇、水蘇是兩種;陳藏器謂薺薴自是一物,非水蘇。水蘇葉有鴈齒,香薷氣辛,薺薴葉上有毛,稍長,氣臭。"按,古代文獻中水蘇、雞蘇、薺薴、香薷糾結不清,晚近植物學家根據植物名實圖考的意見,將水蘇考訂爲唇形科植物水蘇 *Stachys japonica* 之類;薺薴據植物名實圖考爲唇形科薺薴 *Mosla grosseserrata*。

513 香薷　味辛,微溫。主治霍亂腹痛吐下,散水腫。處處有此,唯供生食。十月中取,乾之,霍亂煮飲,無不差。作煎,除水腫尤良之也。

【箋疏】

香薷字有兩種寫法,本草綱目釋名説:"薷,本作菜。玉篇云'菜菜,蘇之類'是也。其氣香,其葉柔,故以名之。草初生曰茸,孟詵食療作香戎者,非是。俗呼蜜蜂草,象其花房也。"本草衍義説香薷"花茸紫,在一邊成穗"。按,唇形科香薷屬(Elsholtzia)穗狀花序頂生,直立或上部稍彎,花密集,多數時候偏向花序的一側著生,故本草衍義云云。結合本草圖經所繪香薷圖例,此即唇形科香薷 *Elsholtzia ciliata*。

【菜部下品】

514 瓜①蒂　味苦，寒，有毒。主治大水，身面四支浮腫，下水，殺蠱毒，欬逆上氣，食諸果不消，病在胸腹中，皆吐下之。去鼻中息肉，黃疸。

其華　主治心痛，欬逆②。**生嵩高平澤。**七月七日採，陰乾。瓜蒂，多用早青蒂，此云七月七日七日採，便是甜瓜蒂也。人亦有用③熟瓜蒂者，取吐乃無異。此止論其蒂所主耳，今瓜例皆冷利，早者尤甚。熟瓜乃有數種，除瓤食不害人，若覺食多，入水自漬便消。永嘉有寒瓜甚大，今每即取藏，經年食之。亦有再熟瓜，又有越瓜，人作菹者，食之亦冷，並非藥用耳。博物志云：水浸至項，食瓜無數。又云斑瓜華有毒，勿採之。瓜皮殺蟎蟲也④。

【箋疏】

説文“蒂，瓜當也”，徐鍇云：“當，底也。”段玉裁云：“聲類曰：蒂，果鼻也。瓜當、果鼻正同類。”故知“蒂”即是瓜蒂之專名，俗寫作“蒂”。本草經集注云：“瓜蒂，多用早青蒂，此云七月七日採，便是甜瓜蒂也。”按此意見，瓜蒂爲甜瓜的瓜蒂。甜瓜又名甘瓜、果瓜，原植物爲葫蘆科甜瓜 *Cucumis melo* 之類。

---

① 瓜：底本作“苽”，據政和本草改。本條“瓜”字皆同。
② 心痛欬逆：底本作“心欬”，據政和本草補。
③ 甜瓜蒂也人亦有用：底本無此數字，據政和本草補。
④ 博物志云……殺蟎蟲也：政和本草無此句。

515 **苦瓠**　味苦,寒,有毒。**主治大水,面目四支浮腫,下水,令人吐。生晉地川澤。**瓠與冬瓜氣類同輩,而有上下之殊,當是爲其苦者耳。今瓠自忽有苦者如膽,不可食,非別生一種也。又有瓠瓟[1],亦是瓠類,小者名瓟,食之乃勝瓠。凡此等皆利水道,所以在夏月食之,大理自不及冬瓜矣。

【箋疏】

説文“瓠”與“匏”爲轉注。詩經“七月食瓜,八月斷壺”,傳云:“壺,瓠也。”本草綱目壺盧條釋名説:“諸書所言,其字皆當與壺同音。而後世以長如越瓜首尾如一者爲瓠,音護;瓠之一頭有腹長柄者爲懸瓠,無柄而圓大形扁者爲匏,匏之有短柄大腹者爲壺,壺之細腰者爲蒲盧,各分名色,迥異于古。以今參詳,其形狀雖各不同,則苗、葉、皮、子性味則一,故兹不復分條焉。懸瓠,今人所謂茶酒瓢者是也。蒲盧,今之藥壺盧是也。郭義恭廣志謂之約腹壺,以其腹有約束也。亦有大小二種也。”其所指代的當是葫蘆科植物葫蘆 *Lagenaria siceraria*,及其若干變種,如瓠瓜 *Lagenaria siceraria* var. *hispida*、小葫蘆 *Lagenaria siceraria* var. *microcarpa* 等。其中小葫蘆或許就是苦瓠,味苦難食,因此得名。

516 **水靳**[2]　味甘,平,無毒。**主治女子赤沃,止[3]血,養精,保血脉,益氣,令人肥健,嗜食。一名水英。生南海池澤。**

---

[1]　瓟:底本無此字,據政和本草補。
[2]　靳:底本作“靳”,據政和本草改。
[3]　止:底本作“心”,據政和本草改。

論蘄主治，乃應是上品，未解何意乃在下。其二月、三月英時善，可作菹及熟爁食，可亦利小便，治水腫。又有渣芹，可爲生菜。此蘄亦可生噉①，俗中皆作“芹”字也。

【箋疏】

　　説文有“芹，楚葵也”，徐鍇謂：“今水芹也。”又有“菦，菜，類蒿，周禮有菦菹”，段玉裁認爲同是一字，“芹”乃“不知菦即芹者妄用爾雅增之”。按，從物種來看，此説亦未必然。本草綱目集解項説：“芹有水芹、旱芹。水芹生江湖陂澤之涯；旱芹生平地，有赤、白二種。二月生苗，其葉對節而生，似芎藭。其莖有節棱而中空，其氣芬芳。五月開細白花，如蛇牀花。楚人採以濟饑，其利不小。詩云‘觱沸檻泉，言採其芹’。杜甫詩云‘飯煮青泥坊底芹’，又云‘香芹碧澗羹’，皆美芹之功。而列子言‘鄉豪嘗芹，蜇口慘腹’，蓋未得食芹之法耳。”按，救荒本草水蘄條云：“水蘄俗作芹菜，一名水英。出南海池澤，今水邊多有之。根莖離地二三寸，分生莖叉，其莖方，窊面四楞，對生葉，似利見菜葉而闊短，邊有大鋸齒，又似薄荷葉而短，開白花，似蛇牀子花。”從圖文來看，原植物爲傘形科水芹 *Oenanthe javanica*，即説文之“芹”。至於李時珍所言旱芹，爲説文之“菦”，原植物是同科芹 *Apium graveolens*，爲常見菜蔬，故説文訓爲“菜”，即周禮作菦者。文字演變，“菦”漸廢，代之以筆畫較簡的“芹”；而水芹則寫作“水蘄”以別之。

---

① 噉：底本作“敢”，據政和本草改。

517 蓴　味甘,寒,無毒。主治消渴,熱痹[①]。蓴性寒,又[②]云冷補。下氣,雜鯉魚作羹,亦逐水。而性滑,服食家不可多噉[③]也。

【箋疏】

"蓴"與"蒓"爲兩字,今多作"蒓"。本草綱目釋名説:"蓴字本作蒓,從純。純乃絲名,其莖似之故也。齊民要術云:蓴性純而易生。種以淺深爲候,水深則莖肥而葉少,水淺則莖瘦而葉多。其性逐水而滑,故謂之蓴菜,並得葵名。顏之推家訓云:蔡朗父諱純,改蓴爲露葵。北人不知,以綠葵爲之。詩云'薄採其茆',即蓴也。或諱其名,謂之錦帶。"集解項又説:"蓴生南方湖澤中,惟吳越人善食之。葉如荇菜而差圓,形似馬蹄。其莖紫色,大如箸,柔滑可羹。夏月開黃花。結實青紫色,大如棠梨,中有細子。春夏嫩莖未葉者名稚蓴,稚者小也。葉稍舒長者名絲蓴,其莖如絲也。至秋老則名葵蓴,或作豬蓴,言可飼豬也。又訛爲瑰蓴、龜蓴焉。"此即睡蓮科植物蓴菜 *Brasenia schreberi*。

518 落葵　味酸,寒,無毒。主治滑中,散熱。

實　主悦澤人面。一名天葵,一名繁露。又名承露,人家多種之。葉唯可餵鮓,性冷滑,人食之,爲狗所嚙,瘡終身不差[④]。其子紫色,女人以漬粉傅面爲假色,不入藥用也。

---

① 痹:底本無此字,據政和本草補。
② 性寒又:底本作"有寒夏皆",據政和本草改。
③ 噉:底本作"敢",據政和本草改。
④ 差:底本作"老",據政和本草改。

【箋疏】

落葵即落葵科植物落葵 *Basella alba*，至今仍是常見菜蔬，通常稱作豆腐菜、木耳菜。本草綱目釋名説："落葵葉冷滑如葵，故得葵名。釋家呼爲御菜，亦曰藤兒菜。爾雅云'蔠葵，繁露也'。一名承露，其葉最能承露，其子垂垂亦如綴露，故得露名；而蔠、落二字相似，疑落字乃蔠字之訛也。案考工記云'大圭，終葵首也'，注云：齊人謂椎曰終葵，圭首六寸爲椎。然則此菜亦以其葉似椎頭而名之乎？"

519 蘩蔞　味酸，平，無毒。主治積年惡瘡不愈。五月五日日中採，乾用之，當燖。此菜人以作羹。五月五日採，暴乾，燒作屑，治雜惡瘡①有效。亦雜百草作之，不必止此一種。

【箋疏】

本草經集注蘩蔞與雞腸草爲兩條，陶弘景各自爲注，新修本草不以爲然，認爲蘩蔞"即是雞腸也"，孔志約序説陶弘景"異蘩蔞於雞腸"，即指此。宋代諸家基本贊同蘇敬的意見。李時珍別有看法，繁縷條集解項説："繁縷即鵝腸，非雞腸也。下濕地極多。正月生苗，葉大如指頭。細莖引蔓，斷之中空，有一縷如絲。作蔬甘脆。三月以後漸老。開細瓣白花。結小實大如稗粒，中有細子如葶藶子。吳瑞本草謂黃花者爲繁縷，白花者爲雞腸，亦不然。二物蓋相似。但鵝腸味甘，莖空有縷，花白色；雞腸味微

---

①　瘡：底本作"倉"，據政和本草改。

苦,咀之涎滑,莖中無縷,色微紫,花亦紫色,以此爲別。”此當爲石竹科蘩蔞 *Stellaria media*。雞腸草條集解項説:“雞腸生下濕地。二月生苗,葉似鵝腸而色微深。莖帶紫,中不空,無縷。四月有小莖開五出小紫花。結小實,中有細子。其苗作蔬,不如鵝腸。故别錄列蘩縷於菜部,而列此於草部,以此故也。蘇恭不識,疑爲一物,誤矣。生嚼涎滑,故可掇蟬。鵝腸生嚼無涎,亦自可辨。鄭樵通志謂雞腸似蓼而小,其味小辛,非蘩縷者,得之。又石胡荽亦名雞腸草,與此不同。”根據李時珍的描述,一般認爲,這種雞腸草是紫草科附地菜 *Trigonotis peduncularis*。

520 蕺　味辛,微温。主治蝰蝮溺瘡,多食令人氣喘。俗傳言食蕺不利人腳,恐由閉氣故也。今小兒食之便覺腳痛。

【箋疏】

張衡南都賦云:“若其園圃,則有蓼蕺蘘荷。”蕺即是蕺菜,本草綱目釋名説:“蕺字,段公路北户錄作蕊,音戢。秦人謂之菹子。菹、蕺音相近也。其葉腥氣,故俗呼爲魚腥草。”集解項又説:“案趙叔文醫方云:魚腥草即紫蕺。葉似荇,其狀三角,一邊紅,一邊青。可以養豬。”此即三白草科植物蕺菜 *Houttuynia cordata*。

521 葫　味辛,温,有毒。主散癰腫,𪏬瘡,除風[1]邪,殺

---

[1]　風:底本無此字,政和本草補。

毒氣。獨子者亦佳。歸五藏。久食傷人，損目明。五月五日
採之。今人謂葫爲大蒜，謂蒜爲小蒜，以其氣類相似也。性最熏臭，不可
食。俗人作虀以啗①膾肉，損性伐命，莫此之甚。此物唯生食，不中煮，用以
合青魚鮓食，令人發黃。取其條上子，初種之，成獨子葫，明年則復本。

【箋疏】

　　葫與蒜亦有糾結，本草綱目釋名説："蒜字從祘，音
祘，諧聲也。又象蒜根之形。中國初惟有此，後因漢人得
葫蒜於西域，遂呼此爲小蒜以别之。故崔豹古今注云：
蒜，茆蒜也，俗謂之小蒜。胡國有蒜，十子一株，名曰胡
蒜，俗謂之大蒜是矣。蒜乃五葷之一，故許氏説文謂之葷
菜。五葷即五辛，謂其辛臭昏神伐性也。練形家以小蒜、
大蒜、韭、芸薹、胡荽爲五葷，道家以韭、薤、蒜、芸薹、胡荽
爲五葷，佛家以大蒜、小蒜、興渠、慈葱、茖葱爲五葷。興
渠，即阿魏也。雖各不同，然皆辛熏之物，生食增恚，熟食
發淫，有損性靈，故絶之也。"釋葫説："按孫愐唐韻云：張
騫使西域，始得大蒜、葫荽。則小蒜乃中土舊有，而大蒜
出胡地，故有胡名。二蒜皆屬五葷，故通可稱葷。"根據本
草圖經等所繪圖例，大致可以確定，"葫"即百合科葱屬植
物蒜 *Allium sativum*，一般稱爲大蒜；而"蒜"則是同屬植
物小根蒜 *Allium macrostemon*，亦稱小蒜，同時也是薤
白的來源。

---

① 啗：底本作"敢"，據政和本草改。

522 蒜　味辛,溫,有小毒。歸脾、腎。主治霍①亂,腹中不安,消穀,理胃,溫中,除邪痹毒氣。五月五日採。小蒜生葉時,可煮和食。至五月葉枯,取根名亂子,正爾噉之,亦甚熏臭。性辛熱,主②中冷,霍亂,煮飲之亦主溪毒。食之損人,不可長用之。

【箋疏】

　　本草圖經云:"蒜,小蒜也。舊不著所出州土,今處處有之。生田野中,根苗皆如葫而極細小者是也。五月五日採。謹按,爾雅'葪,山蒜',釋曰:'説文云蒜,葷菜也。一云菜之美者,雲夢之葷。生山中者名葪。'今本經謂大蒜爲葫,小蒜爲蒜,而爾雅、説文所謂'蒜,葷菜'者,乃今大蒜也;葪乃今小蒜也。"此爲百合科植物小根蒜 *Allium macrostemon*。

523 菰根　大寒。主腸胃痼熱,消渴,止小便利。菰根亦如蘆根,冷利復甚也。

【箋疏】

　　新修本草菰根在草部下品,今移菜部。説文"菰,雕胡,一名蔣",可知"菰根"正寫當作"苽根"。菰爲禾本科植物 *Zizania latifolia*,其根即菰根,種子名雕胡米,亦稱菰米,可以充飢。其花莖被菰黑穗菌(*Ustilago edulis*)寄生後,因吲哚乙酸的刺激而變得肥大,即是茭筍,爲南方

---

① 霍:底本作"藿",據政和本草改。
② 主:底本無此字,政和本草補。

常見蔬菜。

【米食部上品】

524 胡麻　味甘,平,無毒。主治傷中,虛羸,補五內,益氣力,長肌肉,填髓腦,堅筋骨,治①金瘡,止②痛及傷寒,溫瘧,大吐後虛熱羸困。**久服輕身不老**,明耳目,耐飢渴③,延年。以作油,微寒,利大腸,胞衣不落。生者摩瘡腫,生秃髮。**一名巨勝**④,一名狗虱,一名方莖,一名鴻藏,**葉名青蘘。生上黨川澤**。八穀之中,唯此爲良。淳黑者名巨勝,巨者大也,是爲大勝。本生大宛,故名胡麻⑤。又,莖方名巨勝,莖圓名胡麻。服食家當九蒸九暴,熬擣餌之,斷穀,長生,充飢。雖⑥易得,俗中學者猶不能恒服⑦,而況餘藥耶。蒸不熟,令人髮落。其性與伏苓相宜。俗方用之甚少,唯時以合湯丸耳。麻油生笮者如此,若蒸炒正可供作食及燃耳,不入藥用也。

【箋疏】

胡麻載本草經,一名巨勝,後人加以分別,如本草經集注説:"莖方名巨勝,莖圓名胡麻。"新修本草云:"此麻以角作八棱者爲巨勝,四棱者名胡麻。"至本草衍義始言:

---

① 治:底本無此字,據政和本草作"療"字補。
② 止:底本作"心",據政和本草改。
③ 渴:底本無此字,據政和本草補。
④ 一名巨勝:底本在"一名鴻藏"後,循體例據政和本草乙。
⑤ 麻:底本作"摩",據政和本草改。
⑥ 充飢雖:底本漫漶,據政和本草補。
⑦ 服:底本無此字,據政和本草補。

"胡麻,諸家之説參差不一,止是今脂麻,更無他義。"本草綱目亦云:"按沈存中筆談云:胡麻即今油麻,更無他説。古者中國止有大麻,其實爲蕡,漢使張騫始自大宛得油麻種來,故名胡麻,以別中國大麻也。寇宗奭衍義亦據此釋胡麻,故今併入油麻焉。巨勝即胡麻之角巨如方勝者,非二物也。方莖以莖名,狗蝨以形名,油麻、脂麻謂其多脂油也。按張揖廣雅胡麻一名藤弘,弘亦巨也。別錄一名鴻藏者,乃藤弘之誤也。又杜寶拾遺記云:隋大業四年,改胡麻曰交麻。"故本草綱目將青蘘、白油麻、胡麻油皆併入胡麻條。按,李時珍所言甚是,胡麻、巨勝,皆是今脂麻科植物脂麻 Sesamum indicum。

525 **麻蕡**　味辛,平,有毒。主五勞[①]七傷,利五藏,下血寒氣,破積,止[②]痹,除散膿,**多食令人見鬼狂走。久服通神明,輕身。**一名麻勃,此麻華上勃勃者。七月七日採,良。麻蕡即牡麻,牡麻則無實,今人作布及履用之。麻勃,方藥亦少用,術家合[③]人參服,令逆知未然。其子中人,合丸藥並釀酒,大善,而是滑利性。麻根汁及煮飲之,亦主瘀血,石淋。

【箋疏】

　　新修本草麻蕡與麻子在一條,據蘇敬注:"陶以一名麻勃,謂勃勃然如花者,即以爲花,重出子條,誤矣。"由此知本草經集注中二者各是一條。

---

①　五勞:底本無此二字,據政和本草補。
②　止:底本作"心",據政和本草改。
③　合:底本漫漶,據政和本草補。

　　本草經麻蕡一名麻勃，名醫別錄謂"此麻花上勃勃者"，諸家因此聚訟。此處的"麻"即桑科植物大麻Cannabis sativa 應當没有問題。按，麻勃之名不見於經傳，殊爲費解。疑"勃"是"荸"之訛誤，爾雅釋草"荸，麻母"，郭璞注："苴麻盛子者。"齊民要術卷二引崔寔亦云："苴麻，麻之有蘊者，荸麻是也，一名黂。"大麻雌雄異株，雌株稱爲"苴麻"，亦即本條之麻蕡。至魏晉時代，如名醫別錄所言之"麻勃"，則專指大麻的花，故言"七月七日采"，至九月方采其子，即是後條之麻子。

526 飴糖　味甘，微溫。主補虛乏，止渴，去血。方家用飴糖，乃云膠飴，皆是濕糖如厚蜜者，建中湯多用之。其凝强及牽白者，不入藥。又，胡麻亦可作糖，彌甘補。今①酒用麴、糖用蘖，猶同是米麥，而爲中上之異。糖當以和潤爲優，酒以醺亂爲劣。

【箋疏】

　　飴糖是麥芽糖，亦謂之"餳"。白居易七年元日對酒詩云："三杯藍尾酒，一碟膠牙餳。除却崔常侍，無人共我爭。"

【米食部中品】

527 麻子　味甘，平，無毒。主補中益氣，肥健不老。治

---

① 今：底本作"令"，據政和本草改。

中風汗①出，逐水，利小便，破積血，復血脉，乳婦産後餘疾，長髮，可爲沐藥。久服神仙。九月採，入土②中者賊人。**生太山川谷。**畏牡蠣、白薇，惡伏苓。

【箋疏】

麻子即是大麻的種子，今稱火麻仁。

528 大豆黃卷　味甘，平，無毒。**主治濕痹，筋攣，膝痛，**五藏胃氣結積，益氣，止③毒，去黑皯，潤澤皮毛。

生大豆　味甘，平。**塗癰腫，煮飲汁殺鬼毒，止痛，**逐水脹，除胃中熱痹，傷中，淋露，下瘀血，散五藏結積内寒，殺烏頭毒。久服令人身重。熬④屑，味甘。主胃中熱，去腫，除痹，消穀，止腹⑤脹。**生太山平澤。**九月採。惡五參、龍膽，得前胡、烏喙，杏人，牡蠣良，殺烏頭毒。

赤小豆　味甘、酸，平、溫，無毒⑥。**主下水，排癰腫膿血，**主治寒熱，熱中，消渴，止泄，利小便，吐逆⑦，卒澼下，脹滿。大、小豆共條，猶如葱、薤義也。以大豆爲蘖牙，生便乾之，名爲黃卷。用之亦熬，服食家所須。煮大豆，主溫毒水腫殊效。復有白大豆，不入藥。小豆性逐津液，久食令人枯燥矣。

---

① 汗：底本作"汁"，據政和本草改。
② 土：底本作"出"，據政和本草改。
③ 止：底本作"心"，據政和本草改。本條後"止"字皆同。
④ 熬：政和本草作"炒爲"。
⑤ 腹：底本無此字，據政和本草補。
⑥ 味甘酸平溫無毒：底本在"排癰腫膿血"後，循體例據政和本草移。
⑦ 逆：底本無此字，據政和本草補。

【箋疏】

根據證類本草目錄,米穀部中品載本草經藥兩條,即赤小豆和大豆黃卷,生大豆屬名醫別錄藥,但其下有開寶本草注釋:"元附大豆黃卷條下,今分條。"意即從本草經大豆黃卷條拆分出者。赤小豆雖然單獨成條,其下有陶弘景注釋:"大、小豆共條,猶如葱、薤義也。"本草圖經也説:"赤小豆舊與大豆同條,蘇恭分之。"由此顯示,在本草經集注中,赤小豆和生大豆均附録在大豆黃卷條,不單獨計數。

大豆即豆科植物大豆 *Glycine max*,是常見經濟作物。大豆黃卷是大豆種子經發芽處理後的製成品,本草綱目引陶弘景説:"黑大豆爲蘖牙,生五寸長,便乾之,名爲黃卷,用之熬過,服食所須。"又云:"壬癸日以井華水浸大豆,候生芽,取皮,陰乾用。"赤小豆也是常見經濟作物,據救荒本草説:"本草舊云江淮間多種蒔,今北土亦多有之。苗高一二尺,葉似豇豆葉微團艄,開花似豇豆花微小,淡銀褐色,有腐氣,人故亦呼爲腐婢,結角比菉豆角頗大,角之皮色微白帶紅,其豆有赤、白、驪色三種。"根據所繪圖例,可以確定其原植物爲豆科赤小豆 *Phaseolus calcaratus*。

529 大麥　味鹹,溫、微寒,無毒。主治消渴,除熱,益氣,調中。又云:令人多熱,爲五穀長。食蜜爲之使。　今稞①麥,一名麰麥,似穬麥,惟無皮耳。

---

① 稞:底本作"倮",據政和本草改。

【箋疏】

本草綱目釋名説："麥之苗粒皆大於来，故得大名。牟亦大也。通作麰。"此即禾本科植物大麥 *Hordeum vulgare*，亦是常見糧食作物。

530 豉　味苦，寒，無毒。主治傷寒，頭痛，寒熱，瘴氣惡①毒，煩躁滿悶，虚勞，喘吸，兩脚疼冷。又殺六畜胎子諸毒②。豉，食中之常用。春夏天氣不和，蒸炒以酒漬服之，至佳。暑熱煩悶，冷水漬飲二三升。依康伯法，先以酢酒溲蒸暴燥，以麻油和，又蒸暴，凡三過，乃末椒、乾薑屑合和，以進食，勝今作油豉也。患脚人恒將其酒浸③，以淬傅脚，皆差。好者出襄陽、錢唐，香美而濃，取中心彌善也。

【箋疏】

豉是大豆的發酵品，本草綱目集解項説："豉，諸大豆皆可爲之，以黑豆者入藥。有淡豉、鹹豉，治病多用淡豉汁及鹹者，當隨方法。"

531 穬麥　味甘，微寒，無毒。主輕身，除熱。久服令人多力健行④。以作糵，溫，消食和中。此是今馬所食者，性乃言熱而云微寒，恐是作屑與合殼異也。服食家並食大、穬二麥，令人身⑤輕健。

---

① 惡：底本無此字，據政和本草補。
② 又殺六畜胎子諸毒：本草經集注序錄畏惡七情表作"殺六畜胎子毒"。
③ 浸：底本無此字，據政和本草補。
④ 久服令人多力健行：底本無此句，據政和本草補。
⑤ 身：底本此字在"輕"後，據文義倒乙。

【箋疏】

　　穬麥名實也頗有爭論,植物名實圖考云:"穬麥,別錄中品,蘇恭以爲大麥,陳藏器以爲麥殼,圖經以爲有大小二種,言人人殊。今山西多種之,與大麥無異。熟時不用打碾,仁即離殼,但仁外有薄皮如麩,打不能去。山西通志:穬麥皮肉相連似稻,土人謂之草麥,造麴用之,亦有碾其皮以食者。考齊民要術:穬麥,大麥類,早晚無常。九穀考以爲大麥之別種,是也。説文穬,芒粟也。麥爲芒穀,不應此種獨名穬。西北志書多載露仁麥,似即穬麥,又或以爲青稞。説文稞,穀之善者,一曰無皮穀。青稞與穬麥迥異,然皆不需碾打而殼自落,疑穬麥即稞麥,一聲之轉,而青稞以色青獨著。唐書謂吐蕃出青稞,而齊民要術已有青稞之名,與穬麥用同。蓋外國方言皆無正字,如山西之呼莜呼油,皆本蒙古人語。而作唐書者以中國之産,譯爲青稞,非必來自外國也。天工開物謂穬麥獨産陝西,一名青稞,即大麥隨土而變,皮成青黑色。此則糅雜臆斷,不由目睹也。"其原植物應是禾本科青稞 *Hordeum vulgare* 一類。

532 小麥　味甘,微寒,無毒。主除熱,止①躁渴咽乾②,利小便,養肝氣,止漏血、唾血。以作麴,溫,消穀,止利。以作麵,溫,消熱止煩③。小麥合湯皆完用之,熱家治也。作麵則溫,明穬麥

---

①　止:底本作"心",據政和本草改。本條"止"字皆同。
②　咽乾:底本無此二字,據政和本草補。
③　消熱止煩:政和本草作"不能消熱止煩"。

亦當如此。今服食家噉麨,不及大、穬麥,猶勝於米耳。

【箋疏】

小麥至今仍是主要粮食作物,原植物爲禾本科小麥 *Triticum aestivum*。

533 青粱米　味甘,微寒,無毒。主胃痹,熱中,渴利,止泄利,利小便,益氣補中,輕身長年。凡云粱米,皆是粟類,唯其牙頭色異爲分別耳。青粱出北,今江東少有。氾勝之書云"粱是秫粟",今俗用則不爾。

【箋疏】

本草圖經云:"粱米有青粱、黃粱、白粱,皆粟類也。舊不著所出州土,陶隱居云'青粱出北方,黃粱出青、冀州,白粱處處皆有',蘇恭云'黃粱出蜀、漢、商、浙間亦種之',今惟京東、西,河、陝間種蒔,皆白粱耳,青、黃乃稀有。青粱殼穗有毛,粒青,米亦微青而細於黃白米也。黃粱穗大毛長,殼米俱麁於白粱而收子少,不耐水旱,襄陽有竹根者是也。白粱穗亦大,毛多而長,殼麁扁長,不似粟圓也。大抵人多種粟而少種粱,以其損地力而收穫少。而諸粱食之,比他穀最益脾胃,性亦相似耳。"古稱之粱米,應該都是禾本科粱 *Setaria italica* 及其變種粟 *Setaria italica* var. *germanica* 之類,不同品種種子顏色不一,而有青粱米、白粱米、黃粱米之區別。

534 黃粱米　味甘,平,無毒。主益氣和中,止①泄。黃粱亦出青、冀州,此間不見有耳。

【箋疏】

通常以黃粱米爲佳,即新修本草所言"食之香美,逾於諸粱,人號爲竹根黃"。

535 白粱米　味甘,微寒,無毒。主除熱,益氣。今處處有,襄陽竹根者最佳。所以夏月作粟餐,亦以除熱也。

【箋疏】

新修本草云:"白粱穗大,多毛且長。諸粱都相似,而白粱穀麁扁長,不似粟圓也。米亦白而大,食之香美,爲黃粱之亞矣。陶云竹根,竹根乃黃粱,非白粱也。然粱雖粟類,細論則別,謂作粟餐,殊乖的稱也。"

536 粟米　味鹹,微寒,無毒。主養腎氣,去胃脾②中熱,益氣。陳者味苦,主治胃熱,消渴,利小便。江東所種及西間皆是,其粒細于粱米,熟舂令白,亦以當白粱,呼③爲白粱粟。陳者謂經三五年者,或呼爲糴米,以作粉尤解煩悶,服食家亦將食之。

【箋疏】

粮食作物栽培品種因時地不同,變化很大,粱米、秫

---

① 止:底本作"心",據政和本草改。
② 脾:底本作"痹",據政和本草改。
③ 呼:底本作"乎",據政和本草改。

米、粟米的名實，自古以來糾結不清。按照李時珍的觀點，“梁即粟也”。而粟則有古今名稱之變，粟條釋名說：“古者以粟爲黍、稷、梁、秫之總稱，而今之粟，在古但呼爲梁。後人乃專以梁之細者名粟，故唐孟詵本草言人不識粟，而近世皆不識梁也。大抵黏者爲秫，不黏者爲粟。故呼此爲秈粟，以別秫而配秈。北人謂之小米也。”秫條釋名說：“秫字篆文象其禾體柔弱之形，俗呼糯粟是矣。北人呼爲黃糯，亦曰黃米。釀酒劣於糯也。”集解項又說：“秫即梁米、粟米之黏者。有赤、白、黃三色，皆可釀酒、熬糖、作餳糕食之。蘇頌圖經謂秫爲黍之黏者，許慎說文謂秫爲稷之粘者，崔豹古今注謂秫爲稻之粘者，皆誤也。惟蘇恭以粟、秫分秈、糯，孫炎注爾雅謂秫爲粘粟者，得之。”現代植物學一般以禾本科 *Setariaitalica* 爲梁，其變種 *Setaria italica* var. *germanica* 爲粟，梁、粟種子之黏者爲秫米，即主要根據李時珍的意見而來。

537 丹黍米　味苦，微溫，無毒。主治欬逆，霍亂，止[①]泄，除熱，止煩渴。此即赤黍也，亦出北間，江東時有種，而非土所宜，多入神藥用。又，黑黍名秬，共釀酒祭祀用之。

【箋疏】

丹黍米應該也是禾本科黍 *Panicum miliaceum* 之類。古代有“累黍定律”之說，據說就是使用上黨所產的黍米。傳說古人以一定數目的黍米疊加而確定律管的長

---

① 　止：底本作“心”，據政和本草改。本條“止”字皆同。

度作爲音律標準,並確定分、寸、尺長度標準,合、升、斗、斛容量標準,銖、兩、斤、鈞、石重量標準。事實究竟如何,不得而知,王國維東山雜記説:"累黍爲尺之説,始於呂覽,劉歆、班固皆用其説,此最無謂也。歷代之尺,多以累黍爲名,而長短不同,後人求之不得,於是有縱黍、橫黍、斜黍種種之説,實皆以尺求黍,不能以黍定尺,以爲起度之准,殊爲失之。此不獨黍有大小之差,年有豐耗之異,如隋志所云而已。即令黍之大小,終古不變,而銖銖而累之,至石必差;寸寸而量之,至大必失。累分爲尺,理亦如之。此事理之最易明者,而人乃多爲之説。是何異已?"

538 蘖①米　味苦,無毒。主治寒中,下氣,除熱。此是以米爲蘖爾,非别米名也。末其米脂和傅面,亦使皮膚悦澤,爲熱不及麥蘖也。

【箋疏】

蘖米即是今穀芽之類,本草圖經小麥條説:"水漬之生芽爲蘖"。按,"蘖",據説文正寫作"糵",釋作"牙米也",段注:"牙同芽。芽米者,生芽之米也。凡黍稷稻粱米已出於穅者不牙;麥豆亦得云米,本無穅,故能芽。芽米謂之糵猶伐木餘謂之櫱,庶子謂之孼也。"故陶弘景注謂"以米爲蘖",乃是從説文立言,此"米"爲泛指。新修本草云:"蘖者,生不以理之名也,皆當以可生之物爲之。陶稱以米爲蘖,其米豈更能生乎?止當取蘖中之米爾。"乃

---

① 　蘖:底本作"糵",據政和本草改。本條後數"蘖"字同。

糾結於狹義的米，故指責陶弘景敘述不準確。

539 秫米　味甘，微寒。止寒熱，利大腸，治漆瘡。此人以作酒及煮糖者，肥軟而易消。方藥不正用，唯嚼以塗漆及釀諸藥醪。

【箋疏】

　　禮記內則"饘、酏、酒、醴、芼、羹、菽、麥、蕢、稻、黍、粱、秫，唯所欲"，孫希旦集解："秫，黏粟也；然凡黍稻之黏者，皆謂之秫，不獨粟也。"今則以粱、粟之黏者爲秫米。

540 陳廩米　味鹹、酸，溫①，無毒。主下氣，除煩渴②，調胃，止③泄。此今久入倉陳赤④者，湯中多用之。人以作酢酒，勝於新粳米。

【箋疏】

　　陳廩米即是陳倉米，並不特別限定米的種類。粳米條陶弘景注："此即今常所食米，但有白赤、小大，異族四五種，猶同一類也。前陳廩米亦是此種，以廩軍人，故曰廩爾。"顏師古匡謬正俗專門批評說："本草有陳廩米，陶弘景注云'此今久入倉陳赤者'。下條有粳米，弘景又注云'此即今常所食米，前陳廩米亦是此種，以廩給軍人，故曰廩耳'。按，陳廩米正是陳倉米，廩即是倉，其義無別。

---

①　溫：底本無此字，據政和本草補。
②　渴：底本無此字，據政和本草補。
③　止：底本作"上"，據政和本草改。
④　赤：底本作"亦"，據政和本草改。

陶公既知已久入倉故謂之陳,而不知呼倉爲廩。改易本字,妄以廩給爲名,殊爲失理。"

541 酒　味苦、甘、辛①,大熱,有毒。主行藥勢,殺邪惡氣。大寒凝海,惟酒不冰②,明其性熱獨冠群物,藥家多須,以行其勢③。人飲之,使體弊神昏,是其有毒故也。昔三人晨行觸霧,一人健,一人病,一人死。健者飲酒,病者食粥,死者空腹。此酒勢辟惡,勝於食。

【箋疏】
　　酒由糧食釀造,故在米食部中。

【米食部下品】

542 腐婢　味辛,平,無毒。主治痎瘧寒熱,邪氣,泄利,陰不起,止消渴,病酒頭痛。生漢中。小豆華也。七月採,陰乾。華用異實,故其不得同用,方家都不用之,今自可依其所主以爲治也。但未解何故有腐婢之名。本經不云是小豆花,後醫顯之爾,未知審是不?今海邊有小樹,狀似支子,莖條多曲,氣作腐臭,土人呼爲腐婢,用治瘧有效,亦酒漬皮治心腹痛。恐此當是真,若爾,此條④應在木部⑤下品卷中。

---

① 甘辛:底本無此二字,據政和本草補。
② 冰:底本作"水",據政和本草改。
③ 勢:底本作"熱",據政和本草改。
④ 此條:底本作"無此無條",據政和本草改。
⑤ 木部:底本無此二字,據政和本草補。

【箋疏】

腐婢的名實諸家意見不一，因爲名醫別錄説其"即小豆菜也"，所以列在米食部中。陶弘景已不能明，故注釋云云。新修本草别立新説云："腐婢，山南相承以爲葛花，本經云小豆花，陶復稱海邊小樹，未知孰是。然葛花消酒，大勝豆花，葛根亦能消酒，小豆全無此效。校量葛、豆二花，葛爲真也。"但葛花已見於葛根條，所以後人亦不以此爲然，多傾向於小豆花。本草綱目集解項李時珍説："葛花已見本條。小豆能利小便，治熱中，下氣止渴，與腐婢主療相同，其爲豆花無疑。但小豆有數種，甄氏藥性論獨指爲赤小豆，今姑從之。"

543 藊豆　味甘，微溫。主和中下氣。

葉　主治霍亂吐下不止。人家種之於籬援，其莢①蒸食甚美，無正用取其豆者。葉乃單行用之。患寒熱病者不可食之。

【箋疏】

本草綱目釋名項李時珍説："藊本作扁，莢形扁也。沿籬，蔓延也。蛾眉，象豆脊白路之形也。"集解項又云："藊豆二月下種，蔓生延纏。葉大如杯，圓而有尖。其花狀如小蛾，有翅尾形。其莢凡十餘樣，或長或圓，或如龍爪、虎爪，或如豬耳、刀鐮，種種不同，皆累累成枝。白露後實更繁衍，嫩時可充蔬食茶料，老則收子煮食。子有黑、白、赤、斑四色。一種莢硬不堪食。惟豆子粗圓而色

① 莢：底本作"英"，據政和本草改。

白者可入藥,本草不分別,亦缺文也。"藥用多以白色者,故亦稱"白藊豆"。此即豆科植物扁豆 *Dolichos lablab*。

544 黍米　味甘,溫,無毒。主益氣補中,多熱,令人煩。荊、郢州及江北皆種此。其苗如蘆而異於粟,粒亦大。粟而多是秫,今人又呼秫粟爲黍,非也。北人作黍飯,方藥釀黍米酒,則皆用秫黍也。又有穄米與黍相似,而粒殊大,食不宜人,言發宿病。

【箋疏】

　　古代稷黍所對應的物種,同樣糾結不清。本草綱目云:"稷與黍,一類二種也。黏者爲黍,不黏者爲稷。稷可作飯,黍可釀酒。猶稻之有粳與糯也。陳藏器獨指黑黍爲稷,亦偏矣。稷黍之苗似粟而低小有毛,結子成枝而殊散,其粒如粟而光滑。三月下種,五六月可收,亦有七八月收者。其色有赤、白、黃、黑數種,黑者禾稍高,今俗通呼爲黍子,不復呼稷矣。北邊地寒,種之有補。河西出者,顆粒尤硬。稷熟最早,作飯疏爽香美,爲五穀之長而屬土,故祠穀神者以稷配社。五穀不可遍祭,祭其長以該之也。上古以厲山氏之子爲稷主,至成湯始易以后稷,皆有功於農事者云。"又說:"黍乃稷之黏者。亦有赤、白、黃、黑數種,其苗色亦然。郭義恭廣志有赤黍、白黍、黃黍、大黑黍、牛黍、燕頷、馬革、驢皮、稻尾諸名。俱以三月種者爲上時,五月即熟。四月種者爲中時,七月即熟。五月種者爲下時,八月乃熟。詩云秬秠一稃,則黍之爲酒尚也。白者亞於糯,赤者最黏,可蒸食,俱可作餳。古人以黍粘履,以黍雪桃,皆取其黏也。菰葉裹成粽食,謂之角黍。淮南萬畢術云：獲黍置溝，即生蠐螬。"後世一般接受李時珍的意見，認爲稷黍同種，原植物爲禾本科黍 *Panicummiliaceum*，子粒糯者爲黍，粳者爲稷。

545 粳米　味甘、苦，平，無毒。主益氣，止煩，止①泄。

此即今常所食米，但有白赤小大②，異族四五種，猶同一類也。前陳廩米亦是此種，以廩軍人，故曰廩爾。

【箋疏】

名醫別錄載稻米、粳米，本草綱目又增加秈米，所指代的應該都是禾本科植物水稻 *Oryza sativa* 的不同品種。古人爲稻米之糯與粳爭論不休，錄李時珍的意見備參。稻條釋名項說："稻秫者，粳、糯之通稱。物理論所謂稻者溉種之總稱，是矣。本草則專指糯爲稻也。稻從舀，音函，象人在白上治稻之義。徐則方言稻音之轉爾。其性黏軟，故謂之糯。"集解項又說："糯稻，南方水田多種之。其性黏，可以釀酒，可以爲粢，可以蒸糕，可以熬餳，可以炒食。其類亦多，其穀殼有紅、白二色，或有毛，或無毛。其米亦有赤、白二色，赤者酒多糟少，一種粒白如霜，長三四分者。齊民要術糯有九格、雉木、大黃、馬首、虎皮、火色等名是矣。古人釀酒多用秫，故諸說論糯稻，往往費辯也。秫乃糯粟，見本條。"粳條又說："粳有水、旱二稻。南方土下塗泥，多宜水稻。北方地平，惟澤土宜旱

---

① 止：底本作"心"，據政和本草改。
② 大：底本無此字，據政和本草補。

稻。<u>西南夷</u>亦有燒山地爲畬田種旱稻者，謂之火米。古
者惟下種成畦，故祭祀謂稻爲嘉蔬，今人皆拔秧栽插矣。
其種近百，各各不同，俱隨土地所宜也。其穀之光、芒、
長、短、大、細，百不同也。其米之赤、白、紫、烏、堅、松、
香、否，不同也。其性之溫、涼、寒、熱，亦因土産形色而異
也。<u>真臘</u>有水稻，高丈許，隨水而長。南方有一歲再熟之
稻。<u>蘇頌</u>之香粳，長白如玉，可充御貢。皆粳之稍異者
也。"秈條説："秈似粳而粒小，始自閩入，得種于<u>占城國</u>。
<u>宋真宗</u>遣使就閩取三萬斛，分給諸道爲種，故今各處皆有
之。高仰處俱可種，其熟最早，六七月可收。品類亦多，
有赤、白二色，與粳大同小異。"

546 稻米　味苦。主溫中，令人多熱，大便堅。道家方藥
有俱用稻米、粳米，此則是兩物。云稻米白如霜，今<u>江東</u>無此，皆通呼粳米
爲稻耳，不知其色類復云何也。

【箋疏】

　　稻米即是禾本科植物水稻 *Oryza sativa*，栽培品種
甚多，按照黏與不黏，又可以分爲糯米與粳米兩類。今天
以"稻米"爲集合概念，下分糯米、粳米，但古代文獻有時
候也以稻米專指糯米，遂成爲與粳米並列的次級概念，由
此引起諸多混淆。

547 稷米　味甘，無毒。主益氣，補不足。稷米亦不識，書
多云黍稷，稷恐與黍相似。又有稅，亦不知是何米。<u>詩</u>云"黍稷稻粱"、"禾
麻菽麥"，此即八穀也，俗人莫能證辨。如此穀稼尚弗能明，而況芝英乎？

按氾勝之種植書有黍，即如前説；無稷有稻，猶是粳米；粱是秋禾，禾即是粟。董仲舒云："禾是粟苗，麻是胡麻，枲是大麻，菽①是大豆。"大豆有兩種；小豆一名荅，有三四種；麥有大、小、穬，穬即宿麥，亦謂種麥。如此諸穀之限也。菰米一名雕胡，可作餅。又，漢中有一種名枲粱，粒如粟而皮黑，亦可食，釀爲酒，甚消玉。又②有烏禾，生野中如稗③，荒年代粮而殺蟲，煮以沃地，螻蚓皆死。稗亦可食。凡此之類，復有數種爾。

【箋疏】

詳黍米條箋疏。

548 舂杵頭細糠　主治卒噎。食卒噎不下，刮取含之即去，亦是舂搗義爾。天下事理，多有相影響如此也。

【箋疏】

新修本草舂杵頭細糠在草部下品，今移米食部。此即舂穀杵頭沾的糠屑，用來治療噎病。此當然是從杵頭舂穀向下獲得的"靈感"，屬於交感巫術之標準樣板。陶弘景解釋："天下事理，多有相影響如此也。"紹興校定經史證類備急本草進一步發揮説："止云主卒噎，蓋借意爲用而已。"這正是古人的標準思維狀態。

549 酢④　味酸，溫，無毒。主消癰腫，散水氣，殺邪毒。

---

① 菽：底本作"升"，據政和本草改。
② 又：底本作"人"，據政和本草改。
③ 稗：底本無此字，據政和本草補。
④ 酢：底本作"酢酒"，據目録作"酢"，政和本草作"醋"改。

醋酒爲用,無所不入,逾久逾良,亦謂之醯。以有苦味,俗呼苦酒。丹家又加餘物,謂爲華池左味,但不可多食之,損人肌藏耳。

【箋疏】

本草綱目記醋的別名有酢、醯、苦酒,李時珍解釋説:"劉熙釋名云:醋,措也。能措置食毒也。古方多用酢字也。"如陶弘景言,丹經稱醋爲"華池左味",黃帝九鼎神丹經訣説:"凡作九轉、九鼎大丹,必須先覓三年淳醯大酢,其味驗重,謂之左味。"又説:"凡所措手,皆憑醋,内過百日者謂之淳醯,三年已上謂苦酒,投之以藥即曰華池,古人秘之,號之左味。"

550 醬　味鹹、酸,冷利。主除熱,止①煩滿,殺百藥,熱湯②及火毒。醬多以豆作,純麥者少。今此當是豆者,豆者亦以久久彌好。又有肉醬、魚醬,皆呼爲醯,不入藥用也。

【箋疏】

説文"醯也,从肉酉。酒以和醬也。"段玉裁注:"从肉者,醯無不用肉也。"故醬本指用鹽醋等調料腌製而成的肉醬。用麥、麵、豆等發酵製成的調味品亦稱"醬",論語鄉黨"割不正不食,不得其醬不食"之"醬",應該就是此類。本草經載入米食部,也是後者,所以陶弘景先言"今此當是豆者,豆者亦以久久彌好",然後才説:"又有肉醬、

---

①　止:底本作"心",據政和本草改。
②　百藥熱湯:底本作"藥",據政和本草補。

魚醬，皆呼爲醢，不入藥用也。"

551 鹽① 味鹹，溫，無毒。主殺鬼蠱邪注毒氣，下部䘌瘡，傷寒寒熱，吐胸中淡癖，止心腹卒痛，堅肌骨。多食傷肺，喜欬。五味之中②，唯此不可闕。今有東海、北海供京都及西川、南江用，中原有河東鹽池，梁、益有鹽井，交、廣有南海，西羌有山鹽，胡中有樹鹽，而色類各不同，河東最爲勝。此間東海鹽官鹽白，草粒細。北海鹽黃，草粒大。以作魚鮓及鹹菹，乃言北海勝，而藏繭必用鹽官者。蜀中鹽小淡，廣州鹽鹹苦，不知其爲療體復有優劣不。西方、北方人，食不耐鹹，而多壽少病，好顏色③；東方、南方人，食絕欲鹹，少壽④多病，便是損人，則傷肺之效矣。然以浸魚肉則能經久不敗，以沾布帛則易致朽爛，所施處各有所宜也。

【箋疏】

食鹽根據來源和提取製作方法可以分海鹽、湖鹽、井鹽、巖鹽諸類，其成分都是氯化鈉 NaCl。

【有名無實玉石類】

552 青玉 味甘，平，無毒。主治婦人無子，輕身不老長年。一名穀玉。生藍田。張華云：合玉漿用穀玉，正縹白色，不夾石，大者如升，小者如雞子。取穴中者，非今作器物玉也。出襄鄉縣舊穴中。

---

① 鹽：政和本草作"食鹽"。
② 中：底本無此字，據政和本草補。
③ 好顏色：底本無此三字，據政和本草補。
④ 少壽：底本漫漶，據政和本草補。

黃初中,詔征南將軍夏候尚求之。

【箋疏】

　　左傳莊公十八年"皆賜玉五瑴、馬三匹,非禮也",杜預注:"雙玉爲瑴。"本草綱目青玉條釋名項李時珍説:"二玉相合曰瑴,此玉常合生故也。"

　　553 白玉髓　味甘,平,無毒。主治婦人無子,不老延年。生藍田玉石之間①。

　　554 玉英　味甘。主治風搔皮膚癢。一名石②鏡,明白可作③鏡。生山竅,十二月採。

　　555 璧④玉　味甘,無毒。主明目,益氣,使人多精,生子。

　　556 合玉石　味甘,無毒。主益氣,消渴,輕身,辟穀。生常山中丘,如臲肪。

【箋疏】

　　本草綱目云:"此即礛碣玉砂也,玉須此石碣之乃光。"

---

① 間:底本作"門",據政和本草改。
② 石:底本無此字,據政和本草補。
③ 作:底本無此字,據政和本草補。
④ 璧:底本作"壁",據政和本草改。

557　紫石華　味甘,平[①],無毒。主治渴,去小腸熱。一名茈石華。生中牛山陰,採無時。

558　白石華　味辛,無毒。主治癉,消渴,膀胱熱。生液北鄉北邑山,採無時。

559　黑石華　味甘,無毒。主治陰痿,消渴,去熱,月水不[②]利。生弗其勞山陰石間,採無時。

560　黃石華　味甘,無毒。主治陰痿,消渴,膈中熱,去百毒。生液北山。黃色,採無時。

561　厲石華　味甘,無毒。主益氣,養神,止渴,除熱,強陰。生江南。如石花,採無時。

562　石肺　味辛,無毒。主治癘欬寒,久痿,益氣,明目。生水中,狀如肺,黑澤有赤文,出水即乾。今浮石亦治欬,似肺而不黑澤,恐非是也。

563　石肝　味酸,無毒。主身癢,令人色美。生常山。色如肝。

564　石脾　味甘,無毒。主治胃寒熱,益氣,令人有子。

---

① 平:底本無此字,據政和本草補。
② 不:底本無此字,據政和本草補。

一名胃石，一名膏石，一名消石。生隱蕃山谷石間。黑如大豆，有赤文，色微黃，而輕薄如碁子，採無時。

565 石腎　味鹹，無毒。主泄利。色如白珠。

【箋疏】

　　石肺、石肝、石脾、石腎，藥味分別辛、酸、甘、鹹，仍隱含五行關係，故推測還應該有“石心”，只是在陶弘景整理本草經集注時條文已經遺落。

566 封石　味甘，無毒。主治消渴，熱中，女子疽蝕。生常山及少室。採無時。

567 陵石　味甘，無毒。主益氣，耐寒，輕身，長年。生華山。其形薄澤。

568 碧石青　味甘，無毒。主明目，益精，去白皮癥，延年。

569 遂石　味甘，無毒。主治消渴，傷中，益氣。生太山陰。採無時。

570 白肌石　味辛，無毒。主強筋骨，止渴①，不飢，陰熱

―――――――――

① 渴：底本作“消”，據政和本草改。

不足。一名肌石，一名洞石。<u>生廣焦國</u>卷山。青色潤澤①。

571 龍石膏　無毒。主治消渴，益壽。<u>生杜陵</u>。如鐵脂中黃。

572 五羽石　主輕身，延年。一名金黃。生海水中<u>蓬葭山</u>上倉中。黃如金。

573 石流青　味酸，無毒。主治泄，益肝氣，明目，輕身長年。生<u>武都</u>山石間。青白色。

574 石流赤　味苦，無毒。主治婦人帶下，<u>止血</u>，輕身長年。理如石耆，生山石間。芝品中有石流丹，又有石中黃子。

575 石耆　味甘，無毒。主治欬逆氣。生石間，色赤如鐵脂，四月採。

576 紫加石　味酸。主治痺，血氣。一名赤英，一名石血。赤無理。<u>生邯鄲</u>山。如爵茈。二月採。<u>三十六水方</u>呼爲紫賀石。

【箋疏】
　　<u>正統道藏三十六水法</u>紫賀石水條云："以紫賀石一斤，麻汁一升，合漬，納銅器中，十日成水。"

_____

①　青色潤澤：<u>政和本草</u>作"青石間"。

577　終石　味辛，無毒。主治陰痿痹，小便難，益精氣。生陵陰。採無時。

【有名無實草木類】

578　玉伯　味酸，溫，無毒。主輕身，益氣，止渴。一名玉遂。生石上，如松，高五六寸，紫華，用莖葉。

【箋疏】

　　嘉祐本草引陳藏器云：“今之石松，生石上，高一二尺。山人取根、莖浸酒，去風血，除風瘙，宜老。”并認爲“玉伯”乃是“玉柏”傳寫之訛。

579　文石　味甘。主治寒熱，心煩。一名黍石。生東郡山澤中水下。五色，有汁，潤澤。

580　曼諸石　味甘。主益五藏氣，輕身長年。一名陰精。六月、七月出石上，青黃色，夜有光。

581　山慈石　味苦，平，有毒[1]。主治女子帶下。一名爰茈。生山之陽，正月生葉如梨蘆，莖有衣。

582　石濡　主明目，益精氣，令人不飢渴，輕身長年。一

---

[1]　有毒：政和本草作“無毒”。

名石芥。

【箋疏】

　　嘉祐本草引陳藏器云："生石之陰，如屋遊、垣衣之類，得雨即展，故名石濡。早春青翠，端開四葉，山人名石芥，性冷，明目，不飢渴。"

583　石芸　味甘，無毒。主治目痛，淋露，寒熱，溢血。一名螫烈，一名顧啄。三月、五月採莖葉，陰乾。

584　石劇　味甘，無毒。主治渴，消①中。

585　路石　味甘、酸，無毒。主治心腹，止汗，生肌②，酒痂，益氣，耐寒，實骨髓。一名陵石。生草石上，天雨獨乾，日出獨濡。華黃，莖赤黑。三歲一實，赤如麻子。五月、十月採莖葉，陰乾。

586　曠石　味甘，平③，無毒。主益氣，養神，除熱，止渴。生江南，如石草。

587　敗石　味苦，無毒。主治渴痹。

---

①　消：底本無此字，據政和本草補。

②　肌：底本作"膚"，據政和本草改。

③　平：底本無此字，據政和本草補。

588 越砥　味甘,無毒。主治目盲,止痛,除①熱瘙。今細礪石出臨平者。

589 金莖　味苦,平,無毒。主治金創,內漏。一名葉金草。生澤中高處。

590 夏臺　味甘。主治百疾,濟絕氣。此藥乃爾神奇,而不復識用,可恨。

591 柒紫　味苦。主治少腹痛,利小腸,破積聚,長肌肉。久服輕身長年。生宛朐。二月、七月採。

592 鬼目　味酸,平,無毒。主明目。一名來甘。實赤如五味,十月採。俗人今呼白草子亦爲鬼目,此乃相似。

【箋疏】

　　嘉祐本草引陳藏器云:"一名排風,一名白幕。"又引爾雅云"符,鬼目",注云:"葉似葛,子如耳鐺,赤色。"

593 鬼蓋　味甘,平,無毒。主治小兒寒熱癇。一名地蓋。生垣牆下,叢生,赤,旦生暮死。一名朝生,疑是今鬼繖也。

【箋疏】

　　嘉祐本草引陳藏器云:"鬼蓋,名爲鬼屋。如菌,生陰

---

①　除:底本作"陰除",據政和本草改。

濕處,蓋黑莖赤。和醋傅腫毒,馬脊腫,人惡瘡。<u>杜正倫</u>云:鬼繳,夏日得雨,聚生糞堆,見日消黑。此物有小毒。"

594 馬顛　味甘,有毒。治浮腫,不可多食。

595 馬唐　味甘,寒。主調中,明耳目。一名羊麻,一名羊粟。生下濕地,莖有節生根。五月採。

【箋疏】

　　<u>嘉祐本草</u>引<u>陳藏器</u>云:"生南土廢稻田中,節節有根,著土如結縷草,堪飼馬。云馬食如糖,故曰馬唐。煎取汁,明目,潤肺。"又,<u>爾雅</u>云:"馬唐,馬飯也。"

596 馬逢　味辛,無毒。主治癬蟲。

597 牛舌實　味鹹,溫,無毒。主輕身益氣。一名象尸。生水中澤傍,實大,葉長尺。五月採。

【箋疏】

　　<u>嘉祐本草</u>引<u>陳藏器</u>云:"今東人呼田水中大葉如牛耳,亦呼爲牛耳菜。"

598 羊乳　味甘,溫,無毒。主治頭眩痛,益[1]氣,長肌肉。一名地黃。三月採,立夏後母死。

---

① 　益:底本無此字,據<u>政和本草</u>補。

【箋疏】

嘉祐本草引陳藏器云："羊乳，根似薺苨而圓，大小如拳，上有角節，剖之有白汁，人取根當薺苨，三月採。苗作蔓，折有白汁。"

599　羊實　味苦，寒。主治頭禿惡瘡，疥瘙痂癩。生蜀郡。

600　犀洛　味甘，無毒。主治癭。一名星洛，一名泥洛。

601　鹿良　味鹹，臭。主治小兒驚癎，賁豚，癎瘲、大人痓。五月採。

602　菟棗　味酸，無毒。主輕身益氣。生丹陽陵地。高尺許，實如棗。

603　雀梅　味酸，寒，有毒。主蝕惡瘡，一名千雀。生海水石谷間。葉與實俱如麥李。

604　雀翹　味鹹。主益氣，明目。一名去母，一名更生。生藍中，葉細黃，莖赤有刺。四月實兌，黃中黑。五月採，陰乾。

605　雞涅①　味甘，平，無毒。主明目，目中寒風，諸不

---

① 涅：底本作"沮"，據政和本草改。

足，水腫，邪氣，補中，止泄利，女子白沃。一名陰洛。生雞山。
採無時。

606　相鳥　味苦。主治陰瘻。一名鳥葵。如蘭香，赤
莖，生山陽。五月十五日採，陰乾。

607　鼠耳　味酸，無毒。主治痹，寒熱，止欬。一名無
心。生田中下地，厚葉①肥莖。

608　蛇舌　味酸，平，無毒。主除留血，驚氣，蛇癇。生
大水之陽。四月採華，八月採根。

609　龍常草　味鹹，溫，無毒。主輕身，益陰氣，治痹寒
濕。生河水傍，如龍芻，冬夏生。

610　離樓草　味鹹，平，無毒。主益氣力，多子，輕身長
年。生②常山，七月、八月採實。

611　神護草　可使獨守，叱咄人，寇盜不敢入門。生常
山北③，八月採。此亦奇草，計彼人猶應識用之。

【箋疏】

　　初學記引神農本草“常山有草名神護，置之門上，每

---

①　葉：底本作“華”，據政和本草改。
②　生：底本無此字，據政和本草補。
③　北：底本作“此共”，據政和本草改。

夜吼人"，當即此條。此亦是陶弘景所見各種版本本草經
之一。

612 黃護草　無毒。主治痹，益氣，令人嗜食。生隴西。

613 吳唐草　味甘，平，無毒。主輕身，益氣，長年。生
故稻田中，日夜①有光，草中有膏。

614 天雄草　味甘，溫，無毒。主益氣，陰痿。生山之澤
中，狀如蘭，實如大豆，赤色。

615 雀醫草　味苦，無毒。主輕身，益氣，洗浴爛瘡，治
風水。一名白氣。春生，秋華白，冬實黑。

616 木甘草　主治癰腫盛熱，煮洗之。生木間，三月生，
大葉如蛇牀，四四相值，折枝種之便②生。五月華白，實核赤。
三月三日採。

617 益決草　味辛，溫，無毒。主治欬逆，肺傷。生山
陰。根如細辛。

618 九熟草　味甘，溫，無毒。主出汗，止泄，治悶。一
名烏粟，一名雀粟。生人家庭中，葉如棗。一歲九熟，七月採。

---

① 日夜：底本作"夜日"，據政和本草倒乙。
② 便：底本無此字，據政和本草補。

今不見有此之。

619 兌草　味酸,平,無毒。主輕身,益氣,長年。蔓草木上,葉黃有毛,冬生。

620 酸草　主輕身延年。名山醴泉上陰居。莖有五葉,青澤,根赤黃。可以消玉。一名醜草。李云是今酸箕,布①地生者。而今處處有,恐非也。

621 異草　味甘,無毒。主治痿痹,寒熱,去黑子。生籬木上,葉如葵,莖傍②有角,汁白。

622 癰③草葉　主治癰腫。一名鼠肝。葉滑,青白。

623 茈草　味辛,無毒。主治傷,金創。

624 莘草　味甘,無毒。主治盛傷,痹腫。生山澤。如蒲黃,葉如芥。

625 勒草　味甘,無毒。主治瘀血,止精溢盛氣。一名黑草。生山谷,如栝樓。疑此猶是薰草,兩字皆相似,一誤爾。而栝樓爲殊矣。

---

① 布:底本無此字,據政和本草補。
② 傍:底本作"溫",據政和本草改。
③ 癰:政和本草作"灌"。

626 英草華　味辛,平①,無毒。主治痹氣,強陰,治面勞
疽,解煩,堅筋骨,治風頭。可作沐藥。生蔓木上。一名鹿英。
九月採,陰乾。

627 吳葵華　味鹹,無毒。主理心氣不足。

628 封華　味甘,有毒。主治疥瘡,養肌,去惡肉。夏至
日採。

629 北荇草②　味苦,無毒。主治氣脈溢。一云芹華。

630 俀華　味甘,無毒。主治上氣,解煩,堅筋骨。

631 柹華　味苦。主除水氣,去赤蟲,令人好色。不可
久服。春生乃採。

【箋疏】

　　嘉祐本草引陳藏器云:"柹樹似杉,子如檳榔,食之肥
美。主痔,殺蟲。春華,並與本經相會。本經蟲部云彼
子,蘇注云:'彼字合從木。'爾雅云彼,一名柹,陶復於果
部重出柹,此即是其華也。"按其說即是紅豆杉科植物香
榧 *Torreya grandis*。榧實用其果實,此則指其花。

---

① 平:底本無此字,據政和本草補。
② 北荇草:此條新修本草缺,以千金翼方卷四爲底本。

632 節華　味苦，無毒。主治傷中，痿痹，溢腫。

皮主治脾中客熱氣。一名山節，一名達節，一名通漆。十月採，暴乾。

633 徐李　主益氣，輕身長年。生太山陰。如李小形，實青色，無核，熟採食之。

634 新雉木　味苦，香，溫，無毒。主治風頭眩痛，可作沐藥。七月採，陰乾，實如桃。

【箋疏】

揚雄甘泉賦"平原唐其壇曼兮，列新雉於林薄"，李善注引服虔曰："新雉，香草也。雉、夷聲相近，新雉，新夷也。"顏師古注："新雉即辛夷耳，爲樹甚大，非香草也。其木枝葉皆芳，一名新矧。"本草經辛夷一名辛矧，一名侯桃，一名房木，此係重出；所謂"實如桃"，恐指未開的花蕾。

635 合新木　味辛，平，無毒。解心煩，止瘡①痛。生遼東。

636 俳蒲木　味甘，平，無毒。主治少氣，止煩。生山陵。葉如棕，實赤，三核。

---

①　止瘡：底本作"心上瘵"，據政和本草改。

637 遂陽木　味甘，無毒。主益氣。生山中①，如白楊葉，三月實，十月熟赤，可食。

638 學木核　味甘，寒，無毒。主治脅下留飲，胃氣不平，除熱。如蕤核，五月採，陰乾。

639 木核　治腸②澼。

華　治不足。

子　治傷③。

根　治心腹逆氣，止渴。十月採。

640 枸核　味苦。治水，身面癰腫。五月採。

641 荻皮　味苦，止消渴，去白蟲，益氣。生江南。如松葉，有別刺，實赤黃。十月採。

642 桑莖實　味酸，溫，無毒。主治字乳餘疾，輕身益氣。一名草王。葉如荏，方莖大葉，生園中，十月採。

643 滿陰實　味酸，平，無毒。主益氣，除熱，止渴，利小便，輕身，長年。生深山谷及園中，莖如芥，葉小，實如桃④，七月成。

---

① 中：底本無此字，據政和本草補。

② 腸：底本作“腹”，據政和本草改。

③ 傷：政和本草作“傷中”。

④ 桃：政和本草作“櫻桃”。

644 可聚實　味甘,溫,無毒。主輕身益氣,明目。一名長壽。生山野道中。穗如麥,葉如艾,五月採。

645 讓實　味酸。主治喉痹,止泄利。十月採,陰乾。

646 蕙實　味辛。主明目,補中。
根莖中涕①治傷寒,寒熱,出汗,中風,面腫,消渴,熱中,逐水②。生魯山平澤。

【箋疏】
　　嘉祐本草引陳藏器云:"五月收,味辛,香,明目,正應是蘭蕙之蕙。"

647 青雌　味苦。主治惡瘡,秃敗瘡,火氣,殺三蟲。一名蟲損,一名孟推。生方山山谷。

648 白背　味苦,平,無毒。主寒熱,洗浴疥、惡瘡。生山陵。根似紫葳,葉如燕盧,採無時。

649 白女腸　味辛,溫,無毒。主治泄利腸澼,治心痛,破疝瘕。生深山谷中,葉如藍,實赤。赤女腸亦同。

650 白扇根　味苦,寒,無毒。主治瘧,皮膚寒熱,出汗,

---

① 涕:底本作"湯",據政和本草改。
② 水:底本無此字,據政和本草補。

令人變。

651 白給　味辛,平,無毒。主治伏蟲,白癜,腫痛。生山谷。如藜蘆,根白相連,九月採。

652 白并　味苦,無毒。主治肺欬上氣,行五藏,令百病不起。一名玉簫,一名箭悍。葉如小竹,根黃皮白[1]。生山陵。三月、四月採根,暴乾。

653 白辛　味辛,有毒。主治寒熱。一名脱尾,一名羊草。生楚山。三月採根,根白而香。

654 白昌　味甘,無毒。主治食諸蟲。一名水昌,一名水宿,一名莖蒲。十月採。

【箋疏】

　　嘉祐本草引陳藏器云:"白昌,即今之溪蓀也。一名昌陽,生水畔,人亦呼爲昌蒲,與石上昌蒲都别。大而臭者是,亦名水昌蒲,根色正白,去蚤蝨。"按,白昌即水菖蒲,本草綱目釋名項李時珍説:"此即今池澤所生菖蒲,葉無劍脊,根肥白而節疏慢,故謂之白昌。古人以根爲葅食,謂之昌本,亦曰昌歜,文王好食之。其生溪澗者,名溪蓀。"此即天南星科水菖蒲 *Acorus calamus*,及同屬近緣植物。

---

① 皮白:底本作"白皮",據政和本草倒乙。

655 赤舉　味甘，無毒。主治腹痛。一名羊飴，一名陵渴。生山陰。二月花兌蔓草上，五月實黑，中有核。三月三日採葉，陰乾。

656 赤涅　味甘，無毒。主治注，崩中，止血，益氣。生蜀郡山石陰地濕處。採無時。

657 黃秫　味苦，無毒。主止心煩，汗出。生如桐根，黃。

658 徐黃　味辛，平，無毒。主治心腹積瘕。
莖　主惡瘡。生澤中，大莖細葉，香如藁本。

659 黃白支　生山陵。三月、四月採根，暴乾。

660 紫藍　味鹹，平，無毒。主治食肉得毒，能消除之。

661 紫給　味鹹。主治毒風頭，泄注。一名野葵。生高陵下地。三月三日採根，根如烏頭。

662 天蓼　味辛，有毒。主治惡瘡，去痹氣。一名石龍。生水中。

【箋疏】

　　嘉祐本草引陳藏器云："即今之水葒，一名游龍，亦名大蓼。"

663 地朕　味苦,平,無毒。主治心氣,女子陰疝,血結。一名承夜,一名夜光。三月採。

【箋疏】

嘉祐本草引陳藏器云:"地朕,一名地錦,一名地喋。葉光淨,露下有光,蔓生,節節著地。"

664 地芩　味苦,無毒。主治小兒癇,除邪,養胎,風痺,洗洗①寒熱,目中青翳,女子帶下。生腐木積草處,如朝生,天雨生蓋,黃白色,四月採。

665 地筋　味甘,平,無毒。主益氣,止渴,除熱在腹臍,利筋。一名菅根,一名土筋。生澤中,根有毛。三月生,四月實白,三月三日採根。疑此猶是白茅而小異也。

【箋疏】

嘉祐本草引陳藏器云:"地筋,如地黃,根葉並相似而細,多毛。生平澤。功用亦同地黃,李邕方用之。"

666 地耳　味甘,無毒。主明目,益氣,令人有子。生丘陵,如碧石青。

667 土齒　味甘,平,無毒。主輕身,益氣,長年。生山陵地中,狀如馬牙。

---

① 洗:底本作"浴",據政和本草改。

668 燕齒　主治小兒癇,寒熱。五月五日採。

669 酸惡　主治惡瘡,去白蟲。生水傍,狀如澤寫。

670 酸赭　味酸,主治内漏,止血,不足。生昌陽山。採無時。

671 巴棘　味苦,有毒。主治惡疥瘡,出蟲。一名女木。生高地,葉白有刺,根連數十枚。

672 巴朱　味甘,無毒。主治寒,止①血,帶下。生雒陽。

673 蜀格　味苦,平,無毒。主治寒熱,痿痹,女子帶下,癰腫。生山陽。如蘆菌,有刺。

674 纍根　主治緩筋,令不痛。

【箋疏】

嘉祐本草引陳藏器云:“苗如豆,爾雅云‘攝,虎纍’,注云:‘江東呼藟爲藤,似葛而虛大。’今武豆也,莢有毛。一名巨荒,千歲藟是也。”

675 苗根　味鹹,平,無毒。主治痹及熱中,傷跌折。生山陰谷中。蔓草木上,莖有刺,實如椒。

---

① 止:底本作“上”,據政和本草改。

【箋疏】

　　嘉祐本草引陳藏器云：“茜字從西，與苗字相似，人寫誤爲苗，此即茜也。”

　　676 參果根　味苦，有毒。主治鼠瘻。一名百連，一名烏蓼，一名鼠莖，一名鹿蒲。生百餘根，根有衣裹莖。三月三日採根。

　　677 黃辨　味甘，平，無毒。主治心腹疝瘕，口瘡，臍傷①。一名經辨。

　　678 良達　主治齒痛，止渴，輕身。生山陰，莖蔓延，大如葵，子滑小。

　　679 對廬　味苦，寒，無毒。主治疥，諸久瘡不瘳，生死肌，除大熱，煮洗之。八月採，似菴藺。

　　680 糞②藍　味苦。主治身癢瘡，白禿，漆瘡，洗之。生房陵。

　　681 委蛇　味甘，平，無毒。主治消渴，少氣，令人耐寒。生人家園中，大枝長鬚，多葉而兩兩相值，子如芥子。

---

① 口瘡臍傷：底本作“口痛臍”，據政和本草改。
② 糞：底本作“墦”，據政和本草改。

682 麻伯　味酸，無毒。主益氣，出汗。一名君莒，一名衍草，一名道止，一名自死。生平<u>陵</u>。如蘭，葉黑厚白裹，莖、實赤黑。九月採根。

683 王明　味苦。主治身熱，邪氣。小兒身熱，以浴之。生山谷。一名王草。

684 類鼻　味酸，溫，無毒。主治瘻痹，一名類重。生田中高地，葉如天①名精，美根。五月採。

685 師系　味甘，無毒。主治癰腫惡瘡，煮洗之。一名臣堯，一名臣骨，一名鬼芭。生平澤。八月採。

686 逐折　殺鼠，益氣明目。一名百合。厚實，生木間，莖黃，七月實黑如大豆。又，杜仲子亦一名逐折。

687 并苦　主治欬逆上氣，益肺氣，安五藏。一名蝕薰，一名玉荆。三月採，陰乾。

688 領灰②　甘，有毒。主心腹痛，煉中不足。葉如芒草，冬生，燒作灰。

689 父陛根　味辛，有毒。以熨癰腫，膚脹。一名膏魚，

---

① 天：底本無此字，據政和本草補。

② 領灰：此條以千金翼方卷四爲底本。

一名梓藻。

690　索干　味苦，無毒。主治易耳。一名馬耳。

691　荆莖　治灼爛。八月、十月採，陰乾。

【箋疏】

嘉祐本草引陳藏器云："即今之荆樹也，煮汁堪染，其洗灼瘡及熱焱瘡，有效。"

692　鬼麗　生石上。捼①之，日柔爲沐。

693　竹付　味甘，無毒。主止痛，除血。

694　秘惡　味酸，無毒。主治肝邪氣。一名杜逢。

695　唐夷　味苦，無毒。治踒折。

696　知杖　味甘，無毒。治疝。

697　坒②松　味辛，無毒。主治眩痹。

【箋疏】

坒松即地菘，本草經集注序錄云："路邊地菘，而爲金

---

① 捼：底本作"接"，據政和本草改。
② 坒：底本作"葵"，據政和本草改。

瘡所秘。"

698 河煎　味酸。主治結氣，癭在喉頭者。生海中。八月、九月採。

699 區余　味辛，無毒。主治心腹熱瘰。

700 三葉　味辛。治寒熱，蛇、蜂螫人。一名起莫，一名三石，一名當田。生田中。葉一莖小，黑白，高三尺，根黑。三月採，陰乾。

701 五母麻　味苦，有毒。治痿痺不便，下利。一名鹿麻，一名歸澤麻，一名天麻，一名若一草。生田野。五月採。

702 疥柏　味辛，溫，無毒。主輕身，治痺。五月採，陰乾。

703 常更之生　味苦，平，無毒。主明目。實有刺，大如稻米。

704 救煞①人者　味甘，有毒。主治疝痺，通氣，諸不足。生人家宮室。五月、十月採，暴乾。

705 丁公寄　味甘。主治金瘡痛，延年。一名丁父。生

---

① 煞：政和本草作"赦"。

石間,蔓延木上。葉細,大枝,赤莖,母大如磧黃,有汁。七月
七日採。

【箋疏】

　　嘉祐本草引陳藏器云:"丁公寄,即丁公藤也。"

　　706 城裏赤柱　味辛,平。治婦人漏血,白沃,陰蝕①,濕
痺,邪氣,補中益氣。生晉平陽。

　　707 城東腐木　味鹹,溫。主治心腹痛,止泄,便膿血。

【箋疏】

　　嘉祐本草引陳藏器云:"城東腐木,即今之城東古木。
木在土中。一名地至。主心腹痛,鬼氣。城東者,猶取東
牆之土也。杜正倫方云:古城住木煮湯服,主難產,此即
其類也。"

　　708 芥　味苦,寒,無毒。主治消渴,止血,婦人疾,除
痺。一名梨。葉如大青。

　　709 載　味酸,無毒。主治諸惡氣。

　　710 慶　味苦,無毒。主治欬嗽。

―――――――――

　　①　蝕:底本作"食",據政和本草改。

711　脿　味甘,無毒。主益氣,延年。生山谷中,白順理。十月採。

712　鳧葵①　味甘,冷,無毒。主消渴,去熱淋,利小便。生水中,即荇菜也。一名接餘。

【箋疏】

鳧葵爲新修本草新附藥物,蘇敬注釋説:"南人名豬蓴,堪食。有名未用條中載也。"掌禹錫編定嘉祐本草時注意到,有名未用類中並無鳧葵或豬蓴,因加按語説:"今據唐本注云'有名未用條中載也',而尋有名未用條中,即無鳧葵、豬蓴,蓋經開寶詳定已删去也。"因爲新修本草卷二十尚存寫本,有名無用中並無此藥,則應該是新修本草所删。按,本草經集注之有名無實與新修本草之有名無用,都是"陶弘景不識,今醫博識人亦不識"之藥,性質相當於本草附錄,既然新修本草識此,乃將其由附錄移到正文,也在情理之中。所以本條新修本草文可能就是本草經集注有名無實中的原文,可以還原回去。

713　白菀　味辛,溫,治療肺傷咳逆出汗。

【箋疏】

女菀爲本草經藥,有別名"白菀",陶弘景注釋説:"別復有白菀似紫菀,非此之別名也。"新修本草不同意此意

---

①　鳧葵:此條以證類本草卷九爲底本。

見，蘇敬説："白菀即女菀，更無別者，有名未用中浪出一條。無紫菀時亦用之，功效相似也。"掌禹錫編定嘉祐本草時注意到，有名未用類中並無女菀，因加按語説："今據有名未用中無白菀者，蓋唐修本草時删去爾。"此判斷爲正確。又根據紫菀條陶弘景注釋："有白者名白菀，不復用。"新修本草批評説："白菀即女菀也。療體與紫菀同。無紫菀時亦用白菀。陶云不復用，或是未悉。"本草衍義紫菀條亦説："唐本注言無紫菀時亦用白菀。白菀即女菀也，今本草無白菀之名，蓋唐修本草時已删去。"觀察女菀條功效，本草經謂"主治風寒洗洗，霍亂，泄利，腸鳴上下無常處，驚癇，寒熱百疾"，名醫別錄謂"治肺傷咳逆，出汗，久寒在膀胱，支滿，飲酒夜食發病"，前者治療霍亂腹瀉，後者治療肺疾咳嗽，與新修本草説白菀"療體與紫菀同"相符，可能就是有名無實白菀條文，被新修本草補入女菀條者。故新輯本擬取"白菀，味辛，溫，治療肺傷咳逆出汗"作白菀條。

714 陰命　赤色，著木懸其子，生山海中，最有大毒，入口能立殺人。

【箋疏】

鉤吻條陶弘景注："又有一物名陰命，赤色，著木懸其子，生山海中，最有大毒，入口能立殺人。"博物志卷四引神農經"藥物有大毒不可入口鼻耳目者"之第三爲陰命，亦云："赤色，著木懸其子，生海中。"新輯本將陰命補入。

715 秦鉤吻①　味辛。療喉痹，咽中塞，聲變，咳逆氣，溫中。一名除辛，一名毒根。生寒石山。二月、八月采。

【箋疏】

　　新修本草卷十草部下品之上敦煌寫本鉤吻條，正文以後多出秦鉤吻條文云云，證類本草無此。蘇敬鉤吻條按語有一句針對秦鉤吻云：“秦中遍訪元無物，乃文外浪說耳。”按，鉤吻條陶弘景注釋無一語涉及秦鉤吻，或許考慮秦鉤吻也是本草經集注有名無實中的藥物，新修本草覺得可能與鉤吻有關，移在鉤吻條之後，但蘇敬又不能確定，乃言“文外浪說”。新輯本將秦鉤吻恢復在有名無實中。

【有名無實蟲類】

716 雄黃蟲　主明目，辟兵不祥，益氣力。狀如蠍②螽。

717 天社蟲　味甘，無毒。主治絕孕③，益氣。狀如蜂，大腰，食草木葉。三月採。

718 桑蠹蟲　味甘，無毒。主治心暴痛，金瘡，肉生不足。

---

①　秦鉤吻：此條以敦煌出土新修本草寫本卷十爲底本。
②　蠍：底本作“蠣”，據政和本草改。
③　孕：底本作“字”，據政和本草改。

【箋疏】

　　嘉祐本草引陳藏器云："桑蠹去氣，桃蠹辟鬼，皆隨所出而各有功。又主小兒乳霍。"

719　石蠹蟲　主治石癃，小便不利。生石中。

【箋疏】

　　嘉祐本草引陳藏器云："伊洛間水底石下，有蟲如蠶，解放絲連綴小石如繭，春夏羽化作小蛾水上飛。一名石下新婦。"

720　行夜　治腹痛，寒熱，利血。一名負盤。今小兒呼蜚盤，或曰蜚蠊蟲者也①。

【箋疏】

　　嘉祐本草引陳藏器云："蜚盤蟲，一名負盤，一名夜行蜚蠊，又名負盤。雖則相似，終非一物。戎人食之，味極辛辣。蜚盤蟲有短翅，飛不遠，好夜中出門，觸之氣出也。"

721　蝸蠡②　味甘，無毒。主燭館，明目。生江夏。

【箋疏】

　　嘉祐本草引陳藏器云："一名師螺。小於田螺，上有

————————————

①　曰蜚蠊蟲者也：底本漫漶，據政和本草補。
②　蠡：底本作"離"，據政和本草改。

稜,生溪水中。寒,汁主明目,下水。亦呼爲螺。"

722 麋魚　味甘,無毒。主治痹,止血。

723 丹戩　味辛。主治心腹積血。一名飛龍。生蜀
都①。如鼠負,青股,蜚頭赤。七月七日採,陰乾。

724 扁前　味甘,有毒。主治鼠瘻,癲,利水道。生山
陵,如牛虻,翼赤。五月、八月採。

725 蚖類　治痹,内漏。一名蚖短,土色而文。

726 蜚厲②　主治婦人寒熱。

727 梗雞　味甘,無毒。治痹。

728 益符　主治閉。一名無舌。

729 地防　令人不飢,不渴。生黄陵。如濡,居土中。

730 黄蟲　味苦。療寒熱。生地上,赤頭,長足,有角,
群居。七月七日採。

　　　本草經集注·第七果菜米部三品有名無實三類

----

①　都:底本無此字,據政和本草補。
②　厲:底本作"盧",據政和本草改。

藥名拼音索引

【説明】索引主題詞包括本書正式藥名、條目内附見藥名、副品藥名、別名。陶弘景注釋中提到的別名未納入。藥名後數字爲730種藥物序列號。

夏石	27	雄黃	25	血參	89	羊粟	595
夏臺	590	雄黃蟲	716	血師	46	羊桃	298
仙人杖	107	雄雀矢	397	薰草	224	羊蹄	299
咸	174	雄鵲	399	薰陸香	204	羊飴	279
莧實	498	熊脂	367	柏核	640	羊飴	655
相烏	606	須丸	46	薹草	314	羊躑躅	282
香果	161	徐長卿	132			陽起石	35
香蒲	129	徐長卿	304	**Y**		葽繞	84
香薷	513	徐黃	658			堯華	251
消石	13	徐李	633	鹽	551	藥實	169
消石	564	蓄	299	衍草	682	藥實根	264
消石朴	12	續毒	254	鼹鼠	444	藥藻	288
梟景	489	續斷	177	鴈肪	370	蠟蝓	427
囂	195	玄及	155	鴈喙實	474	野葛	253
小草	84	玄參	174	燕齒	668	野葵	661
小麥	532	玄石	32	燕面	321	野蘭	121
小辛	100	玄石	36	鶆屎	442	野蓼	167
薤	506	玄水石	36	羊草	653	野丈人	295
蟹	415	玄臺	174	羊腸	298	夜光	431
辛矧	145	玄芝	65	羊韭	77	夜光	663
辛夷	145	旋復花	252	羊麻	595	夜呼	257
新雉木	634	旋花	134	羊起石	35	射干	284
星洛	600	懸莞	92	羊泉	279	液石	16
行唐	230	懸石	93	羊乳	107	葉金草	589
行夜	720	選	499	羊乳	362	衣魚	432
杏核	488	學木核	638	羊乳	598	蚨蚳	430
杏子	488	賊	315	羊著	77	醫草	231
				羊實	599		

藥名筆畫索引

【説明】索引主題詞包括本書正式藥名、條内附見藥名、副品藥名、別名。陶弘景注釋中提到的別名未納入。藥名後數字爲 730 種藥物序列號。